U0927651

实用急危重症精讲

主编　齐登宏　陈建通　苗宗建　张　红
李　静　崔建胜　马少华　唐开放

上海科学技术文献出版社
Shanghai Scientific and Technological Literature Press

图书在版编目（CIP）数据

实用急危重症精讲 / 齐登宏等主编. -- 上海：上海科学技术文献出版社，2024. -- ISBN 978-7-5439-9197-2

Ⅰ. R459.7

中国国家版本馆CIP数据核字第2024YX8689号

组稿编辑：张　树
责任编辑：王　珺　姚紫薇
封面设计：宗　宁

实用急危重症精讲
SHIYONG JIWEI ZHONGZHENG JINGJIANG
主　　编：齐登宏　陈建通　苗宗建　张　红
　　　　　李　静　崔建胜　马少华　唐开放
出版发行：上海科学技术文献出版社
地　　址：上海市长乐路746号
邮政编码：200040
经　　销：全国新华书店
印　　刷：山东麦德森文化传媒有限公司
开　　本：787mm×1092mm　1/16
印　　张：23
字　　数：589 千字
版　　次：2024年8月第1版　2024年8月第1次印刷
书　　号：ISBN 978-7-5439-9197-2
定　　价：200.00 元

Editorial Committee 编委会

主　编

齐登宏　陈建通　苗宗建　张　红

李　静　崔建胜　马少华　唐开放

副主编

张宗玉　赵瑞臣　杨建海　尤　雯

柴泽宇　李　伟　蔚福建　王玮琦

巫雪明

编　委（按姓氏笔画排序）

马少华（德州市第二人民医院）

王玮琦（攀枝花市中心医院）

尤　雯（济宁医学院附属医院）

齐登宏（沂源县中医医院）

巫雪明（江山市人民医院）

李　伟（济宁医学院附属医院）

李　静（济宁医学院附属医院）

杨建海（中国人民解放军联勤保障部队第九八三医院）

张　红（滨州市第二人民医院）

张宗玉（淄博市桓台县人民医院）

陈建通（无棣县中医院）

苗宗建（聊城市人民医院）

赵瑞臣（中国人民解放军西藏军区总医院）

柴泽宇（云南省滇南中心医院/红河州第一人民医院）

唐开放（广州市番禺区妇幼保健院/广州市番禺区何贤纪念医院）

崔建胜（东营市河口区人民医院）

蔚福建（济宁医学院附属医院）

潘玉甫（湖南省永州市中心医院）

前言

在医学的广袤领域中，急危重症的诊疗无疑是极具挑战性和紧迫性的一环。面对瞬息万变的病情，临床医务人员需要迅速而准确地作出判断，采取有效的治疗措施，以挽救患者的生命。这就要求临床医务人员要具备跨学科的知识和技能，拥有敏捷的临床思维，能够掌握现代仪器设备的使用方法和最新药物的应用方法。然而在日常工作中，许多临床医务工作者在面对急危重症患者时，由于缺乏系统的理论知识和实践经验，往往难以迅速作出正确的判断和处理。因此，我们特邀相关专家编写了这本《实用急危重症精讲》，旨在为广大临床医务工作者提供一本简明扼要、实用性强的急危重症参考书。

本书坚持以"贴近临床，服务临床"为编写原则，本书涵盖了各种疾病的病因、发病机制、病理、临床表现、诊断与鉴别诊断、救治方案、并发症处理、预后及预防等内容。本书主要有以下特点：一是"全"，基本涵盖急救诊疗的各个环节，既有公共层面的理论和操作技能，又有专科层面的常规和技术规范，强调知识的系统性；二是"新"，融入最新的危重症患者管理思想和管理要求，使用最新的评估工具和评估手法，汇集最新的操作技术和诊疗常规，强调内容的先进性；三是"实"，注重理论与临床相结合，强调技术的实用性。本书适合急危重症领域的相关人员参考使用，同时也可供其他科室工作人员学习参考。

在编写过程中，各编者参考了大量相关书籍，但由于急危重症医学发展迅速，疾病繁多，新药物和新技术不断涌现，再加之各编者文笔风格不一，书中难免存在不足之处，敬请读者不吝指正，以期再版时予以修订与完善。

《实用急危重症精讲》编委会

2024年4月

目录

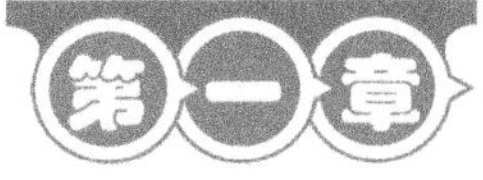

急危重症的临床表现

第一节 呼吸困难

一、定义

呼吸困难是指患者主观上有空气不足或呼吸费力的感觉，而客观上表现为呼吸频率、深度及节律的改变，患者用力呼吸时，可见辅助呼吸肌参与呼吸运动，严重者可呈端坐呼吸甚至发绀。

二、常见原因

呼吸运动的任何一个环节发生障碍都会导致呼吸困难，具体原因如下。

(一)呼吸系统疾病

(1)气道阻塞：支气管哮喘、慢性阻塞性肺气肿，以及喉和气管与支气管的炎症、水肿、肿瘤或异物所致狭窄或梗阻。

(2)肺脏疾病：如肺炎、肺脓肿、肺淤血、肺水肿、弥漫性肺间质纤维化、肺不张、肺栓塞、细支气管肺泡癌、急性呼吸窘迫综合征等。

(3)胸廓疾病：如严重胸廓畸形、气胸、大量胸腔积液和胸部外伤等。

(4)神经肌肉疾病：如脊髓灰质炎病变、颈髓疾病、急性炎症性脱髓鞘性多发性神经病(吉兰-巴雷综合征)和重症肌无力累及呼吸肌，以及药物导致呼吸肌麻痹等。

(5)膈运动障碍：如膈麻痹、高度鼓肠、大量腹水、腹腔巨大肿瘤、胃扩张和妊娠末期。

(二)循环系统疾病

导致呼吸困难的循环系统疾病包括各种原因所致的心力衰竭、心包积液等。

(三)中毒

中毒包括尿毒症、糖尿病酮症酸中毒、吗啡中毒、亚硝酸盐中毒和一氧化碳中毒等，也会导致呼吸困难。

(四)血液病

血液病包括重度贫血、高铁血红蛋白血症和硫化血红蛋白血症等，也会导致呼吸困难。

(五)神经精神因素

如颅脑外伤、脑出血、脑肿瘤、脑及脑膜炎症等致呼吸中枢功能障碍，精神因素所致呼吸困难，如癔症。

三、临床常见类型与特点

（一）肺源性呼吸困难

肺源性呼吸困难是指呼吸系统疾病引起的通气、换气功能障碍，导致缺氧和二氧化碳潴留。临床上分为两种类型。

1.吸气性呼吸困难

吸气性呼吸困难的特点是吸气费力，重者由于呼吸肌极度用力，胸腔负压增大，吸气时胸骨上窝、锁骨上窝和肋间隙明显凹陷，称“三凹征”。常伴有干咳及高调吸气性喉鸣。其发生机制是各种原因引起的喉、气管、大支气管的狭窄与梗阻，如急性喉炎、喉水肿、喉痉挛、白喉、喉癌、气管肿瘤气管异物或气管受压（甲状腺肿大、淋巴结肿大或主动脉瘤压迫）等。

2.呼气性呼吸困难

呼气性呼吸困难的特点是呼气费力，呼气时间延长而缓慢，常伴有哮鸣音。其发生机制是肺泡弹性减弱和小支气管狭窄阻塞。常见于支气管哮喘、喘息型慢性支气管炎、慢性阻塞性肺气肿等。

（二）心源性呼吸困难

心源性呼吸困难主要由左心衰竭和（或）右心衰竭引起，两者发生机制不同，左心衰竭所致呼吸困难较为严重。

1.左心衰竭

左心衰竭所致呼吸困难的发生机制：①肺淤血使气体弥散功能降低。②肺泡张力增高，刺激牵张感受器，通过迷走神经反射兴奋呼吸中枢。③肺泡弹性减退，扩张与收缩能力降低，肺活量减少。④肺循环压力升高对呼吸中枢的反射性刺激。

左心衰竭所致呼吸困难的特点是活动时出现或加重，休息时减轻或缓解，仰卧加重，坐位减轻。因坐位时下半身回心血量减少，减轻肺淤血的程度；同时坐位时膈位置降低，运动加强，肺活量可增加（10%～30%），因此病情较重患者，常被迫采取端坐呼吸体位。

急性左心衰竭时，常出现阵发性夜间呼吸困难。其发生机制：①睡眠时迷走神经兴奋性增高，冠状动脉收缩，心肌供血减少，降低心功能。②仰卧位时肺活量减少，下半身静脉回心血量增多，致肺淤血加重。发作时，患者突感胸闷气急而惊醒，被迫坐起，惊恐不安。轻者数分钟至数十分钟后症状逐渐消失，重者气喘、发绀、出汗，有哮鸣音，咳粉红色泡沫样痰，两肺底部有湿啰音，心率加快。此种呼吸困难又称为心源性哮喘，常见于高血压性心脏病、冠心病、风湿性心脏瓣膜病、心肌炎、心肌病等。

2.右心衰竭

右心衰竭所致呼吸困难的发生机制：①右心房与上腔静脉压升高，刺激压力感受器，通过神经反射，兴奋呼吸中枢。②血氧含量减少，酸性代谢产物增多，刺激呼吸中枢。③淤血性肝大、腹水和胸腔积液，使呼吸运动受限。临床上主要见于慢性肺心病。

（三）中毒性呼吸困难

在尿毒症、糖尿病酮症酸中毒和肾小管性酸中毒时，血液中酸性代谢产物增多，强烈刺激呼吸中枢，出现深而规则的呼吸，可伴有鼾声，称为酸中毒大呼吸（库斯莫尔呼吸）。急性感染和急性传染病时，受体温升高及毒性代谢产物的影响，刺激呼吸中枢，使呼吸频率增加。某些药物和化学物质中毒(如吗啡类、巴比妥类药物、有机磷中毒)时，呼吸中枢受抑制，致呼吸变缓慢，可表现为呼吸节律异常和潮氏呼吸或比奥呼吸。

(四)血源性呼吸困难

患重度贫血、高铁血红蛋白血症或硫化血红蛋白血症等病症时，因红细胞携氧量减少，血氧含量降低，致呼吸变快，同时心率加速。大出血或休克时，因缺血与血压下降，刺激呼吸中枢，也可使呼吸加速。

(五)神经精神性(呼吸中枢性)呼吸困难

重症颅脑患者，如颅脑外伤、脑出血、脑炎、脑膜炎、脑脓肿及脑肿瘤等，呼吸中枢因受增高的颅内压和供血减少的刺激，呼吸变慢而深，并常伴有呼吸节律的异常，如呼吸遏制、双吸气等。

叹息样呼吸：患者自述呼吸困难，但并无呼吸困难的客观表现，偶然出现一次深大吸气，伴有叹息样呼气，在叹息之后自觉轻快，属于神经症表现。

四、呼吸困难的临床意义

呼吸困难涉及多种病因，诊断时需详细询问病史，进行全面查体，同时进行必要的化验检查及特殊器械检查。呼吸困难的伴随症状对于病因诊断具有较大价值。

(1)发作性呼吸困难伴有哮鸣音：见于支气管哮喘、心源性哮喘。

(2)骤然发生的严重呼吸困难：见于急性喉水肿、气管异物、大块肺栓塞、自发性气胸等。

(3)呼吸困难伴一侧胸痛：见于大叶性肺炎、急性渗透出性胸膜炎、肺梗死、自发性气胸、急性心肌梗死、支气管肺癌等。

(4)呼吸困难伴发热：见于肺炎、肺脓肿、肺结核、胸膜炎、急性心包炎、神经系统疾病(炎症、出血)、咽后壁脓肿等。

(5)呼吸困难伴有咳嗽、脓痰：见于慢性支气管炎、阻塞性肺气肿并发感染、化脓性肺炎、肺脓肿等；伴大量泡沫样痰，见于急性左心衰竭和有机磷中毒。

(6)呼吸困难伴昏迷：见于脑出血、脑膜炎、休克型肺炎、尿毒症、糖尿病酮症酸中毒、肺性脑病、急性中毒等。

五、治疗方法

(1)治疗呼吸困难的根本在于治疗原发病。在严重急性呼吸困难可能危及生命时，应首先保持气道通畅，并且吸氧，尽量保证机体的氧气供应。

(2)病因治疗：积极的病因治疗是综合治疗的基础，如肺炎、肺脓肿等应积极抗感染治疗；心力衰竭时应积极进行强心、利尿、扩张血管治疗；严重贫血时可以输血和改善血液的携氧能力，根据病情合理纠正酸中毒等。

(3)去除诱因：慢性阻塞性肺疾病者应控制呼吸道感染，体力活动引起心力衰竭发作的则要限制活动强度，必要时卧床休息，根据患者的心肾功能调整输液速度和输液量。

(4)通畅气道：采取祛痰、吸痰等措施清除气道分泌物，去除气管内异物，解除呼吸困难。

(齐登宏)

第二节 高 热

一、概述

(一)发生机制及分度

发热是多种疾病的常见症状,是机体的一种防御反应。发热可使吞噬细胞活动性增强,抗体生成增多,白细胞内酶的活力及肝脏的解毒功能增强,抵御疾病的侵袭,促进机体恢复。因此,如体温不是太高,一般情况尚好,不应盲目或急于降温治疗。但是发热过久或高热持续不退,对机体有一定危害性,可使代谢加快、耗氧量增加、脂肪代谢发生紊乱而致酮血症,发生自身蛋白质的破坏而致消瘦,脑皮质兴奋、抑制功能失调,消化液分泌减少,消化酶活力降低,胃肠功能紊乱等,出现一系列严重症状,加重病情,影响机体恢复,因此应尽快查明原因。

发热与病情轻重有时不一定平行。婴幼儿对高热耐受力较强,即使体温高达 40 ℃,一般情况仍相当好,热退后很快恢复。相反,体弱儿、新生儿即使感染很严重,体温可不高甚或不升。年长儿体温较稳定,若体温骤然升高,全身情况较差,常常反映有严重疾病存在。

高热在临床上属于危重症范畴。小儿正常体温常以肛温36.5～37.5 ℃,腋温 36～37 ℃衡量。通常情况下,腋温比口温(舌下)低 0.2～0.5 ℃,肛温比腋温高0.5 ℃左右。肛温虽比腋温准确,但因种种原因常以腋温为准。若腋温超过 37.4 ℃,且一天内体温波动超过 1 ℃,可认为发热。所谓低热,指腋温为37.5～38 ℃、中度热 38.1～39 ℃、高热39.1～40 ℃、超高热则为 41 ℃以上。发热时间超过 2 周为长期发热。

(二)调节机制

人体体温调节中枢位于下丘脑。其前部为散热中枢,后部为产热中枢,这两种调节中枢功能相互制约,保持动态平衡,维持体温相对稳定。小儿年龄越小,体温调节中枢功能越不完善,相对于成人更易导致体温升高。新生儿汗腺发育相对不足,通过汗液蒸发散热受到限制,故天气炎热时,也易导致体温增高。

(三)热型

发热分为稽留热、弛张热、间歇热、回归热、波状热和不规则热六种热型。在一定范围内,热型对疾病的诊断具有重要的参考价值。由于小儿对疾病的反应与成人不同,其热型的表现不如成人典型。加之,近年来抗生素与皮质激素在临床的广泛应用,热型随之发生变化,因而热型的特点,在疾病的鉴别诊断中已失去其原有的重要性。

二、病因及伴随症状

(一)病因

1.急性高热

(1)感染性疾病:急性传染病早期,各系统急性感染性疾病。

(2)非感染疾病:暑热症、新生儿脱水热、颅内损伤、惊厥及癫痫大发作等。

(3)变态反应:过敏、异体血清、疫苗接种反应、输液反应、输血反应等。

2.长期高热

(1)常见病:败血症、沙门氏菌属感染、结核、风湿热、幼年类风湿症等。

(2)少见病:如恶性肿瘤(白血病、恶性淋巴瘤、恶性组织细胞增生症)、结缔组织病。

高热是一些疾病的前驱症状,引起发热的病因可分为急性感染性疾病和急性非感染性疾病两类。前者最为多见,如细菌、病毒引起的呼吸道、消化道、尿路及皮肤感染等,后者主要由变态反应性疾病如药物热、血清病、自主神经功能紊乱和代谢疾病所引起。

(二)伴随症状

发热是人体患病时常见的病理生理反应。不同的疾病,在发热时常有不同的其他症状,大体地说,有如下几种情况。

(1)发热伴寒战,可能是肺炎、急性胆囊炎、急性肾盂肾炎、流行性脑脊髓膜炎或败血症等。

(2)发热伴咳嗽、吐痰、胸痛、气喘等,可能是肺炎、胸膜炎、肺结核或肺脓肿。

(3)发热伴头痛、呕吐,可能是上呼吸道感染、流行性脑脊髓膜炎、流行性乙型脑炎等。

(4)发热伴上腹痛、恶心、呕吐,可能是急性胃炎、急性胆囊炎等。

(5)发热伴下腹痛、腹泻、里急后重、脓血便等,可能是细菌性痢疾。

(6)发热伴右上腹痛、厌食或黄疸等,可能是病毒性肝炎或胆囊炎。

(7)发热伴关节肿痛,可能是风湿热或败血症等。

(8)发热伴腰痛、尿急、尿刺痛,可能是尿路感染、肾结核等。

(9)发热伴有局部红肿、压痛,可能是脓肿、软组织感染等。

(10)间歇性发热伴寒战、畏寒、大汗等,可能是疟疾或伤寒等。

(11)发热伴皮下出血及黏膜出血,可能是流行性出血热、重症病毒性肝炎、败血症或急性白血病等。

三、诊断步骤

发热是许多疾病的常见症状,故对发热患者须多方面调查分析,才能查明病因。一般须从以下几方面进行。

(一)详细准确地采集病史

医师接诊发热病患后,首先需要注意了解患者年龄、发病季节、流行病学史、传染病接触史、预防接种史、起病缓急、病种长短、热型和伴随的主要症状。

询问发热的同时要注意询问各系统的特异性临床表现,如呼吸道感染常有咳嗽、气急。消化道感染常有恶心、呕吐、腹痛、腹泻。泌尿系统感染有尿频、尿急、尿痛等。中枢神经疾病,多有呕吐、惊厥、昏迷等。发热伴黄疸常见肝脏的细菌或病毒性炎症,肿瘤;伴多汗者常见于结缔组织病,败血症等;伴寒战者多为细菌感染如败血症,深部脓肿等。早期无特殊性明显临床表现和体征者,结合病史特点考虑伤寒、败血症、结核病等。对于婴幼儿发热患者,应注意新生儿可有脱水热。婴幼儿于南方,夏季酷热时可发生暑热症。冬春季以呼吸道感染、流行性脑脊髓膜炎、麻疹等为多见;夏秋季以急性肠炎、菌痢、乙型脑炎、伤寒等较为多见。传染病常有流行病学史,应仔细询问患者传染病接触史等。

小儿呼吸道感染、急性传染病等常起病较急,病程较短。结核病、伤寒、血液病、风湿热、暑热症、细菌性心内膜炎等起病稍缓,病程较长,常超过两周。败血症、急性粟粒性肺结核、深部脓肿等呈弛张热;伤寒、副伤寒、斑疹伤寒为稽留热;疟疾多为间歇热;白血病、结缔组织病、恶性肿瘤等，热型不一，无一定规律。热型，在尚未应用抗生素、皮质激素等特殊药物治疗时，对发热的诊断非常重要，但对小婴儿、新生儿诊断价值较小。

（二）进行全面仔细的体格检查

医师在对患者进行初步了解后，安排其进行详细、全面的一般性检查，然后结合病史、症状及一般性筛选结果，再做深入检查，尽量避免无目的"撒网"式检查。

口腔在不少发热患儿中，常见有病理改变。如扁桃体炎可见扁桃体红肿或有脓性分泌性；疱疹性咽炎在咽部等处可见疱疹及溃疡；麻疹早期颊黏膜有科氏斑；白喉可见咽及扁桃体有白色假膜等。

遇发热患者皮疹的，应注意出现皮疹的分布与形态。金黄色葡萄球菌败血症、链球菌感染常见有猩红热样的皮疹；血液病、流行性脑脊髓膜炎、流行性出血热等皮肤可有出血点；风湿热可见环形红斑；病毒感染、结缔组织病、败血症、细菌性心内膜炎、组织细胞增生症、皮肤黏膜淋巴结综合征及许多药物也可出现皮疹，但其形态和出现规律各异。

若患者高热时精神状态良好，则常伴有轻度感染。如嗜睡、精神萎靡、神志不清、有脑膜刺激征者，提示颅内感染。婴儿颅内感染早期，脑膜刺激征常不明显，但表现神志淡漠、嗜睡、烦躁不安、囟门紧张或饱满等，须警惕颅内感染。

肝脾大常见于白血病、结缔组织病、肝胆系统的炎症、伤寒、败血症、疟疾、肿瘤等。周身淋巴结肿大可见于血液病、传染性单核细胞增多症、支原体感染等。局部淋巴结肿大、压痛，应注意查找邻近部位有无炎性病灶。

血、尿、粪便常见检查为筛选的首选项目。白细胞总数和中性粒细胞比例增高的患者，多考虑为细菌性感染；减低者则偏重于病毒或杆菌感染。若怀疑患者败血症、肠道及泌尿系统感染，需分别送血、粪、尿培养。各种穿刺液除常规检查外，有时需送培养或涂片检查。如流行性脑脊髓膜炎患者皮肤瘀点及脑脊液涂片检查可找到脑膜炎双球菌，疟疾病儿血涂片可查找疟原虫，白喉假膜涂片检查白喉杆菌。

必要时检查肥达氏反应、外斐氏反应、嗜异性凝集试验、冷凝集试验等，有助于鉴别诊断。对于风湿热或类风湿病患者分别进行抗链球菌溶血素"O"或类风湿因子检查。疑病毒感染患者，可进行免疫学方面的早期快速诊断检查。免疫缺陷病致反复感染患者可做血清免疫球蛋白及细胞免疫与补体测定。血液病患者宜做骨髓常规检查。怀疑患者患上结核病需进行结核菌素试验。怀疑患者胆管感染者做十二指肠引流液的检查与培养，经常可获得有意义的结果。总之，可按病情需要对患者进行有关检查，但需注意分析检查结果时，要摒除由于取样或操作过程等误差与污染而致的假阳性或假阴性。

（三）X 线及其他检查

对患者进行胸部 X 线检查有助于肺与胸部疾病的诊断。其他如恶性肿瘤，可根据部位选做 CT、MRI、血管造影、放射性同位素、B 超、活体组织等检查，也属必要。

四、鉴别诊断

（一）急性发热

1.呼吸道病毒性感染

呼吸道病毒性感染占急性呼吸道疾病的 70%～80%，常见有流行性感冒、普通感冒、腺结膜热、咽结膜热、疱疹性咽峡炎、细支气管炎、肺炎等。此类疾病由鼻病毒、流感病毒后流感病毒、腺病毒、呼吸道合胞病毒、ECHO 病毒、柯萨奇病毒等引起，其临床特点为多种表现。上呼吸道感染症状大多较轻，而细支气管炎和肺炎的症状较重。诊断此类疾病主要依据临床表现、白细胞计数和 X 线检查及对抗生素的治疗反应等。近年由于诊断技术的进展，可用免疫荧光法和酶联免疫吸附试验(ELISA)快速诊断方法确定病原。诊断须注意与呼吸道细菌性感染区别。

2.严重急性呼吸综合征

严重急性呼吸综合征(SARS)首发在我国广东省，是一种由冠状病毒引起的以发热、呼吸道症状为主要表现的具有明显传染性的肺炎，患有此病的重症患者易迅速进展为急性呼吸窘迫综合征(ARDS)而死亡。对于有 SARS 流行病学依据，有发热、呼吸道症状和肺部体征，并有肺部 X 线、CT 等异常影像改变，能排除其他疾病诊断的患者，可以基本作出 SARS 临床诊断。在临床诊断的基础上，若分泌物 SARS 冠状病毒 RNA(SARS COV RNA)检测结果呈阳性，或血清 SARS COV 抗体阳转，或抗体滴度 4 倍及以上增高，则可确定诊断为 SARS 患者。SARS COV 分离是确立病原学诊断的金标准，但其分离只允许在防护严密的 p3 实验室进行，且体外细胞培养分离方法复杂烦琐，不适合以临床实验室作为诊断的手段。为提高效率，在临床诊断中具备以下三项中的任何一项，均可诊断为重症 SARS。①呼吸困难，成人休息状态下呼吸频率≥30 次/分，且伴有下列情况之一：胸片显示多叶病变或病灶总面积在正位胸片上占双肺总面积的 1/3 以上，48 小时内病灶面积增大＞50％且在正位胸片上占双肺总面积的 1/4 以上。②出现明显的低氧血症，氧合指数＜40 kPa(300 mmHg)。③出现休克或多器官功能障碍综合征(MODS)。

3.肾综合征出血热

临床诊断肾综合征出血热(HFRS)主要依据有以下几方面。①流行病学资料：除新疆、西藏、青海外，其他省市均有报道，高度散发，有明显季节性，多数地区(野鼠型)在 10～12 月为大流行高峰，部分地区在5～7 月小流行，(褐家鼠型发病高峰在 3～5 月)，患者有直接或间接与鼠类及其排泄物接触史。②临床特点：具有发热、出血、肾损害三大主症及五期经过(发热期、低血压休克期、少尿期、多尿期、恢复期)。③白细胞计数增高，可有类白血病反应，病后 1～2 天出现异形淋巴细胞(≥7％)，血小板计数减少，蛋白尿且短期急剧增加，若有膜状物可明确诊断。④HFRS 抗体 IgM 1∶20 阳性，用于早期诊断，病后 1～2 天出现，4～5 天阳性率达89％～98％，双份血清 HFRS 抗体 IgG，恢复期比早期有 4 倍以上增长也可确诊。

4.传染性单核细胞增多症

传染性单核细胞增多症由 EB 病毒引起，全年均可散发，见于青少年。该病患者特点是发热、咽峡炎、颈后淋巴结肿大、肝脾大。白细胞计数正常或稍低，单核细胞增高并伴有异形淋巴细胞(＞10％)，嗜异性凝集试验1∶64阳性，抗 EBV IgM 阳性，可明确诊断。

5.流行性乙型脑炎

流行性乙型脑炎有严格季节性，绝大多数病例集中在 7～9 月。患病者以 10 岁以下儿童为主，但近年成人和老年人发病率较之前增高，可能与儿童普遍接受预防接种有关。该病特点为起病急、高热、意识障碍、惊厥、脑膜刺激征、脑脊液异常等。结合流行季节，一般诊断较易。对于不典型患者可依靠脑脊液检查、流行性乙型脑炎特异性抗体办、流行性乙型脑炎病毒抗原检测进行诊断。

6.急性病毒性肝炎

急性病毒性肝炎临床特征为急性起病，10 天内出现意识障碍、出血、黄疸及肝脏缩小，其中甲型、戊型肝炎在黄疸前期，可出现畏寒、发热、伴有上呼吸道感染症状，类似流行性感冒，易于误诊。但特点是具有明显消化道症状和乏力，如食欲缺乏、恶心、呕吐、厌油、腹胀、肝区痛、尿黄、肝功能明显异常，可助区别。

7.斑疹伤寒

轻型流行性斑疹伤寒与地方性斑疹伤寒须与其他发热疾病区别。斑疹伤寒主要表现为起病急、稽留型高热、剧烈头痛，病后3～5天出现皮疹等，变形杆菌OX_{19}凝集试验(外斐反应)≥1∶160或恢复期较早期滴度上升4倍以上可确诊。

8.急性局灶性细菌性感染

急性局灶性细菌性感染的共同特点是高热、畏寒或寒战，伴有定位性症状。

(1)急性肾盂肾炎：常见于生育期女性患者，有腰痛、尿频及尿痛等症状。如尿检查有脓尿，可以成立诊断，病原学诊断有待细菌培养证实。症状严重者，应注意与肾周围蜂窝织炎、肾周围脓肿相区别，及时进行B超或CT检查。必要时肾区诊断性穿刺可明确诊断。

(2)急性胆管感染：伴有胆绞痛，若不明显者而体检胆囊区有明显压痛，有助诊断。

(3)膈下脓肿：通常并发于腹腔手术后或有腹腔化脓性感染(急性阑尾炎)、十二指肠溃疡穿孔、胆囊或脾切除术后。当出现寒战、高热、白细胞计数增高，又未找到其他感染灶时，应想到此病。该病以右侧多见，患者侧上腹部有显著的搏动性疼痛，在深呼吸或转位时加重，下胸部有压痛、叩击痛与局部皮肤水肿。听诊呼吸音减弱或消失。X线检查发现患侧膈肌上升且活动受限，反应性胸膜炎等。及时进行B超、CT或MRI等检查可早期明确诊断。腹腔内脓肿可位于膈下、结肠旁、阑尾周围、腹膜后等部位，形成包裹性脓肿。

9.败血症

败血症在患有原发性感染灶，出现全身性脓毒血症症状，并有多发性迁徙性脓肿时有助于诊断，应警惕的是原发感染灶可能很轻微或已愈合。故当遇到原因不明的急性高热，伴有恶寒或寒战、出汗，全身中毒症状重，白细胞计数增高与核左移，血中无寄生虫发现，无特殊症状体征，应考虑到此病，应及时做血培养，找感染灶与迁徙性病灶(肺、皮肤等)。该病致病菌以金黄色葡萄球菌为多见，其次为大肠埃希菌及其他肠道革兰氏阴性杆菌。近年真菌所致感染者有所增加，也遇到其他罕见的致病菌。

(1)金黄色葡萄球菌败血症：有原发皮肤感染(如挤压疮疖、切开未成熟脓肿)，后出现毒血症症状，发现皮疹、迁徙性病灶，考虑本病的可能性很大。若未发现感染灶，或以某一脏器受损症状为主，诊断较难。及时做血培养及骨髓培养可帮助明确诊断。既往认为以凝固酶阳性为判断葡萄球菌致病性的依据，血培养表皮葡萄球菌阳性(凝固酶阴性)多为污染。近年报告，该菌可引起免疫缺陷者院内感染(如伤口感染，插管感染及败血症)。考虑本病的条件：必须血培养2次以上阳性；分离的表皮葡萄球菌的生物型和抗生素型相似；临床症状在用适当抗生素治疗后病情好转。

(2)大肠埃希菌败血症：常见于肝、胆管、泌尿生殖道、胃肠道感染、肝硬化、腹部术后、尿道手术后(包括导尿)。特点为双峰热、高热伴相对缓脉，早期出现休克(1/4～1/2的患者)且持续时间较长。大多数患者白细胞数增高，少数可正常或减少(但中性粒细胞数高)，迁徙性病灶少见。

(3)厌氧菌败血症：致病菌主要为脆弱样杆菌，其次为厌氧链球菌、产气荚膜杆菌等。厌氧菌常与需氧菌混合感染。特点是：黄疸发生率较高(10%～40%)，可能与其内毒素直接损害肝脏，或产气荚膜杆菌α毒素的溶血作用有关；局部或迁徙性病灶中有气体形成(以产气荚膜杆菌显著)；分泌物有特殊腐败臭味；引起脓毒性血栓性静脉炎而有腹腔、肺、胸腔、脑、心内膜、骨关节等脓肿；可能有溶血性贫血及肾衰竭。

(4)真菌性败血症：常见有白色念珠菌(占大多数)、曲菌、毛霉菌等。一般发生于原有严重疾病后期、长期用皮质激素或广谱抗生素的过程中。临床表现较细菌性败血症轻。无发热或低热，常为原发病症状掩盖，进展较慢。血培养可检出致病真菌，咽拭子、痰、粪、尿等培养可获相同真菌生长。

(5)少见的败血症：①莫拉菌败血症常见于免疫缺陷者、6 岁以下儿童。诊断的关键是对莫拉菌的鉴定。②不动杆菌败血症多见于老年人和婴儿，特别是糖尿病、癌症者最易发生院内感染。其感染源主要是呼吸器、静脉插管和医护人员的手。③紫色杆菌败血症，致病菌为革兰氏阴性杆菌，为唯一产生紫色素的杆菌。可通过皮肤破损、胃肠道、呼吸道进入体内。局部可出现淋巴结炎、蜂窝织炎，迅速发展为败血症，可伴有迁徙性脓肿，主要靠细菌学检查确诊。

(二)长期高热

1.感染性疾病

(1)结核病：以发热起病者可能有急性血行播散型肺结核、结核性脑膜炎、浸润型肺结核等。原因不明的长期发热，如白细胞计数正常或轻度增高，甚至减少者，应考虑到结核病。该病原发病变大多在肺部，及时做 X 线检查可助诊断。急性血行播散型肺结核(急性粟粒型结核)多见青少年，儿童，未接种过卡介苗者发生概率更高。近年也见到老年患者及患过原发感染后的成人患者。该病特点是起病急，高热呈稽留热或弛张热，持续数周或数月，伴有畏寒、盗汗、咳嗽、少量痰或痰中带血、气短、呼吸困难、发绀等(婴幼儿及老年人症状常不典型)。患者多表现衰弱，有些病例有皮疹(结核疹)，胸部检查常无阳性体征，可有肝脾轻度肿大。此病早期(2 周内)难诊断的原因是肺部 X 线检查常无异常，结核菌素试验也可为阴性(约 50%)，尤其老年及体质差者多为阴性。痰结核杆菌及血结核抗体测定有助诊断。眼底检查可发现脉络膜上粟粒结节或结节性脉络膜炎，有利于早期诊断。

(2)伤寒副伤寒：多见于夏秋季，遇持续性发热 1 周以上者，应注意伤寒的可能。近年伤寒不断发生变化，由轻症化、非典型化转变为病情重、热程长、并发症多、耐氯霉素等，在鉴别诊断中须注意。多次血培养或骨髓培养阳性是临床诊断的依据，肥达反应可供参考。

(3)细菌性心内膜炎：凡败血症(尤其金黄色葡萄球菌所致)患者在抗生素治疗过程中突然出现心脏器质性杂音或原有杂音改变，或不断出现瘀斑或栓塞现象，应考虑到本病可能。大多数患者有先天性心脏病(室间隔缺损、动脉导管未闭等)或风湿性心脏瓣膜病史，少数患者有拔牙、扁桃体摘除、严重齿龈感染、泌尿系统手术史，出现持续发热 1 周以上，伴有皮肤及黏膜瘀点、心脏杂音改变、脾大、贫血、显微镜血尿等，血培养有致病菌生长，超声心动图可发现赘生物所在的部位。

(4)肝脓肿：①细菌性肝脓肿主要由胆管感染引起者，多见于左右两叶，以左叶较为多见；感染来自门静脉系统者，多见于右叶，特点是寒战、高热、肝区疼痛、肝大、压痛、叩击痛，典型者诊断较易，遇有长期发热而局部体征不明显时诊断较难，近年肝脏 B 超检查，诊断符合率达 96%。②阿米巴肝脓肿是阿米巴痢疾最常见的重要并发症，表现为间歇性或持续性发热、肝区疼痛、肝大压痛、消瘦和贫血等，以单发、肝右叶为多见，肝穿刺抽出巧克力色脓液，脓液中找到阿米巴滋养体，免疫血清学检查阳性，抗阿米巴治疗有效，可确诊。

2.非感染性疾病

(1)原发性肝癌：国内原发性肝癌80%以上合并为肝硬化。临床特点是起病隐袭，早期缺乏特异症状，一旦出现典型症状则多属晚期。近年由于诊断方法的进展，可早期诊断小肝癌（>5 cm），主要表现为肝区痛、乏力、腹胀、食欲缺乏、消瘦、进行性肝大（质硬、表面不平）黄疸、消化道出血等。一般诊断较易。当以发热为主诉者诊断较难，表现为持续性发热或弛张热，或不规则低热，少数可有高热（如炎症型或弥漫性肝癌）易误为肝大或感染性疾病。及时检测甲胎蛋白（AFP），其灵敏性、特异性均有利于早期诊断。凡ALT正常，排除妊娠和生殖腺胚胎癌，如AFP阳性持续3周，或AFP>200 ng/mL持续2月即可确诊。若AFP>升高而ALT下降，动态曲线分离者肝癌可能性大。此外，γ-谷氨酸转肽酶（r-GT）碱性磷酸酶（AKP）增高也有辅助诊断价值。B超、CT、放射性核素显像均有助于定位诊断。选择性肝动脉造影（或数字减影肝动脉造影）可发现1 cm的癌灶，是目前较好的小肝癌定位的方法。

(2)恶性淋巴瘤：包括霍奇金淋巴瘤和非霍奇金淋巴瘤，多见于20～40岁，男性。临床无症状或有进行性淋巴结肿大、盗汗、消瘦、皮疹或皮肤瘙痒等。凡遇到未明原因的淋巴结肿大按炎症或结核治疗1个月无效者，不明原因的发热，均应考虑本病的可能。确诊主要依靠病理学手段，可以做淋巴结活检、骨髓穿刺、肝穿刺、B超、CT等检查，并与传染性单核细胞增多症、淋巴结结核、慢性淋巴结炎、转移癌、风湿病及结缔组织病等区别。

(3)恶性组织细胞病：本病临床表现复杂，发热是常见的症状。有的病例似败血症、伤寒、结核病、胆管感染等，但经过临床系统检查治疗均无效，至晚期才确诊。与其他急性感染性疾病鉴别要点是：①临床似感染性疾病，但找不到感染灶，病原学与血清学检查均为阴性；②进行性贫血、全血细胞减少显著；③肝脾大与淋巴结肿大的程度显著；④随病程进展，进行性恶病质；⑤抗生素治疗无效。对有长期发热原因不明，伴有肝脾大，淋巴结肿大，而流行病学资料、症状、体征不支持急性感染且有造血功能障碍者，需想到本病的可能。如骨髓涂片或其他组织活检材料中找到典型的恶性组织细胞和大量血细胞被吞噬现象，并排除其他疾病，则诊断基本可以成立。因此骨髓涂片检查是诊断本病的重要依据。由于骨髓损害可能为非弥漫性，或因取材较少，故阴性时不能除外，必要时多次多部位检查。浅表淋巴结因病变不明显，故阴性也不能排除。

本病须与反应性组织细胞增多症鉴别，如伤寒、粟粒型结核、病毒性肝炎、风湿病、SLE、传染性单核细胞增多症等，其骨髓中可出现较多组织细胞，甚至血细胞被吞噬现象。诊断时应注意：①有原发病；②所见组织细胞形态较正常，无多核巨型组织细胞；③随原发病治愈，组织细胞反应也随之消失。

(4)急性白血病：可有发热，经血涂片、骨髓检查可以确诊。不典型白血病仅表现为原因不明的贫血与白细胞减少，易误诊为急性再生障碍性贫血，骨髓涂片有异常改变，可以诊断。故临床遇有发热、贫血、乏力、齿龈肿痛、出血、粒细胞减少者，应及时进行骨髓涂片检查。

(5)血管-结缔组织病：①系统性红斑狼疮，长期发热伴有两个以上器官损害，血常规白细胞减少者应考虑到本病，多见于青年女性。临床特点是首先以不规则发热，伴关节痛，多见多形性皮疹（典型者为对称性面颊鼻梁部蝶形红斑，60%～80%）。伴日光过敏、雷诺现象、浆膜炎等。血沉增快，丙种球蛋白升高，尿蛋白阳性。血狼疮细胞阳性，抗核抗体（ANA）阳性，抗双链去氧核糖核酸（抗ds-DNA）抗体阳性，抗Sm（Smith抗原）抗体阳性。应注意SLE在病程中可始终无典型皮疹，仅以高热表现的特点。②结节性多动脉炎，表现为长期发热，伴肌痛、关节痛、皮下结节（下肢多，沿血管走向分布，或成条索状）、肾损害、血压高、胃肠症状等。诊断主要依据皮下结节与肌肉(三角肌或袢肠肌)活检。③类风湿关节炎,典型病例较易诊断。少年型类风湿关节炎(Still 病),可有畏寒、发热、一过性皮疹、关节痛不明显、淋巴结肿大、肝脾大、虹膜睫状体炎、心肌炎、白细胞增高、血沉增快但类风湿因子阴性,抗核抗体与狼疮细胞均阴性;④混合性结缔组织病(MCTD),多见于女性,特点是具有红斑狼疮、硬度病、皮肌炎的临床表现,肾脏受累较少,发热症状明显。高滴度核糖核酸蛋白(RNP)抗体阳性,抗核抗体阳性有助诊断。

(三)长期低热

腋窝温度为 37.5～38 ℃,持续 4 周以上为长期低热,常见病因及诊断依据如下。

1.结核病

结核病为低热的常见病因,以肺结核为多见,早期无症状体征,应及时进行胸部 X 线检查。其次为肺外结核,如肝、肾、肠、肠系膜、淋巴结、盆腔、骨关节结核等。除局部症状外,常有结核病的中毒症状、血沉增快、结核菌素试验强阳性,抗结核治疗有确切疗效者,有助于诊断。老年肺结核起病症状不明显,其肺部并发症多,结核菌素试验阴性,易诊为慢性支气管炎或哮喘。故遇老年人长期持续咳嗽,咳痰,易感冒,用抗炎药治疗无效,低热、乏力及食欲缺乏者,应及时查痰结核菌(涂片等)及胸部 X 线检查。老年肺结核易合并肺外结核,如结核性脑膜炎,胸膜炎,腹膜炎,骨、肾、淋巴结结核等。

2.慢性肾盂肾炎

慢性肾盂肾炎为女性患者常见低热原因。可无明显症状、体征,甚至尿检查无异常,以低热为唯一表现。及时检测尿爱迪细胞计数、清晨第一次中段尿培养及菌落计数,如尿白细胞＞5/HP、细菌培养阳性、菌落计数＞10^5,可以确定诊断。

3.慢性病灶感染

慢性病灶感染如副鼻窦炎、牙龈脓肿、前列腺炎、胆管感染、慢性盆腔炎等,以不规则低热为多见,常伴有局部症状体征,当病灶清除后症状消失。

4.艾滋病

艾滋病是由人类免疫缺陷病毒(HIV)侵犯和破坏人体免疫系统,损害多个器官的全身性疾病,可通过血液、体液、性传播。该病临床表现复杂,其基本特征是 HIV 造成人体细胞免疫受损,使机体处于严重的、进行性的免疫缺陷状态,从而并发各种机会性感染和恶性肿瘤。具体表现为长期不规则发热,慢性腹泻超过 1 个月,对一般抗生素治疗无效,消瘦,原因不明全身淋巴结肿大,反复细菌、真菌、原虫等感染,应结合流行病学资料及时进行抗 HIV、p24 抗原检测。

5.巨细胞病毒感染

巨细胞病毒感染者可持续低热,类似传染性单核细胞增多症、病毒性肝炎,依据抗 CMV IgM 检测诊断。

6.甲状腺功能亢进

甲状腺功能亢进者早期表现为低热伴心悸、脉搏快、多汗、食欲亢进、消瘦、手颤、甲状腺肿大、局部杂音等。可检测 T_3、T_4、rT_3 等。对无突眼的甲状腺功能亢进需进行^{131}I 摄取试验,以排除甲状腺炎时激素外溢引起血中 T_3、T_4 水平升高。

7.恶性肿瘤

中年以上患者有不明原因低热,血沉增快,应注意肿瘤检查,如原发性肝癌、肺癌、肾癌及结肠癌等。

8.神经功能性低热

神经功能性低热多见于青年女性，夏季明显。具体表现为一日间体温相差<0.5 ℃，清晨上午体温升高，下午低，常伴有神经症症状，一般情况良好，体质量无变化，虽经各种药物治疗无效，但可自愈。其诊断主要依据动态观察，排除各种器质性疾病。

9.感染后低热

急性细菌性或病毒性感染控制后，仍有低热、乏力、食欲缺乏等，与患者自主神经功能紊乱有关。

除以上病因外，还可有假热。

(四)反复发热

1.布氏杆菌病

对于布氏杆菌病，流行病学资料是诊断的重要依据，如发病地区、职业、与病畜(羊、牛、猪)接触史、饮用未消毒牛羊奶、进食未煮熟的畜肉史。该病临床表现为反复发作的发热，伴有多汗、游走性关节痛、神经痛、睾丸炎、肝脾及淋巴结肿大等。血、骨髓培养阳性，血清凝集试验 1∶100 以上，免疫吸附试验 1∶320 以上，可助诊断。

2.疟疾

疟疾以间日疟、三日疟较为常见。遇阵发性寒战、高热、大汗，间日或间两日周期发作者，应及时查血涂片、找疟原虫，可确诊。

3.淋巴瘤

淋巴瘤病变在内脏者，常表现为周期性发热，见于霍奇金淋巴瘤。有的浅表淋巴结肿大不显著，而以深部淋巴结肿大压迫邻近器官出现症状，如纵隔淋巴结肿大引起肺不张及上腔静脉综合征等。及时进行骨髓涂片检查或骨髓活检均有助诊断。

4.回归热

回归热临床表现为周期性发热、起病急、寒战高热，持续 9 天后体温骤降，大汗，无热期持续 7～9 天，又突然高热，症状再出现，反复 2～3 次。全身酸痛、肝脾大，重者有出血倾向、黄疸，结合发病季节，有体虱存在或有野外生活蜱叮咬史，须考虑到本病。根据血、骨髓涂片找到回归热螺旋体即可确诊。

五、处理

对高热患者应及时适当降温，以防惊厥及其他不良后果。对既往有高热惊厥史或烦躁不安者，在降温同时应给予镇静药。发热待诊者，尽快查明原因，可暂不给予特殊治疗，否则改变热型，模糊临床征象，可能导致延误诊断。

(一)降温措施

1.物理降温

将患儿置放于环境安静、阴凉、空气流通处。用冷温毛巾或冷水袋，敷头额、双腋及腹股沟等部位，或用布包裹的冰袋枕于头部或放置于上述部位。擦浴时如患儿出现皮肤苍白或全身皮肤发凉应立即停止。也可用冷生理盐水(30～32 ℃)灌肠，对疑为中毒型菌痢者更为适宜，既可降温，又便于取粪便标本送检。

2.针刺降温

针刺降温常用穴位为曲池、合谷、大椎、少商、十宣等。

3.药物降温

对未成熟儿、小婴儿与体弱儿一般不用解热剂降温。临床常用的小儿退热药物有对乙酰氨基酚、布洛芬、赖氨酸阿司匹林，还有小儿退热栓、小儿退热贴。

(1)对乙酰氨基酚：又称扑热息痛，代表药有泰诺林、百服宁等。该药口服吸收迅速、完全，起效快，缺点是控制体温的时间相对其他药物较短，该药是目前世界卫生组织推荐的2个月以上患儿的首选退热药。

(2)布洛芬：代表药有美林等，是世界卫生组织和美国FDA同时推荐的儿童退热药。该药退热起效时间短，持续时间长，最高可达8小时，对于39 ℃以上的高热退热效果比对乙酰氨基酚好，且由于药效维持时间长，可减少给药次数，尤其适用于夜间。

(3)赖安匹林：可供肌内和静脉注射，对于口服用药困难的儿童，适于选择该类药，不仅克服了口服给药患儿不配合及胃肠反应重的缺点，并对重症的高热患儿可直接静脉给药，解除了患儿痛苦，减轻了家长负担，也方便了医护人员。

(4)小儿退热栓：临床治疗中，退热栓经直肠给药，操作方便，起效快，药效持续时间长。另外直肠给药与静脉输液效果相当，其疗效、安全性和其他药物相比相对要高。

(5)小儿退热贴：使用方便、快捷、安全、可靠、无痛苦，能让小儿安全降温，可以缓解患儿头痛等不适症状，被广泛用于小儿发热的应急降温和发热的辅助治疗。相比口服退热药，无首过效应和出汗等不良反应。

(二)其他对症处理

高热时水分丢失增多，加之食欲减退，应及时补充水分和电解质。口服有困难者给予静脉补液，并注意热量的供给，使用1∶4(含钠液∶葡萄糖液)液，可适当予以钾盐等。

对伴烦躁不安、反复惊厥或一般降温措施效果不著者，可酌情选用氯丙嗪与异丙嗪。

(三)病因治疗

对于由感染引起的高热，应根据病情选用有效抗生素治疗，对局部感染病灶要及时清除。因非感染性疾病所致的高热，也需根据不同病因采取相应的治疗措施。

(齐登宏)

第三节　发　　绀

一、概念

狭义发绀是指血液中还原血红蛋白增多，致皮肤、黏膜呈青紫颜色；广义上还包括少数因异常血红蛋白所致青紫。可通过观察皮肤较薄、色素较少和血流丰富处进行判断，如唇、舌、颊部、鼻尖与甲床。

二、发生机制

无论何种原因导致气体交换障碍，致血红蛋白氧合作用减低或心内及大血管之间存在右→左分流，使动脉血中还原血红蛋白含量增多，＞50 g/L(50 g/100 mL)；或末梢血流缓慢、淤滞，使氧合血红蛋白被组织过多摄氧，还原血红蛋白增多，均可出现青紫。因此，重度及极重度贫血（血红蛋白＜60 g/L）者，即使重度缺氧，亦难见发绀。具体分度见表 1-1。

表 1-1 贫血分度

	轻度贫血	中度贫血	重度贫血	极重度贫血
血红蛋白(g/L)	＞90	90～60	59～30	＜30
红细胞($\times 10^{15}$/L)	4.0～3.0	3.0～2.0	2.0～1.0	＜1.0

三、分类与临床表现

（一）血液中还原血红蛋白增多

1.中心性发绀

中心性发绀的特点是发绀分布于周身皮肤黏膜，皮肤温暖，又可分为两种。

（1）心性混血性发绀：见于有右→左分流的先心病，如法洛四联症，其发生机制是静脉血未经肺氧合，即经异常通道分流混入体循环动脉血中。

（2）肺性发绀：见于各种严重呼吸系统疾病，如呼吸道（喉、气管、支气管）阻塞、肺实质与间质疾病（肺炎、阻塞性肺气肿、弥漫性肺间质纤维化和心源性与非心源性肺淤血、肺水肿）、胸膜疾病（大量胸腔积液、气胸、严重胸膜肥厚）及肺血管疾病（如原发性肺动脉高压）等。其发生机制是肺活量降低、肺泡通气减少、肺通气/血流比例失调与弥散功能障碍，使肺氧合作用不足。

2.周围性发绀

周围性发绀的特点是发绀见于肢体末梢与下垂部位（如肢端、耳垂、鼻尖）、皮温低，经按摩、加温可消失。又可分为两种。

（1）淤血性发绀（体循环淤血）：见于右心衰竭、缩窄性心包炎、局部静脉病变（上腔静脉综合征、血栓性静脉炎、下肢静脉曲张）等，发生机制是体循环（静脉）淤血、周围血流缓慢、氧被过多摄取。

（2）缺血性发绀：动脉供血不足见于严重休克，或血栓闭塞性脉管炎、雷诺病、肢端发绀症、严重受寒等。其发生机制：前者为心排血量减少，有效循环血容量不足，周围血管收缩、组织血流灌注不足、缺氧；后者是肢体动脉阻塞或小动脉强烈痉挛收缩所致。

3.混合性发绀

混合性发绀是中心性发绀与周围性发绀两类发绀并存，见于全心衰竭。

（二）异常血红蛋白

1.高铁血红蛋白血症

患血红蛋白血症者血红蛋白分子中的二价铁被三价取代即失去氧合能力，当血中高铁蛋白量达 30 g/L(3.0 g/100 mL)时，即可发绀，其特点是急骤出现，暂时性，病性严重，氧疗无效，静脉血深棕色，接触空气不能转为鲜红，而静脉注射亚甲蓝或大量维生素 C 可使发绀消退。

该症发生原因：①多为药物或化学物质（如伯氨喹碱式、碱式硝酸铋、磺胺类、苯丙砜、硝基苯、苯胺等）中毒，“肠源性发绀症”即是因大量进食含有工业亚硝酸盐的变质蔬菜所致。②先天性高铁血红蛋白血症，患者自幼即有发绀，而无心、肺疾病及引起异常血红蛋白的其他原因。

2.硫化血红蛋白血症

硫化血红蛋白血症很少见，硫化血红蛋白不存在于正常红细胞中。在便秘（因屁中含有硫化物)或服用硫化物条件下,凡能引起高铁血红蛋白血症的药物或化学物质,均能引起本症。该症特点是发绀持续时间长达数月或更长,血液呈蓝褐色,通过分光镜检查可以确定。

四、伴随症状及临床意义

(1)发绀伴呼吸困难:见于重症心肺疾病、急性呼吸道梗阻和大量气胸等。高铁血红蛋白血症和硫化血红蛋白血症虽有明显发绀,但无呼吸困难。

(2)发绀伴杵状指(趾):见于发绀型先心病和重症肺化脓症。

(3)急速发生的发绀伴意识障碍:见于药物或化学物质中毒休克和急性重症肺部感染。

五、鉴别诊断

(一)中心性发绀

中心性发绀的特点为全身性,除四肢及颜面外,也累及躯干和黏膜、皮肤,但受累部位的皮肤是温暖的。发绀的原因多是心、肺疾病引起呼吸功能衰竭、通气与换气功能障碍、肺氧合作用不足导致 SaO_2 降低所致。一般可分为:①肺性发绀,即呼吸功能不全、肺氧合作用不足所致。常见于各种严重的呼吸系统疾病,如喉、气管、支气管的阻塞、肺炎、阻塞性肺气肿、弥漫性肺间质纤维化、肺淤血、肺水肿、急性呼吸窘迫综合征、肺栓塞、原发性肺动脉高压等。②心性混合性发绀,由于异常通道分流,使部分静脉血未通过肺循环进行氧合作用而进入人体循环动脉,如分流量超过心排血量的 1/3,即可出现发绀。常见于发绀型先天性心脏病,如法洛四联症等。

(二)周围性发绀

周围性发绀常是周围循环血流障碍所致。发绀常出现于肢体的末端与下垂部位。这些部位的皮肤是冷的,但若给予按摩或加温,使皮肤转暖,发绀可消退。此特点亦可作为与中心性发绀的鉴别点。此型发绀可分为:①淤血性周围性发绀,常见于引起体循环淤血、周围血流缓慢的疾病,如右心衰竭、渗出性心包炎、缩窄性心包炎、血栓性静脉炎、上腔静脉阻塞综合征、下肢静脉曲张等。②缺血性周围性发绀,常见于引起心排血量减少的疾病和局部血流障碍性疾病,如严重休克、暴露于寒冷中和血栓闭塞性脉管炎、雷诺病、肢端发绀症、冷球蛋白血症等。

(三)混合性发绀

中心性发绀与周围性发绀症状同时存在,可见于心力衰竭等。

六、处理

发绀患者要迅速找出产生发绀的病因,及时地给予治疗。对发绀本身的治疗方法有以下几种。

(1)可注射呼吸中枢兴奋药,以提高呼吸功能,如山莨菪碱 5.0～10.0 mg、野靛碱 1.5 mg 或二甲弗林 8.0 mg,肌内注射。

(2)给患者吸氧以促进血红蛋白的氧合。

(3)保持患者呼吸道的畅通,使空气能够进入肺里和血红蛋白接触,如用支气管扩张药,氨茶碱 0.1 g,3 次/天、麻黄素 25 mg,3 次/天或异丙肾上腺素 10 mg 舌下含服,3 次/天,吸除痰液等,必要时进行人工呼吸、气管插管术或气管切开术抢救。

(4)变性血红蛋白病的发绀可用1%亚甲蓝溶液静脉注射(剂量是每千克体质量用1～2 mg)或静脉注射维生素C。

(齐登宏)

第四节 咯 血

一、定义

咯血是指喉以下呼吸道任何部位的出血,经口排出。该症需与呕血相区别,呕血是上消化道疾病(指屈氏韧带以上的消化器官,包括食管、胃、十二指肠、空肠上段、肝、胆、胰疾病)或全身性疾病所致的急性上消化道出血,血液经胃从口腔呕出。鼻腔、口腔、咽喉等部位出血,吞咽后呕出或呼吸道疾病引起的咯血,不属呕血,应当加以区别。

二、病因

咯血一般由呼吸系统和循环系统疾病引起。

(一)支气管疾病

引起咯血的支气管疾病多见于支气管扩张症、支气管肺癌、支气管内膜结核、慢性支气管炎等;少见的有支气管腺瘤、支气管结石等。

(二)肺部疾病

引起咯血的肺部疾病常见于肺结核、肺炎、肺脓肿等;其次是肺梗死、肺吸虫等。肺结核咯血原因有毛细血管通透性增高,血液渗出,空洞内小动脉瘤破裂或继发的结核性支气管扩张形成的小动静脉瘘破裂;前者咯血较少,后者可引起致命性大咯血。

(三)循环系统疾病

导致咯血主要有二尖瓣狭窄,其次为房间隔缺损、动脉导管未闭等先天性心脏病并发肺动脉高压。二尖瓣狭窄咯血原因有肺淤血致肺泡壁或支气管内膜毛细血管破裂,黏膜下层支气管静脉曲张破裂,肺水肿致血液渗漏到肺泡腔或并发出血性肺梗死。其咯血各有特点:小量咯血或痰中带血、大咯血、咯粉红色浆液泡沫样血痰或黏稠暗红色血痰。

(四)其他

血液病(如血小板减少性紫癜、白血病、再生障碍性贫血)、急性传染病(如流行性出血热、肺型钩端螺旋体病)、风湿病(如贝赫切特病、结节性多动脉炎、韦格氏肉芽肿)、肺出血肾炎综合征等均可因出凝血机制障碍与血管炎性损坏而有咯血。子宫内膜异位症则因异位子宫内膜周期性增生脱落,定期咯血。

三、临床表现、伴随症状及临床意义

(一)临床表现

(1)年龄:青壮年咯血多见于肺结核、支气管扩张症与风心病二尖瓣狭窄,40岁以上有长期大量吸烟史者,应高度警惕肺癌。

(2)咯血量:每天咯血量<100 mL 者为小量,每天咯血量 100～500 mL 为中等量,每天咯血量>500 mL(或一次 300～500 mL)为大量。大量咯血主要见于肺结核空洞、支气管扩张症和慢性肺脓肿,肺癌咯血特点是持续或间断痰中带血;慢性支气管炎咳嗽剧烈时,可偶有血性痰。

(二)伴随症状及临床意义

遇咯血患者时应注意询问是否伴有发热、胸痛、咳痰情况和其他部位出血倾向等,以助诊断。

(1)咯血伴发热:见于肺结核、肺炎、肺脓肿、流行性出血热等。

(2)咯血伴胸痛:见于肺炎球菌肺炎、肺梗死等。

(3)咯血伴脓痰:见于肺脓肿、支气管扩张症、空洞性肺结核并发感染等;部分支气管扩张症表现反复咯血而无脓痰,称干性支气管扩张。

(4)痰血伴剧烈呛咳:见于肺癌、支原体肺炎。

(5)咯血伴皮肤黏膜出血:应考虑血液病、流行性出血热、肺型钩端螺旋体病、肺血管炎等。

四、鉴别诊断

临床诊断时需将咯血与口腔、鼻、咽部出血或消化道出血所致呕血进行区别,鉴别要点详见表 1-2。

表 1-2　咯血与呕血的鉴别要点

	咯血	呕血
病因	肺结核、支气管扩张症、肺炎、肺脓肿、肺癌、二尖瓣狭窄	消化性溃疡、肝硬化、急性糜烂性胃炎、胆管出血
出血前症状	咽喉痒、胸闷、咳嗽	上腹不适、恶心、呕吐
出血方式	咯出	呕出、可喷吐而出
血色	鲜红	棕黑、暗红、有时鲜血
血中混合物	泡沫、痰	胃液、食物残渣
酸碱性	碱性	酸性
黑便	除非咽下,否则没有	有,量多则为柏油样,呕血停止后仍持续数天
出血后痰性状	痰血数天	无痰

五、治疗

咯血急诊治疗的目的:①制止出血。②预防气道阻塞。③维持患者的生命功能。

(一)一般疗法

(1)使患者镇静、休息并对症治疗。

(2)对咯血者对症治疗:①对中量咯血者,应定时测量血压、脉搏、呼吸。鼓励患者轻微咳嗽,将血液咯出,以免滞留于呼吸道内。为防止患者用力大便,加重咯血,应保持大便通畅。②对大咯血伴有休克的患者,应注意保温。③对有高热患者,胸部或头部可置冰袋,有利降温止血。需要注意患者早期窒息迹象,做好抢救窒息的准备。大咯血窒息时,应立即体位引流,尽量倒出积血,或用吸引器将喉或气管内的积血吸出。

(二)大咯血的紧急处理

(1)保证气道开放。

(2)安排实验室检查项目:包括全血计数、分类及血小板计数,血细胞容积测定,动脉血气分析,凝血酶原时间和不完全促凝血激酶时间测定,X 线胸片检查。

(3)配血:在适当时间用新鲜冰冻血浆纠正基础凝血病。

(4)适当应用止咳、镇静剂:如用硫酸可待因,每次 30.0 mg,肌内注射,每 3~6 小时 1 次,以减少咳嗽。用安定以减少焦虑,每次 10.0 mg,肌内注射。

(5)应用静脉注射药物:慢性阻塞性肺疾病者用支气管扩张剂;如有指征,用抗生素。

(三)止血药的应用

(1)垂体后叶素是大咯血的常用药。

(2)普鲁卡因用于大量咯血不能使用垂体后叶素者。

(3)卡巴克洛。

(4)维生素 K。

(四)紧急外科手术治疗

如遇咯血患者病情危急,应及时安排外科手术治疗。

(五)支气管镜止血

按照咯血者具体症状,如有必要可使用支气管镜止血。

(苗宗建)

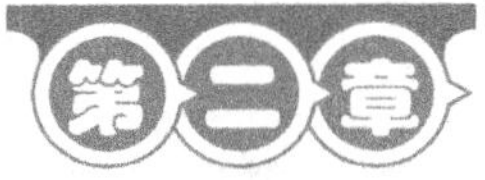

急危重症患者的营养支持

第一节　营养状态的评估

住院患者营养状况下降及营养不良是临床中较常见的现象，尤其在重症患者、外科患者及年龄>75岁的高龄患者中表现更为突出。其可导致体内蛋白质消耗，免疫功能受损，细胞代谢障碍，并进一步影响器官功能及疾病的转归，如延长住院时间、增加感染等并发症发生率，甚至导致死亡。因此，对住院患者进行正确、及时的营养状态评估和营养不良判断是必要的，并可为营养支持的实施提供依据。

一、人体测量

(一)体重

体重的测量是营养评价中最简单、最广泛的方法。体重是机体脂肪组织、瘦组织群、水和矿物质的总和。通常采用实际体重占理想体重的百分比来判断是否存在营养不良。计算公式:实际体重占理想体重百分比(%)=(实际体重/理想体重)×100%。实际体重为理想体重的80%～90%为轻度营养不良;实际体重为理想体重的70%～79%为中度营养不良;实际体重低于理想体重的69%为重度营养不良;实际体重为理想体重的110%～120%为超重;实际体重超过理想体重的120%为肥胖。

理想体重的计算方法:男性理想体重(kg)=身高(cm)－105,女性理想体重(kg)=身高(cm)－100。由于体重的个体差异较大，临床上往往用体重改变作为营养状况的评价指标似乎更合理。计算公式:体重改变(%)=[通常体重(kg)－实测体重(kg)]/通常体重(kg)×100%。将体重改变的程度和时间结合起来分析，能更好地评价患者的营养状况，一般说来，3个月体重丢失>5%，或6个月体重丢失>10%，即存在营养不良。

(二)体质指数(bodymass index,BMI)

体质指数是反映蛋白质热量、营养不良及肥胖症的可靠指标，计算公式:BMI=体重(kg)/身高$(m)^2$。正常值为19～25(19～34岁);21～27(>35岁)。BMI<18.5为营养不良，>27.5为肥胖，其中17.0～18.5为轻度营养不良;16～17为中度营养不良;<16为重度营养不良;27.5～30.0为轻度肥胖，30～40为中度肥胖，>40为重度肥胖。

(三)皮褶厚度与臂围

通过三头肌皮褶厚度、上臂中点周径及上臂肌肉周径的测定可以推算机体脂肪及肌肉总量，并间接反映热能的变化。皮褶厚度男性<10 mm,女性<20 mm为消瘦;男性>40 mm,女性>50 mm为肥胖。

(四)握力测定

握力与机体营养状况密切相关,是反映肌肉功能十分有效的指标,而肌肉力度与机体营养状况和手术后恢复程度相关。因此,握力是机体营养状况评价中一个良好的客观测量指标,可以在整个病程中重复测定、并可随访其变化情况。正常男性握力≥35 kg,女性握力≥23 kg。

二、实验室检查

(一)血浆蛋白

血浆蛋白水平可以反映机体蛋白质营养状况、疾病的严重程度和预测手术的风险程度,因而是临床上常用的营养评价指标之一。常用的血浆蛋白指标有清蛋白、前清蛋白、转铁蛋白和视黄醇结合蛋白等。清蛋白的半衰期为18天,营养状态对其浓度的影响需较长时间才能表现出来。血清前清蛋白、转铁蛋白和视黄醇结合蛋白半衰期短、血清含量少且全身代谢小,是反映营养状况更好、更敏感、更有效的指标。

(二)氮平衡与净氮利用率

氮平衡是评价机体蛋白质营养状况的可靠和常用的指标。氮平衡=摄入氮-排出氮。若氮的摄入量大于排出量,为正氮平衡;若氮的摄入量小于排出量,为负氮平衡;若氮的摄入量与排出量相等,则维持氮的平衡状态。机体处于正氮平衡时,合成代谢大于分解代谢,意味着蛋白净合成。而负氮平衡时,分解代谢大于合成代谢。

(三)肌酐身高指数

肌酐是肌酸代谢后的产物,在肌肉中形成后由尿排出,研究表明成人24小时尿肌酐排泄量大致与机体瘦体组织含量成正比。通过收集24小时尿液可测定尿液中肌酐值,再除以升高相应的理想肌酐值而求出肌酐身高指数(creatinine height index,CHI),CHI=24小时尿液中肌酐值/身高相应的理想肌酐值(%),大于理想的90%为正常。80%~90%为瘦组织群轻度消耗,60%~80%为瘦组织群中度消耗,低于60%为重度消耗。然而,对于重症患者,骨骼肌处于高分解代谢状态,其影响肌酐身高指数对机体瘦组织群的定量估计。

(四)3-甲基组氨酸(3-MH)

3-MH是一种主要存在于骨骼肌中的氨基酸,3-MH在尿中排泄的动态变化可以反映肌肉分解的情况,尤其是骨骼肌的分解情况,亦可作为评定机体代谢状态的一项指标。通过尿3-MH的测定表明:严重创伤、烧伤和全身感染后,尿3-MH排泄增加,反映了骨骼肌分解代谢率额增高;反之,代谢率降低时其排泄量减少。动态观察其变化可了解肌肉蛋白质的变化。

(五)免疫功能

总淋巴细胞计数是评价细胞免疫功能的简易方法,测定简便、快速,适用于各年龄段,其正常值为$(2.5\sim3.0)\times10^9$/L。$(1.5\sim1.8)\times10^9$/L为轻度营养不良,$(0.9\sim1.5)\times10^9$/L为中度营养不良,$<0.9\times10^9$/L为重度营养不良。

(杨建海)

第二节 肠外营养

一、定义

肠外营养(parenteral nutrition,PN)是从静脉内供给营养作为手术前后及危重患者的营养支持,全部营养从肠外供给称为全胃肠外营养(total parenteral nutrition,TPN)。

二、适应证

(1)胃肠道功能障碍(不能耐受肠道喂养)。

(2)由于手术或解剖问题禁止使用胃肠道。

(3)存在尚未控制的腹部情况,如腹腔感染、肠梗阻、肠瘘等。

三、禁忌证

(1)血流动力学不稳定或存在组织低灌注状态。

(2)存在严重水、电解质与酸碱失衡。

(3)严重肝衰竭、肝性脑病。

(4)急性肾衰竭存在严重氮质血症。

(5)未控制的严重高血糖。

四、肠外营养配方

(一)葡萄糖

葡萄糖是肠外营养中碳水化合物的主要来源,供能为16.7 kJ/g(4 kcal/g),但以葡萄糖为唯一能量来源可导致高糖血症及必需脂肪酸缺乏,过量输注葡萄糖还可致肝脏脂肪蓄积,二氧化碳生成量增加及儿茶酚胺分泌增加等。故提倡以糖脂双能源提供非蛋白热量,糖脂比例6∶4或5∶5。

(二)脂肪乳

脂肪乳是肠外营养中另一重要营养物质和非蛋白质能量来源,提供必需脂肪酸,参与细胞膜磷脂的构成及作为携带脂溶性维生素的载体。糖脂双能源供能有助于减轻葡萄糖的代谢负荷和营养支持中血糖升高的程度。重症患者脂肪供给量一般为1.0～1.5 g/(kg·d),需考虑机体对脂肪的利用和代谢能力,同时监测脂肪、血脂水平及肝肾功能。高甘油三酯血症患者(甘油三酯>4 mmol/L)不推荐使用脂肪乳剂;合并脂代谢障碍(如重症胰腺炎早期)及老年患者,应降低脂肪的补充量。常用的脂肪乳剂包括长链脂肪乳剂(LCT)和中长链脂肪乳剂(MCT/LCT),长链脂肪乳剂在肝脏的代谢需要肉毒碱的参与,且可能影响危重症患者的巨噬细胞、中性粒细胞功能,影响呼吸衰竭患者的氧合。

含中链甘油三酯(MCT)的脂肪乳剂的代谢更容易,对机体免疫和呼吸功能影响更小,是理想的脂肪来源。然而,纯MCT不能提供必需脂肪酸,且快速氧化后可显著升高体温,此外还可导致酮血症。目前临床上使用将MCT和长链脂肪酸混合输注的脂肪乳,称之为中长链脂肪乳剂。脂肪乳剂的浓度有10%、20%、30%，供能为37.7 kJ/g(9 kcal/g)。快速输注脂肪乳剂可出现寒战、发热、呕吐、背痛、腰痛等不良反应，由于脂肪乳含有卵磷脂，因此不能用于对鸡蛋过敏的患者。

(三)氨基酸

输注氨基酸溶液的目的是提供机体合成蛋白质所需的氨基酸而非提供能量。如果未能通过葡萄糖和(或)脂肪乳提供充分热量，氨基酸就会被用于分解功能，而氮将被排出而非用于组织合成，因此应予以足够的非氮源热量以便有效利用氮。平衡型氨基酸是临床常选择的剂型，其含有各种必需氨基酸和非必需氨基酸，比例适当，具有较好的蛋白质合成效应。重症患者肠外营养时蛋白质补充量及热氮比构成的原则：维持氮平衡的蛋白质供给量一般从1.2～1.5 g/(kg·d)开始，相当于氮0.20～0.25 g/(kg·d)；适宜的热氮比认为比单纯强调蛋白质的补充量更为重要。危重症患者，应降低热氮比，可(418.59～627.88)kJ∶1 g N[(418.4～627.6)kJ∶1 g N]。支链氨基酸是在肝外代谢的氨基酸，适用于肝功能障碍的患者，有助于减轻肝脏的代谢负担，调整血浆氨基酸谱，防治肝性脑病。但在改善蛋白质代谢(节氮效应)及影响预后方面，强化支链氨基酸的复方氨基酸，并未显示出较平衡氨基酸具有更有明显的优势。

(四)维生素

几乎所有维生素都来自体外，补充维生素也就成为肠外营养配方的一部分。存在营养不良、感染、胃肠道切除或因创面、瘘导致大量体液丢失的患者需要高剂量的水溶性维生素。脂溶性维生素的需要量在疾病急性期、感染、负氮平衡、以脂肪为能量来源等条件下会增加。

(五)水和电解质

营养液的容量或每天水的补充量依疾病及液体平衡状态而定，包括每天体重监测、液体出入情况，以及临床检查是否存在脱水、水肿。电解质的补充量取决于代谢状况、肾脏以外的失水、液体和电解质丢失、酸碱平衡及纠正既往丢失量等情况。血清电解质浓度测定为确定电解质的补充量提供依据。每天常规补充的电解质主要有钾、钠、氯、钙、镁、磷。钠和钾可以通过盐酸盐的形式补充，镁通常以硫酸镁形式补充，钙则来源于葡萄糖酸钙或氯化钙。

(六)微量元素

微量元素在体内含量低、需要量少，但它们具有重要或特殊功能。某种微量元素的过多或缺乏均会危害健康，短期肠外营养者通常不会发生微量元素缺乏，禁食超过4周者必须给予补充。

应强调指出：肠外营养时各种营养素应同时进入体内，否则将影响其有效利用。即在无菌条件下配制成全静脉营养混合液后持续匀速输注。为确保输入的混合营养液的稳定性，不应在全合一营养液中添加抗生素、胰岛素等其他任何药物。

五、肠外营养的途径

肠外营养的输注途径主要有外周静脉和中心静脉。周围静脉途径是指浅表静脉，大多数是上肢周围静脉。周围静脉途径具有应用方便、安全性高、并发症少而轻等优点，适用于预期只需短期(<2周)肠外营养支持的患者。中心静脉途径适用于需要长期肠外营养，需要高渗透压营养液的患者。临床上常用中心静脉途径：①颈内静脉途径；②锁骨下静脉途径；③经头静脉或贵要静脉插入中心静脉导管(PICC)途径。

六、肠外营养液的输注

肠外营养的输注有持续输注法和循环输注法两种。持续输注是指营养液在24小时内持续均匀输入体内。由于各种营养素同时按比例输入，持续供给氮源、能量及其他营养物质，对机体的代谢及内环境的影响较少。循环输注法是在稳定输注营养液的基础上缩短输注时间，使患者有一段不输液时间，此法适合于病情稳定、需长期肠外营养，而且肠外营养素量无变化的患者。

七、并发症

(一)导管相关性并发症

此类并发症多见于中心静脉穿刺。

1.气胸、血胸和大血管损伤

静脉穿刺可造成动脉、静脉、胸膜、肺脏等损伤。少量气胸(肺压缩$<2\%$)在数天内自行吸收，可不予处理。严重气胸应行紧急穿刺抽气。重症患者需反复穿刺抽气或放置胸腔闭式引流管以引流。如导管误置入胸腔并输入营养液，可导致胸腔积液。若穿破静脉时也可导致血胸。其中锁骨下静脉穿刺的并发症发生率较高。

2.动脉、神经、胸导管损伤

锁骨下静脉穿刺错误时可误伤锁骨下动脉，引起局部大范围出血及血肿形成，甚至引起纵隔血肿而压迫纵隔。此外，还可能导致臂丛神经或其分支损伤。颈内静脉穿刺可能损伤膈神经、迷走神经、喉返神经，进而出现一系列相应的临床表现。

3.空气栓塞

低血容量或深吸气时胸腔内负压明显增加，若此时行穿刺置管、输液完毕未及时更换或导管连接处脱落可引起空气栓塞，穿刺置管过程中亦可发生。大量空气进入血管可直接致死。一旦发生空气栓塞，应立即将患者左侧卧位，并头低脚高，必要时右心室穿刺抽气。

4.导管栓塞与静脉栓塞

输液缓慢、导管扭曲、高凝状态等情况下，导管尖端及周围可形成血栓。如发生导管栓塞应予拔管，亦可试用肝素或链激酶治疗，但切不可采取加压注水的方法，以免血栓脱落而造成重要器官(心、肺、脑)血管栓塞。营养液多为高渗，长时间输注可刺激静脉壁而发生静脉炎及血栓形成(如锁骨下静脉血栓形成)。

5.导管相关性感染

多发生于置管后晚期，包括以下几条：①导管定植，无全身或局部感染症状，仅在标本(经导管获取的血液或已拔除的导管中的血液)中发现有病原体生存；②经隧道和完全导管置入的入口导致感染；③导管相关的血行感染。穿刺置管时未严格遵循无菌技术、导管放置时间过长等都是发生感染性并发症的因素。如出现导管相关血行感染，应该拔除管道并行合适的全身和局部治疗。

(二)代谢性并发症

肠外营养时提供的营养物质直接进入循环中，营养底物过量容易引起或加重机体代谢紊乱和器官功能异常，产生代谢性并发症，如高血糖、低血糖、氨基酸代谢紊乱、高脂血症、电解质及酸碱代谢失衡、必需脂肪酸缺乏、再喂养综合征、维生素及微量元素缺乏症等。具体如下。

1.糖代谢紊乱

肠外营养时输入大量葡萄糖，机体无法及时利用以致血糖水平骤增。可表现为高血糖伴渗透性利尿。严重应激状态下，机体常出现代谢性高血糖反应及外周胰岛素抵抗。肠外营养支持的初期阶段，往往会使血糖升高更加严重。严重高血糖所致的高渗状态可导致脑细胞脱水，患者出现昏睡或昏迷，同时出现全身脱水征。

常见的原因：①营养液输注速度过快或输液量过多；②原发病影响胰岛素分泌及糖代谢，如重症胰腺炎、糖尿病、胰腺癌等；③药物对血糖的影响，如糖皮质激素、生长激素和生长抑素的作用等。

防治措施：①减少葡萄糖的输注量，葡萄糖输液速度应每分钟<4 mg/kg，适当提高脂肪乳剂在非蛋白质热量中的比例，以脂肪提供40%～50%的非蛋白质热量为宜。②逐步增加葡萄糖的输注量，使内源性胰岛素的分泌量逐渐增加，以适应高浓度葡萄糖的输注。③补充外源性胰岛素，以调整血糖于满意范围。胰岛素不宜加入全静脉营养混合液中，一方面防止其被营养袋吸附而失去作用，另一方面不易控制用量，最好应用微量输液泵单独补充，以便随时调整用量及保证药物作用效果。胰岛素以持续静脉输注时也要注意防止血糖下降过快及低血糖。④营养液持续、均速输注，避免血糖波动。⑤输注过程中密切监测血糖浓度，同时亦应注意血钾及尿量改变。

长时间肠外营养支持会使内源性胰岛素持续分泌，若突然终止输入，体内血胰岛素水平仍较高，则极易发生低血糖，当血糖浓度降至2.8 mmol/L以下时，可表现为心悸、出汗，甚至休克。所以行肠外营养治疗时禁忌突然中止输注。故此类患者应逐渐降低肠外营养液的用量及输液速度。

2.脂代谢异常

长期接受肠外营养者，若营养液中不含有脂肪则可能发生必需脂肪酸缺乏。人体无法合成必需脂肪酸，必须由外界摄入，包括亚油酸、亚麻酸和花生四烯酸。某些患者存在脂肪代谢异常的基础疾病，如高脂血症、肝硬化、胰腺炎、糖尿病等。在严重应激状态下，可能会很快出现必需脂肪酸的缺乏，其原因：①必需脂肪酸及维生素E补充不足；②持续葡萄糖输注，使血胰岛素水平升高或外源性补充大量的胰岛素，从而使体内储存脂肪的动员受到抑制。必需脂肪酸缺乏可使患者出现皮肤干燥、毛发脱落、伤口延迟愈合、肝大、肝功能异常、骨骼改变、血花生三烯酸/花生四烯酸比值升高（正常为0.4）、红细胞脆性增加、贫血、前列腺素水平下降等表现。每天输入20%脂肪乳剂250 mL可补充必需脂肪酸30 g，补充维生素E与维生素B_6可增加亚麻酸的生理功能。在严重感染时亦可出现脂代谢的改变，脂肪利用障碍。应用外源性脂肪时，应注意控制脂肪的补充量，每天0.5～1.0 g/kg，并从1/3或半量开始，在严密监测血脂、脂肪廓清及呼吸商的情况下，酌情调整用量，并缓解输注速度。

3.氨基酸代谢紊乱

肠外营养治疗可能导致氨基酸失衡，长期肠外营养治疗时需监测血清氨基酸浓度，根据个体情况进行调整。

4.电解质及微量元素缺乏

危重患者由于能量、体液的消耗及丢失增加，可导致低钾、高钾、低镁、低磷、低钙血症。低钾血症见于较高浓度的葡萄糖输入及应用外源性胰岛素，其促使糖原合成，钾离子进入细胞内而使血钾浓度下降；渗透性利尿或应用利尿剂使尿钾排出增多；钾的补充不足。高钾血症见于钾的补充过多、大量输血；全肠外营养支持期间补钾量往往较大，碱性液体的输注可促使钾向细胞外转移，肾衰竭时亦可出现高钾血症。低镁血症常见原因为尿量增加及腹泻，使镁的排出量增加；镁的补充不足；另外，某些基础疾病易合并低镁血症，如肠瘘、胆瘘、急性胰腺炎等。低磷血症见于较长时间禁食、进食不良等使磷摄取减少；呕吐、胃肠减压等磷丢失增多；营养支持治疗时氨基酸在机体内合成蛋白质、碱中毒时促进磷向细胞内转移；代谢障碍导致体内磷储存减少及细胞内磷的利用严重减少。低钙血症多由于炎症反应时降低机体对甲状旁腺素(PTH)的反应性;交感神经兴奋、儿茶酚胺水平过高及器官衰竭可导致 PTH 分泌障碍或 PTH 抵抗;亦可见于急性胰腺炎。防治可采用静脉补充,对于肾功能正常患者静脉补充钾浓度要求不宜超过 40 mmol/L,补钾速度应控制在 20 mmol/h 以下;而肾功能异常、少尿患者补钾宜慎重。镁的补充量为每天 0.04 mmol/kg,对于额外丢失患者应增加补充量并及时测定镁浓度。补磷应根据葡萄糖、氨基酸、肾功能、胃肠液等丢失情况而进行调整,通常>20 mmol/kJ。而在行肠外营养治疗时,这些电解质的需要量相应增加,于是加重了电解质的缺乏,应及时补充。禁食超过 1 个月可导致微量元素缺乏,最常见的是锌缺乏,其次是铜缺乏和铬缺乏;长期行肠外营养治疗的患者亦存在微量元素缺乏,故需每天补充。

(三)胃肠道并发症

长期禁食及肠外营养治疗,肠道处于休息状态,长期不使用则导致肠黏膜上皮绒毛细胞萎缩、变稀、皱褶变平,肠道黏膜正常结构和功能被破坏,极易引起肠道菌群易位导致肠源性感染。

(四)肝脏及胆管系统并发症

长期肠外营养可导致胆汁淤积、胆泥形成甚至胆管结石。肠外营养提供过高的能量、过多碳水化合物、过多脂肪可导致肝功能改变,经调整及纠正营养治疗方案后、停用肠外营养或减量,肝功能大都可恢复正常。对于原有肝病基础或伴有其他疾病,如中/重度营养不良、短肠综合征,肝胆系统损害更易发生,可导致门静脉炎、脂肪肝、肝内毛细血管胆汁淤积等,进一步发展可导致肝功能不全,甚至肝衰竭及死亡。

(五)代谢性骨病

部分长期肠外营养患者出现骨钙丢失、骨质疏松、血碱性磷酸酶水平增高、高钙血症、尿钙排出增加、四肢关节疼痛,甚至出现骨折等表现,称为代谢性骨病。

八、监测

肠外营养治疗过程中需监测内容包括监测肠外营养的需要量、效果及并发症。

(一)常规监测指标

1.生命体征

体温、脉搏和呼吸的监测可帮助及时发现有无营养输液引起的不良反应和感染并发症。

2.每天液体出入量

特别是 24 小时尿量、消化液丢失量、非显性丢失液量(汗液量、呼吸道丢失等),用以了解患者体液平衡情况,以指导每天静脉补液量,在危重者中应有更加精确的记录。

3.血清电解质浓度

血清电解质浓度包括血清钾、钠、氯、钙、镁、磷浓度。

4.血气分析

可了解酸碱平衡情况。肠外营养治疗初期时需每天测定,如未发现明显异常则每 1～2 周测定 1 次,危重者有明显异常时应严密监测。

5.尿糖、血糖

通过定期测定尿糖、血糖以了解机体葡萄糖代谢和利用情况,指导每天输入葡萄糖和胰岛素的剂量,避免发生高血糖、低血糖等并发症。对接受单以葡萄糖为供能物质的肠外营养治疗患者及原患有糖尿病的患者更应重视尿糖、血糖的严密检查。

6.血清蛋白质浓度

血清蛋白质浓度包括血清蛋白、转铁蛋白、维生素 A 结合蛋白、纤维连接蛋白等。一般每周测定 1 次以了解营养治疗效果。

7.血常规

血常规包括红细胞计数、白细胞计数和分类及血小板计数。一般每周查 1～2 次，如怀疑并发感染时应随时动态监测白细胞计数及分类情况。如有血小板计数下降，除需考虑可能由血液系统、脾、肝疾病等因素引起外，还应考虑有无铜缺乏的可能性，并行进一步相关检查。血中淋巴细胞数可反映免疫功能。

8.肝肾功能

肝肾功能包括血清总胆红素、直接胆红素、谷草转氨酶、谷丙转氨酶、碱性磷酸酶、γ-谷氨酰转肽酶、尿素氮、肌酐等，一般每周测 1～2 次，危重患者需根据病情变化及时予以复查。

9.血脂浓度及血脂廓清试验

血脂浓度及血脂廓清试验包括血清总胆固醇、甘油三酯、低密度脂蛋白胆固醇、高密度脂蛋白胆固醇、载脂蛋白等，每周或每 2 周测 1 次。

10.体重

如果可以排除脱水或水肿等影响，体重的改变可以直接反映成人的营养状态。一般每周测量体重 1～2 次，最好用理想体重百分率和病前体重百分率来表示，以评估体重变化。

11.人体测量

主要测定中上臂臂围和三头肌皮褶厚度，通常每周测定 1 次。

12.氮平衡

每天摄入氮量与排出氮量之差。

(二)特殊监测指标

1.血清渗透压

对接受肠外营养治疗的危重患者，当怀疑其可能有血液高渗情况时，应及时测血清渗透压(成人正常值 285～295 mmol/L)，在积极处理的同时应严密监测直到恢复正常。也可用下面的公式估计血清渗透压：血清渗透压(mmol/L)＝2[血清钠(mmol/L)＋血清钾(mmol/L)]＋血糖(mmol/L)＋血清尿素氮(mmol/L)。

2.24 小时尿钠、尿钾测定

如果患者出现明显电解质代谢紊乱，需监测 24 小时尿钠和尿钾的排出总量以指导治疗。

3.胆囊超声检查

接受肠外营养治疗超过两周的患者应行胆囊 B 超检查以了解胆囊容积、胆汁稠度、有无胆泥等，结合肝功能检查结果综合评定肝胆系统是否受损和有无胆汁淤积情况。

4.血清维生素、微量元素测定

定期监测微量元素和维生素水平。

5.肌酐身高指数

肌酐身高指数如小于 0.8 则提示营养不良。

6.尿 3-甲基组氨酸测定

尿 3-甲基组氨酸测定结果可反映肌肉蛋白质的分解程度，尿中尿 3-甲基组氨酸排出量增加提示蛋白质分解代谢加重。动态监测其值，如逐渐减少常提示应激程度减轻及营养治疗有效。

7.迟发型变态反应试验

迟发型变态反应试验可用来了解患者的免疫功能。蛋白质营养不良患者对此试验的反应减弱或消失,经治疗后随营养状况的改善,对该试验的反应可再出现或更明显。

8.微生物污染的监测

出现与原发病无关的发热时应怀疑是否存在肠外营养相关性感染,应立即留取营养液残液、患者血液做细菌和真菌培养,必要时拔除中心静脉导管并行导管尖端微生物培养。

9.血清氨基酸谱分析

可根据需要不定期测定,以指导调整肠外营养配方。

(李 静)

第三节 肠内营养

一、定义

肠内营养(enteral nutrition,EN)是经胃肠道提供代谢需要的营养物质及其他各种营养素的营养支持方式。

二、适应证

(1)胃肠功能正常,但营养物摄入不足或不能摄入者(昏迷、烧伤、大手术后危重患者)。

(2)胃肠道部分功能不良者,如消化道瘘、短肠综合征(大部分小肠切除术后)等。

(3)胃肠功能基本正常但合并其他脏器功能不良者,如糖尿病或肝、肾衰竭者。

需进行营养支持时,凡胃肠道功能正常或存在部分功能者,应当首选肠内营养或与肠外营养配合,部分应用肠内营养。

三、禁忌证

(1)胃肠道功能障碍。

(2)完全性肠梗阻(如机械性肠梗阻和麻痹性小肠梗阻)。

(3)严重的消化道出血。

(4)梗阻性内脏血管疾病,如肠系膜血管缺血或栓塞。

(5)未解决的腹部问题,包括后腹膜炎症、出血、不可控制性肠瘘。

(6)严重腹胀和腹腔内高压(IAH)等。

(7)严重腹泻,经处理无改善,应暂时停用。

(8)俯卧位时应暂停肠道喂养。

四、肠内营养制剂

肠内营养制剂根据其组成可分为非要素型、要素型、组件型及疾病专用型肠内营养制剂四类。

(一)非要素型制剂

非要素型制剂也称整蛋白型制剂,该类制剂以整蛋白或蛋白质游离物为氮源,渗透压接近等渗,口感较好,口服或管饲均可,使用方便,耐受性强。适用于胃肠道功能较好的患者,是应用最广泛的肠内营养制剂。

(二)要素型制剂

该制剂是氨基酸或多肽类、葡萄糖、脂肪、矿物质和维生素的混合物。具有成分明确、营养全面、不需要消化即可直接或接近直接吸收、含残渣少、不含乳糖等特点,但其口感较差,适合于胃肠道消化、吸收功能部分受损的患者,如短肠综合征、胰腺炎等患者。

(三)组件型制剂

该制剂是仅以某种或某类营养素为主的肠内营养制剂,是对完全型肠内营养制剂的补充或强化,以适合患者的特殊需要。主要有蛋白质组件、脂肪组件、糖类组件、维生素组件和矿物质组件等。

(四)疾病专用型制剂

此类制剂是根据不同疾病特征设计的针对特殊患者的专用制剂,主要有糖尿病、肝病、肿瘤、婴幼儿、肺病、肾病、创伤等专用制剂。肠内营养制剂有粉剂及溶液两种,临床上应根据制剂的特点、患者的病情进行选择,以达到最佳的营养效果。

五、肠内营养的途径

肠内营养的输入途径有口服、鼻胃/十二指肠置管、鼻空肠置管、胃造口、空肠造口等,具体投给途径的选择取决于疾病情况、喂养时间长短、患者精神状态及胃肠道功能。

(一)鼻胃/十二指肠、鼻空肠置管

通过鼻胃或鼻肠置管进行肠内营养简单易行,是临床上使用最多的方法。鼻胃管喂养的优点在于胃容量大,对营养液的渗透压不敏感,适合于各种完全性营养配方,缺点是有反流与误吸的风险。鼻胃或鼻肠置管喂养适合于需短时间(<2 周)营养支持的患者,长期置管可致咽部红肿、不适,呼吸系统并发症增加。

(二)胃及空肠造口

胃及空肠造口适用于需要较长时间接受管饲或经鼻置管困难的患者,如存在意识障碍的危重症患者。如原发病需要开腹手术者可与手术同时完成,一般多为小肠造口置管术。或在床旁内镜协助下行经皮内镜下胃造口术(percutaneous endoscopic gastrostomy,PEG)或经皮内镜下空肠造口术(percutaneous endoscopic jejunostomy,PEJ)。后者具有不需剖腹与麻醉,操作简便、创伤小,可在床旁实施等优点,已经越来越多地被临床采用。

(三)经胃喂养

经胃喂养是比较符合生理的途径,一般常用于胃排空功能较好的重症患者。优点为保留对胃、十二指肠的神经内分泌刺激作用,置管简单,因胃腔容量较大,故对营养液的渗透压不敏感。但是,危重患者胃肠动力不良或排空障碍发生率较高,增加反流、误吸与吸入性肺炎的发生率,影响肠内营养的安全有效实施。不耐受经胃喂养的常见因素除了基础疾病(如糖尿病、肾功能障碍、消化道手术、严重颅脑、脊髓损伤等)外,高血糖与低血糖状态、持续镇静、应用儿茶酚胺、阿片类药物等亦是较常见的影响胃肠动力的因素。此外,经鼻胃管途径不适合接受长期肠内营养或昏迷的患者,长时间留置鼻管可增加鼻窦炎、中耳炎、口咽部与上呼吸道感染发生的概率。

(四)经小肠喂养

经小肠喂养适用于合并胃动力障碍的危重患者,与经胃肠内营养相比,经小肠肠内营养优点:①促进胃肠动力恢复,较早达到目标营养量。②反流、误吸发生率低(经肠7%对经胃13%)。③研究显示小肠喂养可减少重症患者肺炎的发生,肺炎风险降低23%,但尚未发现对病死率方面的影响。对于存在肠内营养不耐受、反流、误吸的高危重症患者,可考虑给予经小肠肠内营养。

六、肠内营养的输注

肠内营养的输注方式有一次性投给、间歇性重力滴注和经泵连续性输注。

(一)一次性投给

将配好的营养液或商品型肠内营养液用注射器缓慢注入喂养管内,每次200 mL左右,每天6~8次。该方法常用于需长期家庭肠内营养的胃造瘘患者,因为胃容量大,对容量及渗透压的耐受性较好。

(二)间性重力输注

将配制好的营养液经输液管与肠道喂养管连接,借重力将营养液缓慢滴入胃肠道内,每次250~400 mL,每天4~6次。此法优点是患者有较多自由活动时间,类似正常饮食。

(三)经泵连续输注

应用输液泵12~24小时均匀持续输注,是临床上推荐的肠内营养输注方式。具有胃肠道不良反应较少、营养效果好等优点。肠内营养液输注时应循序渐进,开始时采用低浓度、低剂量、低速度,随后再逐渐增加营养液浓度、滴注速度及投给剂量。一般第1天用1/4总需要量,营养液浓度可稀释一倍。如患者能耐受,第2天可增加至1/2总需要量,第3、4天增加至全量,使胃肠道有逐步适应、耐受肠内营养液过程。开始输注时速度一般为25~50 mL/h,以后每12~24小时增加25 mL/h,最大速率为125~150 mL/h。输入体内的营养液的温度应保持在37 ℃左右,过凉易引起胃肠道并发症。

七、并发症

(一)感染性并发症

1.吸入性肺炎

常见原因是营养液误吸入呼吸道。一次性大量吸入时,患者可突然出现气促、呼吸困难、发绀等;发热,胸部X线检查显示肺上有无法解释的浸润性病灶。误吸入营养液后的病情严重程度主要取决于营养液的pH、营养物质的颗粒大小、营养液的性质和吸入量等。经鼻-空肠喂养发生吸入性肺炎的可能性比经鼻-胃喂养的可能性要小得多。

(1)吸入性肺炎的治疗:立即停止使用肠内营养并吸出气管内液体或食物颗粒,同时吸尽胃内容物;鼓励患者咳嗽以排出气管内异物;如食物颗粒进入气管,应立即行气管镜检查清除所有食物颗粒;误吸后易继发感染,应适当使用抗生素,细菌主要来源于寄生在咽喉部的厌氧菌,常需联合抗厌氧菌药物。

(2)吸入性肺炎的预防:取半卧位,抬高床头30°~45°;监测胃潴留情况,通常需要每6小时后抽吸一次腔内残留量,如果潴留量≤200 mL,可维持原速度,如果潴留量≤100 mL增加输注速度,如果残留量≥200 mL,应暂时停止输注或降低输注速度。对肠内营养耐受不良(胃潴留>200 mL、呕吐)的患者,可使用促胃肠动力药物;并注意营养液的温度、速度与浓度,浓度应由稀到浓，速度使用动力泵控制，由慢至快逐渐递增，温度适宜，在喂养管末端予以加温有助于患者肠内营养的耐受。

2.营养液配制或输送系统污染所致的感染

医护人员应注意严格执行无菌操作，配液器应严格消毒，输注营养液的管道每24小时更换一次，管道接头处保持相对无菌状态。

(二)胃肠道并发症

1.肠内营养相关腹泻

在肠内营养中很常见，主要原因包括肠内渗透负荷过高，饮食通过肠腔时间短、胆盐无法吸收，小肠对脂肪不耐受，肠道吸收和分泌异常，营养液温度太低等。

2.腹胀和便秘

重症患者在开始肠道喂养时应注意腹胀情况，注意减慢输注速度，降低浓度，配合胃肠动力药物及密切监测胃或肠内潴留量。便秘情况比较少见，主要由脱水、肛门粪块嵌塞和肠梗阻引起。选择富含纤维素的肠内营养制剂可有效减少便秘的发生。

3.恶心与呕吐

原因主要有高渗透压导致胃潴留、营养液配方中脂肪含量过高、乳糖不耐受、输注速度过快、营养液气味不佳等，发生率为10%～20%。按所估计的原因对症处理可预防或减少其发生率。

4.倾倒综合征

放置空肠营养管的重症患者，可出现倾倒综合征，多因高渗溶液快速进入小肠所致。减慢输注速度，适当稀释营养液以降低渗透压，多可使症状缓解。

(三)喂养管相关并发症

1.喂养管异位

喂养管异位可导致误吸及其他并发症。

2.喂养管肠内扭结

喂养管在肠内扭结会导致不能拔出。

3.喂养管刺激及压迫

中耳炎，鼻咽部不适感，鼻咽部黏膜糜烂、坏死，鼻部脓肿，急性鼻窦炎，咽部溃疡和狭窄。直径大、质地硬的喂养管可能压迫喉部黏膜造成糜烂，应改用细软的喂养管，并可用雾化吸入等缓解症状。

4.造口并发症

可出现造口出血、造口周围皮肤糜烂、造口周围溢出胃肠内容物、管道梗阻等。

(四)代谢性并发症

可出现水代谢异常、糖代谢异常、电解质或微量元素异常、维生素缺乏等，但远较肠外营养的代谢并发症少见。

八、监测

(一)胃肠道耐受性监测

功能性肠道的存在是肠内营养安全有效实施的保障，但判断重症患者肠道功能正常与否的客观指标较少，常以能否耐受肠内营养作为主要参考，临床应用中亦存在一定难度。胃残余量(gastric residual volume，GRV)是目前临床中广泛应用判断肠内营养耐受性的客观指标，认为

GRV 监测对肠内营养的耐受性评估、预测反流与误吸的风险具有一定的指导意义。但 GRV 亦与肠内营养的喂养方式与用量相关，其判断标准变化范围较大。是否能可靠地预测和评价肠内营养的耐受情况，临床上还存有争议。

目前胃残余量多少的标准不一，150～500 mL 均有报道，多数学者以 200～250 mL 为标准。自西班牙的有关探讨肠内营养时 GRV 标准的多中心研究，结果显示 GRV 为 500 mL 并未明显增加胃肠道不耐受的发生概率，而且 3 天后的喂养量明显高于对照组。由此认为肠内营养期间可将 GRV 限定在 500 mL 以下。需要强调的是 GRV 的动态变化比单次测量法在评价危重症患者肠内营养的耐受性时更有意义，同时需参考患者基础病情的前后变化。小肠喂养时 GRV 并不能反映肠内营养耐受与否，此时肠内营养不耐受常表现为腹胀、腹泻。

(二)有关代谢和营养的监测

肠内营养对机体代谢的影响相对较少，但亦需严密监测，包括每天记录患者液体出入量；定期检测血清胆红素、谷草转氨酶、谷丙转氨酶、碱性磷酸酶；定期检测血糖、尿素氮、肌酐、钠、钾、氯、钙、镁、磷、碳酸氢盐，必要时行尿电解质测定。有关营养的监测包括监测营养的需要、营养状态及营养效果，用以指导进一步营养治疗。其包括实施肠内营养治疗前对患者行全面营养状况评估，根据其营养状态确定营养配方及对患者相关实验室检查等，对长期行肠内营养者根据病情对易发生缺乏的营养素不定期测定，如铜、铁、维生素、叶酸等。

九、肠内营养的优化管理策略

重症患者肠内营养实施中喂养不足是较常见的临床现象，并且与病死率增加相关。研究显示，肠内营养达到预计目标量的 30%、70%，其死亡率分别为 15%、6%。采用肠内营养的优化管理策略可提高肠内营养实施的安全性和有效性，促进早日达到预计的营养供给量，减少反流、误吸的发生，避免喂养不足及其对预后的不良影响等。

优化管理策略：①病情的评估；②采用持续输注的喂养方式；③耐受性动态监测(GRV)；④使用促胃肠动力药；⑤患者恰当的体位(上胸抬高 30°～45°)；⑥反流误吸高风险的重症患者，可试行经空肠喂养。例如，胃动力不良(高 GRV，胃肠轻瘫，呕吐、腹胀)和病情需要者(昏迷、半卧体位受限)应采取幽门下小肠喂养；⑦营养量的评估，肠内营养喂养量不足时及时添加肠外营养；⑧血糖的监测与控制(≤150 mg/dL)。

肠内营养计划：①24～48 小时考虑开始经胃或小肠肠内营养；②设置喂养速度 20～25 mL/h 开始，逐渐增加，如能耐受每 4～8 小时，在原基础上增加 20 mL/h；③胃肠功能良好的重症患者，多在 48～72 小时达到目标喂养量。

(陈建通)

第四节 特殊状态的营养治疗

一、肝功能不全的营养支持

肝功能不全患者早期能耐受正常饮食，合并中度或重度营养不良时，需通过口服或管饲加强肠内营养，一天进食次数可增加至4～7次，以减少营养的不耐受、减少低血糖的发生。在肝功能不全并食管静脉曲张出血时，放置肠内营养管时应注意食管黏膜的损伤和诱发消化道出血，但并非绝对禁忌。合并肝硬化腹水患者行开腹胃空肠切开置管可导致腹膜炎及腹水渗漏，应慎重。

当肝功能障碍患者食欲下降且消化吸收严重障碍时，可通过肠外营养补充能量与氨基酸、维生素和微量元素。

对肝功能不全患者进行营养支持还必须考虑各种物质的代谢特点及与肝功能的关系。

(一)葡萄糖

肝功能不全者常合并有糖代谢异常，糖耐量曲线明显升高，组织对胰岛素的敏感性降低，存在胰岛素抵抗。此时经静脉补给的葡萄糖不仅可能导致血糖升高，还可能因未被彻底氧化而转化为脂肪，并沉积在肝内形成脂肪肝，加重肝脏损害。此外，还可造成静息能量消耗增加、高血糖等并发症，二氧化碳生成过多加重呼吸肌负荷等。因此，葡萄糖不能作为肝功能不全者主要能源。

(二)脂肪乳

应激、创伤时机体对脂肪的利用明显加快，肝功能不全时脂肪氧化增加。目前认为中链脂肪乳(MCT)较长链脂肪乳(LCT)清除速率快，不需要卡尼汀参与可直接进入线粒体氧化代谢，对肝功能、胆红素代谢干扰及免疫功能影响小，肝功能不全患者宜选用中/长链脂肪乳剂混合乳剂。

(三)氨基酸

在早期肝硬化患者，蛋白质分解增加，低蛋白血症加速了肝细胞损害及肝功能不全的发展，此时补充蛋白质(氨基酸)能促进正氮平衡而不导致肝性脑病，可根据肝功能代偿情况给予蛋白质1.3～1.5 g/(kg·d)，与支链氨基酸相比，平衡氨基酸蛋白合成效率更高。发展至肝性脑病时，增加蛋白的摄取可能导致血氨增加，加重肝性脑病，蛋白摄入量可减至0.5～1.0 g/(kg·d)，富含支链氨基酸的氨基酸液能纠正肝衰竭患者血浆支链氨基酸/芳香族氨基酸比例的失衡，改善肝脏蛋白合成，减少分解代谢，减轻肝性脑病。欧洲临床营养和代谢协会推荐急性或亚急性肝衰竭患者的氨基酸补充量为0.8～1.2 g/(kg·d)。

(四)热氮比

对肝功能不全患者，供热范围在5 023～8 372 kJ/d已能满足大多数患者能量需求，热氮比为(418.59～837.17)kJ：1 g N。还应根据体重和病情定出合理的能量与蛋白质需要，减少低蛋白血症的发生，同时避免肝性脑病。

二、肾功能不全

对于可经口进食的肾功能不全患者应口服营养素，如口服仍不够者，可予肠外营养、要素饮食或管饲/肠道造瘘等方法喂养。

对于肾衰竭患者的蛋白质供给，普遍认为足量的蛋白质能减少机体蛋白质分解，同时有助于改善肾脏功能。肾衰竭患者的蛋白质摄入量应根据患者的分解代谢情况而定，如透析无法进行且患者有排尿障碍时，蛋白质必须限量。对肾功能不全患者进行营养治疗时还需注意水、电解质平衡，肾衰竭时血清钾、磷、镁离子浓度随BUN增高而增高，在实施营养时不能盲目按常规补充钾、磷、镁及维生素A、维生素D。当以上物质浓度在正常范围时，不必补给。以上物质浓度轻度下降时，可按常规量的10%～25%补给。对于行肾替代治疗的患者，应注意肾替代治疗过程中糖、氨基酸和维生素的丢失，在透析液中加入4～6 mmol/L的葡萄糖溶液有利于维持血糖稳定及减少糖的丢失；常规24小时维持肾替代治疗氨基酸丢失量通常在15～20 g/d，应额外补充；肾替代治疗使B族维生素丢失增加，应适当增加补充量；此外须加强对血脂、电解质和微量元素的监测，提高透析患者的生存率。

三、心功能不全

心功能不全患者的营养代谢改变主要表现如下。①胃肠道淤血导致营养摄入和吸收障碍。②交感神经系统代偿性兴奋导致热量消耗增加。③由于肝淤血导致清蛋白合成减少，肾淤血引起蛋白尿，患者可出现低蛋白血症。④应用洋地黄、利尿剂及过分的限制水钠可导致电解质紊乱。

心功能不全患者经肠内营养可促进肠道运动、消化和吸收，改善肠黏膜细胞营养。在肠内营养不能达到所需摄入热量要求，并且需严格控制液体量的情况下，可选择部分或全部使用肠外营养。根据患者的营养状态及代谢状况确定适宜的营养需要量，可选择高热量密度的营养配方，需监测心脏功能及肝脏功能指标，及时调整肠外营养的剂量和配方。一旦胃肠道功能恢复，即应逐渐减少或停止肠外营养，尽早过渡到肠内营养或经口摄食。

四、呼吸衰竭

呼吸衰竭的患者应避免过度喂养，碳水化合物补充过多将增加二氧化碳的产生量、增加呼吸商、加重患者的呼吸负荷。可适当增加非蛋白质热量中脂肪的比例。对呼吸衰竭患者通常采用高蛋白、高脂肪、低碳水化合物的膳食或胃肠外营养液：蛋白质、脂肪、碳水化合物热量比分别为20%、20%～30%、50%～60%；蛋白质摄入量为1.0～2.0 g/(kg·d)；每天适量补充各种维生素及微量元素，依据临床电解质检测结果给予适当调整，应特别注意补充影响呼吸肌功能的钾、镁、磷等元素。合并ARDS患者营养支持的原则：①尽早给予营养支持，并首选肠内营养；②适当降低非蛋白热量中碳水化合物的比例，降低呼吸商；③添加鱼油与抗氧化剂的营养配方。

五、胃肠胰腺疾病

(一)重症急性胰腺炎

重症急性胰腺炎患者在急性反应期往往存在严重的代谢紊乱，特点是高代谢、高分解、高血糖、高血脂、低蛋白血症、低钙及低镁等，急性期营养支持的目标是纠正代谢紊乱，尽可能将蛋白质丢失减少到合适水平，如无禁忌证，可早期肠内营养，通常可在发病24～48小时开始早期肠内营养。开始肠内营养的指征为血流动力学稳定；腹腔压力不超过2.7 kPa(20 mmHg)；具备空肠营养通道。肠内营养应使用输注泵调节输注速度，通常从10 mL/h开始，逐渐增加输注速度，通常先应用易消化肠内营养配方，之后切换成标准肠内营养配方，并逐步提高输注总量。只有当经过积极尝试仍无法实施肠内营养时才考虑肠外营养。急性期总热量摄入在1.0～1.1倍静息能量消耗或每天83.7 kJ/kg左右，氮量每天0.2～0.24 g/kg，对无高脂血症的患者可应用脂肪乳剂，如果脂肪廓清良好，糖/脂比例可达到5∶5。感染期总热量摄入应在1.2倍基础代谢率，或每天104.6～125.5 kJ/kg，氮量每天0.20～0.24 g/kg。残余感染期总热量摄入在1.5～2.0倍静息能量消耗或每天125.5～146.6 kJ/kg，氮量每天0.24～0.48 g/kg，糖脂比例可达到6∶4。

(二)胃肠道瘘

营养治疗原则：肠外瘘发生早期以维持生命体征及酸碱平衡、电解质等内环境稳态为主，尽早行中心静脉置管以补充大量丢失的液体和电解质，同时行外科引流和抗感染治疗；内环境稳定后以控制感染、调节代谢紊乱和支持治疗为重点，可应用生长激素以促进蛋白质合成，使用短链脂肪酸以减少肠道细菌易位，加用支链氨基酸供能及精氨酸以促进免疫功能；内环境、腹腔感染控制后应根据肠瘘的类型、部位、肠道情况合理选择营养治疗方法；对严重营养不良者，应在严密监测下，在调整内环境的同时进行肠外营养治疗，待其一般情况及营养状况改善后，如胃肠道能够利用，可由肠外营养过渡至肠内营养。

肠内营养有助于维持肠黏膜细胞结构与功能的完整性，支持肠黏膜屏障，明显减少肠源性感染的发生。在肠瘘病情加重、机体免疫力下降、肠道低灌注情况下，肠外营养易使代谢偏离生理过程，代谢并发症增加，此时应用肠内营养显得很重要。输注营养液时应缓慢均匀，最好使用输液泵控制速度，否则会因为液体输入过快而产生吸收不良、腹痛、腹泻等症状。

（杨建海）

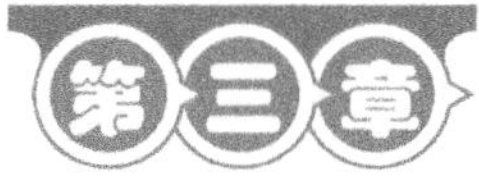

临床常用救治技术

第一节　气管插管术

将导管插入气管内建立人工气道的方法称为气管插管术。它是急危重症患者抢救及治疗的基本操作之一。

一、适应证

(1)心搏、呼吸骤停者。

(2)需保护气道者：昏迷患者为防止呕吐物误吸、气管支气管分泌物过多而咳痰无力不能自行排出者、喉反射缺如者。

(3)需机械通气者：呼吸衰竭患者经药物治疗无效需行机械通气，长时间全麻或使用肌松剂的大手术患者。

二、禁忌证

(1)紧急抢救时，经口气管插管无绝对禁忌证。

(2)严重喉水肿。

(3)喉腔黏膜下血肿。

(4)咽喉部烧伤、创伤。

(5)咽喉部肿瘤堵塞气道。

三、作用

(1)保持呼吸道通畅。

(2)便于呼吸管理或进行机械通气。

(3)减少无效腔和降低呼吸道阻力，从而增加有效气体交换量。

(4)便于清除气道分泌物或脓血。

(5)防止呕吐或反流致误吸、窒息的危险。

(6)便于气管内用药(吸入或滴入)。

(7)特殊类型的气管导管如支气管导管(双腔导管)可分隔两侧肺而起到单肺通气，便于手术操作及防止患侧肺污染健侧肺。

四、操作前准备

(一)患者准备

向患者及家属交代操作风险及操作必要性,签署知情同意书。

(二)材料准备

喉镜及叶片、开口器、导丝、注射器、口咽通气道、胶布、气管插管导管、简易呼吸器、吸痰装置。

(三)操作者准备

戴口罩、帽子、无菌手套。

五、操作步骤

(一)体位

患者仰卧,头后仰,颈上抬,使口、咽、喉三轴线接近一直线。对于少数困难插管患者,可于头下垫薄枕使其略微前倾,此操作甚至可使患者由勉强窥视会厌变成完全暴露声门。

(二)镇静

为顺利地进行气管插管术,常需麻醉(吸入、静脉或表面麻醉),使嚼肌松弛,咽喉反射迟钝或消失。但用于急救时,应视患者病情而定。

(1)凡嚼肌松弛、咽喉反射迟钝或消失的患者如深昏迷、心肺复苏时,均可直接行气管内插管。

(2)嚼肌松弛适当,但喉镜下见咽喉反射较活跃者,可对咽喉、声带和气管黏膜表面麻醉。

(3)躁动又能较安全接受麻醉药的患者,可静脉注射地西泮(安定)10～20 mg 或硫喷妥钠 100～200 mg 和琥珀胆碱 50～100 mg,待肌肉完全松弛后插管,应同时做人工通气。

(4)凡估计气管插管有困难(如体胖、颈短、喉结过高、气管移位等)、插管时可能发生反流误吸窒息(如胃胀满、呕吐频繁、消化道梗阻、上消化道大出血等)、口咽喉部损伤并出血、气道不全梗阻(如痰多、咯血、咽后壁脓肿等)或严重呼吸、循环抑制的患者,应在经环甲膜穿刺或经口施行咽喉喷雾表面麻醉后清醒插管。

(三)插管

(1)术者用右手拇指推开患者下唇和下颌,示指抵住上门齿,必要时使用开口器。左手持喉镜沿右侧口角进入口腔,压住舌背,将舌体推向左侧,镜片得以移至口腔中部,显露腭垂(为暴露声门的第 1 标志)。喉镜顺弧度前进,顶端抵达舌根,即可见到会厌(为暴露声门的第 2 标志)。

(2)成人弯型镜片前端应抵达会厌谷,向上提起镜片即显露声门,而不需直接挑起会厌;婴幼儿直型镜片前端应放在会厌喉面后壁,即插管体位的会厌下方,需挑起会厌才能显露声门。暴露不佳时可略微调整镜片前端位置及轻微上挑,上提时一般沿镜柄轴线,亦可略向竖直方向,轻微上挑时注意以手腕为支撑点,严禁以上门齿作为支撑点。助手轻按甲状软骨并调整按压方向有助于暴露声门。

(3)直视下插入气管导管。右手以握笔式持气管导管(握持部位在导管的中后 1/3 段交界处),沿喉镜片压舌板凹槽送入声门裂 1 cm(心肺复苏时,建议仅于此时停止按压)后,拔出管芯再前进。把气管导管送至距声门 4～6 cm(儿童 2～3 cm)。一般情况下,男性患者插入深度为距上门齿 22～24 cm，女性为 20～22 cm，小儿按年龄/2＋12 cm。确认插管深度后，成人套囊充气 5～10 mL。

(4)确定导管是否在气管内：①出气法，快而轻地冲击样按压患者胸骨，耳听及脸颊感受管口有否气流呼出。此法最为实用，所受干扰因素最少。②进气法，球囊通气，观察双侧胸廓是否均匀抬起，同时听诊两肺有无对称的呼吸音，而上腹部无气过水声，以确定导管已在气管内。然后安置牙垫，拔出喉镜。

(5)固定导管：确定导管在气管内以后再进行外固定。用两条胶布十字交叉，将导管固定于患者面颊部；第一条胶布应把导管与牙垫分开缠绕一圈后，再将两者捆绑在一起。

六、注意事项

(1)插管前检查用物是否齐全，检查喉镜灯是否正常亮度，管芯长度调整不能超过导管尖端斜面口，检查导管气囊有无漏气。

(2)插管前后都要用纯氧面罩和简易呼吸器辅助呼吸，保证 SpO_2＞95％。

(3)经口腔明视插管操作不应超过 40 秒，如一次操作不成功，应立即面罩给氧。待血氧饱和度上升后再操作。

(4)气管插管深度一般为 22～24 cm。

(5)气囊充气恰好封闭气道，一般为 3～5 mL。

(6)正确、牢靠固定气管插管，每天检查，并及时更换固定胶布或固定带。检查气管插管深度，过浅易脱出。

七、并发症

(一)插管损伤

1.牙齿损伤或脱落，口腔、咽喉部的黏膜出血

插管操作技术不规范，可致牙齿损伤或脱落，口腔、咽喉部的黏膜损伤引起出血。用力不当或过猛，还可引起下颌关节脱位。

2.导管内径不符

气管导管内径过小，可使呼吸阻力增加；导管内径过大或质地过硬都容易损伤呼吸道黏膜，甚至引起急性喉头水肿或慢性肉芽肿。导管过软容易变形，或因压迫、扭折而引起呼吸道梗阻。预防方法为选择合适插管导管。

(二)麻醉不足

浅麻醉下行气管内插管可引起剧烈呛咳、喉头及支气管痉挛；心率增快及血压剧烈波动导致心肌缺血。严重的迷走神经反射可导致心律失常，甚至心搏骤停。预防方法是适当加深麻醉，插管前行喉头和气管内表面麻醉，应用麻醉性镇痛药或短效降压药等。

(三)误入支气管

导管插入太深可误入一侧支气管内，引起通气不足、缺氧或肺不张。导管插入太浅时，可因患者体位变动而意外脱出，导致严重意外发生。插管后及改变体位时应仔细检查导管插入深度，并常规听诊两肺的呼吸音。

(四)误入食管

气管导管误入食管，常见于困难插管患者，如不能及时发现，可能会导致患者严重缺氧，甚至

死亡。气管导管误插食管的第一个征象是听诊呼吸音消失和“呼出气”无二氧化碳；施行控制呼吸时胃区呈连续不断地隆起(胃扩张)；脉搏氧饱和度骤降；全身发绀；同时在正压机械通气时，胃区可听到气泡咕噜声。一旦判断导管误入食管，应立即果断拔出导管，随即用球囊面罩进行通气，在此基础上再试行重新插管。

(巫雪明)

第二节　气管切开术

气管切开是切开颈段气管前壁，使患者可经新建通道进行呼吸的一种技术。尤其对需要长期带管的患者，容易耐受、易于清除气道分泌物，可保持数月或数年等优点。

一、适应证

(1)口腔颌面部和咽喉部大手术的预防性气管切开。

(2)需要长时间使用呼吸机者。

(3)已行气管插管，但仍不能顺利排出支气管内分泌物者。

(4)因上呼吸道阻塞、狭窄、头面部外伤等，无法进行气管插管者。

(5)紧急情况下，环甲膜切开术多适用于颌面部、颈椎、头、颈和多发创伤的即刻气道控制，以及其他无法行气管插管的患者，可立即缓解上呼吸道的梗阻。

二、禁忌证

(1)已经明确呼吸道梗阻发生在环甲膜水平以下者为绝对禁忌证。

(2)有出血倾向为相对禁忌证。

三、操作前准备

(一)患者准备

告知患者穿刺目的、操作过程及注意事项，并签署知情同意书；监测患者血压、呼吸、脉搏。

(二)材料准备

气管切开包、消毒用品、麻醉药品、注射器、胶布、无菌手套、简易呼吸器/呼吸机。

(三)操作者准备

戴口罩、帽子，操作前洗手。

四、操作步骤

(一)体位

情况允许，患者取仰卧位，肩下垫枕，头向后仰、颈正中位，充分暴露颈前部气管。不能耐受者可取半卧位。

(二)定位

一般选择第 2、3、4 气管软骨环。

(三)消毒及检查器械

常规消毒皮肤。戴无菌手套,检查穿刺针是否通畅或检查切开包物品的完整性。

(四)麻醉

局部浸润麻醉,情况紧急可不麻醉。

(五)实施切开

(1)切开皮肤,钝性分离皮下组织至软骨,切断软骨环,做 T 形造口。

(2)逐渐切除气管软骨片,使切口呈规整的圆形,最后插入气管切开导管。

(3)在气管切开的手术中密切观察患者心率、血压及外周血氧饱和度的变化,有异常及时处理。

(4)手术完成后固定气管切开套管,固定寸带松紧,以容纳一个手指为宜,并在套管下垫好纱布垫。并摆好患者体位,整理用物。

五、注意事项

(1)与气管插管的“两点”固定不同,气管切开仅“一点”固定,容易发生移位,导致引流不畅或气管内损伤。

(2)气管切开也容易导致气管狭窄,不能反复操作,第 2 次切开或气管插管的难度皆较大,多用于病情好转后需长期保留人工气道的患者;或一般仅需一次建立人工气道的患者。

(3)防止外套管脱出,若套管脱出又未及时发现,可引起窒息。套管太短、固定带子过松、气管切口过低、颈部肿胀或开口纱布过厚等均可导致外套管脱出。

六、并发症

(一)皮下气肿

皮下气肿是术后常见的并发症,与气管前软组织分离过多,气管切口外短内长或皮肤切口缝合过紧有关。自气管套管周围逸出的气体可沿切口进入皮下组织间隙,沿皮下组织蔓延,气肿可达头面、胸腹部,但一般多限于颈部。大多数于数天后可自行吸收,不需做特殊处理。

(二)出血

术后 24 小时易发生,原因多为术中止血不彻底。应及时更换纱布垫,保持呼吸道通畅,及时吸痰。若严重出血则需手术处理。

(三)气胸及纵隔气肿

在暴露气管时,向下分离过多、过深,损伤胸膜后,可引起气胸。右侧胸膜顶位置较高,儿童尤甚,故损伤机会较左侧多。轻者无明显症状,严重者可引起窒息。如发现患者呼吸困难缓解或消失,而不久再次出现呼吸困难时,则应考虑气胸,X 线片可确诊。

(四)气管食管瘘

少见,切开气管前壁时损伤到后壁所致。操作时宜缓慢进针,避免损伤气管后壁。

(五)感染

多发生在手术 48 小时以后,较常见。

七、气管导管脱出的急救

(1)有自主呼吸的患者一旦发生气管套管脱出,首先要安慰患者,帮助患者加强自主呼吸,可用面罩吸氧,然后再重新置管。

(2)无自主呼吸的患者一旦气管套管脱出,分两种情况进行急救。气管切开术后三天局部可形成窦道,在三天内未形成窦道前若发生套管脱出,急救比较困难。①气管切开处窦道形成后发生套管脱出的处理:首先重新置管,如果置入困难,应立即做人工呼吸,胸外按压。②气管切开三天内未形成窦道的急救:试行重新置管,操作时可能困难,要抓紧时间,不成功马上改经口气管插管。重新置管,床边备气管切开包,使用气管牵开器迅速找到气管原切口,将切口暴露,指用气管钩和手指将气管提起使气管插管重新置入。

(马少华)

第三节　血流动力学监测

血流动力学监测对指导临床救治危重患者十分重要,尤其在严重休克、严重心力衰竭、急性心肌梗死、急性呼吸衰竭、肺栓塞及心脏直视术后患者的血流动力学状态及指导补液和使用血管活性药物时具有重要价值。血流动力学监测主要通过经皮穿刺深静脉,将 Swan-Ganz 导管(气囊漂浮导管)经上腔或下腔静脉、右心房、右心室置入肺动脉,并嵌顿在肺动脉较小分支内,经换能器监测右心房压(RAP)、右心室压(RVP)、肺动脉压(PAP)、肺毛细血管楔压(PCWP),并通过导管上的热敏电极用温度稀释法检测心排血量(CO)。根据上述参数,按公式还可计算出心脏指数(CI)、肺血管阻力(PVR)、周围血管阻力(SVR)等指标。血流动力学监测的主要目的是辅助诊断和指导治疗。

一、采用 Swan-Ganz 导管监测

(一)适应证

1.心力衰竭

各种原因所导致的心力衰竭,如心肌梗死、心肌病、心肌炎、先天性心脏病、风湿性心脏病等,可在血流动力学监测下进行治疗,包括开胸手术治疗。

2.肺水肿

可用血流动力学监测的方法鉴别心源性肺水肿和渗透性肺水肿(如 ARDS)等。

3.围术期的应用

大手术、危重症患者的手术均可在血流动力学监测下进行。

4.其他

各种类型的休克;应用血管活性药物治疗时,指导用量和评价效果。

(二)临床意义

1.血流动力学监测的正常值(见表 3-1)。

表 3-1 血流动力学监测的正常值

参数	计算方法	正常值
平均动脉压(MAP)	直接测量	10.9～13.5 kPa(82～102 mmHg)
中心静脉压(CVP)	直接测量	0.8～1.6 kPa(6～12 mmHg)
平均肺动脉压(MPAP)	直接测量	1.5～2.1 kPa(11～16 mmHg)
肺动脉楔压(PAWP)	直接测量	0.8～1.6 kPa(6～12 mmHg)
心率(HR)	直接测量	60～100 BPM
心排血量(CO)	直接测量	4～6 L/min
心脏指数(CI)	CO/BSA	2.8～3.6 L/(min・m^2)
体循环阻力指数(SVRI)	80(MAP-CVP)/CI	1 760～2 600 dyne・s/(cm^5・cm^2)
肺循环阻力指数(PVRI)	80(MPAP-PAWP)/CI	45～255 dyne・s/(cm^5・cm^2)

2.压力参数的意义

(1)右心房压力:与中心静脉压的意义相同,反映静脉血容量、静脉血管的张力,与右心室充盈和排空情况及右心室的顺应性有关。血容量增多、右心衰竭或右心室功能受损,右心舒张压升高或三尖瓣重病变时可致右房压力增高。

(2)右心室压力:反映右心室的收缩功能、右心室的后负荷。

(3)肺动脉压力:可反映患者血管阻力情况,如肺梗死或左心功能不全时,肺动脉压力升高。

(4)肺毛细血管楔压:可间接反映肺静脉压和左心房的压力,在左心室舒张末期,二尖瓣开放,肺静脉、左心房与左心室呈共同腔室,因此肺毛细血管楔压与左心室舒张末压(LVEDP)近似,可作为反映 LVEDP 的指标,无二尖瓣狭窄时,肺毛细血管楔压是了解左心室功能的确切指标。

(三)并发症

1.心律失常

导管顶端可触及心内膜而诱发房性或室性心律失常。故导管的气囊应充气充足,可明显降低心律失常的发生率。若出现持续性心律失常,可将导管退出心室并经导管注射利多卡因后再行置管。

2.气囊破裂

导管多次使用、留管时间过长或频繁过量充气,就会引起气囊破裂。当发现向气囊内注气阻力消失,放松注射器的内栓,不能自动弹回,常提示气囊已破。当发现气囊破裂后不应再向气囊内注气并严密监测有无气栓的发生。

3.肺动脉破裂和出血

气囊充气膨胀直接损伤小动脉引起破裂出血,多见于肺动脉高压的患者。主要的预防方法是应注意导管的插入深度,不快速、高压地向气囊充气。当肺动脉压力波形变成楔压波形时,应立即停止注气,应尽量缩短 PAWP 的测定时间。

4.其他并发症

如感染、肺栓塞、导管打结等。应严格掌握适应证,遵守操作规则。

二、心排血量监测

心排血量(CO)是指一侧心室每分钟射出的总血量,正常人左、右心室的排血量基本相等。

CO 是反映心泵功能的重要指标，其受心肌收缩性、前负荷、后负荷、心率等因素的影响，因此 CO 的监测，对于评价患者的心功能具有重要的意义。同时，根据 Startling 曲线，CO 对于补液、输血和心血管药物治疗有指导意义，也可通过 CO 计算其他血流动力学参数，如心脏指数、每搏量等。测量 CO 的方法有温度稀释法（即热稀释法）、心阻抗血流图和食管、气管多普勒技术等。

（一）温度稀释法

温度稀释法为临床常用的测量 CO 的方法，能方便、迅速地得到 CO 的数值。通过 Swan-Ganz 导管，向右心房注射冷生理盐水，其随血液的流动而被稀释并吸收血液的热量，温度逐渐升高到与血温一致。这一温度稀释过程由导管前段的热敏电阻感应，通过记录就可得知温度-时间稀释曲线。

（二）连续心排血量测定（CCO）

连续心排血量测定亦称连续温度稀释法心排血量测定，该方法应用与 Swan-Ganz 导管相似的导管置于肺动脉内，在心房及心室这一段导管表面有一加温系统，间断性使周围血液温度升高，导管尖端的热敏电阻可测定血温变化，故可获得温度-时间曲线来测定心排血量。

（三）心阻抗血流图

心阻抗血流图（ICG）是研究每个心动周期胸部电阻抗的变化，其改变与心脏、大血管血流的容积密切相关，通过公式计算便能得出 CO 的数值。ICG 是一项无创性的方法，操作简单、安全。同计算机相连可动态监测 CO 及与其有关的血流动力学参数，术中应用并不普遍。

（四）多普勒心排血量监测

基本原理是采用多普勒超声测量胸动脉血流而发展为无创性、连续性的 CO 监测方法。分为胸骨上、经食管和经气管 3 种途径。

三、外周循环监测

外周循环能够反映人体外周组织的灌流状态。动脉压与体循环阻力（SVR）是外周循环监测的重要指标，其他常用的监测方法主要有以下几种。

（一）毛细血管充盈时间

毛细血管充盈时间主要观察甲襞下血液循环，可进行毛细血管充盈试验。方法：压迫甲床后立即放松，记录颜色由白转红的时间，正常为 2～3 秒。若充盈时间延长，同时有口唇和牙床青紫，口及肢体发冷和苍白，提示周围血管收缩、微循环供血不足和血流淤滞，常见于休克和心力衰竭的患者。

（二）体温

正常时中心温度（如肛温）与足趾温度的差值＜2 ℃，若＞3 ℃，表示外周血管极度收缩。严重休克的患者，CO 减少和微循环障碍，足趾温度降低，温差明显增加。但测量时应注意环境温度的影响。

（三）尿量

若肾功能无异常，持续监测尿量是反映血容量、心排血量和组织灌注的简单可靠指标。低血容量、休克、CO 减少和周围组织灌流不足，则尿量减少，而尿量增加常提示心功能和周围血流灌注良好。

（柴泽宇）

水、电解质代谢紊乱与酸碱平衡失调

第一节 脱 水

一、定义

脱水指细胞外液减少而引起的一组临床症候群。根据其伴有的血钠或渗透压的变化，脱水又分为低渗性脱水即细胞外液减少合并低血钠；高渗性脱水即细胞外液减少合并高血钠；等渗性脱水即细胞外液减少而血钠正常。

二、病因

(一)高渗性脱水

1.水摄入不足

昏迷患者或精神失常患者无渴感，不知要水喝且水摄入不足，或口腔、上消化道病变不能进水或水源断绝，如在沙漠和意外事故中得不到水。

2.水需求增加

高热患者或在高温环境下需水量增加但补充不足。

3.水丢失过多

(1)呕吐、腹泻、肠瘘、胃肠道引流使消化液大量丢失而得不到补充。

(2)尿崩症或肾小管对抗利尿激素(ADH)不敏感而排出大量稀释尿接受溶质性利尿剂(甘露醇、甘氨酸等)或高蛋白含盐饮食摄入过多而产生的渗透性利尿，未控制的糖尿病患者排出大量糖尿及肾浓缩功能障碍导致肾脏排水多于排钠。

(3)高温及重体力劳动时的大量出汗。

(4)气管切开和过度换气可使水分从呼吸道大量丢失这种丢失的水是纯水，在伴有水摄入不足的情况下很容易造成高渗性脱水。

(二)等渗性脱水

(1)消化道中的液体除唾液胃液及结肠分泌的黏液含钠较少外，消化道的其他分泌液钠的含量都与血浆相近，故腹泻、十二指肠减压、消化道插管等也是等渗性脱水常见的原因。高渗性脱水的患者仅少量补充了水也可导致等渗性脱水。

(2)大量抽放胸腔积液、腹水,或胸、腹腔引流。

(3)大面积皮肤烧伤导致大量渗液。

(4)急性大量失血。

(三)低渗性脱水

低渗性脱水常见于高渗性或等渗性脱水时,只补充水而没有补充盐如上述消化液的大量丢失,利尿剂的应用、急性肾衰竭多尿期尿崩症、糖尿病及肾浓缩功能障碍而致大量尿液的排出,大量出汗大量抽放胸腔积液、腹水、大量失血等。低渗性脱水晚期由于胞外液低渗,细胞外液向细胞内转移,可造成细胞内水肿,如此时输入大量水分就可引起水中毒。

(四)肾排水功能不足

在急慢性肾功能不全少尿期,因肾脏排水功能急剧降低,如果入水量不加限制则可引起水在体内潴留;严重心力衰竭或肝硬化时,由于有效循环血量和肾血流量减少,肾脏排水也明显减少,若增加水负荷亦易引起水中毒。

三、机制

不论何种类型脱水,它们首先都有脱水,即都存在细胞外液容量的减少。细胞外液约占正常成人体重的20%,细胞内液则占体重的40%。细胞外液又分为血浆(占体重的5%)和组织间液(占体重的15%)两部分。正常情况下不同个体之间体液量的差别相当大,此主要取决于年龄、性别和肥胖程度。血浆组织间液及细胞内液的分布是相对稳定的,它们之间是不断交换的。血浆和组织间液之间隔着一层毛细血管壁,除蛋白以外的物质都可以自由通透,所以毛细血管两边的液体平衡主要靠胶体渗透压和毛细血管的流体静压即毛细血管内的血压来维持。组织间液和细胞内液之间由细胞膜分隔,水和一些小分子溶质(如尿素)可以通透细胞膜,蛋白质等胶体不能通过,电解质如钠钾等虽然可以出入细胞,但它要受钠泵(细胞膜上的 Na^{+}-K^{+}-ATP 酶系)的制约和许多因素的影响。因此,细胞内、外离子的交换需要一定的过程,而水的交换或转移主要决定于渗透压(包括晶体渗透压和胶体渗透压),水由渗透压低处向渗透压高处转移。

体液除了不停地在体内进行交换以外,每天还要与外界进行交换,并维持基本稳定。一般成人每天与外界水的交换量约为细胞外液总量的1/5。在水的入量方面,除进食食物中含有的水和代谢产生的水外,主要借饮水以补充机体所需要的水;在水的出量方面,除皮肤蒸发,肺呼出水和粪便含有的水外,主要借排尿排出体内过多的水。由于每天机体要产生大量的代谢产物,需要经肾排出,因此即使没有水的摄入,每天仍需自皮肤蒸发 500 mL,肺呼出 400 mL,肾排尿 500 mL左右,如得不到水的补充必将造成脱水。在完全断绝水摄入的情况下,每天仍需丢失 1 400 mL水,相当于 70 kg 的人体重的 2%,其组织间液的 1/7。

正常机体体液的容量和渗透压都是相对稳定的。它受神经体液因素的调节,在体液因子中ADH、醛固酮、心房肽等都起重要的调节作用。它们参与脱水的代偿及发病机制。

(一)高渗性脱水

任何原因造成机体脱水且水分的丢失多于盐的丢失,将导致高渗性脱水。由于脱水即细胞外液容量减少且为高渗性,必将引起机体一系列变化,首先是代偿性的,如细胞外液高渗而细胞内等渗,细胞内液的渗透压相对较低,水自细胞内流向细胞外,细胞内液容量减少而细胞外液容量得以维持,细胞外液渗透压增高可刺激渗透压感受器和下视丘的口渴中枢,出现渴感,促使机体饮水。细胞外液渗透压升高通过对渗透压感受器和中枢的作用,促进垂体后叶分泌抗利尿激素，肾小管远端重吸收水分增多，临床出现少尿，尿比重高。在经历以上较长时间的代偿性高渗性脱水的过程中，细胞外液的容量仅略低于正常，血容量减少不多，对血循环影响不大，血压一般不低高渗性脱水的病因如果继续存在，脱水继续加重达到中等程度脱水（体重减少4%以上）时，醛固酮分泌增加醛固酮是调节血容量和细胞外液容量的重要激素。高渗性脱水进一步发展，血容量不能维持，血压下降，临床上出现循环衰竭的症状。脱水严重时，从皮肤蒸发的水分减少，体温调节受影响，因而体温升高，临床称之为脱水热。由于细胞内的水转移到细胞外液，因此造成细胞脱水，临床上较明显出现脑细胞脱水，及其所引起的中枢神经功能障碍的表现。此外，由于细胞脱水导致细胞代谢障碍，分解代谢加强而氧化不全结合代谢产物自肾排出减少，可出现氮质血症。高渗性脱水时血清钠浓度必然增高。

（二）低渗性脱水

机体有脱水而失钠大于失水。由于细胞外液的渗透压降低，将反射性抑制垂体后叶抗利尿激素的释放，使远端肾小管对水的重吸收减弱，因而低渗性脱水的早期尿量并不减少，且尿相对密度降低。由于细胞外液的渗透压低于细胞内液，所以细胞外液的水分还向细胞内转移，使细胞内液不仅不减少有时还可以略微增加，而细胞外液则明显减少，由于细胞外液明显减少，患者脱水的体表症状出现得早且明显，循环衰竭的症状出现得早且明显。由于细胞外液容量减少，醛固酮分泌增加，及晚期循环发生衰竭，肾血流量少；肾小球滤过率降低导致尿量减少，尿中氯化钠含量明显降低，并出现氮质血症低渗性脱水时，细胞内液均为低渗，故无口渴症状晚期，还可因脑细胞水肿，发生水中毒，而致中枢神经系统功能紊乱。

（三）等渗性脱水

机体有脱水，水和钠是按正常体液的比例丢失，或高渗性脱水补充了一定量的水。等渗性脱水没有渗透压因素的影响，但由于细胞外液容量的不足，有效循环血量减少亦可刺激容量感受器，引起ADH和醛固酮释放增多，使肾对水销的重吸收增加，有利于细胞外液容量的维持。一般情况下血容量减少达到10%就可以引起ADH释放的增多。临床患者表现为尿量减少，尿钠也减少。在临床实际中等渗性脱水最为多见。等渗性脱水如果不经处理，可因皮肤蒸发肺呼出水等水分的丢失，使等渗转变为高渗性脱水；如果只补充了水而未补充钠盐，则可转变为低渗性脱水；若脱水进一步发展，细胞外液容量明显减少，除了出现体表的脱水症状以外，还可发生血压下降，休克甚至肾衰竭等。

四、临床表现

脱水时常伴以失钠等电解质丢失。当脱水甚于失钠时，可引起血浆及细胞外液浓缩而发生高渗性脱水，即血浆渗透压大于正常高限（约300 mmol/L）。

如脱水失钠比值与血浆（如小肠液）相近时则引起等渗性脱水，即虽脱水，血浆渗透压维持正常。如脱水少于失钠，则发生低渗性脱水，则血浆渗透压低于正常低限（约270 mmol/L）。但不论何种脱水，体液水分均减少，引起体液量缺失。

（一）高渗性脱水

高渗性脱水时下丘脑渴觉中枢受刺激，神志清醒者即有口渴感而要求喝水，同时下丘脑前部视神经上核受刺激而释放抗利尿激素，经血循环而作用于肾远曲小管及集合管，于是水分回吸收增多，尿量大减。经喝水、少尿的调节后体内水分恢复正常，于是高渗转为等渗，体液总量也恢复，故轻度脱水虽经常发生，不致引起严重病情；但若脱水严重，尤其是调节功能失常者则往往呈现不同程度的症状。高渗性脱水者除口渴外常呈皮肤黏膜干燥，面部潮红，躁动不安。小儿易有脱水热，尿量减少，体重明显减轻。由于血容量下降，血压明显降低，可引起休克。又由于肾血循环量不足，非蛋白氮等代谢产物滞留引起肾前性氮质血症与酸中毒。脑细胞等脱水可引起精神神经征群，最终可发生昏迷。此时血液浓缩，血细胞数、血红蛋白、血细胞比容及血 Na^+ 等均可升高，血浆渗透压亦明显超过正常高限，尿液浓缩而比重高。

(二)等渗性脱水

口渴常不明显，低渗性脱水时则无口渴，患者除有原发病症状外，主要有体液缺乏与失钠等电解质与酸碱平衡紊乱的表现。当脱水超过体重的 2%～3%，且血 Na^+ <125 mmol/L 时，患者感疲乏软弱、四肢无力、头晕头痛、精神倦怠，有时有恶心感。当每公斤体重失钠(NaCl)达 0.5～0.75 g时，血容量常下降，血压常降低[收缩压<12.0 kPa(90 mmHg)以下]、脉细数、视力模糊。当每公斤体重失钠 0.75～1.25 g 时，即有淡漠无神、木僵、休克而昏迷，尿中常少钠(<10 mmol/L)或无钠。尿量早期因血浆渗透压降低，抗利尿激素受抑制而未必减少，但后期尿量减少，患者常死于外周循环衰竭。血 Na^+、Cl^- 常降低，但由于肾血液循环障碍，非蛋白氮、肌酐、尿素亦可增高，血液亦呈浓缩状态。

五、诊断

(一)病史

应注意询问造成体液丢失的各种可能情况，如腹泻、呕吐、各种引流、出汗、失血。渗液、饮食包括水分摄入的情况，必要时要计算每天摄入及排出的液体总量。此外，还应注意询问其体重的变化、饮食习惯及既往史，如头颅有无外伤、神志改变及有无糖尿病史等。

意识清醒的患者，根据病史、体表症状和体重、血尿测定的情况，较容易做出诊断，但对意识不清或已进入昏迷的患者，易造成诊断困难。尤其是昏迷患者不能述说口渴，索取水喝，鼻饲高蛋白高浓度的流质饮食所致的“高张综合征”或“鼻饲症候群”，由于存在溶质性利尿，患者尿量无明显减少，此时极易造成误漏诊断。

(二)体格检查

应注意患者营养情况、精神状态、发热及出汗情况，应注意皮肤及部膜的表现，脱水的典型表现为皮肤弹性降低，皮肤展平时间延长，眼窝及囟门凹陷，舌面及口腔薄膜干燥，腋部及腹股沟部皮肤干燥，皮肤容易出现皱纹。如出现心动过速、直立性低血压、血压降低、颈静脉萎陷。中心静脉压降低，则提示血容量已减少，有效循环血量减少，已出现脱水所致循环功能不全的体征。高渗性脱水与低渗性脱水体征表现略有不同，前者有口渴、无力、烦躁，常有发热；后者常表现头痛、头晕、虚弱无力，神志淡漠，脱水的体表症状出现得早且更为明显，循环衰竭的症状出现得早且明显。临床上还根据体重的减轻(失水量)及临床表现，将脱水分为三度。

1.轻度脱水

失水量占体重的 2%～3%或体重减轻 5%，仅有一般的神经功能症状，如头痛、头晕、无力，皮肤弹性稍有降低。高渗性脱水有口渴。

2.中度脱水

失水量占体重的 3%～6%或体重减轻 5%～10%，脱水的体表病征已经明显，并开始出现循环功能不全的病症。

3.重症脱水

失水量占体重的6%以上或体重减轻10%以上，前述症状加重，甚至出现休克、昏迷。

(三)实验室检查

1.尿液的检查

尿液的检查包括尿量、尿相对密度、尿钠及其他成分。高渗性与低渗性脱水表现不同，低渗性脱水初期尿量并不减少，后期减少，尿相对密度低，且尿钠明显减少。高渗性脱水初期尿量即减少，尿相对密度高且尿钠高。尿量不少而相对密度高应注意溶质性利尿，需检查尿糖、酮体等。

2.血液的检查

往往在中度脱水时才显示出变化。血清钠升高的情况常是判断脱水程度的一个重要指标，血清钠超过 150 mmol/L 即应警惕。血浆渗透压可以反映细胞外液渗透压的情况，>310 mmol/L为高渗，<280 mmol/L为低渗。高渗性脱水渗透压>330 mmol/L 时，由于脑细胞脱水，神经细胞皱缩，脑组织充血而出现神经系统功能改变，>360 mmol/L 时可出现嗜睡，甚至昏迷、呼吸停止。血红蛋白明显升高，往往反映血液浓缩现象。低渗性脱水时水进入红细胞内，故血细胞比容增加，红细胞平均容积或平均血细胞体积(MCV)增大。血中尿素氮升高表示肾排泄功能障碍，多出现在中度以上的脱水或脱水的晚期。

六、治疗

(一)单纯失水

首先应防治原发疾病，防止某些原因的作用。高渗性脱水时因血钠浓度高，故应给予5%葡萄糖溶液。高钠血症严重者可静脉内注射2.5%或3%葡萄糖溶液。应当注意，高渗性脱水时血钠浓度高，但患者仍有钠丢失，故还应补充一定量的含钠溶液，以免发生细胞外液低渗。

(二)低渗性脱水

除去某些原因(如停用利尿剂)、防治原发疾病外，一般应用等渗氯化钠溶液及时补足血管内容量即可达到治疗目的。如已发生休克，要及时积极抢救。

(三)等渗性脱水

防治原发病，输注渗透压偏低的氯化钠溶液，其渗透压以等渗溶液渗透压的1/2～2/3为宜。

(杨建海)

第二节　低钠血症

一、定义

低钠血症为血清钠<135 mmol/L，仅反映钠在血浆中浓度的降低，并不一定表示体内总钠量的丢失，总体钠可以正常甚或稍有增加。临床上极为常见，特别在老年人中。主要症状为软弱乏力、恶心呕吐、头痛思睡、肌肉痛性痉挛、神经精神症状和可逆性共济失调等。

二、病因

低钠血症的病因：①体液丢失时，溶质丢失超过水分丢失，即低渗性脱水。②细胞外液量基本正常,但由于内分泌疾病而致电介质异常丢失。如抗利尿激素不适当分泌综合征(SIADH)或甲状腺、肾上腺皮质功能紊乱时。③细胞外液容量过多,如输入过多低渗液,肾功能排水障碍,表现为细胞外液钠被稀释,又称稀释性低钠血症。

三、临床表现

低钠血症的临床表现严重程度取决于血 Na^+ 和血钠下降的速率。血 Na^+ 在 125 mmol/L 以上时,极少引起症状;当 Na^+ 在 125～130 mmol/L 时,也只有胃肠道症状。此时主要症状为软弱乏力、恶心呕吐、头痛思睡、肌肉痛性痉挛、神经精神症状和可逆性共济失调等。在低钠血症的早期,脑细胞对细胞内外渗透压不平衡有适应性调节。在 1～3 小时,脑中的细胞外液移入脑脊液,而后回到体循环;如低钠血症持续存在,脑细胞的适应调节是将细胞内的有机渗透溶质包括磷酸、肌酸、肌醇和氨基酸(如丙氨酸、氨基乙磺酸)丢掉以减轻细胞水肿。如果脑细胞这种适应调节衰竭,脑细胞水肿则随之而至。临床表现有抽搐、木僵、昏迷和颅内压升高症状,严重可出现脑幕疝。如果低钠血症在 48 小时内发生,则有很大危险,可导致永久性神经系统受损。慢性低钠血症者,则有发生渗透性脱髓鞘的危险,特别在纠正低钠血症过分或过快时易于发生。除脑细胞水肿和颅内高压临床表现外,由于血容量缩减,可出现血压低、脉细速和循环衰竭,同时有失水的体征。总体钠正常的低钠血症则无脑水肿临床表现。

四、诊断

(一)确定是否真正有低钠血症

低钠血症的患者需测定血渗透压,若渗透压正常,则可能为严重高脂血症或少见的异常高蛋白血症所致的假性低钠血症。渗透压增高则为高渗性低钠血症。

(二)估计细胞外液容量状况

容量低者低钠血症主要由体液绝对或相对不足所致。血压偏低或下降、皮肤弹性差及实验室检查示血尿素氮上升、肌酐轻度上升等均支持该诊断。病史中如有胃肠道液体丢失、大量出汗、尿钠＜10 mmol/L者,提示经肾外丢失;尿钠＞20 mmol/L,有应用利尿剂病史或检查有糖尿病或肾上腺皮质功能减退者则可确定为经肾丢失。尿钾测定也很重要,高者常提示有近端小管或髓袢的 Na^+ 重吸收障碍,或者由呕吐、利尿剂等引起;低者提示有醛固酮过低的情况。细胞外液不少且同时有水肿或第三间隙液体积聚者,低钠血症大多因心、肝、肾等导致水肿形成而致。如无水肿,血压正常,同时无任何体液过少的迹象,低钠血症主要由 ADH 分泌过多引起。此时如果严重少尿,血尿素氮、肌酐明显升高,尿钠排泄仍＞20 mmol/L 者,为肾衰竭引起;如果尿渗透压明显降低(＜80 mOsm/kg),且伴有明显多饮,则本病可能由多饮引起,常见原因为精神病或者服用某些导致严重口渴药物(如三环类抗抑郁药)。抗利尿激素分泌失调综合征(SIADH)临床诊断标准,持续性低钠血症伴下列 4 项内容:①无肾、心、肺、肾上腺、脑垂体功能障碍;②细胞外液呈低渗透压状态;③尿液无法正常性稀释,给予液体负荷(包括注射生理盐水)后,由于水继续贮存在体内,Na^+ 仍然从尿中排出,低钠血症继续加剧;④限制摄水可以改善低钠血症情况。在诊断本病时应注意:血尿酸水平在 SIADH 通常偏低,如果偏高,则应除外有效细胞外液量不足引起;血钾通常正常。伴有低钾者常是其他原因引致的低钠血症,特别是呕吐及高醛固酮症导致的;高钾者则应注意有低醛固酮血症情况存在;HCO_3^- 通常正常。由利尿剂引起者可偏高;醛固酮过低者则可偏低;血尿素氮大多偏低。

临床上 SIADH 有 4 种亚型：①持续高水平 ADH 释放，大多由肺癌引起，约占 SIADH 中的 38%；②渗透值重调，表现为对 ADH 分泌的调节仍然正常，但阈值处于较低渗透浓度，约占 38%；③低渗血症对 ADH 完全无抑制作用，大约占 16%，该型患者在渗透压过高时分泌正常，但低渗血症时无法下降到零水平；④肾脏对 ADH 反应过敏，该型 ADH 水平及分泌调节情况正常，血中也无 ADH 样物质存在。

(三)实验室检查

3 种类型的低钠血症均有血浆渗透压降低，血钠降低的症状。总体钠正常的低钠血症，两者降低都不明显。此外，总体钠丢失的低钠血症还有血钾、血浆蛋白和血细胞比容和血尿素氮升高，提示存在血容量不足；尿量、尿钠和氯化物则减少，尿比重升高，血 pH 常低。高血容量性低钠血症(即稀释性低钠血症)，除血钠和血浆渗透压与失钠性低钠血症(低血容量低钠血症)相同外，其余实验室检查结果则与之相反。血容量正常的低钠血症的前述实验室检查则变化较大，血钠只稍低于正常。

(四)其他辅助检查

根据临床表现选做心电图、B 超、脑部 CT 等。

五、治疗

低钠血症的治疗应根据病因、低钠血症的类型、低钠血症发生的急慢及伴随症而采取不同处理方法，故强调低钠血症的治疗应个别化，但总的治疗措施如下：①去除病因；②纠正低钠血症；③对症处理；④治疗并发症。下面按急性低钠血症、慢性低钠血症、总体钠丢失过多的低钠血症和稀释性低钠血症分别叙述。

(一)急性低钠血症

急性低钠血症是指在 48 小时内发生的低钠血症，多见于接受低张液体治疗的住院患者中，也有报道在大量清水(不含溶质)洗胃治疗农药中毒的患者。对这些患者应迅速治疗，否则会引发脑水肿，甚至死亡。治疗目标为每小时使血 Na^+ 升高 2 mmol/L。可静脉滴注 3%氯化钠溶液，滴速为 1～2 mL/(kg·h)。同时注射袢利尿剂以加速游离水的排泄，使血 Na^+ 更快得到恢复。如果出现严重的中枢神经症状(如抽搐或昏迷等)，可加快滴速到 4～6 mL/(kg·h)，甚至采用 29.2%氯化钠溶液 50 mL 滴注，但应严密监测血清电解质变化。应该提及的是有人认为快速纠正低钠血症可引起脑桥髓鞘溶解，尽管此种情况是极少见的，但在快速纠正低钠血症过程中应该警惕。其特征为四肢痉挛性瘫痪、假性大脑半球瘫痪、吞咽功能不全和变哑。尸解时脑桥有脱髓鞘病变，其发病机制尚不明了，但与血低张性时间、低钠血症纠正速率和血浆 Na^+ 变化有关。

(二)慢性低钠血症的治疗

应根据症状的有无而采取不同方法。慢性无症状的低钠血症首先应寻找引起低钠血症病因，然后针对病因进行治疗。病因去除后有些患者低钠血症也随之解除。对病因暂时不能去除的患者，可采用限制水的摄入和抑制 ADH 释放，或增加溶质摄入或排泄。抑制 ADH 释放的药物现代临床上选用者为地美环素，首剂为 1 200 mg，以后 300～900 mg/d。此药可抑制肾小管对 ADH 反应，使自由水排出增多，故服药期间可不限水。但此药对神经和肾有毒，且可发生光敏感，小孩服用可使牙齿和骨骼异常。有肝功能受损者禁用。另一种药为 ADHV2 受体拮抗药。此药正在试用中。增加溶质摄入可用口服尿素，服 30～60 g/d。尿素可引起渗透性利尿，增加自由水排泄。不良反应为口感不好、难吃。慢性有症状的低钠血症的治疗措施为补充钠和袢利尿剂增加自由水的排泄。应当注意的是，血 Na^+ 纠正速率不要超过1 mmol/(L·h)；肾水丢失速率为 250 mL/h。

(三)失钠性低钠血症的治疗

常见于胃肠道和肾脏丢失钠。此种情况同时有水丢失，但钠丢失多于水丢失，故引起失钠性低渗状态而导致血容量不足和末梢循环衰竭。这种情况因水和钠都丢失，因此，不会导致脑细胞内外渗透压不平衡，故无神经受损和颅高压症状。治疗主要是补钠。轻度者只口服盐水或氯化钠片即可，同时饮水，使血容量得到恢复。严重者则静脉补充生理盐水或高浓度盐水。身体缺钠量(或应补钠量)可按下列公式计算：缺钠量(mmol)＝(正常血钠－患者所测血钠)×0.6×患者体重。1 g 氯化钠＝17 mmol Na^+，据此可以算出应补充生理盐水或高浓度盐水的毫升数。男性总体水按体重的 60%；女性按体重的 50%计算。应当注意的是，此类患者不可输给葡萄糖水，否则会加重低钠血症。在补钠补水的同时，下面几点应予注意。①病因治疗：去除病因可使缺钠、缺水得到更快的纠正。②上述公式所计算出的缺钠只是粗略估算。在第 1 个 24 小时内，先补给计算出来缺钠量的 1/3～1/2 较为安全，然后根据治疗效果，并监测血压、皮肤弹性、神志、血尿渗透压和血钠浓度作出判断，将剩余的缺钠量补给。③上述公式中不包括可能存在的等渗液丢失。例如，腹泻患者可以丢失 5 L 等渗液，后因饮水及生理上保留 3 L 水而引发低钠血症。用公式估算的 Na^+ 量只有 3 L 游离水，则仍缺 2 L 等渗的 Na^+ 和水。④血浆钠浓度不能反映总体钠的丢失。⑤如同时有缺钾，须同时补给。K^+ 进入细胞内，使细胞内钠流向细胞外液，有利于细胞外 Na^+ 的升高和血浆渗透压提高。⑥为避免过多 Cl^- 输入，可在部分等渗液中加入 1/6 M 乳酸钠或碳酸氢钠(重碳酸钠)溶液，有利于同时存在的代谢性酸中毒的纠正；如果患者已发生循环衰竭，提示缺钠严重。此时除补给盐水外，应及时补给胶体溶液以扩容，如输给血浆等。切记不可单独用升压药或血管扩张剂，对改善外周循环有害而无效。只有在补钠和输血浆扩容，血压仍不上升时方可采用。

(四)稀释性低钠血症的治疗

本症主要原因是肾脏排泄功能障碍和心、肝、肾功能受损而导致水钠在体内潴留，故治疗措施主要是限制水的摄入和利尿以排除自由水。症状轻者只要适当限制水摄入量。心、肝、肾患者稀释性低钠血症的发病机制是多因素的，患者总体钠不减少，往往是过多，其总体水也过多，常有水肿、胸腔积液或腹水，但总体水大于总体钠。这类患者治疗比较困难。纠正低钠血症给予钠盐可加重水肿；纠正总体水过多用利尿剂则可加重低钠血症，而过分限水患者不易接受。原则上每天摄入水量应少于每天尿量和不显性失水量之和。可适当使用袢利尿剂以增加水的排泄，因为袢利尿剂可抑制 ADH 对集合管的作用，使水重吸收减少；但用过多袢利尿剂可加重钠的丢失。这类患者除了限水外，同时也要限钠，一般每天氯化钠摄入量不超过 3 g。由精神性多饮和SIADH 综合征的治疗主要是严格限制水的摄入和使用袢利尿剂，在治疗急性低钠血症的治疗措施可以选用。

(杨建海)

第三节 高钾血症

一、定义

钾离子是细胞内液中含量最高的阳离子，且主要呈结合状态，直接参与细胞内的代谢活动；

适当的钾离子浓度及其在细胞膜两侧的比值对维持神经-肌肉组织的静息电位的产生，以及电兴奋的产生和传导有重要作用；也直接影响酸碱平衡的调节。钾离子紊乱是临床上最常见的电解质紊乱之一，且常和其他电解质紊乱同时存在。血钾高于 5.5 mmol/L 称为高钾血症，>7.0 mmol/L则为严重高钾血症。高钾血症有急性与慢性两类，急性发生者为急症，应及时抢救，否则可能导致心搏骤停。

二、病因和发病机制

(1)肾排钾减少：①急性肾衰竭少尿期或慢性肾衰竭晚期。②肾上腺皮质激素不足，如 Addison 病、低肾素性低醛固酮症、α_1-羟化酶缺乏症。③保钾利尿剂长期应用，如氨苯蝶啶、螺内酯(安体舒通)、阿米洛利。

(2)细胞内的钾移出：①溶血、组织损伤、肿瘤或炎症细胞大量坏死、组织缺氧、休克、烧伤、肌肉过度挛缩等。②酸中毒。③高血钾周期性瘫痪。④注射高渗盐水及甘露醇后，由于细胞内脱水，改变细胞膜的渗透性或细胞代谢，使细胞内钾移出。有报告应用盐酸精氨酸而发生高血钾，这可能是精氨酸进入细胞而钾排出所致。

(3)含钾药物输入过多：青霉素钾盐(每 100 万 U 含钾 1.5 mmol)大剂量应用或含钾溶液输入过多、过急。

(4)输入库存血过多。

(5)洋地黄中毒：洋地黄过量可致离子泵活力降低，影响钾进入细胞。

三、临床表现

高钾血症的临床表现主要为心血管系统和神经-肌肉系统症状，其严重性取决于血钾升高的程度和速度，以及有无其他血浆电解质和水代谢紊乱合并存在。

(一)心血管症状

高钾使心肌受抑，心肌张力减低，故有心动徐缓和心脏扩大、心音减弱，易发生心律失常，但不发生心力衰竭。心电图有特征性改变且与血钾升高的程度相关。当血钾大于 5.5 mmol/L 时，心电图表现为 Q-T 间期缩短，T 波高尖、对称、基底狭窄而呈帐篷状；血钾为 7～8 mmol/L 时，P 波振幅降低，P-R间期延长以至 P 波消失，这可能是窦房结传导阻滞或窦性停搏，也可出现“窦-室”传导(窦房结不经心房内正常传导系统而通心房内特殊纤维束传入心室)；血钾升至 9～10 mmol/L 时室内传导更为缓慢，QRS 波增宽，R 波振幅降低，S 波加深与 T 波直线相连融合；血钾 11 mmol/L 时，QRS 波、ST 段和 T 波融合成双相曲折波形。血钾升至12 mmol/L时一部分心肌先被激动而恢复，另一部分尚未去极，此时极易引起折返运动而引起室性异位节律，表现为室性心动过速心室扑动和心室颤动，最后心脏停搏于舒张期。

(二)神经肌肉症状

早期常有四肢及口周感觉麻木，极度疲乏，肌肉酸疼，肢体苍白湿冷，血钾浓度达 7 mmol/L 时四肢麻木软瘫，先为躯干后为四肢，最后影响到呼吸肌发生窒息。中枢神经系统可表现为烦躁不安或意识不清。

(三)其他症状

由于高钾血症引起乙酰胆碱释放增加，故可引起恶心、呕吐和腹痛。由于高钾对肌肉的毒性作用可引起四肢瘫痪和呼吸停止，所有高钾血症均有不同程度的氮质血症，代谢性酸中毒后可加重高钾血症。

四、诊断

高钾血症的诊断首先要排除由于溶血等原因所致的假性高钾血症，并排除实验室误差。心电图检查明确有无严重的心脏毒性的发生，心电图若有高钾血症的表现是危险的信号，应采取积极的治疗措施。药物(包括钾盐)及肾功能不全是最常见的导致高钾血症的原因。肾功能正常但伴严重肾前性氮质血症的患者可伴高钾血症。醛固酮、胰岛素分泌或作用的缺陷亦可导致高钾血症。在初诊为肾上腺皮质功能不全的患者中40%伴有高钾血症。持续性高钾血症伴酸中毒可能是高钾性肾小管酸中毒，常见于中度肾功能不全，尤其是伴有糖尿病、间质性肾炎或梗阻的患者。另外，组织坏死、横纹肌溶解及膜的去极化状态(如琥珀胆碱的使用和高钾性周期性麻痹等)从临床表现上诊断不难。一些罕见的基因缺陷导致的遗传性疾病亦可导致高钾血症。

五、治疗

高钾血症起病急骤者应采取紧急措施，还应根据病情的轻重采取不同的治疗方法。

(一)急性严重的高钾血症的治疗原则

(1)对抗钾对心肌的毒性。

(2)降低血钾。

(二)轻-中度高钾血症的治疗

(1)低钾饮食，每天摄入钾限于50～60 mmol。

(2)停止可导致血钾升高的药物。

(3)阳离子交换树脂以减少肠道钾吸收和体内钾的排出。1 mmol的钠可交换1 mmol的钾。如乙烯磺酸钠树脂或多乙烯苯钠可口服，也可保留灌肠，但口服比灌肠效果好。口服剂量为40～80 g，分3～4次服，同时服20%山梨醇10～20 mL。灌肠时可将40 g树脂置于200 mL 20%山梨醇液中作保留灌肠，保留1小时后解出大便。

(4)去除高钾血症的病因或治疗引起高钾血症的原因。

(三)透析

为最快和最有效方法。可采用血液透析或腹膜透析，但后者疗效相对较差，且效果较慢。应用低钾或无钾透析液进行血液透析，可以使血钾几乎在透析开始后即下降，1～2小时后血钾几乎均可恢复到正常。腹透应用普通标准透析液在每小时交换2 L情况下，大约可交换出5 mmol钾，连续透析36～48小时可以去除180～240 mmol钾。

及时治疗原发疾病(如清创、排出胃肠道积血)及避免摄入含钾过多饮食(如水果、咖啡等)。如酸中毒为诱发高钾血症的原因，应尽快同时纠正酸中毒。停用可使血钾水平上升的药物，包括抑制肾素-血管紧张素-醛固酮系统的药物、β肾上腺素能受体阻滞剂、吲哚美辛及抑制钾在远端肾小管分泌的药物(如螺内酯、氨苯蝶啶)等，总之应积极治疗基础病，避免诱发因素。

六、急救措施

首先要控制引起高钾血症的原因及治疗原发病。一旦发现高钾血症时，应立即停止补钾，积极采取保护心脏的急救措施对抗钾的毒性作用；促使钾向细胞内转移；排除体内过多的钾，以降低血清钾浓度。

急救措施:①静脉注射钙剂(10%葡萄糖酸钙 10～20 mL),可重复使用,钙与钾有对抗作用,能缓解钾对心肌的毒性作用。或 30～40 mL 加入液体滴注。②静脉注射 5%碳酸氢钠溶液60～100 mL,或 11.2%乳酸钠溶液 40～60 mL,之后可再注射碳酸氢钠 100～200 mL 或乳酸钠溶液 60～100 mL,这种高渗碱性钠盐可扩充血容量,以稀释血清钾浓度,使钾离子移入细胞内,纠正酸中毒以降低血清钾浓度,还有注入的钠,对钾也有对抗作用。③用 25%～50%葡萄糖溶液 100～200 mL 加胰岛素(4 g 糖加 1 U 胰岛素)做静脉滴注,当葡萄糖合成糖原时,将钾转入细胞内。④注射阿托品,对心脏传导阻滞有一定作用。⑤透析疗法:有腹膜透析和血液透析,肾功能不全,经上述治疗后,血清钾仍不下降时可采用。⑥阳离子交换树脂的应用,15 g,口服,4 次/天可从消化道携带走较多的钾离子,亦可加入 10%葡萄糖 200 mL 中做保留灌肠。

(杨建海)

第四节　低 钾 血 症

一、概述

人体钾全靠外界摄入,每天从食物中摄入钾 50～100 mmol,90%由小肠吸收。肾脏是排钾和调节钾平衡的主要器官,肾小球滤液中的钾先在近曲肾小管内被完全吸收,以后远曲肾小管细胞和集合管细胞再将过剩的钾分泌出来,从尿排出,使钾在体内维持平衡。但是,人体摄入钾不足时,肾脏不能明显地减少排钾,使钾保留于体内,故易引起缺钾。血清钾浓度在 3.5～5.5 mmol/L,平均 4.2 mmol/L。通常当血清钾<3.5 mmol/L 时称低血钾。但是,血清钾降低,并不一定表示体内缺钾,只能表示细胞外液中钾的浓度,而全身缺钾时,血清钾不一定降低。故临床上应结合病史和临床表现分析判断。

二、病因和发病机制

(一)钾摄入减少

一般饮食含钾都比较丰富,故只要能正常进食,机体就不致缺钾。消化道梗阻、昏迷、手术后较长时间禁食的患者,不能进食。如果给这些患者静脉内输入营养时没有同时补钾或补钾不够,就可导致缺钾和低钾血症。然而,如果摄入不足是唯一原因,则在一定时间内缺钾程度可能因为肾的保钾功能而不十分严重。当钾摄入不足时,在 4～7 天可将尿钾排泄量减少到20 mmol/L以下,在7～10 天则可降至5～10 mmol/L(正常时尿钾排泄量为 38～150 mmol/L)。

(二)钾排出过多

1.经胃肠道失钾

这是小儿失钾最重要的原因,常见于严重腹泻呕吐等伴有大量消化液丧失的患者。腹泻时粪便中 K^+ 的浓度可至 30～50 mmol/L。此时随粪丢失的钾可比正常时多 10～20 倍。粪钾含量之所以增多,一方面是因为腹泻而使钾在小肠的吸收减少,另一方面是由于腹泻所致的血容量减少可使醛固酮分泌增多,而醛固酮不仅可使尿钾排出增多,也可使结肠分泌钾的作用加强。由于胃液含钾量只有 5～10 mmol/L,故剧烈呕吐时,胃液的丧失并非失钾的主要原因,而大量的钾是经肾随尿丧失的，因为呕吐所引起的代谢性碱中毒可使肾排钾增多，呕吐引起的血容量减少也可通过继发性醛固酮增多而促进肾排钾。

2.经肾失钾

这是成人失钾最重要的原因。引起肾排钾增多的常见因素有以下几种。

(1)利尿剂的长期连续使用或用量过多。例如，抑制近曲小管钠、水重吸收的利尿剂(碳酸酐酶抑制药乙酰唑胺)，抑制髓袢升支粗段 Cl^- 和 Na^+ 重吸收的利尿剂(呋塞米、依他尼酸、噻嗪类等)都能使到达远侧肾小管的原尿流量增加，而此处的流量增加是促进肾小管钾分泌增多的重要原因。上述利尿剂还能使到达远曲小管的 Na^+ 量增多，从而通过 Na^+-K^+ 交换加强而导致失钾。许多利尿剂还有一个引起肾排钾增多的共同机制：通过血容量的减少而导致醛固酮分泌增多。呋塞米、依他尼酸、噻嗪类的作用在于抑制髓袢升支粗段对 Cl^- 的重吸收，从而也抑制了 Na^+ 的重吸收。所以，这些药物的长期使用既可导致低钠血症，又可导致低氯血症。已经证明，任何原因引起的低氯血症均可使肾排钾增多。其可能机制之一是低氯血症似能直接刺激远侧肾小管的泌钾功能。

(2)某些肾脏疾病：如远侧肾小管性酸中毒时，由于远曲小管泌氢功能障碍，因而 H^+-Na^+ 交换减少而 K^+-Na^+ 交换增多而导致失钾。近侧肾小管性酸中毒时，近曲小管 HCO_3^- 的重吸收减少，到达远曲小管的 HCO_3^- 增多是促进远曲小管排钾增多的重要原因。急性肾小管坏死的多尿期，由于肾小管液中尿素增多所致的渗透性利尿，及新生肾小管上皮对水、电解质重吸收的功能不足，故可发生排钾增多。

(3)肾上腺皮质激素过多：原性和继发性醛固酮增多时，肾远曲小管和集合管 Na^+-K^+ 交换增加，因而起排钾保钠的作用。库欣综合征时，糖皮质激素皮质醇的分泌大量增多。皮质醇也有一定的盐皮质激素样的作用。大量、长期的皮质醇增多也能促进远曲小管和集合管的 Na^+-K^+ 交换而导致肾排钾增多。

(4)远曲小管中不易重吸收的阴离子增多：HCO_3^-、SO_4^{2-}、HPO_4^{2-}、NO_3^-、β-羟丁酸、乙酰乙酸、青霉素等均属此。它们在远曲小管液中增多时，由于不能被重吸收而增大原尿的负电荷，因而 K^+ 易从肾小管上皮细胞进入管腔液而随尿丧失。

(5)镁缺失：镁缺失常常引起低钾血症。髓袢升支的钾重吸收有赖于肾小管上皮细胞中的 Na^+-K^+-ATP酶，而这种酶又需 Mg^{2+} 的激活。缺镁时，可能因为细胞内 Mg^{2+} 缺失而使此酶失活，因而该处钾重吸收发生障碍而致失钾。动物试验还证明，镁缺失还可引起醛固酮增多，这也可能是导致失钾的原因。

(6)碱中毒：碱中毒时，肾小管上皮细胞排 H^+ 减少，故 H^+-Na^+ 交换加强，故随尿排钾增多。

3.经皮肤失钾

汗液含钾只有 9 mmol/L。在一般情况下，出汗不致引起低钾血症。但在高温环境中进行重体力劳动时，大量出汗亦可导致钾的丧失。

(三)细胞外钾向细胞内转移

细胞外钾向细胞内转移时，可发生低钾血症，但在机体的含钾总量并不因而减少。

1.低钾性周期性麻痹

发作时细胞外钾向细胞内转移，是一种家族性疾病。

2.碱中毒

细胞内 H^{+} 移至细胞外以起代偿作用，同时细胞外 K^{+} 进入细胞。

3.过量胰岛素

用大剂量胰岛素治疗糖尿病酮症酸中毒时，发生低钾血症的机制有二：①胰岛素促进细胞糖原合成，糖原合成需要钾，血浆钾乃随葡萄糖进入细胞以合成糖原。②胰岛素有可能直接刺激骨骼肌细胞膜上的 Na^{+}-K^{+}-ATP 酶，从而使肌细胞内 Na^{+} 排出增多，而细胞外 K^{+} 进入肌细胞增多。

4.钡中毒

抗日战争时期，四川某地发生大批“趴病”病例，临床表现主要是肌肉软弱无力和瘫痪，严重者常因呼吸肌麻痹而死亡。经我国学者杜公振等研究，确定该病的原因是钡中毒。但当时钡中毒引起瘫痪的机制尚未阐明。现已确证，钡中毒引起瘫痪的机制在于钡中毒引起了低钾血症。钡中毒时，细胞膜上的 Na^{+}-K^{+}-ATP 酶继续活动。故细胞外液中的钾不断进入细胞。但钾从细胞内流出的孔道却被特异地阻断，因而发生低钾血症。引起钡中毒的是一些溶于酸的钡盐，如醋酸钡、碳酸钡、氯化钡、氢氧化钡、硝酸钡和硫化钡等。

(四)粗制生棉油中毒

近二三十年来，在我国某些棉产区出现一种低血钾麻痹症，在一些省内又被称为“软病”。其临床主要特征是四肢肌肉极度软弱或发生弛缓性麻痹，严重者常因呼吸肌麻痹而死亡，血清钾浓度明显降低。往往在同一地区有许多人发病。病因与食用粗制生棉籽油有密切关系。粗制生棉油是农村一些小型油厂和榨坊生产的。这些厂的生产工艺不合规格。棉籽未经充分蒸炒甚至未曾脱壳就用来榨油，榨出的油又未按规定进行加碱精炼，因此棉籽中的许多毒性物质存于油中。与“软病”的发生和随后的一系列研究，都是棉酚。“软病”时低钾血症的发生机制尚未阐明。“软病”的发现和随后的一系列研究，都是我国学者进行的。迄今为止，国外的书刊中，尚无该病的记载。

三、临床表现

临床表现和细胞内、外钾缺乏的严重程度相关，更主要的是取决于低血钾发生的速度。血清 $K^{+}<2.5$ mmol/L时，症状较严重。短时期内发生缺钾，症状出现迅速，甚至引起猝死。

(一)神经肌肉系统

表现为神经、肌肉应激性减退。当血清 $K^{+}<3.0$ mmol/L 时，可出现四肢肌肉软弱无力，肌无力常由双下肢开始，后延及双上肢，双侧对称，以近端较重，低于2.5 mmol/L时，可出现软瘫，以四肢肌肉最为突出，腱反射迟钝或消失。当呼吸肌受累时则可引起呼吸困难。中枢神经系统表现症状为精神抑郁、倦怠、神志淡漠、嗜睡、意识不清、甚至昏迷等。

(二)消化系统

缺钾可引起肠蠕动减弱，轻者有食欲缺乏、恶心、便秘，严重低血钾可引起腹胀、麻痹性肠梗阻。

(三)心血管系统

低血钾时一般为心肌兴奋性增强，可出现心悸、心律失常。严重者可出现房室阻滞、室性心动过速及室颤，最后心脏停搏于收缩状态。此外还可引起心肌张力减低，心脏扩大，末梢血管扩张，血压下降等。

（四）泌尿系统

长期低钾可引起缺钾性肾病和肾功能障碍，肾浓缩功能下降，出现多尿且比重低，尤其是夜尿增多。这可能与远曲肾小管细胞受损，对抗利尿激素反应降低，水重吸收能力降低有关。另外，缺钾后膀胱平滑肌张力减退，可出现尿潴留，患者常易合并肾盂肾炎。

（五）酸碱平衡紊乱

低血钾可导致代谢性碱中毒。

四、诊断

主要根据病史和临床表现诊断。当血清钾测定血 K^+ <3.5 mmol/L 时，出现症状即可做出诊断。但在缺水或酸中毒时，血清 K^+ 可不显示降低。此外，可根据心电图检查，多能较敏感地反映出低血钾情况，心电图的主要表现为 Q-T 间期延长，ST 段下降，T 波低平、增宽、双相、倒置或出现 U 波等。

五、治疗

(1)一般采用口服钾的治疗方法，成人预防剂量为 10%氯化钾 30～40 mL/d(每克氯化钾含钾13.4 mmol)。氯化钾口服易有胃肠道反应，可用枸橼酸钾为佳(1 g 枸橼酸钾含钾 4.5 mmol)。

(2)静脉输注氯化钾，适用于不能口服或缺钾严重的患者。常用浓度为 5%葡萄糖液 1.0 L 中加入 10%氯化钾 10～20 mL，每克氯化钾必须均匀滴注 30 分钟以上，不可静脉推注。补钾量视病情而定，作为预防，通常成人补充氯化钾 3～4 g/d，作为治疗，则为 4～6 g 或更多。

(3)补钾注意点：①尿量必须在 30 mL/h 以上时，方考虑补钾，否则可引起血钾过高。②伴有酸中毒、血氯过高或肝功能损害者，可考虑应用谷氨酸钾，每支 6.3 g 含钾 34 mmol，可加入 0.5 L葡萄糖液内静脉滴注。③静脉滴注的氯化钾浓度太高可刺激静脉引起疼痛，甚至静脉痉挛和血栓形成。④切忌滴注过快，血清钾浓度突然增高可导致心搏骤停。⑤K^+ 进入细胞内的速度很慢，约 15 小时才达到细胞内、外平衡，而在细胞功能不全如缺氧、酸中毒等情况下，钾的平衡时间更长，约需 1 周或更长，所以纠正缺钾需历时数天，勿操之过急或中途停止补给。⑥缺钾同时有低血钙时，应注意补钙，因为低血钙症状往往被低血钾所掩盖，低血钾纠正后，可出现低血钙性搐搦。⑦短期内大量补钾或长期补钾时，需定期观察，测定血清钾及心电图以免发生高血钾。

（杨建海）

第五节　代谢性酸中毒

一、定义

人体动脉血液中酸碱度(pH)是血液内 H^+ 浓度的负对数值，正常为 7.35～7.45，平衡值为 7.40。体液中 H^+ 摄入很少，主要是在代谢过程中内生而来。机体对酸碱负荷有相当完善的调节机制，主要包括缓冲、代偿和纠正作用。碳酸氢盐是体液中最重要作用最大的缓冲对，代谢性酸负荷时，H^+ 与 HCO_3^- 结合成 H_2CO_3，H_2CO_3 极不稳定，大部分分解成 CO_2 和 H_2O，CO_2 通过呼吸排出体外，使血液中 HCO_3^- 与 H_2CO_3 的比值保持在 20∶1，pH 也将保持不变，可是代偿是有限度的，如果超过了机体所能代偿的程度，酸中毒将进一步加剧。代谢性酸中毒是最常见的一种酸碱平衡紊乱，以原发性 HCO_3^- 降低（<21 mmol/L）和 pH 降低（<7.35）为特征。

二、病因和发病机制

（一）病因

不外乎 H^+ 产生过多、排出受阻，或者 HCO_3^- 丢失过多。常见于：①腹膜炎、休克、高热等酸性代谢废物产生过多，或长期不能进食，脂肪分解过多，酮体积累；②腹泻、肠瘘、胆瘘和胰瘘等，大量 HCO_3^- 由消化道中丢失；③急性肾衰竭，排 H^+ 和再吸收 HCO_3^- 受阻。

当体内 H^+ 升高后，除体液缓冲系统作用外，主要由肺和肾调节。$H^+ + HCO_3^- \rightarrow H_2CO_3 \rightarrow H_2O + CO_2$。当 HCO_3^- 减少时，H_2CO_3 相应增高，离解出 CO_2，使血 PCO_2 升高，刺激呼吸中枢，引起呼吸深快，CO_2 排出增加，血中 H_2CO_3 相应减少以代偿；肾脏通过排出 H^+、NH_4^+ 和回收 HCO_3^-，以提高血浆中 HCO_3^-/H_2CO_3 的比值，pH 仍属正常，称为代偿性代谢性酸中毒，若两者比值不能维持正常，pH 降至7.35以下则为失代偿性代谢性酸中毒。

（二）发病机制

1.酸性物质产生过多

（1）乳酸酸中毒：乳酸酸中毒可见于各种原因引起的缺氧，其发病机制是缺氧时糖酵解过程加强，乳酸生成增加，因氧化过程不足而积累，导致血乳酸水平升高。这种酸中毒很常见。

（2）酮症酸中毒：酮症酸中毒是在本体脂大量动用的情况下，如糖尿病、饥饿、妊娠反应较长时间有呕吐症状者、乙醇中毒呕吐并数天少进食物者，脂肪酸在肝内氧化加强，酮体生成增加并超过了肝外利用量，因而出现酮血症。酮体包括丙酮、β-羟丁酸、乙酰乙酸，后两者是有机酸，会导致代谢性酸中毒。这种酸中毒也是 AG 增加类正常血氯性代谢性酸中毒。

因胰岛素缺乏而发生糖尿病的患者，可以出现严重的酮症酸中毒，甚而致死。因为正常时人体胰岛素对抗脂解激素，使脂解维持常量。当胰岛素缺乏时，脂解激素如 ACTH、皮质醇、胰高血糖素及生长激素等的作用加强，大量激活脂肪细胞内的脂肪酶，使甘油三酯分解为甘油和脂肪酸的过程加强，脂肪酸大量进入肝脏，肝脏则生酮显著增加。

肝脏生酮增加与肉毒碱脂酰基转移酶活性升高有关。因为正常时胰岛素对比酶具有抑制性调节作用，当胰岛素缺乏时此酶活性显著增强。这时进入肝脏的脂肪酸形成脂肪酰辅酶 A 之后，在此酶作用下大量进入线粒体，经 β-氧化而生成大量的乙酰辅酶 A，乙酰辅酶 A 是合成酮体的基础物质。正常情况下，乙酰辅酶 A 经柠檬酸合成酶的催化与草酰乙酸缩合成柠檬酸而进入三羧酸循环，或经乙酰辅酶 A 羧化酶的作用生成丙二酰辅酶 A 而合成脂肪酸。因此，乙酰辅酶 A 合成酮体的量是很少的，肝外完全可以利用。此外，糖尿病患者肝细胞中增多的脂肪酰辅酶 A 还能抑制柠檬酸合成酶和乙酰辅酶 A 羧化酶的活性，使乙酰辅酶 A 进入三羧酸循环的通路不畅，同时也不易合成脂肪酸。这样就使大量乙酰辅酶 A 肝内缩合成酮体。

非糖尿病患者的酮症酸中毒是糖原消耗补充不足，机体进而大量动用脂肪所致，如饥饿等。

2.肾脏排酸保碱功能障碍

不论肾小管上皮细胞 H^+ 排泌减少和碳酸氢盐生成减少，还是肾小球滤过率严重下降，或是急性或慢性肾衰竭，均能引起肾性代谢性酸中毒。由于肾脏是机体酸碱平衡调节的最终保证，故肾衰的酸中毒更为严重，也是不得不采取血液透析措施的临床危重情况之一。

(1)肾衰竭:如果主要是由肾小管功能障碍所引起,则此时的代谢性酸中毒主要是因小管上皮细胞产 NH_3 及排 H^+ 减少所致。正常肾小管上皮细胞内谷氨酰胺及氨基酸由血液供应,在谷氨酰胺酶及氨基酸化酶的催化作用下不断生成 NH_3,NH_3 弥散入管腔,与肾小管上皮细胞分泌的 H^+ 结合形成 NH_4^+,使尿液 pH 升高,这就能使 H^+ 不断分泌入管腔,完成排酸过程。原尿中的 Na^+ 被 NH_4^+ 不断换回,与 HCO_3^- 相伴而重新入血成为 $NaHCO_3$。这就是肾小管的主要排酸保碱功能。当肾小管发生病变从而引起此功能严重障碍时,即可发生酸中毒。此类酸中毒因肾小球滤过功能无大变化,并无酸类的阴离子因滤过障碍而在体内潴留,其特点为 AG 正常类高血氯性代谢性酸中毒。也就是说 HPO_4^{2-}、SO_4^{2-} 等阴离子没有潴留,故 AG 不增加,而 HCO_3^- 重吸收不足,则由另一种容易调节的阴离子 Cl^- 代替,从而血氯上升。

如果主要是肾小球病变而使滤过功能障碍,则一般当肾小球滤过率不足正常的 20%时,血浆中未测定阴离子 HPO_3^{2-}、SO_4^{2-} 和一些有机酸均可因潴留而增多。这时的特点是 AG 增加类正常血氯性代谢性酸中毒。HPO_4^{2-} 滤出减少,可以使可滴定酸排出减少,从而导致 H^+ 在体内潴留。

(2)碳酸酐酶抑制剂:例如,使用乙酰唑胺作为利尿时,由于该药物抑制了肾小管上皮细胞中的碳酸酐酶活性,使 $CO_2+H_2O \rightarrow H_2CO_3 \rightarrow H^+ + HCO_3^-$ 反应减弱,H^+ 分泌减少,HCO_3^- 重吸收减少,从而导致 AG 正常类高血氯性酸中毒。此时 Na^+、K^+、HCO_3^- 从尿中排出高于正常,可起利尿作用,用药时间长要注意上述类型酸中毒。

(3)肾小管性酸中毒:肾小管性酸中毒(renal tubular acidosis,RTA)是肾脏酸化尿液的功能障碍而引起的 AG 正常类高血氯性代谢性酸中毒。目前按其发病机制可分四型。①Ⅰ型:远端肾小管性酸中毒。是远端小管排 H^+ 障碍引起的。此时远端小管不能形成并维持正常管内与管周液的 H^+ 陡峭浓度差。小管上皮细胞形成 H_2CO_3 障碍,且管腔内 H^+ 还可弥散回管周液。它可能是肾小管上皮细胞排 H^+ 的一系列结构、功能和代谢的不正常引起的。其病因有原发性、自身免疫性、肾钙化、药物中毒(两性霉素 B、甲苯、锂化合物、某些镇痛剂及麻醉剂)、肾盂肾炎、尿路阻塞、肾移植、麻风、遗传性疾病、肝硬化等。②Ⅱ型:近端肾小管性酸中毒。是近端小管重吸收 HCO_3^- 障碍引起的。此时尿中有大量 HCO_3^- 排出,血浆 HCO_3^- 降低。如果我们人为地将这类患者的血浆 HCO_3^- 升至正常水平并维持之,即可到肾丢失 HCO_3^- 超过滤过量的 15%,这是一个很大的量。因此可导致严重酸中毒。当血浆 HCO_3^- 显著下降,酸中毒严重时,患者尿中 HCO_3^- 也就很少了,用上述办法方可观测到其障碍之所在。此型 RTA 的发病机制可能系主动转运的能量不足所致,多系遗传性的代谢障碍。③Ⅲ型:即Ⅰ、Ⅱ混合型,既有远端小管酸化尿的功能障碍,也有近端曲管重吸收 HCO_3^- 的障碍。④Ⅳ型:目前资料认为是远端曲管阳离子交换障碍所致。此时管腔膜对 H^+ 通过有障碍。患者有低肾素性低醛固酮血症,高血钾。K^+ 高时,与 H^+ 竞争,也使肾 NH_4^+ 排出下降,H^+ 潴留。常见于醛固酮缺乏症、肾脏对醛固酮反应性降低或其他如Ⅰ型或Ⅱ型的一些原因引起。

(4)肾上腺皮质功能低下:一方面由于肾血流量下降,缓冲物质滤过减少,形成可滴定酸少;另一方面由于 Na^+ 重吸收减少,NH_3 和 H^+ 的排出也就减少,因为 Na^+ 的重吸收与 NH_3 及 H^+ 的排出之间存在着一个交换关系。

3.肾外失碱

肠液、胰液和胆汁中的 HCO_3^- 均高于血浆中的 HCO_3^- 水平。故当腹泻、肠瘘、肠道减压吸引等时,可因大量丢失 HCO_3^- 而引起 AG 正常类高血氯性代谢性酸中毒。输尿管乙状结肠吻合

术后亦可丢失大量 HCO_3^- 而导致此类型酸中毒，其机制可能是 Cl^- 被动重吸收而 HCO_3^- 大量排出，即 Cl^--HCO_3^- 交换所致。

4.酸或成酸性药物摄入或输入过多

氯化铵在肝脏内能分解生成氨和盐酸，用此祛痰剂日久量大可引起酸中毒。$NH_4Cl \rightarrow NH_3 + H^+ + Cl^-$。为 AG 正常类高血氯性代谢性酸中毒。氯化钙使用日久量大亦能导致此类酸中毒，其机制是 Ca^{2+} 在肠中吸收少，而 Cl^- 与 H^+ 相伴随而被吸收，其量多于 Ca^{2+}，Ca^{2+} 能在肠内与缓冲碱之一的 HPO_4^{2-} 相结合，使 HPO_4^{2-} 吸收减少。Ca^{2+} 也能与 $H_2PO_4^-$ 相结合生成不吸收的 $Ca_3(PO_4)_2$ 和 H^+，而 H^+ 伴随 Cl^- 而被吸收。

水杨酸制剂如阿司匹林（乙酰水杨酸）在体内可迅速分解成水杨酸，它是一个有机酸，消耗血浆的 HCO_3^-，引起 AG 增加类正常血氯性代谢性酸中毒。

甲醇中毒时由于甲醇在体内代谢生成甲酸，可引起严重酸中毒，有的病例报告血 pH 可降至 6.8。误饮含甲醇的工业酒精或将甲醇当作酒精饮用者可造成中毒。除甲醇的其他中毒危害外，AG 增加类正常血氯性代谢性酸中毒是急性中毒的重要死亡原因之一。积极用 $NaHCO_3$ 抢救的道理就在于此。

酸性食物如蛋白质代谢最终可形成硫酸、酮酸等，当然，在正常人并无问题。但是当肾功能低下时，高蛋白饮食是可能导致代谢性酸中毒的。这也是 AG 增加类正常血氯性代谢性酸中毒。

输注氨基酸溶液或水解蛋白溶液过多时，亦可引起代谢性酸中毒，特别是氨基酸的盐酸盐，在代谢中会分解出 HCl 来。这些溶液制备时 pH 均调至 7.4，但其盐酸盐能在代谢中分解出盐酸这一点仍需注意。临床上根据情况给患者补充一定量 $NaHCO_3$ 的道理就在于此。

5.稀释性酸中毒

大量输入生理盐水，可以稀释体内的 HCO_3^- 并使 Cl^- 增加，因而引起 AG 正常类高血氯性代谢性酸中毒。

三、临床表现

随病因表现而不同，轻者常被原发病掩盖。主要表现：①呼吸深快，通气量增加，PCO_2 下降，可减轻 pH 下降幅度，有时呼气中带有酮味；②面部潮红、心率加快，血压常偏低，意识不清，甚至昏迷，患者常伴有严重缺水的症状；③心肌收缩力和周围血管对儿茶酚胺的敏感性降低，引起心律不齐和血管扩张，血压下降，急性肾功能不全和休克；④肌张力降低，腱反射减退和消失；⑤血液 pH、二氧化碳结合力（CO_2CP）、SB、BB、BE 均降低，血清 Cl^-、K^+ 可升高。尿液检查一般呈酸性反应。

四、诊断

根据患者有严重腹泻、肠瘘或输尿管乙状结肠吻合术等的病史，又有深而快的呼吸，即应怀疑有代谢性酸中毒。做血气分析可以明确诊断，并可了解代偿情况和酸中毒的严重。失代偿时，血液 pH 和 HCO_3^- 明显下降，PCO_3 正常；部分代偿时，血液 pH、HCO_3^- 和 PCO_2 均有一定程度的降低。如无条件进行此项测定，可做二氧化碳结合力的测定，也可确定诊断和大致判定酸中毒的程度。血清 Na^+、K^+、Cl^- 等的测定，也有助于判定病情。

五、治疗

(1)积极防治引起代谢性酸中毒的原发病,纠正水、电解质紊乱,恢复有效循环血量,改善组织血液灌流状况,改善肾功能等。

(2)给碱纠正代谢性酸中毒:严重酸中毒危及生命,则要及时给碱纠正。一般多用 $NaHCO_3$ 以补充 HCO_3^-,去缓冲 H^+。乳酸钠也可用,不过在肝功能不全或乳酸酸中毒时不用,因为乳酸钠经肝代谢方能生成 $NaHCO_3$。三羟甲基氨基甲烷(tris-hydroxymethyl Aminomethane, THAM 或 Tris)近来常用。它不含 Na^+、HCO_3^- 或 CO_2。其分子结构式为 $(CH_2OH)_3CNH_2$,它是以其 OH^- 去中和 H^+ 的。1 g $NaHCO_3$ 含有 11.9 mmol 的 HCO_3^-,1 g 乳酸钠相当于 9 mmol 的 HCO_3^-,1 g THAM 相当于 8.2 mmol 的 HCO_3^-。而 $NaHCO_3$ 溶液作用迅速、疗效确切、不良反应小。

纠正代谢性酸中毒时补充碱量可用下式计算:补充碱(mmol)=(正常 CO_2CP-测定 CO_2CP)×体重(kg)×0.2 或(正常 SB-测定 SB)×体重(kg)×0.2。

临床上可先补给计算量的 1/2~1/3,再结合症状及血液化验结果,调整补碱量。在纠正酸中毒时大量 K^+ 转移至细胞内,引起低血钾,要随时注意纠治低钾。

(3)处理酸中毒时的高钾血症和患者失钾时的低钾血症:酸中毒常伴有高钾血症,在给碱纠正酸中毒时,H^+ 从细胞内移至细胞外不断被缓冲,K^+ 则从细胞外重新移向细胞内从而使血钾回降。但需注意,有的代谢性酸中毒患者因有失钾情况存在,虽有酸中毒但伴随着低血钾。纠正其酸中毒时血清钾浓度更会进一步下降引起严重甚至致命的低血钾。这种情况见于糖尿病患者渗透性利尿而失钾,腹泻患者失钾等。纠正其酸中毒时需要依据血清钾下降程度适当补钾。

严重肾衰竭引起的酸中毒,则需进行腹膜透析或血液透析方能纠正其水、电解质、酸碱平衡及代谢产物潴留等紊乱。

(杨建海)

第六节 代谢性碱中毒

一、定义

由于碱性物质摄入太多或固定酸大量丢失而引起血浆 HCO_3^- 浓度原发性增高,称为代谢性碱中毒。

二、病因和发病机制

(一)病因学

代碱的基本原因是失酸(H^+)或得碱(HCO_3^-)。常见于:①H^+ 丢失过多,如持续呕吐(幽门梗阻),持续胃肠减压等;②HCO_3^- 摄入过多,如消化性溃疡时大量服用碳酸氢钠;③利尿排氯过多,尿中 Cl^- 与 Na^+ 的丢失过多,形成低氯性碱中毒。当血浆 HCO_3^- 升高后,血 pH 升高,抑制呼吸中枢，呼吸变慢变浅，以保留CO_2，使血液H_2CO_3增加以代偿。同时肾小管减少H^+、NH_3的生成，HCO_3^-从尿排出增加，使得血浆中HCO_3^-/H_2CO_3的比值恢复20∶1。

(二)发病机制

1.氢离子丢失过多

(1)胃液丢失：常见于幽门梗阻或高位肠梗阻时的剧烈呕吐，直接丢失胃酸(HCl)。胃腺壁细胞生成HCl，H^+是胃腺壁细胞由$CO_2+H_2O \rightarrow H_2CO_3 \rightarrow H^+ + HCO_3^-$反应而来，$Cl^-$则来自血浆。壁细胞中有碳酸酐酶促进此反应能迅速进行。H^+与Cl^-在胃腺腔内形成HCl分泌入胃内。进入小肠后，HCl与肠液、胰液、胆汁等碱性消化液中的$NaHCO_3$中和。碱性液的分泌是受H^+入肠的刺激引起的。因此，如果HCl因呕吐而丢失，则肠液中$NaHCO_3$分泌减少，体内将有潴留；再者，已分泌入肠的$NaHCO_3$不被HCl中和，势必引起肠液中HCO_3^-升高而使其重吸收增加。这就使血中HCO_3^-上升而导致代谢性碱中毒。

胃液大量丢失时可伴有Cl^+、K^+的丢失和细胞外液容量减少，这些因素也与此时的代谢性碱中毒发生有关。低血Cl^-时，同符号负离子HCO_3^-增多以补偿之，低血K^+时由于离子转移而H^+移入细胞内，细胞外液容量减少时由于醛固酮分泌增多而促进Na^+重吸收而促使H^+和K^+排出，这些均能引起代谢性碱中毒。

(2)肾脏排H^+过多：肾脏排出H^+过多主要是由于醛固酮分泌增加引起的。醛固酮能促进远曲小管和集合管排出H^+及K^+，而加强Na^+的重吸收。H^+排出增多则由于$H_2COH_3 \rightarrow H^+ + HCO_3^-$的反应，$HCO_3^-$生成多，与$Na^+$相伴而重吸收也增加，从而引起代谢性碱中毒，同时也伴有低钾血症。

醛固酮分泌增加见于下列情况：①原发性醛固酮增多症。②库欣综合征：常由垂体分泌ACTH的肿瘤、原发性肾上腺皮质增生或肿瘤等所引起。皮质醇等激素的生成和释放增多，皮质醇也有盐皮质激素的活性，故亦能导致代谢性碱中毒。③先天性肾上腺皮质增生：可分为两型，17-羟化酶缺乏型(非男性化)和11-羟化酶缺乏型(男性化)。因为这些酶缺乏而导致皮质醇合成减少，血中皮质醇水平下降引起垂体分泌过多ACTH，促进肾上腺皮质合成并分泌更多去氧皮质酮和皮质酮。DOC则具有明显的盐皮质激素活性。④Bartter综合征：这是以近球装置增生而肾素分泌增多为特点的综合征。通过肾素→血管紧张素→醛固酮系统引起醛固酮分泌增多，患者无高血压是因为其血管对血管紧张素Ⅱ的反应性降低。由于患者前列腺素分泌增多，故近年也提出交感神经兴奋而使前列腺素增多从而导致肾素分泌增多的机制。例如使用吲哚美辛抑制前列腺素合成，可以降低患者肾素及醛固酮水平，并使代谢性碱中毒及Na^+、K^+恢复正常。⑤近球装置肿瘤：其细胞能分泌大量肾素，引起高血压及代谢性碱中毒。⑥甘草及其制剂长期大量使用时，由于甘草酸具有盐皮质激素活性，故能引起类似醛固酮增多症时的代谢性碱中毒。⑦细胞外液容量减少时引起醛固酮分泌增多以加强Na^+重吸收而保容量，可引起代谢性碱中毒。常见于呋塞米、依他尼酸等髓袢利尿剂时或大量胃液丧失时。此种情况下，细胞外液每减少1 L，血浆HCO_3^-约增加1.4 mmol/L。呋塞米和依他尼酸除可使细胞外液减少外，其抑制肾小管髓袢升支对Cl^-、Na^+的重吸收能导致到达远端曲管的Na^+增多而使远端曲管排H^+换Na^+过程加强，这也与代谢性碱中毒的发生有关。⑧创伤和手术时的应激反应时有肾上腺皮质激素分泌增多，常伴以代谢性碱中毒。

2.碱性物质摄入过多

(1)碳酸氢盐摄入过多：例如溃疡患者服用过量的碳酸氢钠，中和胃酸后导致肠内$NaHCO_3$明显升高时，特别是肾功能有障碍的患者由于肾脏调节HCO_3^-的能力下降可导致碱中毒。此外，在纠正酸中毒时，输入碳酸氢钠过量也同样会导致碱中毒。

(2)乳酸钠摄入过多：经肝脏代谢生成 HCO_3^-。见于纠正酸中毒时输乳酸钠溶液过量。

(3)柠檬酸钠摄入过多：输血时所用液多用柠檬酸钠抗凝。每 500 mL 血液中有柠檬酸钠 16.8 mEq，经肝代谢性可生成 HCO_3^-。故大量输血时(例如快速输入 3 000～4 000 mL)可发生代谢性碱中毒。

3.缺钾

各种原因引起的血清钾减少，可引起血浆 $NaHCO_3$ 增多而发生代谢性碱中毒。其机制：①血清 K^+ 下降时，肾小管上皮细胞排 K^+ 相应减少而排 H^+ 增加，换回 Na^+、HCO_3^- 增加。此时的代谢性碱中毒，不像一般碱中毒时排碱性尿，它却排酸性尿，称为反常酸性尿。②血清钾下降时，由于离子交换，K^+ 移至细胞外以补充细胞外液的 K^+，而 H^+ 则进入细胞内以维持电中性，故导致代谢性碱中毒(此时细胞内却是酸中毒，当然细胞内冲物质可以缓冲进入细胞内的 H^+)。

4.缺氯

由于 Cl^- 是肾小管中唯一容易与 Na^+ 相继重吸收的阴离子，当原尿中 Cl^- 降低时，肾小管便加强 H^+、K^+ 的排出以换回 Na^+，HCO_3^- 的重吸收增加，从而生成 $NaHCO_3$。因此，低氯血症时由于失 H^+、K^+ 而 $NaHCO_3$ 重吸收有增加，故能导致代谢性碱中毒。此时患者尿 Cl^- 是降低的。另外，前述之呋塞米及依他尼酸能抑制髓袢升支粗段对 Cl^- 的主动重吸收从而造成缺 Cl^-。此时远端曲管加强排 H^+、K^+ 以换回到达远端曲管过多的 Na^+。故同样可导致代谢性碱中毒。此时患者尿 Cl^- 是升高的。

呕吐失去 HCl，就是失 Cl^-，血浆及尿中 Cl^- 下降，通过上述原尿中 Cl^- 降低机制促使代谢性碱中毒发生。

三、临床表现

轻者只表现为原发病症状。严重者呼吸浅而慢，神经肌肉兴奋性增高，常有面部及四肢肌肉抽动、手足搐搦，口周手足麻木，其原因可能是蛋白结合钙增加、游离钙减少，碱中毒致乙酰胆碱释放增多。血红蛋白对氧的亲和力增加，致组织缺氧，出现头晕、躁动、谵妄乃至昏迷。伴低钾时，可有软瘫。

四、诊断及鉴别诊断

根据病史和临床表现可初步做出诊断，血气分析可以确定诊断及其严重程度。失代偿时，血液 pH 和 HCO_3^- 明显增高，PCO_2 正常；部分代偿时，血液 pH、HCO_3^- 和 PCO_2 均有一定程度的增高。

鉴别低氯性碱中毒和对氯无反应的碱中毒。前者见于各种血容量不足、失钾、失氯引起的碱中毒，尿氯$<$10 mmol/L，补给生理盐水后碱中毒可以纠正。后者见于醛固酮增多的内分泌疾病，尿氯$>$20 mmol/L，补给含氯溶液后无助于矫正碱中毒。

五、治疗

(1)积极防治引起代谢性碱中毒的原发病，消除病因。

(2)纠正低血钾症或低氯血症，如补充 KCl、NaCl、$CaCl_2$、NH_4Cl 等。其中 NH_4Cl 既能纠正

碱中毒也能补充 Cl^-，不过肝功能障碍患者不宜使用，因 NH_4Cl 需经肝代谢。

(3)纠正碱中毒：轻度碱中毒可使用等渗盐水静脉滴注即可收效，盐水中 Cl^- 含量高于血清中 Cl^- 含量约 1/3，故能纠正低氯性碱中毒。重症碱中毒患者可给予一定量酸性药物，如精氨酸、氯化铵等。

计算需补给的酸量可采用下列公式：需补给的酸量(mmol)＝(测得的 SB 或 CO_2CP^- 正常的 SB 或 CO_2CP)×体重(kg)×0.2。

可使用碳酸肝酶抑制剂如乙酰唑胺以抑制肾小管上皮细胞中 H_2CO_3 的合成，从而减少 H^+ 的排出和 HCO_3^- 的重吸收。也可使用稀 HCl 以中和体液中过多的 $NaHCO_3$。大约是1 mmol 的酸可降低血浆 HCO_3^- 5 mmol/L 左右。醛固酮拮抗剂可减少 H^+、K^+ 从肾脏排出，也有一定疗效。

(杨建海)

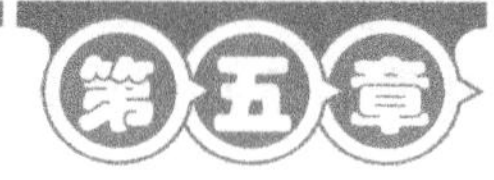

急性创伤

第一节　头部创伤

一、病史采集

抢救人员和急诊人员所见到的患者情况多种多样，仔细询问病史方可避免遗漏严重的病情。要从患者和目击者那里获得重要的信息，确定创伤发生的原因和机制。

目击者会证实患者是否出现意识丧失，其意识状态是否发生变化（例如事故当时患者清醒，之后出现昏迷）。同样重要的是要明确患者是不是先出现意识丧失，接着发生了事故。

需要补充的病史包括是否出现惊厥发作，患者在指令下，不自主地或是在强刺激下出现肢体活动，是否表现出特殊的姿势。

如果患者意识清醒，应当询问其是否有疼痛，尤其注意询问颈椎是否疼痛。要向患者询问事故的细节，如果患者不能说出，应当认为患者当时出现了意识丧失。

如果可能的话，应获取患者以往详细的就医资料。精神状态的变化可能由急性低血糖及摄入药物或乙醇引起。如果患者既往有心血管疾病病史，那么其机动车事故可能由急性心肌梗死发作引起。

二、体格检查

对于头部创伤患者最重要的就是意识状态的观察。意识状态的恶化是不良的信号，提示有危及生命的颅内出血。对患者的意识状态用描述性词语进行记录，反映出患者自主的动作，对指令或疼痛的反应，这一点非常重要。

对患者的颈椎进行检查，触摸脊柱，注意明显的缺损和异常柔软的区域。意识障碍或在乙醇、药物影响中的患者，如果其受伤方式可能引起颈椎损伤，就要按照颈椎损伤来处置，除非已排除该损伤。

进行全面、快速的神经系统检查，观察伤者双侧瞳孔的大小、对称性和对光反射灵敏性。可以用以下三种方法的一种来检查眼外肌的运动情况：观察自发眼球运动、直接要求患者活动眼球或者眼外肌。查体：对于创伤患者要待排除颈椎损伤后再进行。在急诊室中应快速进行第Ⅱ～Ⅻ对脑神经的检查，四肢活动、肌力和感觉检查，注意生理反射是否健存，程度如何，是否存在病理反射，如足底的巴宾斯基征。急诊室中要进行肛诊，评价括约肌的张力和感觉。

检查患者的耳道和鼓膜。耳鼓后或耳道内出血可能提示颅底骨折，耳道中可见脑脊液则有诊断意义。同时检查鼻腔，是否存在脑脊液瘘。但是对于无法坐起的患者，脑脊液瘘的存在很难判断。

为了统一评价标准，为不同的观察者提供判断依据而制定的格拉斯哥昏迷评分，提供了一组固定的观察指标。格拉斯哥昏迷评分与生存和认知功能的预后相关。得分低的患者（<5 分）死亡率高，认知功能恢复差，而高分的患者（>8 分）则预后良好。

婴幼儿头部创伤的一个重要原因是儿童虐待，急诊科医师需要考虑到这一点。通常受伤儿童是被提起肩部或上臂剧烈摇晃，造成颅内血管破裂出血。直接创伤也可出现，造成颅骨骨折，伴或不伴颅内出血。

当然，除上述神经系统检查外，全面的体格检查应同时进行。检查患者的呼吸道，并保持通畅，维持患者的循环状态。应考虑并排除严重的胸、腹部及盆腔创伤。检查患者的四肢，明确是否存在骨折及神经血管情况。应当仔细检查是否存在尿道和排泄道断裂。对男性患者进行前列腺位置检查，因为严重创伤往往伴有膀胱和尿道损伤。如果肛诊指套染血，则应注意直肠或结肠损伤，但并不常见。

三、治疗

（一）院前阶段

对于明确头部创伤患者最首要的处置是呼吸道管理，有两方面原因：第一，控制呼吸道，保持肺部足够的通气是降低颅内压最迅速的治疗方法；第二，要避免患者因血液、呕吐物和分泌物而窒息。某些地方仅仅可以实施抬高下颌，口咽通气的简单操作。理想的方式是气管内插管。对于呼吸存在但无反应的患者可经鼻气管插管，它的优点在于可以保持颈部固定，不需要头颈部后伸。不能经鼻腔插管或是发现时即出现呼吸停止的患者可采用经口插管，尽量减少颈部的移动。插管后应给予过度通气以迅速降低二氧化碳分压。

对于重大面部创伤，无法进行常规的经鼻腔、口腔气管插管的患者，可给予环甲膜切开。

如果有可能出现颈椎损伤，必须给予妥善固定。意识清醒的患者，诉说颈部疼痛，或触诊可及异常柔软的部位，应当以下列手段固定：硬颈托、头部一侧垫沙袋、将头部绑于夹板或担架上。昏迷的患者，应当按照颈椎损伤来处置，直至排除颈椎损伤。患者一旦被固定，护理人员应当准备好吸引器，随时使用。如果必须要移动患者或者调整体位，应将患者整体转向一侧，保持头部固定，尽可能维持颈部的制动。

抢救现场可开始静脉输液，如果抢救人员判定患者除头部创伤外无其他的创伤，可以给予生理盐水维持静脉通路。如果伴有其他严重创伤，或出现低血容量的表现，应立即给予生理盐水或乳酸林格液扩充血容量。尽管头部创伤的治疗原则是尽量减少液体摄入，但应首先给予足够的液体以维持血压和脉搏。

严重头部创伤的患者往往伴有面部创伤，这为患者的现场处置和搬运造成了困难。意识清醒、没有颈椎损伤或其他严重创伤的患者，在运送过程中往往采取坐位，以便将血液排入容器。有颈椎损伤或意识状态不良的患者要采取颈部制动、侧卧位或俯卧位运送，以利于血液流出，否则这些分泌物会被重新吸收。

(二)急诊室阶段

如果在现场尚未采取上述的措施,可以在急诊室中进行。患者到达急诊室后,应快速并尽可能同时进行下列处置:重新进行一次神经系统查体,包括之前所述的各个方面;检查患者的呼吸道;判断颈椎的情况。排除颈椎损伤后,可以进行其他诊断性检查,必要时可以给予经口腔气管插管。

在患者需要积极的呼吸道干预,而没有足够时间排除颈椎损伤时,就会遇到矛盾。一些情况下,面罩手动通气可以坚持到影像学排除颈椎损伤。如果必须立刻进行干预,则应在保持头颈部制动的前提下小心地给予经鼻腔或口腔气管插管,如果插管不成功则选择环甲膜切开。

如前所述,对于单纯的头部创伤,可在现场开放静脉通路,给予生理盐水或乳酸林格液慢滴。如果其他创伤引起了低血容量的表现,则应当马上给予补液治疗,维持患者的液体平衡要优先于头部创伤的处置。

患者到达急诊室后,应当立即留置经鼻腔胃肠减压管和 Foley 尿管,置管的原因包括缓解急性胃扩张,避免胃内容物反流,清空胃内容物防止窒息。置管后应检查这两个管中是否有血液。一种罕见的但是致死率非常高的胃管并发症可能出现在筛板骨折的患者身上。如果插管时稍有不慎,胃管可能经过骨折处,吸出颅内容物而非胃内容物。

脑水肿的控制和颅内压的降低依靠下列几种手段。首先最有效的手段也是过度通气,降低循环中的二氧化碳分压使脑血管床收缩,进而降低颅内压。反复监测动脉血气分析,应将二氧化碳分压控制在 2.7～4.0 kPa(25～30 mmHg)。最近有报道称,潮气末二氧化碳张力监测可以提供快速有效的指导,同时可经血气分析来验证。

应用利尿药是第二种手段。给予患者 20%的甘露醇,按 0.25～1 g/kg 静脉滴注,进行渗透性利尿,之后可每 6 小时给予 20 g 静脉滴注,后期需要增大剂量方可达到之前的利尿效果。大剂量利尿药可对体液平衡和胶体渗透压带来重大的影响。在颅内压监测的指导下,小剂量反复应用利尿药(0.18～0.25 mg/kg)效果良好,并且可以避免并发症的出现。

接受甘露醇治疗的患者可能出现反跳现象,因此一些医师更倾向于选择静脉滴注呋塞米。最近有临床试验支持了呋塞米的治疗作用。

类固醇皮质激素的应用仍然是降低颅内压的常规手段。有证据表明类固醇皮质激素可有效缓解脑肿瘤伴发的脑水肿,但并没有结论证明它们对头部创伤后脑水肿同样有效,其效果也逐渐开始被怀疑。尽管如此,一般推荐静脉应用地塞米松,起始剂量为 10 mg,之后的 48 小时内每 6 小时给予 4 mg,接下来的 5～7 天里减量。

巴比妥疗法是控制颅内压升高的有效措施。一般来说,这项措施的应用要求持续颅内压监测,因此不作为首选,而是在神经系统检查完成后进行。

在急诊室里患者可能出现一次或多次惊厥发作,但这并非创伤后经常遇到的。惊厥多见于脑组织结构性损伤、贯通伤、脑内出血和压缩性颅骨骨折患者。与其他患者相同,病情的评估和处置要尽快进行,并需要控制惊厥发作。最理想的是在不影响意识状态的情况下控制惊厥,这样可以避免忽略其他危及生命的颅内病变。按照常规负荷量和维持量静脉滴注苯妥英钠,惊厥持续状态则需要静脉滴注地西泮来缓解。如果这些药物作用不足,就可加用苯巴比妥,但它会改变患者的意识状态,干扰对病情的进一步判断。无论如何,终止惊厥发作是首要的。

对于严重创伤患者,要仔细检查是否有其他部位创伤。尽快行胸片检查以排除气胸、血胸、肺不张和肋骨骨折。如果受伤方式可能造成骨折,应同时拍骨盆片。四肢摄片也很必要,但并不优先。

主流的诊断方法是CT检查,这项检查为头部创伤的诊断带来了革命性的变化。头部创伤患者如果有意识状态的改变,应立刻进行CT检查。有人建议即使没有神经系统症状,颅骨骨折患者也应接受CT检查,因为并发症往往发生在这些患者身上。这项检查的优势在于快速和无创。急性创伤中,X线片的对比并不足以诊断颅内出血。新鲜的或最近出现的出血灶比脑组织的衰减值大,表现为硬膜外、硬膜下或颅内密度增高区域。2～4周后血肿吸收,不易与周围脑组织区分。对于急性出血,不应用造影剂即可定位出血部位;但怀疑亚急性硬膜下出血时,要应用造影剂使原本等密度的液体聚集区增强显示。当然这项检查也不是完全保险的,少数情况下双侧血肿的患者中线不发生移动,进而可能遗漏诊断。此外,每台机器都会有某个部位的颅骨扫描不佳,称为“死点”,医师应当注意到每台机器的特点。

大量研究表明,MRI检查对创伤后的颅内病理改变很有诊断意义,尤其是针对CT检查不能显示的亚急性硬膜下血肿,但它不能显示颅内骨折,而且检查时间比CT检查长。

腰椎穿刺不用于头部损伤的患者。抽取小脑幕下压迫圆锥的脑脊液会形成脑疝使患者病情恶化。另外,对诊断也无帮助。压力计不能反映颅内压增高,脑脊液中不含血液会使我们误认为没有颅内血肿,脑脊液中有血液也没有意义,因为脑挫伤、蛛网膜下腔出血以及脑膜撕裂伤会造成血液检验呈阳性反应。

前面提到的一个颅脑外伤的患者会因为人为地降低了颅内压而使症状加重。在这种情况下可通过颅骨钻孔来挽救患者,硬膜外血肿可通过该孔引流。但是,硬膜下血肿经常很大、遍布于整个颅内,很难通过一个小孔引流,可以通过去除大片颅骨(减轻硬膜外血肿造成的压力为开颅术赢得了时间,这个经常因为动脉血凝集而无效。轻拍可以起到有效的降压作用以及控制脑门中动脉的损失。硬膜下血肿的血液会弥散在整个大脑表面,故不能从一个小孔引流)。如果急诊医师没有其他的方法引流的话,且此时患者病情恶化,可以采用紧急钻孔术。

四、常见的头部创伤

(一)头皮裂伤

头皮裂伤是急诊科日常处理较为常见的损伤。头皮血运丰富,其血管位于帽状腱膜和真皮层之间。相比较身体的其他部位,头皮比较坚韧,血管收缩困难,这就造成一个小缺损会引起大出血。若不及时采取止血措施的话,患者失血量很大,会使血细胞比容下降10～15点。止血措施会减少大出血并充分暴露创口,以下几种止血措施:肾上腺素利多卡因局部浸润伤口、压迫颅骨;如果帽状腱膜撕裂,钳夹住腱膜反折到真皮上以填塞血管。

止血后,应充分冲洗残留在伤口中的异物,一方面要充分检查伤口,检查帽状腱膜和外板的受损情况,另一方面要清除残余的异物或凝血块。

隔层缝合修补撕裂伤部位,表皮、真皮、皮下组织和帽状腱膜单层缝合。缝合修补帽状腱膜很重要,若肌肉没有完全贴附的话,以后可能再次出血,秃顶男子可不修补该层。若考虑到美容效果,2～3层可采用整形外科技术。

腱膜下疏松结缔组织的撕裂或断裂造成了头皮裂伤,大块头皮撕裂能够得到修复,因为头皮血管位于皮下和真皮层及帽状腱膜层之间。

(二)脑震荡

脑震荡定义为由于头部钝伤造成的大脑一过性神经系统紊乱。许多医师认为有意识丧失的患者可诊断为该病,但是一些文献指出神经系统症状紊乱表现多样,包括意识模糊、头晕、健忘、恶心、呕吐,若出现了上述症状,即使没有意识丧失也可诊断。

一般来说,当出现神经系统紊乱症状时,常持续时间较短,几秒钟、几分钟或几个小时;意识丧失可能是由于肾素血管紧张素系统紊乱引起的,该系统起着维持人体觉醒的功能。

从解剖上看,没有关于人脑受损方面的研究。但从动物试验来看,有文献指出可表现为中央性尼氏小体溶解,还有文献认为没有改变。在目前的诊断水平上没有发现什么病理改变。

处理这些患者主要是观察,一些症状轻微、神经系统检查正常的患者可在家观察,身边需有一个人负责观察患者的症状变化。意识丧失时间较长的患者(>10 分钟)、持续出现呕吐的患者、家庭条件不允许等患者可收入院。给予非麻醉性镇痛剂镇痛。

相当一部分患者在病后的数周、数月,甚至数年仍有一些后遗症表现,主要表现为头痛。72 小时如果头痛持续存在且非麻醉性镇痛剂不能缓解的话,可给予麻醉性镇痛剂。其他一些常见后遗表现为头晕眼花、疲劳、精神不集中、失眠、焦虑等。关于这些患者的症状及持续时间是器质上的还是功能上的存在争议。这些患者需要专门的神经科医师长期随访评估治疗。若头痛剧烈,不可等待症状继续恶化,需行 CT 检查。

(三)脑挫裂伤

挫裂伤即为脑组织的损伤,受伤的部位有出血,临床表现为意识减退(嗜睡)并有神经系统阳性症状。这些症状因部位而不同,有的表现为受伤的同侧出现异常,有的为对侧出现异常。

这些患者需要仔细检查,行 CT 检查以排除手术指征,有必要时可收入院。需重复检查以免症状加重,护理要得当。

(四)颅骨骨折

颅骨骨折的影响不是骨折本身而是骨折吸收及其伴随的脑部损伤和继发血肿形成。一般来说,颅骨骨折患者需入院观察 24 小时。

穿过脑膜中动脉的线性骨折需特别注意,可能会影响动脉的血运,产生硬膜外血肿。另外,横穿脑膜中动脉的骨折因持续的颅内出血造成意识改变。凹陷性骨折通常需收入院手术处理骨折片。开放性骨折需要在手术室行冲洗清创术。

若发现鼓膜后有血的患者,即使颅骨 X 线片表现为正常,也疑似诊断为颅底骨折。通常,颅底骨折的唯一影像学表现为蝶窦的液气平面。极少可能的情况,蝶窦的液气平面是由于面骨骨折而不是颅底骨折引起的。

骨折涉及筛板或至中耳可引起脑脊液耳漏或鼻漏。一般这些脑脊液漏的患者需观察1~2 周。如果漏没有自行愈合的话,需手术修补漏。报道称 90%的漏无须手术即可自行愈合。这些患者的风险主要为感染而不是漏本身。这些患者可预防性服一些能够穿透血-脑屏障的抗生素,预防感染直到漏愈合。青霉素 500 mg 口服,6 小时一次或氯霉素每天 50 mg/kg,分四次口服。发热患者行腰椎穿刺检查以确诊是否存在脑脊液感染并行细菌学检查。枕骨骨折有 33%出现并发症,包括蛛网膜下腔出血、后颅窝血肿、脑挫伤、顶叶和枕叶损伤、对冲性损伤、脑神经损伤(主要是第Ⅶ、Ⅷ对脑神经损伤)。

(五)颅内出血

1.硬膜外出血

硬膜外出血表现为患者头部受到创伤,短暂意识丧失后恢复正常,然后于几分钟或几小时后出现颅内压增高的症状。血肿由动脉出血造成,故硬脑膜向内凸。CT 上硬膜外出血表现为双凸透镜样高密度影。逐渐表现为意识减退、瞳孔扩大、偏瘫等，硬膜下出血或颅内出血也可以出现。另外，大多数患者症状不会加重。一些小的创伤的患者意识没有丧失，仅表现为硬膜外血肿形成，1/5 的硬膜外血肿患者意识丧失，昏迷不醒。

头部损伤出现硬膜外血肿占 1%～2%，虽然采取治疗措施，一经诊断，硬膜外出血仍有 25%～50%的死亡率，这是由于部分患者创伤较小，5%～10%不伴随颅骨骨折，所以急诊科医师早期不能确诊，直到出现明显脑疝症状后方能确诊。

2.硬膜下出血

与硬膜外出血相比，尽管也有许多小的皮质动脉出血，但其原因主要是静脉阻塞所致。血液在硬膜内，扩散至整个硬膜区域，而不是像硬膜外出血那样在局部形成凸起。CT 检查表现为颅骨和脑之间的新月形高密度影，脑组织向内移位，常伴随脑组织受损。一般血肿在 7～21 天变成等密度，之后形成低密度灶。

这与典型的硬膜外出血相似，伴有意识丧失的头部损伤症状更典型，患者意识可有一定程度的好转但不能完全恢复正常。头痛、瞳孔扩大、性情改变以及颈强直等是主要的症状和体征。硬膜下出血根据临床症状出现的早晚主要分为三大类：急性、亚急性和慢性。急性需出现症状、意识改变后 24 小时内进行处理，亚急性时间在 2～14 天，慢性为 14 天之后。

急性硬膜下出血的死亡率在 60%～80%。若受伤后 4 小时内发现血肿并行手术治疗，可将死亡率降至 30%。亚急性死亡率在 12%～25%，慢性死亡率在 3%～15%。儿童的硬膜下出血患者尤其需要重视，这是儿童发病率和死亡率的重要原因。婴儿可通过硬膜下穿刺治疗。

3.脑内出血

脑内出血主要发生在颞叶前部和额叶后部，这些区域的脑实质容易坏死，颞叶容易发生水肿，通过小脑幕疝出，这就需要尽早做出诊断，及时手术。头部损伤有 1%～2%发生脑内出血，死亡率约为 55%。

损伤 48～72 小时后出血颅内血肿，早期 CT 检查表现为脑挫伤，这些患者可出现神经系统症状急剧恶化，这时需立即再次行 CT 检查，手术引流血肿以减少发病率和死亡率。

4.蛛网膜下腔出血

蛛网膜下腔是急性头部损伤最易出血的部位，蛛网膜下腔出血患者一般都有头痛和颈强直，通常不需手术。

（六）颅脑贯通伤

颅脑贯通伤，通常为子弹伤，是一种极为严重的脑部损伤。由于脑组织大面积损伤，死亡率极高。大多数患者到达急诊室时处于昏迷状态，就像其他的损伤一样，维持气道通畅、控制颅内压是抢救的关键。检查和诊断的关键是子弹是否穿过中线，造成大脑两侧损伤，若是这种情况的话，患者一般无法抢救。一般很少存在单侧损伤。患者就算存活下来，也会遗留程度不同的神经系统症状。

一些极少数的情况下，颅脑贯通伤的患者到达急诊室时是清醒的，虽然经常迷糊，但还能够说话。此时需要及时清理呼吸道、机械通气。急诊科医师不要误认为这样的患者病情较轻，这些患者很快出现症状恶化，需要及时行 CT 检查。

（崔建胜）

第二节 脊髓损伤

脊髓损伤在全身损伤中约占0.3%，但在自然灾害中，如房屋倒塌、矿山、坑道塌陷中，脊髓损伤发生率要高得多。多发于年轻人，80%为40岁以下男性。好发部位是中颈椎及胸腰段脊柱部，大量统计表明，胸腰段脊柱损伤的发生率最高，颈椎损伤有上升趋势，占第2位。在脊柱火器损伤则胸椎发生率最高，在一些发达国家，火器伤已居交通事故、高处坠落伤之后的第3位原因。脊柱损伤并发脊髓损伤的发生率各家报道差异较大，约为20%。

一、发生机制

脊髓损伤主要由外力作用所致，但亦受脊柱脊髓内在因素影响，内在因素包括如先天性发育性椎管狭窄、椎间盘退变、脊柱先天畸形及其他脊柱疾病等，可加重脊髓损伤。主要致伤暴力如下。

(一)间接暴力

指外力不直接作用于脊髓而致脊髓损伤。多为闭合性损伤，见于房屋倒塌、矿井塌方、高处坠落、跳水意外、交通事故或运动中的物体直接打击脊柱，其导致脊髓损伤的主要因素如下。

1.椎体骨折

爆裂性骨折，骨折片进入椎管压迫脊髓，也可见于单纯椎体后缘骨折向后移位导致脊髓受压，造成脊髓神经细胞和传导束直接损伤，或引起脊髓血运障碍、继发脊髓灰质和传导束损伤等。

2.脊椎脱位

向前脱位椎的椎板或原位椎的椎体后上缘压迫脊髓。脊髓损伤主要决定于暴力作用于脊柱发生脊椎骨折或骨折脱位的瞬间，骨性结构对脊髓的毁灭性打击，但在复位前，骨折片或骨组织压迫也是重要因素。

3.关节突骨折

如向椎管内移位可破坏椎管形态，使其容积减小，出现脊髓压迫。

4.脊椎附件骨折

如椎板、椎弓、棘突骨折等，骨折块向椎管内移位。

5.软组织压迫

(1)椎间盘因素：损伤后致破裂、突出或膨出并突向椎管压迫脊髓。普通X线检查常无明显改变。常见于屈曲性颈椎损伤。

(2)韧带因素：黄韧带皱褶突向椎管压迫脊髓，多见于颈椎过伸性损伤。

(3)血管因素：脊髓或硬膜外血管损伤致硬膜外出血和血肿压迫。更重要的是供养脊髓的血管损伤，致脊髓缺血损伤。

(4)脊髓因素：传导暴力作用造成脊髓震荡或脊髓挫裂伤，损伤后继发脊髓水肿、出血，椎管容积进一步减小，加重脊髓自身损伤。

(二)直接暴力

指外力直接作用于脊髓而致的损伤，多为开放性脊髓损伤。

1.脊髓火器伤

多见于战时子弹或弹片入椎管损伤脊髓,或损伤脊髓其近旁。冲击压力波损伤脊髓,特别是椎旁者,X线检查脊髓未见异常,但脊髓损伤。

2.锐器性损伤

多由金属刀刃穿透椎体或椎板间隙等进入椎管损伤脊髓,偶见木、竹器致伤。在平时和战时都可发生。

(三)影响因素

1.椎管的容积

若损伤前已有椎管狭窄存在,轻微外伤即可致脊髓损伤,如先天性椎管狭窄、骨质或韧带增生等引起的继发性椎管狭窄。

2.脊柱的稳定性

若原有韧带损伤、松弛、脊柱不稳,则外伤易致椎管形态破坏,损伤脊髓。如先天性齿状突缺如、类风湿性脊柱炎等。

3.脊柱、脊髓原有疾病

强直性脊柱炎患者因病椎间融合,脊柱活动度差,受外伤时不能缓冲外力,易发生脊髓损伤,多见于颈椎。椎间盘退变患者常因脊柱外伤而突出,导致脊髓损伤,中年以上椎间盘已有退变性改变者可同时出现多个椎间盘突出。

4.脊柱畸形

如短颈畸形、齿状突发育不全、颅底凹陷、脊柱侧凸畸形、先天性或获得性脊柱后凸畸形等。

二、病理变化

根据伤后病理改变演变趋势分为完全性和不完全性两种,两者在开始时都表现为脊髓灰质出血,前者出血早而多,并逐渐出现中心坏死,进而发展到脊髓坏死,后者出血而少,且很快停止发展,并逐渐恢复正常。

(一)原发性病理改变

1.脊髓震荡

脊髓损伤后出现短暂性功能抑制状态。大体病理尤明显器质性改变,显微镜下仅有少许水肿,神经细胞和神经纤维未见破坏现象,可以完全恢复。

2.脊髓挫伤

各种机械性因素所致的脊髓损伤,主要病理改变如下。

(1)髓内出血、血肿、血管痉挛或血栓,组织坏死。

(2)神经细胞破坏:胞体肿胀、染色体溶解、胞核消失、尼氏小体聚集、胞质无定形或呈空泡状。

(3)神经传导束变化:轴突变性、分离、轴索间隙增宽形成空泡;脱髓鞘、轴索裸露;髓鞘、轴索断裂,缩成球状。

(4)脊髓挫伤的轻重程度相差较大,造成该型损伤后脊髓恢复的结果不一,挫伤严重,灰质和传导束广泛性损伤,继发大片坏死者,最终完全纤维化,为完全损伤而不能恢复,轻者为不完全损伤,如脊髓小面积挫伤、少量出血,可有不同程度恢复。

3.脊髓断裂

两断端间常有间隙,神经元、胶质成分以及经过断裂区的轴突的缺损是永久性的,也是不可修复的。脊髓断端呈现完全脊髓损伤改变,数小时后灰质中央出现片状出血、坏死,并逐渐被巨噬细胞吞噬,24 小时后完全损坏,并出现白质坏死,3 天后达到高峰,这种由于轴索断裂,髓鞘空泡形成,断端自溶、坏死、脱落,全过程约需 3 周时间。最后断端形成空腔,并为瘢痕组织所填充。

(二)继发性创伤改变

1.出血

出血是脊髓损伤后最早的反应,也是直接损伤的一部分,由于脊髓特别是灰质的供血系统丰富,其损伤后常导致大量动、静脉的破裂而引起广泛的出血,并波及一定范围,出血在达到高峰后 5~10 分钟减慢,并逐渐停止,出血区常发生坏死。

2.水肿

脊髓损伤后可因创伤反应、脊髓缺氧或压迫突然解除等因素而发生不同程度的水肿。水肿是紧随出血的病理变化,一般持续 4~7 天达到高峰,然后静止并逐渐消退。水肿消退后脊髓功能可以恢复,但不一定全部恢复。

3.缺血

出血、水肿与供血障碍均可致脊髓缺血,如大动脉损伤,可致脊髓数节段缺血,缺血常导致坏死。

4.血管收缩

脊髓损伤后,病变区坏死组织释放大量的儿茶酚胺和前列腺素,使脊髓滋养血管痉挛,脊髓血运障碍,损伤面积。

5.缺氧、微循环障碍、神经递质改变、阿片类、氧自由基、正肾素代谢物质改变等

试验研究证实上述各种因素均对脊髓损伤后的病理变化产生促进作用,加重原发损伤的程度。

三、临床表现

常在脊髓损伤的不同程度出现不同的临床症状,脊髓损伤的轻重程度不一,出现的症状也各不相同。

(一)脊髓休克期

脊髓遭受创伤和病理损害时即可发生功能的暂时性抑制,表现出运动、感觉、反射和自主神经系统的一系列变化,称为脊髓休克期。脊髓休克期持续时间长短不同,在脊髓震荡及不完全脊髓损伤,可无休克其甚为短暂,至临床检查时,已无休克表现,脊髓损伤平面越广,持续时间越长,最常可达 6 周,休克期表现如下。

(1)损伤平面以下运动障碍,一般表现为瘫痪,其范围与损伤部位和程度有关,第 4 颈椎以上平面损伤时表现为四肢瘫痪,胸髓以下脊髓损伤表现为双下肢瘫痪。瘫痪多为弛缓性,即肌张力低下或完全无张力。

(2)损伤平面以下深浅感觉完全丧失。

(3)损伤节段以下腱反射多消失。

(4)脊髓休克后期,反射逐渐恢复,根据其表现可判断脊髓损伤的严重程度,即脊髓完全性或不完全性损伤。

(二)脊髓休克后期

1.完全性脊髓损伤

(1)损伤平面以下完全瘫痪,肌力0级,肢体运动功能完全丧失。

(2)损伤平面以下深、浅感觉完全丧失,包括肛门周围与肛门内感觉丧失。

(3)在四肢瘫出现总体反射,肌张力增高,呈痉挛性瘫痪,即损伤平面以下肢体受到刺激,表现为上肢及下肢肌肉痉挛,下肢内收,屈髋屈膝,踝跖屈,腹肌痉挛,反射性排尿及阴茎勃起,肢体反射性屈曲后并不立即伸直,呈单相反射。

(4)在颈胸椎损伤,下肢腱反射亢进,出现病理反射、阴茎海绵体反射与肛门反射,表明脊髓休克期的结束。

2.不完全性脊髓损伤

(1)运动障碍:依脊髓损伤节段水平和范围不同有很大差别,重者可仅有某些运动,而这些运动不能使肢体出现有效功能,轻者可以步行或完成某些日常工作。运动功能在损伤早期即可开始恢复,其恢复出现越早,预后越好。

(2)不完全性感觉丧失,其范围和部位根据损伤严重程度和部位不同有明显差异,损伤平面以下常有感觉减退、疼痛和感觉过敏等表现。

(3)肢体受刺激出现屈曲反射后又可伸展原位,呈双相反射。

3.脊髓不完全损伤综合征

(1)中央脊髓综合征:常见于颈椎过伸性损伤。临床表现为上肢重于下肢的四肢瘫痪,也可以是上肢单侧瘫痪,双下肢无瘫痪,损伤平面2～3节段支配区上肢表现为下运动神经元性损害,下肢为上运动神经元性损害。手部功能障碍明显,严重者有手内在肌萎缩,恢复困难。可同时出现损伤平面以下触觉和深感觉障碍,有时会出现括约肌功能丧失。

(2)脊髓半侧损伤综合征:又称脊髓半横断损伤,损伤侧脊髓上行和下行传导束损伤。临床表现为损伤平面以下同侧肢体上运动神经元性瘫痪和触觉、深感觉丧失,同侧肢体表现为痉挛性瘫痪,深反射亢进,并出现病理反射;对侧肢体痛、温觉消失或损伤略高水平节段有感觉过敏。

(3)前脊髓综合征:由脊髓前动脉支配区脊髓受损所致,脊髓后柱和后角未受损。主要病因:椎体压缩、爆裂骨折,碎骨块突入椎管或椎间盘突出压迫脊髓前方;脊髓前动脉损伤或受压致脊髓相应部分供血障碍。临床表现为损伤平面以下肢体瘫痪,浅感觉如痛觉、温度觉减退或丧失,深感觉如位置觉、震动觉存在。括约肌功能也有障碍。

(4)脊髓后部综合征:由于脊髓后结构和脊神经后根受损所致。主要病因是脊柱过伸性损伤致后结构破坏陷入椎管。临床表现以感觉障碍和神经根刺激症状为主。即损伤平面以下深感觉障碍,躯干及肢体对称性疼痛,少数病例可出现运动障碍和锥体束征。

(5)神经根损伤综合征:由于一侧神经挫伤所致,可仅伤及脊神经前根、后根或同时伴有脊髓前角、后角损伤。常见病因有脊柱侧屈损伤骨折脱位及椎间盘突出。临床表现为损伤节1～2个神经根支配区功能区功能障碍,可无感觉障碍,亦可出现麻木、疼痛或感觉过敏,或同时伴有运动障碍。

(6)马尾圆锥损伤综合征:由马尾神经或脊髓圆锥损伤所致,主要病因是胸腰段或其下方脊柱的严重损伤。临床特点:表现为弛缓性瘫痪,其支配区所有感觉丧失,骶部反射部分或全部丧失,膀胱和直肠呈下运动神经元瘫痪,因括约肌张力降低,出现大小便失禁。马尾损伤程度轻时可和其他周围神经一样再生,甚至完全恢复,但损伤重或完全断裂则不易自愈。

(三)迟发性脊髓损害脊柱损伤

早期无神经症状，经数周或数月后，出现脊髓受压和脊髓损伤表现者为迟发性脊髓损害。常见病因：椎间盘损伤、突出致脊髓受压；脊柱不稳、成角、移位致脊髓磨损；椎体骨折，骨块向椎管内移位或骨痂向椎管内生长压迫脊髓；脊柱损伤后椎管内囊肿形成或发生慢性蛛网膜炎。患者在脊柱损伤当时未发生截瘫或虽曾发生过损伤平面以下截瘫，但随后症状又有所减轻，经数周、数月或数年后逐渐出现脊髓受累症状，表现出相应的运动、感觉、反射和自主神经功能障碍，严重者表现为截瘫。

1.诊断要点

(1)判断有无脊柱损伤，其部位、程度和性质如何。

(2)判断有无脊髓损伤。

(3)确定脊髓损伤的部位：包括横截面和纵向范围。

(4)判断脊髓损伤性质：压迫、震荡、挫裂伤、离断伤等。

(5)判断脊髓损伤程度：属于完全性或不完全性损伤。

(6)检查有无合并伤：如颅脑外伤、胸腹脏器损伤、大血管损伤、休克、中毒及四肢骨折等。

2.诊断方法

(1)了解外伤史和损伤机制：详细的外伤史可为诊断提供重要线索。临床症状和体征主要根据局部疼痛、肢体瘫痪等主诉及局部压痛和肢体运动、感觉、反射障碍等体征进行分析判断。对于合并颅脑损伤、昏迷、休克、中毒而无局部疼痛主诉者，除了解受伤机制外尚可借助其他辅助检查。

(2)定位诊断：美国脊柱损伤协会(ASIA)列出了判断运动损伤水平的关键肌肉和感觉损伤水平的关键感觉分布区。正常四肢肌肉，均由2个或更多神经根支配，肌力在Ⅳ级以上，当支配的下位神经根损伤，则肌力降为Ⅲ级或以下，此即为运动损伤平面，感觉分为减弱、障碍与消失，障碍即为损伤平面。

4分级诊断临床上简单分为完全性和不完全性损伤。完全性损伤指损伤平面以下感觉、运动、反射和自主神经功能完全丧失；不完全损伤指神经损伤平面以下存在非反射性神经功能。

Frankel系统分级法是根据神经损伤水平以下神经功能保留程度来判断脊髓损伤程度，分级标准如下。①Frankel A：完全性损伤，第4～5骶节，无任何感觉或运动功能。②Frankel B：损伤平面以下保留有感觉功能，并扩展到第4～5骶节，但无运动功能。③Frankel C：损伤平面以下保留运动功能，大部分关键肌的肌力＜Ⅲ级。④Frankel D：损伤平面以下保留了运动功能，大部分关键肌肉肌力至少Ⅲ级。⑤Frankel E：运动和感觉功能正常。

3.辅助检查

(1)影像学检查：①普通X线检查，常用的是颈、胸、腰椎正位片和侧位片，必要时加拍左、右斜位及颈椎张口位片。观察椎体及附件有否骨折、移位及椎旁阴影是否增宽等。②脊柱体层摄片可更精确了解脊椎骨折情况，尤其是骨折块突入椎管、颈2齿状突及侧块骨折、关节突骨折等。一般在普通X线片不能明确时进行。③脊髓造影，判断脊髓是否遭受骨块、突出之椎间盘或血肿等压迫，提示脊髓损伤平面和范围。但对急性颈椎损伤进行脊髓造影有一定危险性，随着MRI设备的普及，应用越来越少。④CT扫描，可用于判断椎管容积，有否骨折或骨折块突入椎管，有否椎间盘突出和了解脊髓损伤的间接资料，其优点是可以在避免反复搬动患者情况下获得清晰的椎管内图像，为治疗提供可靠依据。⑤MRI检查是脊髓损伤的检查方法，除可观察椎骨及椎间盘损伤外，尚可判断脊髓损伤情况，如压迫、挫伤、断裂、水肿、出血及空洞形成等。

(2)腰椎穿刺：在确定无颅内高压情况下行腰椎穿刺，若脑脊液内含有血液或脱落的脊髓组织，说明脊髓有实质损伤，至少蛛网膜下腔有出血。若奎肯试验提示梗阻，则说明脊髓受压。两者都为早期手术提供依据。

4.电生理检查

(1)体感诱发电位：可记录周围神经到脊髓的诱发电位，在脊髓损伤时用以判断脊髓功能和结构的完整性，并对预后的估计起一定的帮助作用。

(2)肌电图和神经传导速度检查：常用于补充不足，很少单独用于估计脊髓损伤的预后。

5.治疗选择

(1)现场救护：脊髓损伤常合并其他脏器损伤，病情严重，单纯高位颈髓损伤常合并呼吸困难，危及生命。正确快速的现场救护可降低病死率和残废率。①保持呼吸道通畅：因颈、胸髓损伤伴有呼吸肌麻痹、通气功能障碍，在现场行气管插管，最好是经鼻插管，或给予面罩给氧，监测血氧饱和度如现场患者呼吸窘迫，血氧饱和度持续低于 80%，即可现场给予气管切开、置管、球囊辅助呼吸，快速搬运至医院。②凡疑有脊柱、脊髓损伤者一律按有此损伤处理。③制动：脊髓损伤和脊柱损伤的制动具有同等重要的意义。脊髓损伤可采用简易支具及沙袋制动，制动越早，二次损伤越轻。④正确搬运：在脊柱、脊髓损伤未处理之前不宜随意转动或搬动，应尽可能在采用支具或临时固定器材固定后方可搬动。搬患者要求是至少需要 3 个人，动作轻柔，平抬平放，避免扭曲或转动；采用无弹性担架，防止过伸、过屈。运输途中注意观察生命体征，如有休克应用低足高位，并注意保暖，但应避免使用热水袋，以免烫伤，还应注意预防压疮。

(2)急诊处理：①快速准确的全身检查。②急救复苏：保持气道通畅并给氧，必要时建立通气管道给予辅助呼吸；维持血循环和有效灌注，有条件时行中心静脉置管和肺动脉楔压置管，以利血压监测。③神经系统检查：只要病情允许，可检查患者的双臂、双手、双腿、双足的运动及括约肌张力，判断其与脊髓损伤的关系。④若患者在急救现场未得到制动，到急诊室后应及时采取有效制动措施。除各种支具外，牵引也是有效的制动方法。⑤脱水剂使用：确定脊髓损伤后可使用激素、呋塞米等脱水剂。⑥影像学检查：病情许可者可行 X 线、CT 或 MRI 检查，以明确损伤节段和损伤程度。

(3)脊柱骨折复位、固定：①复位，整复脊柱骨折脱位，恢复椎管形态是脊髓减压最有效的途径，在脊柱复位前没必要进行脊髓造影或其他特殊检查。颈椎稳定性损伤可采用 Glisson 枕颌带牵引。颈椎不稳定性损伤常采用颅骨牵引，一些学者采用 Halo 头盆环牵引装置，认为具有高度稳定功能和牵引作用。颅骨牵引重量按年龄、体型和体重酌情考虑，通常在中下颈椎以每椎节 15～20 kg，例如第 6～7 颈椎骨折脱位牵引重可用 9～14 kg，牵引方向视损伤机制和复位节段而定，牵引过程中，床旁应有医师持续观察，每半小时摄床旁 X 线一次检查骨折复位情况。寰枕联合处高位颈椎损伤，头颅在脊柱上方保持中位，如有颅颈畸形，则不应一次性复位，可在轻重量持续牵引下缓慢复位，复位过快可引起呼吸、心搏骤停，危及生命。胸腰椎骨的脱位可根据不同情况采用卧床休息、悬吊牵引、闭合手法复位和体位复位法。若牵引和手法复位不成功或牵引过程中神经症状加重，则采取手术开放复位。②固定，建立和维持脊柱的稳定性直到骨性愈合非常重要，稳定的骨性环境才能为脊髓损伤的修复创造必须的条件。颈椎损伤通常在 3～4 周通过牵引维持，待软组织和骨性结构初步愈合后采用头颈胸石膏或颈部石膏固定。有颈髓损伤者应持续牵引或用 Halo 牵引固定架制动。待骨性愈合后方可解除。如脊柱损伤经复位后仍有不稳定者可采取脊柱融合或内固定术。常用的脊柱融合方法有：枕颈融合术、前路椎体间融合术、后路椎板间、关节突间或横突间融合术。

(4)椎管减压：在脊柱复位后通过脊髓造影、CT 扫描、MRI 检查手术中或确定仍有脊髓受压，如碎骨块、椎间盘突入椎管内或异物残留，需行减压取出，以恢复椎管的正常容积。常用的减压方法如下。①前路减压术：适用于脊髓损伤，伴有椎间盘突出或碎骨块突入椎管压迫脊髓前方，导致运动功能丧失、感觉功能尚存者，多用于颈髓损伤。②侧前方减压术：适用于胸椎或胸腰椎损伤，从椎管前方压迫脊髓者。术中应避免器械直接进入椎管内操作，以免加重脊髓损伤。③后路椎板切除减压术：适用于椎板骨折下陷或脱位前移压迫脊髓后方者；原有颈椎病、椎管狭窄、强直性脊柱炎，脊髓受压症状迅速恶化者；腰椎骨折脱位或疑有马尾损伤者；有硬膜外出血，需行血肿清除者；腰椎骨折脱位伴马尾断裂者，在行骨折脱位复位内固定时尽量吻合神经，注意要在神经束排列整齐的状况下端对端吻合。椎板切除操作要点：椎板骨折者应先咬下位椎板，然后用神经剥离子托起骨折椎板，再用椎板咬骨钳咬除；椎板脱位前移者应先整复脱位，在未完全复位前咬除椎板，再完全复位；有条件时可在持续牵引下用气钻切除椎板，可避免椎板下放置任何器械。

6.药物治疗

(1)类固醇皮质激素：能维持细胞膜和溶酶体膜的稳定性及体液、电解质平衡，防止细胞受损、溶酶体释放，保持血管的完整性；防止和减轻脊髓水肿，减少神经组织损害对抗氧自由基等。宜在伤后 8 小时内应用，尽可能选用大剂量。常用甲泼尼龙，在伤后 8 小时内应用，首次冲击量 30 mg/kg，静脉滴注 15 分钟，45 分钟后 5.4 mg/(kg·h)，静脉滴注，持续 23 小时，此为 ASIAS 规定之用法，伤后 8 小时以外不用。伤后 3 小时内应用则应维持 24 小时；伤后 3～8 天应用，维持时间应到 48 小时。此外还可采用地塞米松 20 mg，3 天内每 6 小时重复 1 次，3 天后逐渐减量，7～10 天停药，以免长期大剂量使用激素出现并发症。

(2)利尿剂：脊髓损伤因局部细胞外液过多，发生不同程度的水肿，受压加重，因此受伤后应限制水、钠的摄入量，减少水、钠潴留，减轻脊髓水肿，保持脊髓功能。另外尚可选用或交替使用以下利尿剂。①呋塞米：20 mg 静脉滴注，1～2 次/天，持续 3～6 天。②20%甘露醇：1～2 g/kg，快速静脉滴注，1 次 6 小时，持续 3～6 天。③50%葡萄糖液：60 mL 静脉推注，每 4～6 小时1 次。④其他利尿剂：可选用氢氯噻嗪、氯胺酮及乙酰唑胺等。

(3)东莨菪碱：可通过调整微循环改善脊髓损伤后毛细血管破裂出血和堵塞造成的微循环障碍，减轻脊髓缺血、坏死，有利于脊髓功能恢复。使用越早越好，宜在伤后当日使用，0.3 mg 肌内注射，每 3～4 小时 1 次，持续 3 天。

(4)痉挛状态：脊髓损伤后痉挛状态是指损伤平面以下反射弧高度兴奋，脊髓基本反射(包括牵张反射、屈肌反射、血压反射、膀胱反射、排便反射、阴茎勃起反射)亢进。①巴氯芬：抑制性神经递质 γ 氨基丁酸(GABA)的协同剂，成人初始剂量为 15 mg/d，逐渐增至有效剂量，维持量 30～70 mg/d，儿童初始量为 0.75～0.25 mg/(kg·d)。②地西泮：作用于中枢，起类似于下行麻痹抑制运动系统的作用，初始剂量 2 mg，2 次/天，可逐渐加大到 20 mg/d，有些患者可耐受 10 mg，4 次/天。③可乐定：中枢性 α 肾上腺素能阻滞剂。剂量 0.1～0.5 mg/d，口服或经皮肤给药。④丹曲林：外周性抑制肌浆网钙离子释放，减低骨骼肌收缩力。初始剂量 25 mg，2 次/天，逐渐增加到有效剂量，最大量 100 mg，4 次/天。⑤封闭治疗：解痉药物无效时可选择性对某些运动点或神经采用局麻药行封闭，如产生疗效，可改用长效 2%～5%石炭酸或无水乙醇，多能取得疗效。硬膜外腔或蛛网膜下腔注射无水乙醇可破坏圆锥反射、脊神经根或合并截瘫平面上升，应慎用。⑥肉毒毒素:注入痉挛肌肉内可缓解痉挛约3个月。

7.高热与低温处理

高位脊髓损伤特别是颈髓完全性损伤四肢瘫痪患者,常因各种因素导致机体产热和散热失衡,出现体温异常,少数为高热,多数为低体温,导致机体生理功能紊乱,严重者可死亡。

(1)高热的处理:①物理降温,大血管走行浅表处放置冰袋,如颈部、腋下、腹股沟、肘部;50%乙醇擦浴,除上述部位,尚可轻擦额、面颊、胸背部、臀部或股部;调节室温,可用空调将室温维持于20 ~22 ℃,并用电扇通风。②输液,补充水、电解质、糖和氨基酸,补偿高热消耗(输入经降温处理的液体)。③药物降温,必要时使用冬眠药物。降温时应注意不能过快、过低,以免造成体温过低而引起机体功能衰竭。

(2)低温的处理:①物理复温,提高室温,保持环境温度,提高体内温度。具体措施有热水袋、电热毯、电热器及加温液体输入等。复温达34 ℃后即停止继续升温,膝用被盖保持升温至36 ~37 ℃。②纠正水电解质紊乱,监测心、肺功能,保持足够供氧,及时处理异常情况。

8.高压氧治疗

高压氧治疗可以增加血氧饱和度,改善组织供氧,使受伤脊髓的缺氧得以缓解或改善,减轻脊髓的充血和水肿,对脊髓功能的恢复有良好作用。另外,组织氧含量的增加可以促进损伤部位新生的成纤维细胞的胶原合成,增加受伤脊髓的胶原形成。目前多主张在脊髓损伤后早期4~6小时开始用高压氧治疗,2~3次/天,每次90~120分钟,连续3天。但必须注意,高压氧治疗有氧中毒的可能,一旦出现全身不适、耳鸣、恶心、头痛、嗜睡以及其他氧中毒症状,应及时中断治疗,伤后超过8小时再使用高压氧治疗的效果不佳。

9.康复指导

康复治疗可提高脊髓损伤患者的生存质量,延长寿命,应自脊髓损伤后即开始,贯穿在治疗的全过程。包括心理康复、护理康复、理学康复(包括理疗、按摩、被动运动训练和医疗体育等)、生活和社会活动训练等内容。应遵守循序渐进的原则,有计划、有步骤地进行。

10.预后

脊髓损伤的节段、范围和严重程度不同,其预后差别显著。

(1)伤死率:脊髓损伤节段愈高,病死率愈高,颈第1~2节段损伤多于损伤当时死亡;颈第3~4节段损伤也极易因呼吸功能障碍早期残废,即使早期存活者也可因各种原因或并发症死亡,其伤死率约50%。单纯胸脊髓或腰脊髓损伤较少发生早期死亡。

(2)功能恢复:可借助体感诱发电位判断脊髓损伤的功能恢复趋势。非完全性损伤,SEP波形,波幅和潜伏期正常者,脊髓功能可望恢复;非完全损伤,SEP潜伏长波幅降低者预后也较好;SEP消失,表示脊髓休克或完全性脊髓损伤,预后不良,也可能是脊髓后部损伤,运动功能可能有部分恢复。

11.研究进展

脊髓损伤是致残率很高的疾病,近几十年对脊髓损伤的治疗有了很大的进步,主要表现在临床上对脊柱骨折脱位的复位固定及解除脊髓压迫的方法有了不少发展,由于康复治疗的改进,使截瘫患者的活动及生活自理程度有了很大的发展,大量针对脊髓损伤病理生理机制的研究,使得脊髓损伤机制的理论及治疗方法不断丰富和发展。脊髓损伤的病理机制决定脊髓损伤的性质与脑损伤不一样脊髓损伤除损伤前、后角神经细胞外,还损伤脊髓长传导束,神经细胞的损伤导致其支配节段的感觉、运动障碍长传导束损伤则导致损伤平面以下所有感觉、运动、反射障碍。因此，从某种意义上讲，脊髓损伤的修复主要是传导束即神经纤维损伤的修复，已有较多的体内外试验研究证实神经细胞轴突具有再生能力，目前较多的试验研究主要集中在通过外科手术的方法恢复或重建脊髓神经传导功能，并有望取得突破，这些研究包括胚胎神经组织、脊髓组织、周围神经组织移植，但研究的结果令人沮丧；异体或自体于细胞移植是近年来研究的一个热点，并取得了许多令人鼓舞的成果，但距离成功再造脊髓组织及功能尚有漫长的道路。

常规治疗方面，由于继发性脊髓损伤的过程为渐进性，为药物治疗脊髓损伤提供了机会，及时有效的治疗可使病变局限，促进神经功能恢复，目前的研究多集中在如何阻止继发性损伤的发生和发展上。由于继发性脊髓损伤是多种机制综合作用的结果，因而针对各种机制均有不同的旨在逆转继发性脊髓损伤过程的治疗方法，有些治疗方案尚未应用于临床，但给临床治疗脊髓损伤带来了希望。脑源性神经生长因子(GDNF)是近年来发现并已克隆其基因的一种神经生长因子，属于转化生长因子 B 超家族成员，尽管对保护损伤神经元及促进修复作用研究较多，而且其应用已进入Ⅱ期临床，但对作用机制目前仍了解甚少。

(崔建胜)

第三节 脾脏外伤

脾是人体最大的淋巴器官，位于胃左侧与膈之间，相当于第 9～11 肋的深面，其长轴与左侧第 10 肋平行。脾的体积约为(12～14)cm×(7～10)cm×(3～4)cm，正常人脾重为 100～250 g。脾毗邻胃、膈、胰尾、左肾和左肾上腺、结肠脾曲等重要结构，故脾的位置可因体位、呼吸和胃的充盈程度而有所变化(图 5-1)。

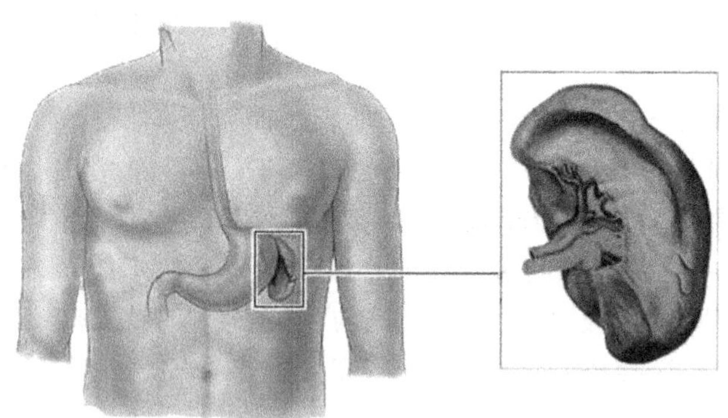

图 5-1 脾脏位置和解剖

脾色暗红，质软而脆。左季肋区受暴力时，常导致脾脏破裂。脾是腹部内脏中最容易受损伤的器官，其发病率在开放性损伤中约为 10%，在闭合性损伤中为 20%～40%。病理情况下(如血吸虫病、疟疾、黑热病、传染性单核细胞增多症、淋巴瘤等)的脾脏更容易破裂。根据病理解剖，脾破裂可以分为中央型破裂(破损在脾实质深部)、被膜下破裂(破损在脾实质周边)和真性破裂(破损累积被膜)3 种。

一、病因

主要病因有创伤性脾破裂、自发性破裂和医源性脾损伤3种。创伤性脾破裂占绝大多数，往往都有明确的外伤史，破裂部位主要取决于暴力作用的方向和部位，又可分为开放性和闭合性两类。开放性脾破裂多由刀刺、子弹贯通和爆炸等所致。闭合性脾破裂多由交通事故、坠落伤、左胸外伤和左上腹挫伤等引起。自发性脾破裂极少见，主要发生在病理性肿大的脾脏，多数有一定的诱因，如剧烈咳嗽、打喷嚏或突然体位改变等。医源性脾损伤主要是指手术操作或医疗器械使用不当造成的脾损伤。此损伤一旦发生，将影响手术过程，甚至会因此行脾切除。

二、病理生理

根据脾破裂的临床特点，一般分为4级。①Ⅰ级，脾被膜下破裂或被膜及实质轻度损伤，脾裂伤长度<5.0 cm，深度≤1.0 cm；②Ⅱ级，脾裂伤总长度>5.0 cm，深度>1.0 cm，或脾段血管受累，但脾门未累及；③Ⅲ级，脾破裂伤及脾门或脾部分离断，或脾叶血管受损；④Ⅳ级，脾广泛破裂或脾蒂、脾动静脉主干受损。

脾破裂由于病因和损伤程度不同，病理生理变化差异较大。中央型破裂和被膜下破裂，因脾脏包膜完整，出血受到限制，故临床上并无明显内出血征象而不易被发现。如未被发现，可形成血肿而最终被吸收。但有些血肿(特别是包膜下血肿)在某些微弱外力的影响下，可以突然破裂，应予警惕。脾实质深处的血肿也可逐渐增大而发生破裂，少数可并发感染而形成脾脓肿。

真性脾破裂时破损累积脾脏被膜，破裂部位较多见于脾上极及膈面，有时也发生在脏面。当脏面破裂，尤其邻近脾门时，有撕裂脾蒂的可能。这种类型的脾破裂出血量大，患者可迅速发生休克，导致生命危险。真性脾破裂的患者往往出现有效循环血容量锐减及组织灌注不足的病理生理改变，同时还伴随微循环改变、血液流变学改变、细胞代谢改变及器官功能的改变。

三、临床表现

脾破裂的临床症状轻重取决于脾脏损伤程度、就诊早晚、出血量多少及合并伤的类型。出血量少而慢者症状轻微，除左上腹轻度疼痛外，多无恶心、呕吐等表现。随着出血量越来越多，才会出现休克前期的表现，继而发生休克。出血量大而速度快的很快就出现低血容量性休克，出现烦躁、口渴、心悸、心悸、乏力、呼吸急促、神志不清等症状；严重者可因循环衰竭而死亡。由于血液对腹膜的刺激而有腹痛，起初在左上腹，慢慢涉及全腹，但仍以左上腹最为明显。有时因血液刺激左侧膈肌而有左肩牵涉痛，深呼吸时牵涉痛可以加重。

四、辅助检查

(一)血常规检查

可以发现红细胞数和血红蛋白含量下降，呈急性贫血表现，伤后早期也可有白细胞升高，为急性出血反应。

(二)腹部X线检查

可以发现肋骨骨折，并观察脾脏轮廓、形态、大小和位置改变。

(三)腹部超声

可以显示脾脏轮廓不整齐，表面欠光滑，脾包膜及实质性组织连续性中断，并可见脾脏进行性肿大和双重轮廓影，同时在脾周、肝前间隙、肝肾间隙、左右髂窝可探及液性暗区。

(四)腹部CT检查

CT检查能清楚地显示脾脏形态，对诊断脾脏实质裂伤或包膜下血肿具有非常高的敏感性和特异性。

(五)放射性核素显像

一般用于病情稳定后或病情复杂时，对了解受损脾脏的功能状况有特殊价值。

(六)诊断性腹腔穿刺和腹腔灌洗

从腹腔内抽出不凝血，是判断内出血最简单易行的方法，积血500 mL时阳性率可达80%。腹腔灌洗用于发现腹腔内少量出血，可提高对内出血诊断的阳性率至90%以上。方法是向腹腔内放置一根塑料软管，注入500～1 000 mL生理盐水，抽出灌洗液观察其性状并进行生化检测。

(七)选择性腹腔动脉造影

能明确显示脾脏受损的血管和部位，对脾损伤诊断的准确率可高达100%。一般用于伤情稳定而其他方法未能明确诊断的闭合性损伤。该检查既可以明确诊断，又可以同时进行栓塞治疗。

五、诊断

(一)病史

多有胸部或腹部损伤史，左上腹或左季肋部外伤常致脾脏破裂，尤其在肋骨骨折时更易发生。有此类损伤时必须想到和排除脾脏损伤。

(二)临床表现

腹痛以左上腹为主，为持续性疼痛，部分患者伴左肩部疼痛。伴有腹膜刺激征，压痛以左上腹为显著，往往伴有轻度肌紧张和明显反跳痛。出血量大时有内出血或出血性休克的临床表现。

(三)辅助检查

辅助检查包括血常规监测、腹部X线检查、超声检查、CT检查、放射性核素显像、诊断性腹腔穿刺和腹腔灌洗以及选择性腹腔动脉造影，有助于明确诊断。

六、治疗

随着医学免疫学的发展，人们已认识到脾脏是免疫系统的重要组成部分，在体液免疫和细胞免疫中发挥重要作用。莫里斯(Morris)和布洛克(Bullock)通过详细的临床观察，认识到脾切除术后患者对感染的易感性增加。金(King)和舒马赫(Schumacker)首先提出脾切除后可导致严重的全身性感染，即脾切除术后凶险感染(overwhelming postsplenectomy infection，OPSI)。OPSI主要发生于儿童，尤其是血液病患儿。目前，大家普遍认同的脾脏外伤处理原则：①抢救生命第一，保留脾脏第二。②年龄越小，保脾价值越大。③根据脾脏损伤程度和患者病情选择最佳手术方式，全部或部分地保留脾脏。④不主张保留病理性脾脏。

(一)保守治疗

对于一些包膜下或浅层脾破裂的患者，如出血不多，生命体征稳定，又无合并伤，可在严密监视血压、脉搏、腹部体征、血细胞比容及影像学变化的条件下行保守治疗。主要措施有绝对卧床、禁食水、胃肠减压、输血补液、止血、抗炎及对症治疗等，2～3周后可下床轻微活动，恢复后1个月内应避免剧烈活动。住院期间如出现继续出血，应及时手术治疗。

(二)保脾治疗

1.脾栓塞术

脾栓塞可以栓塞脾动脉主干,也可以选择性栓塞脾动脉分支,现在以后者为主。栓塞材料包括吸收性明胶海绵、聚乙烯醇颗粒、可脱球囊、无水乙醇、碘化油、鱼肝油酸钠等。脾栓塞术保留了脾组织结构的完整,符合现代外科保留脾脏及其功能的要求。脾部分栓塞术(partial splenic embolization,PSE)降低了全脾栓塞后的严重并发症,同时也可避免脾切除术后导致严重感染。一般在局麻下,于腹股沟下方经皮行股动脉穿刺,选择性插管至脾动脉分支,将栓塞剂注入血管进行栓塞,即可以达到脾部分切除的效果。脾栓塞术后常见并发症有穿刺部位血肿、栓塞后综合征(包括腹痛、发热、恶心、呕吐等)、肺炎、肺不张、胸腔积液、脾脓肿、脾静脉或门静脉血栓形成等。

2.脾破裂修补术

适用于小而浅的脾脏裂口。选择左侧经腹直肌切口或左肋缘下斜切口进腹,吸尽腹腔积血,探查腹腔脏器。如发现脾破裂处大量出血,可以先捏住脾蒂控制出血。充分显露脾脏破裂处后,用不可吸收缝线和肝针间断缝合,打结前可以用吸收性明胶海绵或大网膜填塞裂口。缝合裂口时缝线应穿过裂口底部,以免残留无效腔,打结时要松紧适度。缝合完毕后应该仔细检查有无其他裂口,以免遗漏。如果缝合修补失败,应立即行脾部分切除术或全脾切除术。

3.脾破裂物理凝固止血

脾破裂物理凝固止血是通过微波、红外线、激光等物理方法使脾破裂处表面凝固而达到止血目的。该方法可以单独应用,也可与其他保脾手术联合应用。

4.脾破裂生物胶黏合止血

主要是用快速医用 ZT 胶、PW 喷雾胶等生物胶在脾脏裂口处形成薄膜,堵塞血管裂口而止血。主要适用于表浅且未伤及大血管的裂伤。

脾动脉临时阻断可减少脾脏血流量,使脾脏体积缩小、表面张力降低,以利于协同缝合、黏合或其他方法来共同达到止血目的。

5.脾部分切除术

分为规则性和不规则性两种。规则性脾部分切除术主要是指根据脾脏血管的分布规律所施行的脾段切除、脾叶切除和半脾切除术。不规则性脾部分切除术是指根据脾破裂的实际情况,而非一定按照脾脏血管分布规律所施行的脾部分切除术。脾部分切除术主要适用于脾脏某一部分重度破裂,无法缝合修补的情况。目前普遍认为脾切除不应超过全脾的 2/3,否则将不能维持正常脾脏功能。进入腹腔后,探查脾破裂的情况,拟定预切线,切开脾被膜,用电刀或超声刀切断脾实质,所遇血管钳夹离断,近心端用丝线双重结扎。断面可用肝针和不可吸收缝线间断缝合。有空腔脏器损伤时不应行脾部分切除术。

6.脾破裂捆扎术

脾破裂捆扎术是通过压迫脾脏周边,减少脾门向裂口的供血,从而达到止血目的。手术方法是用肠线沿脾脏的横轴与纵轴进行多道捆扎,捆扎后肠线形成"#"形分布,应有捆扎线靠近裂口或跨越其上,从而达到压迫止血的目的。对捆扎止血效果不理想的,可用吸收性明胶海绵或大网膜填塞裂口之后再行捆扎。

(三)自体脾组织大网膜内移植

脾脏功能的重要性越来越多地被认识,自体脾组织大网膜内移植对行脾切除术后保留脾脏功能有重要意义。通常将相对完整的1/3脾脏剪切成硬币大小的脾片，再将脾片缝合固定在大网膜内放回腹腔。该方法可以降低OPSI和血栓形成的发生率，但应根据患者综合病情制订方案，必须遵循生命第一、移植脾片第二的原则。另外，移植脾片的大小和数量也是手术成败的关键，移植脾片太多会引起腹腔粘连，数量太少又不能有效发挥脾脏功能。通常将相对完整的1/3脾脏剪切成硬币大小的脾片，移植数量从5片、10片至几十片到100余片，报道不一，尚无统一标准。

(四)脾切除术

对于开放性脾损伤，合并空腔脏器破裂的脾损伤，病理脾自发性破裂，年老体弱、全身情况差，不允许行保脾手术的情况，应行急诊脾切除术。脾切除术可以分为开腹手术和腹腔镜手术。

1.开腹脾切除术

可以选用上腹正中切口、左旁正中切口、左肋缘下斜切口等。进腹后，首先用手指捏住脾蒂，控制出血，同时吸尽腹腔内游离血液，清除血凝块，确认脾损伤程度。探查中如果发现脾脏裂口内有血凝块，切勿取出，以防增加出血。经简单分离后用粗线或血管钳阻断脾蒂，将脾脏由腹腔左外侧翻向内侧，并托出腹壁切口外，在脾窝内置入纱布垫，防止脾脏回缩。向下分离脾结肠韧带，所遇血管结扎后切断，游离脾下极；分离脾肾韧带，再向上分离脾上极的脾膈韧带；分离脾胃韧带，结扎切断胃短血管及其分支，直至脾上极。脾脏游离后，将其托起并仔细分离胰尾和脾蒂，用血管钳钳夹脾蒂，切断脾蒂，移除脾脏，脾蒂残端先用7号丝线结扎，再用4号丝线贯穿缝扎。如果脾脏动、静脉较粗大，需将其分别结扎后再切断。腹腔彻底止血后，于脾窝处放置腹腔引流管一根，关腹术毕。若脾脏较大时，则不需将脾脏托出切口外，上述操作全部在腹腔内进行。

2.腹腔镜脾切除术

腹腔镜技术已经越来越多地应用于腹部外科急诊手术中，当发生脾脏破裂时，如果患者生命体征平稳，心肺功能无明显异常，能够耐受二氧化碳气腹，则可以考虑行全腹腔镜下脾切除术或手助腹腔镜下脾切除术。

(1)体位与套管位置：患者取头高右倾体位，监视器置于患者头侧，术者、扶镜手及第一助手均位于患者右侧，术者居中，扶镜手位于其右侧，第一助手位于其左侧。取脐与左肋缘中点连线的中点放置10 mm套管(A点)为观察孔，建立气腹后在腹腔镜直视下于剑突左侧肋缘下2 cm处放置5 mm套管(B点)及左腋前线肋缘下2 cm处放置12 mm套管(C点)为主操作孔，剑突右侧肋缘下2 cm处放置5 mm套管(D点)为辅助操作孔(图5-2和图5-3)。

如果施行手助腹腔镜下脾切除术，则首先作上腹正中切口或右侧腹直肌旁辅助切口，长度约为6 cm，置入蓝碟手助器，术者左手置入患者腹腔后，再放置观察孔及操作孔套管。

(2)探查腹腔：首先吸尽腹腔内游离血液和血凝块，探查脾脏的膈面、脏面、上极、下极和脾门等处，找到出血部位。脾脏探查完毕后，还应探查其他脏器有无损伤破裂。

(3)阻断脾动脉：用超声刀或双极电凝刀自幽门下方向胃近端离断胃结肠韧带、脾胃韧带和胃短血管，在胰尾上缘游离暴露脾动脉主干，用丝线结扎阻断，或用血管夹夹闭，不必切断。

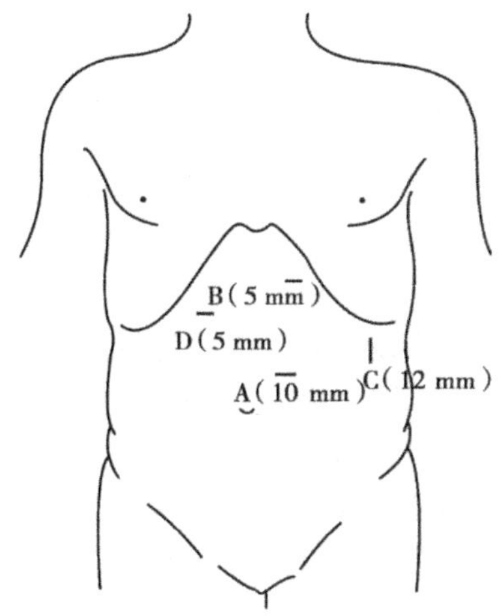

图 5-2 全腹腔镜下脾切除术套管位置

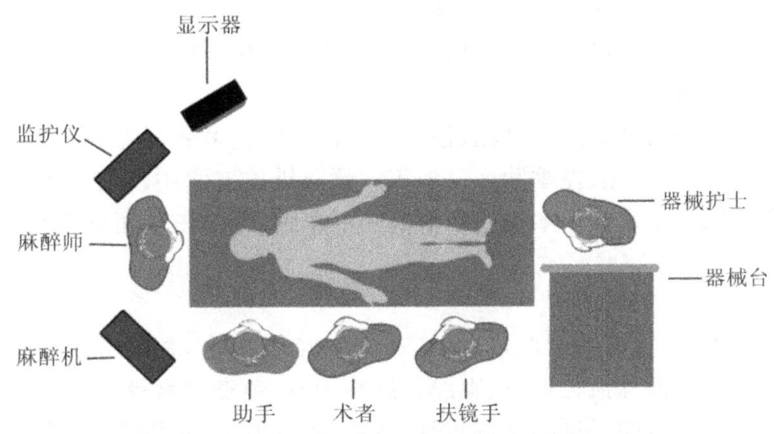

图 5-3 全腹腔镜下脾切除术手术室布局

(4)处理脾脏韧带:通常从脾脏下极开始,用超声刀分离脾结肠韧带、脾胃韧带中下部及脾肾韧带,显露脾蒂。第一助手将脾下极抬起,在脾门处自下而上逐支分离出脾蒂血管分支,用丝线结扎或用血管夹夹闭后离断。最后处理胃脾韧带上部及脾膈韧带,移除脾脏。处理脾蒂时也可以用腔内切割缝合器夹闭并离断脾动静脉。腹腔彻底止血后,于脾窝处放置腹腔引流管一根,关腹术毕。

七、术后处理

(一)术后注意事项

术后应严密观察血压、脉搏、呼吸和引流液性状,注意有无活动性出血、胰漏、胃肠漏等并发症。动态监测血小板数量,如血小板过高应及时给予抗凝治疗,避免长时间卧床导致的下肢深静脉血栓。给予液体支持和营养支持,应用抗生素预防感染,对儿童及衰竭患者要注意 OPSI。患者清醒后应取半卧位,鼓励并协助患者深呼吸和咳痰,以防止膈下积液和肺部感染的发生。排气后可以拔除胃管,从流质饮食过渡到半流质饮食、普食。

(二)术后并发症防治

1.出血

术后腹腔内出血一般发生在术后早期,常为术中止血不彻底、结扎线脱落或凝血机制障碍引起的手术创面渗血。对于肝硬化和血液病患者,应针对性地纠正凝血功能。对于怀疑结扎线脱落的患者,应立刻再次手术止血。

2.上消化道大出血

对于肝硬化门静脉高压症患者,脾切除术破坏了门体静脉间的侧支循环,使门脉系统的血流更为集中地经过胃冠状静脉,流向胃底和食管下段,更容易发生食管胃底静脉曲张破裂、门静脉高压性胃炎、应激性溃疡,从而导致严重的上消化道大出血。首选治疗方案是保守治疗,补足循环血量,应用抑酸药和垂体升压素,放置三腔二囊管压迫止血等。条件允许时也可行内镜治疗或介入治疗。

3.肺部感染

患者术后往往因疼痛而使膈肌活动受限,导致左膈下积液感染,并引起胸腔内炎症反应、肺不张,继发肺部感染。主要临床表现是咳嗽咳痰、持续发热、呼吸不畅等。预防措施主要是术中减少对膈肌的刺激、术后取半卧位、鼓励患者咳嗽咳痰以及深呼吸、及时处理膈下积液。

4.膈下积液、腹腔感染

膈下积液感染的主要原因是术中胰腺损伤、止血不彻底、术后引流不通畅及患者免疫功能低下等。其临床表现为持续高热、左季肋区疼痛等。预防措施有术中彻底止血、避免损伤胰尾、保持引流通畅、使用有效抗生素等。如果已经形成膈下脓肿,可以在 B 超或者 CT 引导下穿刺置管引流。

5.脾热

脾切除术后 2～3 周,患者持续低热,体温波动在 38 ℃左右,常常可自行缓解。脾热的发生机制尚不明确,可能与脾静脉血栓形成、腹腔包裹性积液、免疫因素等有关。对这些患者首先要排除全身性感染,其次要排除局部感染,如切口感染、膈下感染、肺部感染等常见术后并发症。对于脾热症状不明显者,可采取精神安慰及对症治疗,发热多可自行消退。对于体温较高,持续时间较长者,可以首选足量广谱抗生素,短期应用观察疗效。如效果不明显,可加用适量肾上腺皮质激素。如效果仍不满意,可试用中医中药调理或全面停药观察。

6.血栓形成

脾切除术后血小板迅速升高,一般在 2 周达到高峰。血小板计数升高至 600×10^9/L 时为血栓形成危险因素,栓塞发生于肠系膜上静脉、门静脉残端及主干时可造成严重后果。临床表现多为上腹疼痛、恶心、呕吐、发热、血便等。脾切除术后应常规监测血小板,及时给予肠溶阿司匹林、双嘧达莫(潘生丁)等药物处理。静脉血栓形成多用抗凝、祛聚治疗,肠系膜上静脉血栓形成应根据病情积极予介入或手术治疗。

7.伤口感染

部分患者由于免疫功能低下、营养状况不良,易发生伤口感染、全层或部分裂开。主要预防措施是及时改善患者营养状况,重视伤口换药,发现感染后及时充分敞开引流,治疗糖尿病等合并症。

8.肠梗阻

脾切除术后,因腹腔内积血积液、脾窝空虚、下床活动时间晚等原因,可导致肠粘连、肠梗阻的发生。患者主要表现为恶心、呕吐、腹胀、腹痛、排气排便减少或停止等症状。治疗措施以胃肠减压、禁饮食、灌肠等保守治疗为主，如果肠梗阻症状不能缓解，则应该考虑手术治疗。

9.肝性脑病

重症肝硬化患者，由于术前就存在肝功能不良、黄疸、腹水等症状，又遭受大量失血、手术应激等因素的影响，极易诱发肝性脑病，以内科治疗为主。

10.脾切除术后全身性凶险感染(overwhelming post-splenectomy infection，OPSI)

OPSI 的发病率因不同脾切除原因而异，外伤所致脾切除的 OPSI 发病率最低(0.5%～1%)，血液系统疾病所致脾切除的 OPSI 发病率最高(1%～25%)。OPSI 在切脾后数天至终身均可发病，但多在术后 2～3 年。儿童易患，主要是婴幼儿，其发病率虽然不高，但发病急、死亡率高。OPSI 的临床特点是起病隐匿、发病突然、来势凶猛，症状包括骤起寒战、高热、头痛、腹泻、恶心、呕吐、昏迷、休克、弥漫性血管内凝血(DIC)和多器官功能障碍综合征(MODS)等。50%患者的致病菌为肺炎链球菌，其次为脑膜炎奈瑟菌、大肠埃希菌、流感嗜血杆菌。对已诊断为 OPSI 的患者，应及时进行细菌培养及药物敏感试验，同时给予积极有效的抗感染、抗休克治疗，维护重要脏器功能，可以获得较好的疗效。为预防脾切除术后 OPSI 的发生，在坚持"抢救生命第一，保留脾脏第二"的原则下尽量保留脾脏(特别是儿童)的观点已被越来越多的外科医师所接受，应缩小全脾切除术的适应证，提倡脾修补术、脾脏部分切除术及脾脏移植术等保脾手术。另外，预防 OPSI 可用多价肺炎球菌疫苗，丙种球蛋白以及中药(如人参、黄芪、白花蛇舌草等)。

八、延迟性脾破裂

延迟性脾破裂(delayed rupture of the spleen，DRS)是创伤性脾破裂的一种特殊类型，临床上不多见。DRS 的临床诊断标准是腹部钝性创伤后(48 小时内，隐匿期)无腹内损伤的临床证据，或 B 超等特殊检查正常，后来又发生脾破裂。DRS 出现症状的时间距离受伤时间长短不一，大部分患者在受伤 2 周内，个别病例长达数周或数月，甚至更长。DRS 早期症状不典型，病情变化快，如果不能得到及时有效的诊治，病死率较高。

DRS 多见于交通事故、钝器伤、坠落伤、挤压伤、摔伤等。其发生机制：①脾实质损伤而脾包膜完整，包膜下出血及血肿经过一段时间后张力增大，包膜破裂，出现腹腔内大出血。②脾包膜裂伤后，局部血凝块与周围组织嵌顿包裹裂口，在轻微外力影响下，血凝块脱落，导致腹腔内大出血。③脾包膜破裂较小，出血少，持续一段时间后才表现出腹腔大出血症状。

DRS 的临床表现往往有左上腹疼痛、左肩放射痛，深呼吸时加重，另外可以出现脉搏细速、皮肤苍白、四肢厥冷、尿量减少、烦躁不安、神志模糊等休克表现。也有患者在轻度左季肋部或左上腹外伤后局部疼痛或体征很快消失，或轻度损伤后无明显不适，而在伤后 2 周左右因咳嗽、打喷嚏等腹压突然增高，或无任何先兆而突然出现全腹剧痛、休克等脾破裂症状。DRS 容易发生诊断延迟和误诊，应注意以下几点：①左上腹及左季肋区有外伤史的患者，应在伤后密切观察病情变化，定期监测血常规等常规检查。②定期检查血压、脉搏，进行体格检查，了解腹部体征。③动态监测 B 超、CT 等影像学检查，B 超简便易行，是 DRS 的主要检查方法，可发现脾脏背面覆盖一层不均等回声组织带，与脾脏界限清楚，是包膜下积血和血凝块的反射层，称为超声"被覆征"，是脾破裂出血尤其是 DRS 的特有图像，CT 检查能更准确地评估脾脏损伤程度及部位。④借助其他检查来完善诊断，包括选择性腹腔动脉造影、诊断性腹腔穿刺和腹腔灌洗等。⑤有条件的医院也可以用腹腔镜进行探查，其优点是直观可靠，并且可以同时采取有效的治疗措施。

DRS 治疗需根据脾脏损伤程度决定，主要分为保守治疗和手术治疗。保守治疗包括绝对卧床休息、暂禁食，禁止增加腹压的咳嗽与排便，维持正常血容量，必要时输血治疗，另外给予抗感染、止血药及对症治疗。定期监测血压、脉搏、尿量、血常规、B 超、CT 等检查，严密观察病情变化及腹部体征。通过动态观察评估病情变化及保守治疗效果。若病情加重应及时手术治疗。因保守治疗疗效不确定且治疗时间较长，选择保守治疗时应充分告知患者及家属利弊。手术治疗主要包括脾修补术、脾部分切除术、脾动脉结扎术及脾切除术等。对生命体征平稳、血流动力学稳定的患者，有条件的医院可以开展腹腔镜下手术治疗，但术中必须注意气腹压力不宜过高，以免造成气体栓塞。在诊治腹部外科急症患者时应重视 DRS 的可能性，提高警惕。

九、医源性脾损伤

主要指手术操作或医疗器械使用不当造成的脾损伤。医源性脾损伤多发生于食管癌、十二指肠溃疡、胃溃疡、胃癌、结肠癌、胰腺肿瘤等手术中。引起医源性脾损伤的原因主要有：①麻醉效果不理想，手术视野暴露不良；②拉钩用力不当或角度不适；③特殊的体形与体位。医源性脾损伤多数在术中或手术结束检查腹腔时发现，也有极少数病例是在关腹后发现的。其治疗同样遵循"抢救生命第一、保留脾脏第二"的原则。其次应根据脾脏损伤的程度进行适当处理，切忌为避免医疗纠纷而对重度脾破裂的患者行保脾手术，从而导致更严重的后果。医源性脾损伤的治疗包括脾脏局部电凝、脾动脉结扎、生物胶粘合、大网膜或吸收性明胶海绵填塞、脾部分切除或全脾切除术等。对于医源性脾破裂的预防应注意以下几点：术野暴露清楚、精细轻柔操作；术中维持良好的麻醉状态；拉钩牵拉适度，及时调整角度；手术全程应时刻注意保护脾脏。

（崔建胜）

第四节　挤压综合征

挤压综合征是指肌肉丰富的四肢或躯干部，受外力挤压或长时间自体压迫造成广泛肌肉组织损伤，而发生急性筋膜间室综合征，并发酸中毒、肌红蛋白尿症、高钾血症和急性肾衰竭等为特征的病理过程。故本症也是急性筋膜间室综合征病情加剧的一种趋向。挤压伤后是否出现本症，与受压部位、面积、强度、受压肌群多少及受压时间长短有密切关系。本征病情危急，死亡率可为 50%～70%。

一、病因和发病机制

本症常见于地震或空袭中，因建筑物倒塌、土石埋压及爆炸性冲击波致伤，平时多见于建筑工程塌方、矿井冒顶、车祸、殴打伤、止血带应用时间过久、高位断肢再植，以及中毒、安眠药过量和麻醉中长时间自身压迫等情况。

发病机制主要是肌肉缺血坏死和肾缺血坏死。肌肉缺血导致筋膜间室内组织压力升高的恶性循环，肌肉、神经及小血管发生缺血坏死，血浆丢失，筋膜间室内钾离子、肌红蛋白释出，酸性代谢产物及有毒物质大量释放，进入全身循环中，致血液 pH 降低，尿液酸性化，促使肌红蛋白沉淀，阻塞肾小管而发生急性肾衰竭；肾缺血和坏死由创伤后引起周身应激状态下反射性血管痉挛的全身反应，最终导致肾缺血与坏死。

二、临床表现和诊断

早期诊断应根据病史、临床表现和实验室检查，尤其在地震、战时空袭或塌方等灾害事故中，对被长时间挤压者应提高警惕。

（一）临床表现

1.局部情况

受累肢体出现本症表现，如疼痛、感觉异常、被动牵拉痛、肿胀、压痛、肌无力与功能障碍、皮肤外观改变等。

2.全身情况

一般将急性肾衰分为 4 期，常于早期即出现少尿或无尿和肌红蛋白尿，以后发生酸中毒、氮质血症及高钾血症。

（1）潜伏期：临床表现不明显，常为休克、失血等表现所掩盖，亦可出现高血压。

（2）少尿或无尿期：尿量少于 400 mL/d，或少于 50 mL/h，甚至完全无尿。一般持续 10～14 天。血中尿素、肌酐、钾、磷、镁升高，二氧化碳结合力、钠、钙降低，pH 下降，尿中有肌红蛋白，红、白细胞及管型。出现酸中毒、氮质血症和高钾血症，可有恶心、呕吐、烦躁、呼吸深而快、心律失常、心肌中毒、嗜睡、神志不清等表现，甚至出现脑水肿、肺水肿、急性呼吸衰竭、充血性心力衰竭（简称心衰）、心室颤动及心搏骤停。

（3）多尿期：尿量超过 1 000 mL/d，可达 3 000 mL/d，甚至＞10 000 mL/d，一般持续 1～2 周。开始时肾功能损害仍不见轻，氮质血症及水电平衡紊乱甚至可加重，易出现低钾、低钠及低氯血症，可因水电解质平衡紊乱、尿毒症或感染而危及生命。后期肾功能逐渐恢复。

（4）恢复期：尿量渐趋正常，氮质血症及水电解质平衡紊乱得以纠正，肾功能缓慢恢复，一般需经半年至 2 年，患者消瘦、乏力、肌肉萎缩，少数人因肾功能受到永久性损害而致慢性肾功能不全。

（二）实验室检查

1.肌红蛋白尿

肌红蛋白尿是诊断本症的重要依据，对判断肌肉损害或坏死有重要意义。一般缺血 4 小时后尿中即出现红细胞、肌红蛋白、色素颗粒管型等，尿呈茶褐色或酱油色，解除压力后 12 小时，肌红蛋白浓度达最高峰，1～2 天后尿液转清晰，亦可反复出现。

2.高血钾

可为 5.5～7.8 mmol/L，在少尿期，血钾每天可升高 2 mmol/L，24 小时可升到致命水平。常伴高血磷、高血镁和低血钙。

3.酸中毒和氮质血症

引起代谢性酸中毒及尿毒症，血中二氧化碳结合力下降，而尿素氮等升高。

4.血酶升高

谷草转氨酶可超过 2 000 U，肌酸磷酸激酶可超过 50 000 U。血酶测定有助于估计伤情。

5.其他检查

尿比重低而固定（1.010 左右）。血常规、血细胞比容测定用以估计失血、血浆丢失和少尿期中水潴留的程度。血小板、出凝血时间测定可估计凝血、溶纤机制变化。

三、临床分型

根据伤情和实验室检查，本症可分为 3 级。

(一) Ⅰ级

肌红蛋白尿阳性，肌酸磷酸激酶>10 000 U(正常值为 130 U)，无急性肾衰竭等全身反应。严格地说，Ⅰ级应称为筋膜间室综合征。

(二) Ⅱ级

肌红蛋白尿阳性，肌酸磷酸激酶>20 000 U，血肌酐和尿素氮升高而少尿者，可出现低血压。

(三) Ⅲ级

肌红蛋白尿阳性，肌酸磷酸激酶明显升高，有少尿或尿闭、休克、代谢性酸中毒及高血钾等。

挤压综合征和筋膜间室综合征的关系见图 5-4。

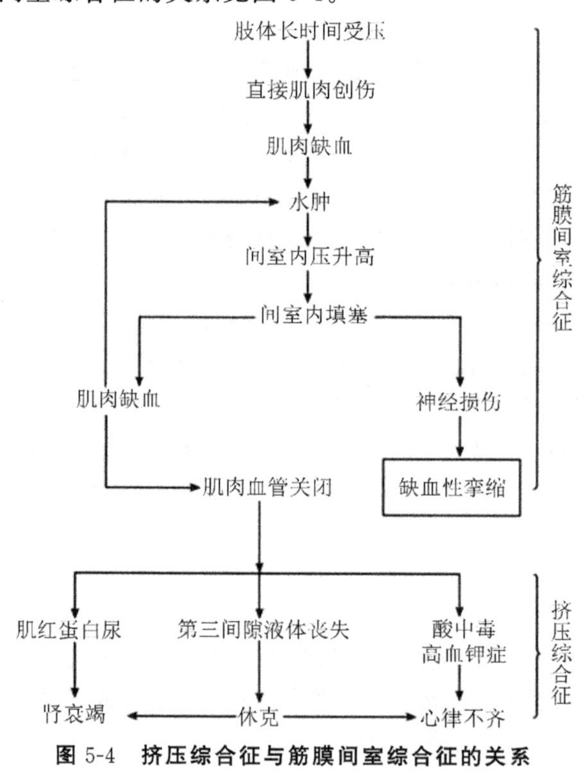

图 5-4 挤压综合征与筋膜间室综合征的关系

四、治疗

本症病情严重而复杂，常伴多处损伤，治疗时应兼顾全身与局部。早期诊断及治疗，预防急性肾衰竭是治疗的关键。

必须尽早进行透析，在综合治疗的同时，应做好透析疗法的准备，出现无尿或少尿 1～2 天即行血液透析，无条件时先行腹膜透析，使血液化学指标不至于上升至有害水平。

(一)紧急处理

(1)立即解除外力压迫。

(2)伤肢制动，禁忌抬高、按摩和热敷，可暴露于凉爽空气中或用凉水降温，但应避免冻伤。

(3)有开放性伤口和活动性出血者,应止血,勿用加压绷带和止血带,除非有大血管断裂者。

(4)受压超过1小时者,给碱性饮料,可在1 000～2 000 mL水中加入8 g碳酸氢钠,适量糖和食盐,以便利尿、碱化尿液,防止肌红蛋白在肾小管中沉积。输液及用碱性药以增加血容量,防止休克。

(二)全身治疗

1.一般治疗

主要对潜伏期及少尿期进行处理,多尿期继续清除蓄积水分及代谢产物,适当补充电解质及营养,恢复期保护肾功能,增加营养,促进机体恢复。

(1)及时处理脱水,防止休克:早期吸氧、输液、输血或补充复合氨基酸。为防止肾小管坏死,改善肾功能,可行肾囊封闭硬膜外阻滞、应用血管扩张药(罂粟碱30 mg加入10%葡萄糖200 mL中静脉缓滴)、碱性药等。每天至少补充碳水化合物100～150 g,给予高糖、高脂肪食物,每天热量应超过10 464.63 kJ。血液透析者可不限制其蛋白摄入量。少尿或无尿期应控制入量,积极治疗酸中毒、氮质血症及水电解质平衡紊乱。

(2)利尿剂:应用20%甘露醇125～250 mL,半小时内静脉快速滴入,6小时后可再用,日用量每千克体重1～2 g。亦可用利尿酸钠或呋塞米,每次20～40 mg加入50%葡萄糖20～40 mL中静脉注射,或40～100 mL加入50%葡萄糖40～100 mL中静脉推注,总量以不超过400 mg为宜。亦可用利尿合剂,即普鲁卡因1 g,维生素C 1～3 g,氨茶碱0.25～0.5 g,苯甲酸钠咖啡因0.25～0.5 g,加入10%～25%葡萄糖500 mL中静脉滴注。

(3)处理酸中毒:根据二氧化碳结合力水平决定应用5%碳酸氢钠等剂。

(4)处理高钾血症:为本症发生死亡之主因。需控制摄入含钾食物(牛奶、水果等)及药物,不宜用库存血。可用聚苯乙烯磺酸钠离子交换树脂15～30 g,或25%山梨醇悬液200 mL做高位保留灌肠,2～4小时一次,以降低血钾。胰岛素20 U加入高渗葡萄糖液60 g中静脉滴注,可暂时降低血钾。静脉缓慢注入10%葡萄糖酸钙10～20 mL可拮抗高血钾对心肌的损害。血液或腹膜透析可控制血钾升高。

(5)控制感染:一般用青霉素、红霉素及氯霉素,如用链霉素、卡那霉素、黏菌素时,宜减少剂量或延长给药时间。

(6)抗分解治疗:用50%葡萄糖500 mL加入胰岛素40～50 U,以及辅酶A、ATP等,行深静脉插管注入,亦可给予多种氨基酸大量维生素C等。隔天肌内注射苯丙酸诺龙25～50 mg。

2.高压氧疗法

有助于临界缺血肌的血氧恢复。

3.透析疗法

一般行血液透析、腹膜透析或结肠透析。适应证有如下。

(1)出现明显尿毒症、酸中毒症状,如持续性呕吐、呼吸深而快及精神症状等。

(2)血钾＞6 mmol/L、心电图显示明显高血钾。

(3)二氧化碳结合力＜30%容积。

(4)血肌酐＞6 mg。

(5)尿量＜400 mL/d。

(三)局部处理

(1)早期有效的筋膜间室切开减压术。

(2)截肢:必要的截肢对救治本症有重要作用,关键时刻不能犹豫。截肢指征:①肢体长时间遭受严重挤压,组织挫裂严重,出现重度肿胀,血运障碍,自主运动和感觉丧失。②全身中毒表现经正确处理后仍未能缓解,或有加重趋势并危及生命者。③伤肢合并气性坏疽,经切开冲洗无效,或有严重感染者。④血液透析疗法,清除血内毒素并纠正电解质失衡。

(崔建胜)

第五节 多发严重创伤

多发严重创伤指一次创伤暴力引起两处解剖部位或脏器的较严重创伤。所导致的创伤病理学影响深重。临床创伤上有时漏诊,故需注意全身状况变化和轻重缓急,循序有度处理。

一、临床表现

(一)全身症状

严重的损伤引起的全身性反应是综合性的,是十分复杂的。

1.休克

在伤后1～4天,可出现休克现象,表现为神志淡漠、面色苍白、四肢厥冷、出虚汗、脱水、烦躁不安或昏睡不动、口干、尿量少、脉搏细速、血压偏低,体温可升高。

2.早期易发生各种并发症

如呼吸窘迫综合征、急性肾衰竭等而表现相应的临床征象。

(二)局部症状

则依据其损伤的部位和范围决定。

1.颅脑损伤

(1)意识障碍:是颅脑损伤的共同特点。脑震荡多半历时较短,很少超过半小时,苏醒后有明显的近事遗忘症(逆行性遗忘)。脑挫裂伤和脑干损伤,出现昏迷可达数天或更长,颅内血肿常表现在伤后有短暂昏迷,继之一段时间清醒或意识好转,以后又出现烦躁不安与再度昏迷。中间清醒期最初于伤后1～2小时,较长可达数天。硬脑膜下血肿可表现有持续昏迷。

(2)颅内压增高症状:依据损伤的性质和严重程度不同,表现轻重不同,可有嗜睡、意识丧失、头痛、呕吐等症状。

(3)瞳孔变化:两侧瞳孔散大或固定,多表示将近死亡或脑干损伤。两侧瞳孔缩小为中脑、延髓损伤。单侧瞳孔散大,常见于同侧的硬脑膜外或硬脑膜下出血、颞叶沟回小脑幕切迹疝等。

(4)椎体束征:脑挫裂伤及颅内血肿在伤后可立即出现神经系统阳性体征(如偏瘫、失语),脑干损伤可表现为去大脑僵直。

(5)呼吸循环紊乱:以脑干损伤最为显著,重者短期内表现有呼吸、循环停止。

2.胸部损伤

较严重的胸部损伤,一般均伴有休克及血气胸,临床突出表现为呼吸系统症状,不同程度呼吸困难、胸痛、气急、咯血、发绀,重者在伤后24～48小时出现急性呼吸窘迫综合征。

3.腹部损伤

表现有腹痛、压痛和肌紧张。腹壁损伤多限于受伤部位,以后扩展到全腹;实质性脏器损伤,腹膜刺激症状较轻;出血量多有移动性浊音,并伴有休克、胆汁性腹膜炎或空腔脏器损伤,腹膜刺激症状颇为明显,腹壁可呈"板样"强直。

4.骨关节损伤

特别是多节段、多部位、粉碎、开放性骨折,或伴脊髓损伤,见骨关节损伤有关内容。

二、诊断

(一)诊断基本要求

(1)患者多半有严重创伤的病史,平时以工伤和交通事故为主。

(2)患者多半病况危急,意识障碍,不能合作回答问题和配合检查,因而体检应是全面细致,反复检查,以免发生延误诊断或漏诊。急救的判断首先应注意下列周身情况:①呼吸道梗阻和呼吸状况;②心脏的功能;③神志意识变化;④休克;⑤活动性大出血。

(二)各部位损伤诊断

1.脑部损伤

凡疑有颅脑损伤患者除做详细的临床检查,询问病史,观察意识状况、瞳孔大小、锥体束征、颅内压增高等体征外,可做下列特殊检查。

(1)腰椎穿刺:脑震荡者,脑脊液不含血,压力和细胞数正常。脑挫裂伤,脑脊液可由粉红色至血色。颅内血肿时,若是硬膜外血肿,脑脊液可呈清亮,但压力高,而硬膜下或颅内血肿则为血性。

(2)颅骨 X 线检查:可明确头颅有无骨折,硬膜外血肿骨折线常在颞部,顶部穿过硬脑膜中动脉沟;硬脑膜下血肿多在枕部;颅内血肿则可见凹陷骨折或贯通伤。

(3)脑超声检查:颅内血肿可见中线波向病对侧移位,并有助于鉴别脑挫伤。

(4)脑血管造影:在外伤患者前后位上发现大脑皮质与颅骨内板分离,即可诊断为硬膜外或硬膜下血肿。

2.胸部损伤

(1)体检应注意呼吸困难状况,胸廓两侧是否对称,有无反常呼吸,气管是否偏斜,有无皮下气肿,听诊呼吸音是否消失或减弱。

(2)X 线检查可明确有无肋骨骨折的血气胸。有呼吸衰竭者,X 线检查可见双侧肺野有散在片状浸润阴影。CT 和 MRI 检查可交互应用或作复查。

(3)严密做血气分析监护,观察呼吸功能状况。

3.腹部损伤

(1)体检:注意受伤部位的形状、大小,有无肋骨、脊柱或骨盆骨折。腹部体征决定腹部膨胀程度,腹式呼吸是否存在;有无压痛、反跳痛、腹肌紧张等部位及其程度;肝浊音界是否消失;有无移动性浊音及肠鸣音;直肠指检了解有无直肠或骶部损伤,指检时有无触痛,指套是否带血。

(2)血液学检查:内出血时红细胞数、血红蛋白含量下降,白细胞计数增高。腹腔内有炎症时,白细胞计数和中性粒细胞比例增高,但必须反复检查血常规,观察其改变。胰腺损伤早期或小肠破裂后,血胰淀粉酶会升高。泌尿系统损伤时可出现血尿。

(3)影像学检查:了解有无气腹、膈肌位置和运动、肠积气和积液等。内脏穿孔直立位膈下或左侧卧位肋缘下有游离气体。腹膜后脏器破裂，腰肌边缘清晰度消失或是在肠管界限外有气泡。横膈破裂，空腔脏器可在胸腔内发现。心脏与纵隔右移，左下叶肺不张，应考虑到创伤性膈疝。病情稍稳定可平卧者可以行 CT 扫描观察损伤部位及炎症、积气、积液累及范围。

(4)腹腔穿刺：对早期诊断内出血或膈下游离气体的胃肠道破裂很有价值，对于伴有颅脑损伤的昏迷患者，更属必要。

(5)腹腔灌洗检查：有很高的准确性，可使用在怀疑腹内损伤者或诊断困难的病例。操作方法可在脐下 5.0～7.5 cm 区域用 2%利多卡因浸润麻醉，并于中线切开，通过皮肤及腹膜把一个套管向盆腔内插入腹腔里。马上流出不凝的鲜血，表明腹腔内有出血，而且是手术指征。否则用 1 L 0.9%氯化钠注射液滴入腹腔中，保留 1 分钟，1 分钟后用虹吸方法吸出，鉴别流出液体。但它不能确定损伤部位，还可引起并发症，如液体灌入腹壁、出血、回流液引不出来、大网膜静脉刺破或刺破膀胱。

(6)腹腔镜检查：可发现损伤部位和类型，少数可在镜下修补破损部位。

三、治疗

(一)休克

伴有休克的患者，必须进行抗休克疗法，补充有效循环血容量。如伴有内脏或肢体广泛挤压伤，有巨大伤口大出血时，就应在积极治疗休克的同时，进行紧急手术。

(二)窒息

窒息往往是急性多发损伤的严重症状，缺氧能导致伤势加重，故清除呼吸道内阻塞物、保持呼吸道通畅是首要措施。在有意识障碍、面颈部及胸部损伤的患者，必要时应行气管插管或气管切开，并应在血气分析监护下合理供氧。

(三)不同部位的损伤

对多发性损伤，需根据不同部位的损伤分清主次、轻重、缓急进行处理，先处理危及生命较大的损伤，其余的可先做必要的初步急救处理。

1.颅脑损伤

(1)预防脑水肿：在伤后 2～3 天给 50%葡萄糖溶液 60～100 mL，静脉滴注，每天 3～4 次，并可与 20%甘露醇交替使用。

(2)饮食及补液：限制补液量，成人每天以 1 500～2 000 mL 为宜，以免加重脑水肿。

(3)高热或严重脑挫裂伤及脑干损伤患者，可行人工冬眠降温治疗。

(4)脑细胞激活剂与抗脑水肿的其他药物，如静脉注射氢化可的松 100～300 mg 或地塞米松 5～10 mg，及使用氨乙基异硫脲、细胞色素 C 等。

(5)严重脑挫裂伤，保守治疗无效，可考虑行减压术(包括内减压术、切除部分脑组织)。颅内血肿患者，钻孔发现血肿后应立即清除，以期迅速解除脑受压，然后再根据情况采用扩大骨孔办法或骨瓣开颅。

2.胸部创伤

(1)有反常呼吸的患者，小范围可使用厚棉垫压于伤处的薄弱胸壁上，然后用胶布或绷带固定，一般可采用肋骨悬吊及骨折内固定术，并可使用呼吸机辅助呼吸。

(2)血胸、气胸、乳糜胸等，必须根据具体情况采用穿刺抽液、闭式引流或开胸手术，使伤侧肺尽快地膨胀，清除纵隔摆动。

(3)气管支气管破裂的急性期患者，首先进行胸腔穿刺或肋间插管闭式引流，严重者应立即进行手术。

(4)纵隔气肿：凡有纵隔内组织损伤者，应立即给予手术修补，伴有高压性气胸，即作胸腔闭式引流；急性呼吸和循环系统功能紊乱者，应在胸骨切迹上行紧急横行小切口，切开气管前筋膜，引流排气；一般局限的轻度纵隔气肿不需特殊处理，多可自行吸收。

(5)肺挫裂伤：若肺有大量出血，可用升压素 10 U 加入 5%葡萄糖溶液或生理盐水 200 mL 中静脉滴注，于 20 分钟内注完，必要时可每 2～4 小时重复 1 次。如肺裂面大，肺门血管有破裂，出血严重，病情危急，应考虑施行紧急开胸手术，作修补缝合或肺叶、肺段切除术。

3.腹部损伤

(1)单纯腹壁损伤，可按一般软组织损伤处理。

(2)有内脏损伤应及早控制出血，修复内脏和防止感染。

(3)经各种检查和严密观察，仍不能排除内脏损伤时，尽早剖腹探查。

(4)内脏损伤伴有腹膜炎，受伤 48 小时以上，腹腔感染已趋局限化者，可考虑非手术治疗。

(5)合并其他部位的腹部损伤或多处损伤者，根据损伤严重程度，有步骤地进行积极治疗。

4.其他

预防和控制继发感染，适当补充营养，加强护理工作，防止并发症，增强患者战胜疾病的信心。

(崔建胜)

急性中毒

第一节 药物中毒

一、概述

药物中毒是指进入人体的药物达到中毒剂量，产生组织和器官损害的急性综合征。最常见的药物中毒品种是镇静催眠药，分为苯二氮䓬类、巴比妥类、非巴比妥非苯二氮䓬类。其中苯二氮䓬类（如地西泮）中毒最多见，次之为解热镇痛药和抗精神病药等。一般药源性中毒多是药物用法不当，如药物过量或滥用药物所致。

不同类型的药物中毒，其中毒特点与机制也各异。

(1)镇静催眠药及抗精神病药中毒严重时，可导致呼吸抑制、休克、昏迷。口服巴比妥类药物2～5倍催眠剂量可致中毒，10～20倍可致深昏迷、呼吸抑制。苯二氮䓬类药物一次剂量达0.05～1.00 g可致中毒甚或致死。抗精神病药中，吩噻嗪类药物2～4 g可有急性中毒反应。三环类抗抑郁药中毒，易致恶性心律失常，1.5～3.0 g可致严重中毒而死亡。对氯丙嗪类敏感者可能发生剥脱性皮炎、粒细胞缺乏症、胆汁淤积性肝炎。

(2)解热镇痛药中毒可致粒细胞减少、肾损害、出血倾向、胃肠道损害，甚至出现消化道应激性溃疡出血，其中对乙酰氨基酚中毒可致明显肝功能损害。

(3)心血管系统用药中毒易致心律失常、低血压，其中洋地黄类中毒可致恶心、呕吐等胃肠道症状及室性期前收缩、室性心动过速和心动过缓等严重心律失常。胺碘酮中毒可致房室传导阻滞、室性心动过速等恶性心律失常及肺纤维化。降压药中毒可致严重低血压。抗胆碱药阿托品中毒可致口干、瞳孔扩大、心动过速，甚至惊厥、昏迷。

二、判断

药物中毒判断要点如下。

（一）判断是否为药物中毒及药物种类

(1)由知情者提供药物接触史，是目前重要的诊断依据。

(2)通过典型症状判断，如嗜睡、昏迷者考虑镇静催眠药或抗精神病药中毒；惊厥者考虑中枢兴奋药过量；瞳孔扩大者怀疑为阿托品、麻黄碱等中毒。

(3)实验室检查：胃液、尿液、血液中药物浓度测定对诊断有参考意义。

(二)判断病情的轻重

大致分为轻、重两种程度，注意初期表现为轻症者病情可能会随着药物吸收发生进展，药物毒性、摄入量及药物半衰期对病情影响较大。

1.轻度中毒

无意识障碍或轻度意识障碍，呼吸、循环、氧合等重要生命体征及生理指标稳定。

2.重度中毒

出现严重意识障碍、呼吸抑制、呼吸衰竭、循环衰竭、心律失常等，或伴发严重并发症，或有严重生理功能紊乱及脏器功能不全。

三、急救

药物中毒需要及时进行现场急救，病情属于重度者或判断药物摄入量偏大者应送往医院做进一步救治。

(一)现场急救

重点在于维持呼吸循环功能及清除摄入药物。

1.维护呼吸功能

药物中毒常可导致意识障碍及呼吸抑制，所以应重视对呼吸衰竭的防治。

(1)保持气道通畅：有意识障碍或呼吸抑制者取平卧位，头偏向一侧，及时清除气道分泌物及呕吐物，避免误吸，必要时使用舌钳或置口咽管避免舌后坠。

(2)给予吸氧治疗。

(3)建立人工气道：对深昏迷、气道分泌物多或已出现呼吸衰竭者，尽早行气管插管、人工通气。

2.监测循环功能

(1)监测血压水平，休克者可取平卧位或头低脚高位，以增加回心血量及改善脑供血。

(2)给予心脏监护，警惕发生恶性心律失常。

(3)尽快建立静脉通道，以便及时输液维持血容量，救治呼吸、循环衰竭，使用解毒剂。

3.清除摄入药物

(1)催吐：适用于口服中毒后神志清楚且生命体征稳定者。

(2)洗胃：对服药量大者及时洗胃，药物中毒后胃排空可能延迟，不可拘泥于常规洗胃时间，对中毒较久者仍应考虑洗胃。

(3)导泻：给予50%硫酸镁或硫酸钠导泻以利药物尽快排出。

(4)药用炭吸附：有条件可于催吐、洗胃时使用或之后服用。

(二)药物治疗

重点在于稳定呼吸、循环功能及使用特效解毒剂。

1.稳定呼吸循环功能

在保持呼吸道通畅的基础上，可使用呼吸兴奋剂；呼吸衰竭者及时行气管插管、人工通气。血压低者，可补充血容量，必要时使用血管活性药物如多巴胺 10～20 μg/(kg・min)和(或)去甲肾上腺素 0.05～1.50 μg/(kg・min)维持血压；注意吩噻嗪类及三环类抗精神病药物中毒，可通过对 α 肾上腺素能阻滞作用导致血管扩张及血压下降，不宜使用多巴胺，可用 α 受体兴奋剂，如重酒石酸间羟胺、去甲肾上腺素维持血压。心律失常者给予针对性处理。

2.使用特效解毒剂

(1)镇静与催眠药中毒:应立即给予纳洛酮 1～2 mg,静脉注射,2～5 分钟重复,总量可用到 20 mg,可缩短昏迷时间。

(2)苯二氮䓬类药物中毒:可用氟马西尼拮抗,先静脉注射 0.2 mg,此后可每 15 分钟重复用一次,总量可达 2.0 mg/d。

(3)吩噻嗪类药物中毒:可用盐酸哌甲酯(利他林)40～100 mg,肌内注射,并可重复使用。

(4)三环类抗抑郁药中毒:所致室性心律失常,可用利多卡因控制,静脉注射 50～75 mg 后以 1～4 mg/min 维持静脉滴注。

(5)洋地黄类、胺碘酮等抗心律失常药所致心动过缓、房室传导阻滞,可予阿托品、异丙肾上腺素控制。

(6)对乙酰氨基酚中毒:可用乙酰半胱氨酸减轻肝脏损害,具体用法为第一次口服 140 mg/kg,之后每 4 小时口服 70 mg/kg,共服 17 次。

(7)阿托品中毒:可用新斯的明拮抗,每次 0.5～1.0 mg,肌内注射,每 3～4 小时重复。

3.加速药物排泄

可考虑在补液基础上碱化尿液、利尿。

4.对症支持疗法

中毒性脑病有脑水肿者可用甘露醇、地塞米松脱水;高热者物理降温;另注意防治肺部感染,维持内环境稳定,维护肝、肾等重要脏器功能。

5.特殊治疗

重症可考虑行血液透析、血液灌流、血浆置换等血液净化治疗。

四、注意

药物中毒初步急救中应注意以下要点。

(一)预防工作

加强镇静催眠药处方、使用、保管的管理,临床要慎重用药,规范用药。

(二)急救重点

1.初期

(1)注意对呼吸、循环衰竭的防治。

(2)尽量清除药物,减少后续吸收。

(3)使用拮抗剂。

2.后期

(1)加强对症支持疗法。

(2)注意并发症的防治。

(苗宗建)

第二节 农药中毒

一、急性有机磷农药中毒

急性有机磷农药中毒(acute organophosphorus pesticides poisoning,AOPP)主要是有机磷农药通过抑制体内胆碱酯酶(ChE)活性,失去分解乙酰胆碱(ACh)能力,引起体内生理效应部位ACh大量蓄积,使胆碱能神经持续过度兴奋,导致先兴奋后衰竭的一系列毒蕈碱样、烟碱样和中枢神经系统等中毒症状和体征。严重者,常死于呼吸衰竭。

(一)诊断要点

1.有机磷农药接触史

有机磷农药接触史是确诊AOPP的主要依据,尤其是对无典型中毒症状或体征者更为重要。在日常生活中的急性中毒主要是由于误服、自服或饮用被农药污染的水源或食入污染的食品;也有因滥用农药治疗皮肤病或驱虫而发生中毒的。常见的有机磷农药如下。①剧毒类:LD_{50}<10 mg/kg,如对硫磷、内吸磷、甲拌磷、速灭磷和特普等;②高毒类:LD_{50} 10～100 mg/kg,如甲基对硫磷、甲胺磷、氧乐果、敌敌畏、磷胺、久效磷等;③中度毒类:LD_{50} 100～1 000 mg/kg,如乐果、倍硫磷、除线磷、敌百虫等;④低毒类:LD_{50} 1 000～5 000 mg/kg,如马拉硫磷、肟硫磷(辛硫磷)、碘硫磷等。我国为保护粮食、蔬菜和水果等农产品的质量安全,已停止使用对硫磷、甲基对硫磷、甲胺磷、磷胺和久效磷5种高毒有机磷农药。

2.临床表现特点

经皮肤吸收中毒,一般在接触2～6小时发病,口服中毒在10分钟至2小时出现症状。一旦中毒症状(急性胆碱能危象)出现后,病情迅速发展。其典型症状和体征:流涎、大汗、瞳孔缩小和肌颤(肉跳)。一般当出现上述症状或体征和有农药接触史,可诊断为AOPP;如4个症状或体征中仅出现3个,也应考虑为AOPP。

(1)急性胆碱能危象:①毒蕈碱样症状,又称M样症状,主要是副交感神经末梢过度兴奋,产生类似毒蕈碱样作用,表现为平滑肌痉挛和腺体分泌增加。先有恶心、呕吐、腹痛、多汗,尚有流泪、流涕、流涎、腹泻、尿频、大小便失禁、心搏减慢和瞳孔缩小;支气管痉挛和分泌物增加、咳嗽、气促,严重者出现肺水肿。②烟碱样症状,又称N样症状,ACh在横纹肌神经-肌肉接头处过多蓄积和刺激,使面、眼睑、舌、四肢和全身横纹肌发生肌纤维颤动,甚至全身肌肉强直性痉挛、全身紧缩和压迫感,而后发生肌力减退和瘫痪。呼吸肌麻痹引起周围性呼吸衰竭。交感神经节受ACh刺激,其节后交感神经纤维末梢释放儿茶酚胺,表现为血压升高和心律失常。③中枢神经系统症状由过多ACh刺激导致,表现为头晕、头痛、疲乏、共济失调、烦躁不安、谵妄、抽搐和昏迷;有的发生呼吸、循环衰竭死亡。

(2)中间型综合征:多发生于重度AOPP(甲胺磷、乐果、敌敌畏、久效磷等)中毒后24～96小时,在胆碱能危象和迟发性多发性神经病之间,故称中间型综合征,但并非每个中毒者均发生。发病时胆碱能危象多已控制,表现以肌无力最为突出。涉及颈肌、肢体近端肌第Ⅲ～Ⅶ对和第Ⅹ对脑神经所支配的肌肉,重者累及呼吸肌。表现:抬头困难、肩外展受限;眼外展及眼球活动受限，眼睑下垂，睁眼困难，复视；颜面肌、咀嚼肌无力、声音嘶哑和吞咽困难；呼吸肌麻痹则有呼吸困难、频率减慢、胸廓运动幅度逐渐变浅，进行性缺氧致意识障碍、昏迷，乃致死亡。ChE 活性明显低于正常。一般维持 2～20 天，个别可长达 1 个月。其发病机制与 ChE 长期受抑制，影响神经肌肉接头处突触后功能有关。

(3)迟发性多发性神经病：AOPP 患者症状消失后 2～3 周出现迟发性神经损害，表现为感觉、运动型多发性神经病变，主要累及肢体末端，发生下肢瘫痪、四肢肌肉萎缩等。全血 ChE 活性正常，神经-肌电图检查提示神经源性损害。目前认为此种病变不是 ChE 受抑制引起的，可能是有机磷农药抑制神经靶酯酶(NTE)使其老化所致。多发生于甲胺磷、敌敌畏、乐果和敌百虫等有机磷农药重、中度中毒的患者。

3.实验室检查

(1)全血胆碱酯酶活力测定：ChE 活性测定不仅是诊断 AOPP 的一项可靠检查，而且是判断中毒程度、指导用药、观察疗效和判断预后的重要参考指标。

(2)有机磷农药的鉴定：当中毒者使用或服用的农药或毒物种类不清时，可对其剩余物进行鉴定。

(3)尿中有机磷农药分解产物测定：如对硫磷中毒尿中测到对硝基酚，敌百虫中毒尿中三氯乙醇增加。

4.急性中毒程度分级

(1)轻度中毒：仅有 M 样症状，全血 ChE 活力为 70%～50%。

(2)中度中毒：M 样症状加重，出现 N 样症状，ChE 活力为 30%～50%。

(3)重度中毒：除 M、N 样症状外，合并肺水肿、抽搐、意识障碍、呼吸肌麻痹和脑水肿，ChE 活力<30%。

(二)治疗要点

1.迅速清除毒物

将中毒者移离染毒环境，脱去污染衣物，用清水彻底清洗染毒的皮肤、指甲下和毛发。经口中毒者尽早洗胃，原则是宜用粗胃管反复洗胃，持续引流，即首次洗胃后保留胃管，间隔 3～4 小时重复洗胃，洗至引出液清澈、无味为止，洗胃液总量一般需要 10 L 左右。洗胃液可用清水、2%碳酸氢钠溶液(敌百虫忌用)或 1∶5 000 高锰酸钾溶液(对硫磷忌用)。应待病情好转、ChE 活力基本恢复正常方可拔掉胃管。洗胃后注入 20%甘露醇 250 mL 或 50%硫酸钠 60～100 mL导泻。如因喉头水肿或痉挛，不能插入胃管，或饱食后胃管阻塞，可胃造瘘洗胃。

2.特效解毒剂的应用

在清除毒物过程中，应同时使用胆碱酯酶重活化剂和抗胆碱药治疗。用药原则：根据病情早期、足量、联合和重复应用解毒药，并且选用合理用药途径及择期停药。

(1)ChE 复能药：国内常用的有氯解磷定和碘解磷定，前者为首选。氯解磷定的首次用量：轻度中毒 0.5～1.0 g，中度中毒 1.0～2.0 g，重度中毒 2.0～3.0 g，肌内注射或静脉注射。碘解磷定的剂量按氯解磷定剂量折算，1 g 氯解磷定相当于 1.5 g 碘解磷定，本品只能静脉应用。碘解磷定的首次用量：轻度中毒 0.4～0.8 g，中度中毒 0.8～1.2 g，重度中毒 1.2～1.6 g。首次给药要足量，旨在使解毒剂短时间内尽快达到有效血药浓度。应用 ChE 复能药后，N 样症状如肌颤等消失和全血 ChE 活性恢复至 50%以上时，显示 ChE 复能药用药剂量足，可暂停给药。如未出现上述指标，应尽快补充用药，再给首次半量。如洗胃彻底，轻度中毒无须重复用药；中度中毒首次足量给药后一般重复1～2次即可;重度中毒首次给药后30～60分钟未出现药物足量指征时应重复用药。

对AOPP中间综合征致呼吸衰竭患者,推荐用突击量氯解磷定静脉注射或肌内注射;1 g每小时1次,连用3次;接着2小时1次,连用3次;以后每4小时1次,直到24小时;24小时后,每4小时1次,用2～3天为1个疗程;以后按4～6小时1次,时间视病情而定。胆碱酯酶活力为50%～60%时停药。

ChE复能药对甲拌磷、对硫磷、内吸磷、甲胺磷、碘依可酯和肟硫磷等中毒疗效好,对敌敌畏、敌百虫中毒疗效差,对乐果和马拉硫磷中毒疗效不明显。对中毒24小时后已老化的ChE无复活作用。对ChE复能药疗效不佳者,以抗胆碱药和对症治疗为主。

(2)抗胆碱药:①外周性抗胆碱药主要作用于外周M受体,能缓解M样症状,对N受体无明显作用。常用阿托品,首次用量为轻度中毒2.0～4.0 mg,中度中毒5.0～10.0 mg,重度中毒10.0～20.0 mg,依病情每10～30分钟或1～2小时给药1次,直至患者M样症状消失或出现"阿托品化"。阿托品化指征为口干、皮肤干燥、心率稍快(90～100次/分)、瞳孔较前扩大和肺湿啰音消失,显示抗胆碱药用量足,此时,可暂停给药或给予维持量。如未出现上述指标,应尽快补充用药至出现上述指标为止。当中毒晚期ChE已"老化"或其活性低于50%时,应给予适量抗胆碱药维持"阿托品化",直至全血ChE活性恢复至50%～60%为止。如出现瞳孔明显扩大、神志模糊、烦躁不安、抽搐、昏迷和尿潴留等为阿托品中毒,立即停用阿托品。②中枢性抗胆碱药:如东莨菪碱、苯那辛、苯扎托品等,对中枢M和N受体作用强,对外周M受体作用弱。东莨菪碱首次用量:轻度中毒0.3～0.5 mg,中度中毒0.5～1.0 mg,重度中毒2.0～4.0 mg。盐酸戊乙奎醚(长托宁)对外周M受体和中枢M、N受体均有作用,但选择性作用于M_1、M_3受体亚型,对M_2受体作用极弱,对心率无明显影响;较阿托品作用强,有效剂量小,作用时间(半衰期6～8小时)长,不良反应少。首次用量:轻度中毒1.0～2.0 mg,中度中毒2.0～4.0 mg,重度中毒4.0～6.0 mg。首次用药需与氯解磷定合用。

当中毒患者经急救治疗后,主要的中毒症状基本消失,全血ChE活性恢复至50%～60%时,可停药观察;如停药12～24小时,其ChE活性仍保持在60%以上时,可出院。但重度中毒患者通常至少观察3～7天再出院。

3.对症支持治疗

对症支持治疗手段:①保持呼吸道通畅,吸除气道分泌物,给氧;对昏迷患者,须气管插管,呼吸衰竭时进行人工通气。②维持循环功能,包括抗休克治疗、纠正心律失常等。③镇静抗惊,早期使用地西泮,能间接抑制中枢乙酰胆碱的释放,并通过阻滞钙通道抑制神经末梢发放异常冲动,保护神经肌肉接头。AOPP使用地西泮可起到镇静、抗焦虑、肌肉松弛、抗惊厥和保护心肌的作用。可用于经解毒治疗后仍有烦躁不安、抽搐的患者,用法为10～20 mg肌内注射或静脉注射,必要时可重复。④防治脑水肿,抗感染,维持水、电解质、酸碱平衡等。

4.血液净化学治疗(简称化疗)法

对重度中毒,尤其是就医较迟、洗胃不彻底、吸收毒物较多者,可行血液灌流或血浆置换治疗。

二、拟除虫菊酯类农药中毒

(一)诊断要点

1.病史

有短期密切接触较大剂量或口服拟除虫菊酯类农药史,如溴氰菊酯(敌杀死)、氰戊菊酯(速灭杀丁)、氯氰菊酯(灭百可)等。

2.临床表现特点

(1)生产性中毒:潜伏期短者1小时,长者可达24小时,平均6小时。田间施药中毒多在4～6小时起病,主要表现为皮肤黏膜刺激症状,体表污染区感觉异常(颜面、四肢裸露部位及阴囊等处),包括麻木、烧灼感、瘙痒、针刺和蚁行感等,是周围神经兴奋性增高的表现,停止接触数小时即可消失。常有面红、流泪和结膜充血,部分病例局部有红色丘疹样皮损。眼内污染立即引起眼痛、畏光、流泪、眼睑红肿和球结膜充血。呼吸道吸收可刺激鼻黏膜,引发打喷嚏、流涕,并有咳嗽和咽充血。全身中毒症状相对较轻(最迟48小时后出现),多为头晕、头痛、乏力、肌束震颤及恶心、呕吐等一般神经和消化道症状,但严重者也有流涎、肌肉抽动甚至抽搐,伴意识障碍和昏迷。

(2)口服中毒:多在10分钟至1小时出现中毒症状,先为上腹部灼痛、恶心、呕吐等消化道症状,可发生糜烂性胃炎。继而食欲缺乏、精神萎靡或肌束震颤,部分患者口腔分泌物增多,尚可有胸闷、肢端发麻、心悸、视物模糊、多汗等。重度中毒者出现阵发性抽搐,类似癫痫大发作,抽搐时上肢屈曲痉挛、下肢挺直、角弓反张,伴意识丧失,持续0.5～2.0分钟,抽搐频繁者每天发作可多为10～30次,各种镇静、止痉剂常不能明显奏效,可持续10～20天。也有无抽搐即意识障碍直至昏迷者。对心血管的作用一般是先抑制后兴奋,开始心率减慢,血压偏低,其后可转为心率增快和血压升高,部分病例尚伴其他心律失常。个别病例有中毒性肺水肿。

3.实验室检查

(1)毒物检测:拟除虫菊酯原形物质排泄迅速,停止接触12小时后在接触人员的尿中就难以测出。但其代谢产物可检测出的时间较长(2～5天)。有条件时可做毒物或其代谢产物检测。

(2)全血ChE活性:无明显变化,有助于与急性有机磷农药中毒(AOPP)鉴别。

(3)心电图检查:少数中毒患者ST段下降及T波低平,窦性心动过缓或过速,室性期前收缩或房室传导阻滞等。

4.急性中毒分级

(1)轻度中毒:常有头晕、头痛、恶心、呕吐、食欲缺乏、乏力、流涎、心悸、视物模糊、精神萎靡等,但体检无阳性发现。口服中毒者消化道症状更明显,可有上腹部灼痛及腹泻等。

(2)中度中毒:除上述症状外,尚有嗜睡、胸闷、四肢肌肉震颤、心律失常、肺部啰音等。

(3)重度中毒:有呼吸增快、呼吸困难、心悸、脉搏增快、血压下降、阵发性抽搐或惊厥、角弓反张、发绀、肺水肿和昏迷等。病情迁延多日,危重者可致死亡。

5.鉴别诊断

需要鉴别的疾病有中暑、上呼吸道感染、食物中毒、脑卒中、原发性癫痫或其他急性农药中毒等。因本品的气味与有机磷相似,尤其应与AOPP相鉴别,除依据接触史外,本品中毒全血ChE活性大多正常,且多数不能耐受5 mg以上阿托品治疗,一般预后较好,毒物检测有助于鉴别。

(二)治疗要点

1.清除毒物

生产性中毒者,应立即脱离现场,将患者移至空气新鲜处,脱去染毒的衣物。口服中毒者用肥皂水或2%～4%碳酸氢钠溶液彻底洗胃,然后用50%硫酸钠40～60 mL导泻,并经胃管灌入活性炭50～100 g吸附残余毒物。对有频繁抽搐、意识障碍或昏迷、中毒性肺水肿等表现的严重中毒病例,应尽早做血液灌流或血液透析治疗。

2.控制抽搐

常用地西泮或巴比妥类肌内注射或静脉注射。抽搐未发生前可预防性使用，控制后应维持用药防治再抽搐。抽搐发作时，可用地西泮 10～20 mg 或异戊巴比妥钠(阿米妥)0.1～0.3 g 静脉注射。亦可用苯妥英钠 0.1～0.2 g 肌内注射或静脉注射，本品尚可诱导肝微粒体酶系，有利于加速拟除虫菊酯类农药的代谢解毒。

3.解毒治疗

无特效解毒剂，下述药物可试用。

(1)中枢性肌松剂：美索巴莫(舒筋灵)0.5 g，肌内注射；或贝克洛芬 10 mg，肌内注射，每天 2 次，连用 3 天。

(2)中药葛根素和丹参：对试验中毒动物有保护和治疗作用，已试用于临床，对控制症状和缩短疗程有一定的疗效。葛根素静脉滴注 5 mg/kg，2～4 小时重复 1 次，24 小时用量不宜大于 20 mg/kg，症状改善后改为每天 1～2 次，直至症状消失。亦可用复方丹参注射液治疗。

(3)阿托品：只能用于控制流涎和出汗等症状，0.5～1.0 mg，肌内注射，发生肺水肿时可增大至每次 1～2 mg，但总量不宜过大，达到控制症状即可。切不可企图用阿托品来做解毒治疗，否则将加重抽搐，甚至促进死亡。

4.其他

对症支持治疗。

三、百草枯中毒

百草枯(paraquat，PQ)又称克芜踪、对草快，是目前最常用的除草剂。可经消化道、呼吸道和皮肤黏膜吸收，常因防护不当或误服致中毒。人口服致死量 1～3 g。中毒死亡率为 30%～50%。

(一)诊断要点

1.临床表现特点

百草枯中毒的特征是多脏器损伤和衰竭，最常见者为肾、肝和肺损伤，死亡主要原因是呼吸衰竭。

(1)消化系统：经口中毒者有口腔烧灼感，口腔、食管黏膜糜烂溃疡、恶心、呕吐、腹痛、腹泻，甚至呕血、便血等。严重者发生中毒性肝病，表现为肝区疼痛、肝大、黄疸和肝功能异常、肝衰竭等。

(2)中枢神经系统：表现为头晕、头痛、四肢麻木、肌肉痉挛、烦躁、抽搐、幻觉、恐惧、昏迷等。

(3)肾脏：表现为肾区叩痛，尿蛋白阳性，血 BUN、Cr 升高。严重者发生急性肾衰竭。

(4)肺脏：肺损伤是最突出和最严重的改变，表现为胸痛、发绀、呼吸困难，早期多为刺激性咳嗽，呼吸音减低，两肺可闻及干湿啰音。大量口服者，24 小时内可出现肺水肿、出血，常在 1～3 天因 ARDS 而死亡。非大量摄入或经皮缓慢吸收者多呈亚急性经过，服药后有一个相对无症状期，于 3～5 天出现胸闷、憋气，2～3 周呼吸困难达高峰，患者往往在此期死于肺功能衰竭。少数患者可发生气胸、纵隔气肿等并发症。胸部 X 线显示病变局限或弥漫，口服达致死量者 X 线多呈弥漫性改变，中毒早期(3 天至 1 周)，主要为肺纹理增多，肺野呈磨玻璃样改变，严重者两肺广泛高密度影，形成“白肺”，同时出现肺实变，部分小囊肿；中毒中期(1～2 周)，肺大片实变，肺泡结节，同时出现部分肺纤维化。中毒后期(2 周后)呈局限或弥漫性网状纤维化。动脉血气分析呈低氧血症。

(5)皮肤、黏膜:接触浓缩液可以引起皮肤的刺激、烧灼,1～3 天逐渐出现皮肤烧伤,表现为红斑、水疱、溃疡等。高浓度百草枯接触指甲后,可使指甲出现白点,甚至横断、脱落。眼结膜、角膜接触百草枯后,可引起严重的炎性改变,24 小时后逐渐加重,形成溃疡,甚至继发虹膜炎,影响视力,另外可有鼻、喉刺激,鼻出血等。

2.临床分型

(1)轻型:百草枯摄入量<20 mg/kg,患者除胃肠道症状外,其他症状不明显,多数患者能够完全恢复。

(2)中到重型:摄入量 20～40 mg/kg,患者除胃肠道症状外可出现多系统受累表现,1～4 天出现肾功能、肝功能损伤,数天至 2 周出现肺部损伤,多数于 2～3 周死于肺衰竭。

(3)暴发型:摄入量>40 mg/kg,严重的胃肠道症状,4 天内死于多脏器功能衰竭。

(二)治疗要点

百草枯中毒无特效解毒剂,治疗以减少毒物吸收、促进体内毒物清除和对症支持为主。

1.阻止毒物继续吸收

彻底清洗被污染的皮肤、黏膜和眼睛。经口中毒者,立即催吐,尽早彻底洗胃,可用清水或2%碳酸氢钠溶液。洗毕后用 30%漂白土、皂土或活性炭 60 g 灌胃,以吸附胃肠内的百草枯,再予以硫酸镁、硫酸钠或 20%甘露醇导泻,重复应用,直至粪便中出现吸附剂。

2.清除已吸收的毒物

尽早行血液净化治疗,血液灌流效果最好,每天 1 次,持续 1 周左右。也可采用血浆置换,每天或隔天 1 次,直至病情缓解。

3.防治毒物损伤

及早应用自由基清除剂,如维生素 C、维生素 E、维生素 A、还原型谷胱甘肽、乙酰半胱氨酸等。早期应用糖皮质激素和免疫抑制剂可能对患者有效,可选用甲泼尼龙、地塞米松、硫唑嘌呤、环磷酰胺等。丹参、川芎、银杏叶提取物等能对抗自由基、抑制纤维化,可以试用。

4.对症支持治疗

包括保护胃黏膜、防治感染、防治肾损伤、呼吸支持治疗等。

5.其他

避免高浓度氧吸入,以免加重肺损伤,除非 PaO_2<5.3 kPa(40 mmHg)或发生 ARDS 时可吸入>21%氧气或用 PEEP 机械通气。

(苗宗建)

第三节　气体中毒

一、概述

气体中毒是指吸入有毒气体后引起机体一系列损害的一组急症。常见急性气体中毒包括刺激性气体中毒和窒息性气体中毒。前者包含氯、光气、氨、氮氧化物、二氧化硫、三氯化氮等;后者可分为单纯窒息性气体(甲烷、氮气、二氧化碳和惰性气体)和化学性窒息性气体(一氧化碳、硫化氢、氰化物)两大类。其中一氧化碳和氯气中毒较常见。

不同气体种类所致中毒表现各异,即使同一种气体中毒,因各人吸入的浓度和吸入持续时间不同,其病情轻重也差别很大。轻者可只有黏膜刺激症状,重者可出现呼吸衰竭、脑水肿,甚至死亡。

二、判断

要对气体中毒者进行现场急救,就必须迅速判断是否为气体中毒,迅速了解现场情况并推断为何种气体,了解中毒的人数及评估病情的轻重。

(一)气体的来源

有含碳物质不完全燃烧的证据,如冶炼、矿井放炮、合成氨气和甲醇等工业场所,日常生活中煤炉取暖或煤气泄漏,加上防护不当或通风不良易引起一氧化碳中毒;火场及其他灾难事故中常见有毒气体有一氧化碳、氯气、氨气、硫化氢、二氧化碳、二氧化硫、液化石油气、光气及氧化亚氮(笑气)等;相关的毒气泄漏则考虑该气体中毒。

(二)病情的轻重

中毒气体的种类不同、吸入毒气的浓度和时间不同,其病情轻重也就不同。

1.刺激性气体中毒

轻者可只有呼吸道炎症,吸入后立即出现黏膜刺激症状,表现为鼻炎、咽炎、声门水肿及气管、支气管炎等呼吸道症状;中度中毒者为中毒性肺炎,表现为胸闷、胸痛、刺激性呛咳、呼吸困难,有时痰中带血丝;重度中毒者为中毒性肺水肿及急性呼吸窘迫综合征(ARDS),表现为极度呼吸困难、端坐呼吸、发绀、烦躁不安、咳粉红色泡沫痰、心率快、大汗、神志障碍,部分呼吸困难进行性加重,危重者可伴发休克、代谢性酸中毒、气胸、纵隔气肿、喉水肿,甚至死亡。

2.窒息性气体中毒

如一氧化碳中毒,轻者有头晕、头痛、恶心、呕吐、乏力、胸闷、心悸等,少数可有短暂的意识障碍;中度中毒者除有上述症状外,皮肤黏膜甲床可呈特征性的“樱桃红色”,出现兴奋、判断力减低、运动失调、幻觉、视力下降、浅昏迷或中度昏迷;重度中毒者可出现深昏迷或去大脑皮质状态,且可并发脑水肿、休克、心肌损害、肺水肿、呼吸衰竭等表现,受压部位易发生水疱或压迫性横纹肌溶解。

三、急救

(一)现场急救原则

气体中毒与呼吸道密切相关,现场急救是否得当是该类中毒者能否脱离危险的关键。气体中毒的现场急救原则如下。

(1)立即脱离中毒环境。

(2)保持呼吸道通畅,同时吸氧及对症处理。

(3)已明确中毒气体种类者尽早给予特殊解毒治疗。

(4)尽快分诊中毒人员,按照病情的轻、重程度不同,给予不同的处理措施:对呼吸衰竭、呼吸停止者置口(鼻)咽管或气管插管进行球囊辅助呼吸或便携式呼吸机机械通气,并对中度以上中毒者应尽快转移到医院做进一步的治疗。即掌握边抢救、边运送的原则。具体措施如下。

(二)急救措施

1.脱离中毒的环境

由于气体中毒是呼吸道吸入引起的,迅速转移中毒者到空气流通、风向上方的安全地带是避免继续中毒的重要措施,也是急救能否成功的关键。对于氯气、光气、氨气等刺激性气体应脱去中毒时的衣服并用湿毛巾擦拭身体。

2.保持呼吸道通畅

立即解开中毒者衣服,同时注意保暖、卧床休息,放置口(鼻)咽管或气管插管等措施保持呼吸道通畅,给予吸痰、沙丁胺醇气雾剂或氨茶碱等解除支气管痉挛、防治喉头水肿及窒息。

3.合理氧疗

对于气体中毒者均应尽早给予氧气吸入。刺激性气体中毒轻者可只给予低浓度吸氧;有肺水肿者最好用有机硅消泡剂吸氧;重症中毒者应给予面罩吸氧,甚至置口(鼻)咽管或气管插管进行球囊、呼吸机辅助呼吸。窒息性气体中毒给予面罩大流量吸氧为佳,对于中、重度一氧化碳中毒应尽快送医院行高压氧治疗。

4.对症治疗

(1)有抽搐者给予镇静剂,如地西泮 10~20 mg,静脉推注或肌内注射;苯巴比妥 0.1~0.2 g,肌内注射;氯丙嗪 25~50 mg,肌内注射或静脉推注;癫痫大发作或抽搐不止者可用安定持续静脉滴注。

(2)有颅内高压者给予 20%甘露醇 125~250 mL 或呋塞米 20 mg 脱水治疗,同时给糖皮质激素,可选用地塞米松 10~30 mg/d、氢化可的松 200~300 mg/d、甲泼尼龙 40 mg,每天 2~3 次。

(3)高热不退者,可行物理降温,亦可用人工冬眠疗法。

(4)出现急性肺水肿、心力衰竭、休克、气胸、纵隔气肿等给予相应的抢救措施。

5.特殊处理

需针对不同气体中毒,采用对症处理措施。

(1)一氧化碳中毒者,可用脑组织赋能剂及苏醒药物,可加用细胞色素 C、辅酶 A、ATP、胞磷胆碱等药物;昏迷者可选用甲氯芬酯、醒脑静等,其他中毒有脑水肿时也可用上述药物。

(2)硫化氢中毒者,可用 5%碳酸氢钠溶液喷雾以减轻上呼吸道刺激症状;用 10%硫代硫酸钠 20~40 mL 静脉注射,或 10%亚甲蓝 20~40 mL 静脉注射,以促进硫化血红蛋白的解离;眼部损伤者,尽快用 2%碳酸氢钠溶液或生理盐水冲洗,再用 4%硼酸水洗眼,并滴入无菌橄榄油,用醋酸可的松滴眼,防止结膜炎的发生。

(3)氰化物中毒者,可立即给予解毒剂:①亚硝酸异戊酯(每支 0.2 mL)1~2 支,放于手帕中折断后立即吸入,每次吸入 15 秒,每隔 2~3 分钟重复 1 支,直到开始静脉注射 3%亚硝酸钠为止,注意严密监测血压。②3%亚硝酸钠 10~20 mL 缓慢静脉注射(每分钟 2~3 mL),同时严密监测血压,若出现休克立即停用。③4-DMAP(4-二甲基氨基苯酚),10% 4-DMAP 2 mL 肌内注射,必要时 1 小时后可重复半量。该药为高效高铁血红蛋白生成剂,为避免出现高铁血红蛋白形成过度,不可与亚硝酸制剂合用。可与硫代硫酸钠合用,对于低血压者尤为适用。该药目前应用广泛,并逐渐替代亚硝酸类抗氰药。④在给予 4-DMAP 或亚硝酸钠后,缓慢静脉推注 25%硫代硫酸钠 20~50 mL,每分钟不超过 5 mL,必要时 1 小时后重复全量或半量。

(4)氧化亚氮(笑气)中毒者,如有明显发绀、呼吸困难时,可给 10%亚甲蓝 20~40 mL 静脉注射。

(5)刺激性气体中毒应早期、短程、足量应用糖皮质激素，以减轻刺激性气体引起肺泡和肺泡膈毛细血管通透性增加所致肺间质和肺泡水分淤滞。可静脉用地塞米松 20～30 mg/d，氢化可的松 200～300 mg/d；或甲泼尼龙 40 mg，每天 2～3 次。同时注意预防应激性溃疡及水、电解质紊乱和酸碱平衡。

四、注意

气体中毒种类繁多、病情复杂、变化较快，为呼吸道吸入中毒。这就要求施救者必须做好自我防护，了解常见中毒气体的中毒机制及临床表现，据中毒机制不同，选择不同的呼吸支持方法。

(一)自我防护措施

施救者在施救前要充分评估环境的安全性，确认安全后用手帕或毛巾等捂住口鼻，必要时戴防毒面具从上风口进入；若为毒气泄漏现场应佩戴好防毒面具，进入泄漏区应着防毒衣，并在雾状水枪掩护下前进。迅速打开门窗，有条件时可打开电扇或用鼓风机加快空气流通。掌握边抢救边运送，尽快离开毒气现场的原则。

(二)常见中毒气体种类及临床表现

见表 6-1。

表 6-1　常见中毒气体的临床特点

毒物		中毒机制	临床表现	处理要点
刺激性气体	氨、氯、光气、二氧化碳、二氧化氮等	1.吸入后与水发生作用，生成氯化氢、硝酸等强酸型物质，刺激和腐蚀呼吸道黏膜 2.氮氧化物吸收入血后可形成硝酸盐和亚硝酸盐，扩张血管，并与血红蛋白作用产生高铁血红蛋白血症	眼部及上呼吸道刺激症状，中毒性肺炎及肺水肿、高铁血红蛋白血症等，危重者可伴发休克、代谢性酸中毒、纵隔气肿、气胸等。查体双肺可闻及干湿鸣	1.迅速脱离有毒环境，保持气道通畅，吸氧，缓解支气管痉挛 2.治疗中毒性肺炎、肺水肿：糖皮质激素，消泡沫剂，必要时气管切开 3.高铁血红蛋白血症应用小剂量亚甲蓝
窒息性气体	一氧化碳	因一氧化碳与血红蛋白亲和力比氧与血红蛋白的亲和力大 240 倍，而解离速度仅为氧合血红蛋白的 1/3 600，碳氧血红蛋白还影响氧合血红蛋白的解离，而引起组织缺氧；一氧化碳还损害线粒体功能，抑制组织呼吸	轻者可有头晕、头痛、乏力胸闷等；较重者可见到皮肤、黏膜、甲床呈樱桃红色，浅至中度昏迷；严重者出现深昏迷或去大脑皮质状态，并发脑水肿、休克、肺水肿、呼吸衰竭等	1.迅速打开门进行通风换气，断绝一氧化碳来源；迅速将中毒者转移至安全地带 2.保持气道通畅，给予面罩大流量吸氧，后迅速送到医院行高压氧治疗 3.呼吸停止者立即予人工呼吸，甚至气管插管或气管切开行机械同时和加压供氧
窒息性气体	硫化氢	1.选择性作用于呼吸链中细胞色素氧化酶，阻断电子传递，抑制细胞呼吸 2.抑制中枢神经系统，引起呼吸中枢麻痹 3.局部刺激和腐蚀作用	眼部和呼吸道刺激症状，发绀、呼吸困难等缺氧症状，中枢神经系统抑制症状，极高浓度吸入时可引起“闪电型”死亡	1.立即脱离环境并清除毒物 2.吸氧，对症治疗，呼吸心搏骤停者立即行心肺复苏 3.解毒药的应用：亚硝酸钠、亚甲蓝等

续表

	毒物	中毒机制	临床表现	处理要点
窒息性气体	氰化物	与硫化氢毒理类似	呼出气有苦杏仁味，极度呼吸困难，昏迷、抽搐、角弓反张，呼吸、心跳迅速停止而死亡	1.立即脱离环境并清除毒物 2.吸氧，呼吸心搏骤停者立即行心肺复苏 3.特效解毒药治疗：4-二甲基氨基苯酚、亚硝酸钠、硫代硫酸钠等治疗

(三)选择适当的呼吸支持法

由二氧化碳、一氧化碳等中毒引起的化学性窒息或呼吸停止，可采用口对口人工呼吸；但有条件时，最好采用简易呼吸气囊行人工通气。

由氨气、二氧化硫、二氯化碳、二氧化氮等有毒气体刺激呼吸道引起水肿而致的机械性窒息，一般不采取口对口人工呼吸，特别是压胸式呼吸法。而是以吸氧、减轻呼吸道水肿、强心、利尿、注射呼吸中枢兴奋剂等为处理原则。

(苗宗建)

第四节　有机毒物中毒

一、急性乙醇中毒

急性乙醇(酒精)中毒，俗称酒醉，是因一次饮入过量乙醇(酒精)或酒类饮料引起的中枢神经系统由兴奋转为抑制的状态，严重者出现昏迷、呼吸抑制及休克。成人饮用乙醇的中毒剂量有个体差异，一般为70～80 g，而致死剂量为250～500 g。小儿的耐受性较低，致死量：婴儿6～10 g，儿童约25 g。

(一)诊断要点

1.急性中毒

(1)饮酒史：有过量饮酒史，应询问饮酒的种类和饮用量、平素酒量、饮酒的具体时间，有无服用其他药物。

(2)临床表现特点：症状轻重与饮酒量、个体的敏感性有关。临床上大致分3期，各期界限不很明显。①兴奋期：当饮酒后，血中乙醇达500 mg/L时，患者可有恶心、呕吐、结膜充血、颜面潮红或苍白、头晕、欣快感、语言增多，有时粗鲁无礼，易感情用事，喜怒无常，也有安静入睡者。②共济失调期：乙醇浓度为500～1 500 mg/L，即可出现共济失调，表现为动作笨拙、步态蹒跚、语无伦次且言语含糊不清。③昏睡期：乙醇达2 500 mg/L时，即转入昏睡状态，面色苍白或潮红、皮肤湿冷、口唇轻度发绀、心跳加快，呈休克状态。瞳孔散大，呼吸缓慢带鼾声，严重者大小便失禁、抽搐、昏迷，最后发生呼吸麻痹直至死亡。

过量饮酒可诱发消化道出血、胰腺炎、发作性心律失常、脑梗死、脑出血及蛛网膜下腔出血，个别可引起急性乙醇中毒性肌病(肌痛、肌无力、肌肉肿胀，横纹肌溶解而导致急性肾衰竭)。

(3)实验室检查:依病情查血电解质、血糖、淀粉酶、肌酸磷酸激酶、血气分析等。

2.戒断综合征

长期酗酒者在突然停止饮酒或减少酒量后,可发生下列4种类型戒断综合征的反应。

(1)单纯性戒断反应:在减少饮酒后6~24小时发病。出现震颤、焦虑不安、兴奋、失眠、心动过速、血压升高、大量出汗、恶心、呕吐。多在2~5天缓解自愈。

(2)酒精性幻觉:幻觉以幻听为主,也可见幻视、错觉及视物变形。多为被害妄想,一般可持续3~4周。

(3)戒断性惊厥反应:常与单纯性戒断反应同时发生,也可在其后发生癫痫大发作。多数只发作1~2次,每次数分钟。也可数天内多次发作。

(4)震颤谵妄反应:在停止饮酒24小时后,也可在7小时后发生。患者精神错乱,全身肌肉出现粗大震颤。谵妄是在意识模糊的情况下出现生动、恐惧的幻视,可有大量出汗、心动过速、血压升高等交感神经兴奋的表现。

3.诊断注意事项

(1)需检查患者有无摔倒或碰撞致外伤,尤其是颅脑外伤致颅内出血引起意识障碍。

(2)下列情况需行颅脑CT检查:经治疗意识未恢复或意识状态发生改变、出现定位体征、饮酒量与临床表现不符、癫痫发作、有外伤史。

(3)急性中毒主要与引起昏迷的疾病相鉴别,如镇静催眠药中毒、一氧化碳中毒、急性脑血管病、糖尿病昏迷、颅脑外伤等。

(4)戒断综合征主要与精神病、癫痫、窒息性气体中毒、低血糖症等相鉴别。

(二)治疗要点

1.急性中毒的治疗

急性中毒的轻型患者,一般无须特殊治疗。可使其卧床休息、保暖、饮浓茶或咖啡,即可逐渐恢复。但对重症患者应迅速采取下述措施。

(1)清除毒物:由于乙醇吸收快,一般洗胃意义不大;如在2小时内的重度中毒患者,可考虑应用1%碳酸氢钠或生理盐水洗胃。对长期昏迷、呼吸抑制、休克的严重病例,或同时服用甲醇或其他可疑药物时,应尽早行血液透析治疗,可成功挽救患者生命。

(2)纳洛酮的应用:纳洛酮对乙醇中毒所致的意识障碍、呼吸抑制、休克有较好的疗效。用法:0.4~0.8 mg加入25%葡萄糖溶液20 mL中静脉注射,必要时15~30分钟重复1次;或用1.2~2.0 mg加入5%~10%葡萄糖溶液中持续静脉滴注,直至达到满意效果。

亦可选用醒脑静注射液和胞磷胆碱治疗重度乙醇中毒。成人为醒脑静注射液20 mL加入5%~10%葡萄糖溶液250 mL中静脉滴注;胞磷胆碱0.5~1.0 g加入5%~10%葡萄糖溶液500 mL中静脉滴注。

(3)促进乙醇氧化代谢:可给50%葡萄糖溶液100 mL,同时肌内注射维生素B_1、维生素B_6和烟酸各100 mg,以加速乙醇在体内氧化代谢。

(4)迅速纠治低血糖:部分病例可出现低血糖昏迷,应注意与乙醇直接作用所致的昏迷鉴别。故急性中毒的重症患者应检测血糖,如有低血糖,应立即静脉注射高渗葡萄糖溶液。

(5)对症支持疗法。

2.戒断综合征的治疗

患者应安静休息,保证睡眠。加强营养,给予维生素B_1、维生素B_2。有低血糖时静脉注射高渗葡萄糖溶液。重症患者宜选用短效镇静药控制症状，常选用地西泮，依病情每1～2小时口服5～10 mg，症状稳定后可给予维持镇静的剂量，8～12小时1次。有癫痫病史者可用苯妥英钠。

二、甲醇中毒

工业生产中急性中毒主要由吸入甲醇蒸气所致，较少见。工业用乙醇中含有较多的甲醇，若误用此类乙醇配制成白酒饮用，则导致急性中毒。人经口中毒的个体差异较大，一般5～10 mL即可引起严重中毒，最低7～8 mL即可引起失明，致死量为30 mL左右。

(一)诊断要点

1.病史

有甲醇吸入史，误服甲醇或含有甲醇的毒酒史。

2.临床表现特点

主要引起以中枢神经系统损害、眼部损害和代谢性酸中毒为特点的中毒症状。无论吸入或经口中毒，均有一定的潜伏期，通常为8～36小时，同时饮酒者则潜伏期可更长。症状轻者仅感头痛、头晕、视物模糊、乏力、兴奋、失眠、眼球疼痛，颇似乙醇中毒。中度中毒可出现步态不稳、呕吐、呃逆、共济失调、腹痛、腰痛、视力障碍、眼前有跳动性黑点、飞雪或闪光感，复视甚至视觉丧失，表情淡漠、四肢湿冷。重度中毒有剧烈头痛、恶心、呕吐、意识朦胧、谵妄、抽搐、失明、瞳孔散大、光反射消失等表现。同时，患者有明显的酸中毒，甚至休克、昏迷，最后可出现中枢性呼吸衰竭而致死。少数病例可出现精神症状。眼底检查见视盘充血、出血或眼底静脉扩张、视网膜水肿，或见视神经萎缩。也有病例眼损害症状出现于全身中毒症状改善之后，由此可于中毒后数月出现迟发性视力损害。

3.辅助检查

血气分析有 HCO_3^- 及pH降低，BE为负值。血 CO_2CP 降低。血和尿中酮体可阳性，尿呈酸性，可能有肝功能异常及蛋白尿。血和尿中可测得甲醇、甲酸。血甲醇＞50 mg/L或甲酸＞76 mg/L，尿中甲酸＞2 000 mg/L，有诊断意义。CT检查发现脑壳核梗死，同样有助于诊断。

(二)治疗要点

1.尽早清除毒物

口服中毒者应及时用1%碳酸氢钠或温水、肥皂水洗胃，口服硫酸钠30 g导泻。已吸收入血液者，不论患者有无症状，均可用腹膜或血液透析加以清除，因甲醇属于可透析清除的毒物。早期透析可减轻症状、挽救生命和减少后遗症。血液透析的指征：①血液甲醇＞15.6 mmol/L或甲酸＞4.34 mmol/L；②严重代谢性酸中毒；③视力严重障碍或视盘、视网膜水肿。吸入性中毒应脱离有毒环境，吸氧。

2.乙醇作抗毒治疗

由于乙醇对醇脱氢酶的亲和力比甲醇高20倍，由此可阻断甲醇代谢增毒，并促进排出，故理论上可用乙醇作抗毒治疗。方法是医用95%乙醇按1 mL/kg稀释于5%葡萄糖溶液或生理盐水中，配制成10%的乙醇溶液，30分钟内静脉滴注完，然后再按0.166 mL/kg同样稀释后静脉滴注维持；也可先用50%乙醇按1.5 mL/kg稀释至不大于5%的浓度，首次口服或经胃管注入，其后按0.5～1.0 mL/kg口服，每2小时1次维持。也可口服白酒30 mL，以后每4小时口服15 mL。务使血中甲醇浓度降至0.5 g/L以下，停止使用乙醇后不再发生酸中毒为止，一般需

4～7天或更长。若患者已有明显抑制者不宜用乙醇治疗。尚可给予叶酸，以促进已经形成的甲酸加速分解成CO_2，剂量为每4小时50 mg，静脉滴注，共给数天。

4-甲基吡唑是对醇脱氢酶有更强、更特异的抑制剂，且毒性低。按15 mg/kg口服1次，12小时后给5 mg/kg，再12小时给10 mg/kg，直至血中检测不出甲醇为止。

3.纠正酸中毒

早期应用碱性药物有肯定的疗效。可用5%碳酸氢钠静脉滴注，用量可根据血CO_2CP或血气分析结果调整。

4.高压氧治疗

重度中毒和有双目失明者，应尽早行高压氧治疗，可使双目失明好转。

5.眼科治疗

不论患者视力如何，急性期均宜避免光线刺激，双眼应用纱布覆盖保护。皮质激素可减轻脑水肿和视神经损害，可用地塞米松10～20 mg或氢化可的松200～500 mg，静脉滴注，每天1次。

6.对症支持疗法

给予高蛋白、高碳水化合物饮食。应用大剂量维生素及促进神经系统恢复的药物。

三、苯中毒

急性中毒多由于生产过程或意外事件中吸入高浓度苯蒸气所引起。一般吸入含苯浓度4～5 g/m^3的空气，则会发生严重中毒。偶尔亦可因误服而中毒，口服2 mL即可迅速发生昏迷，10～15 mL可致死。

（一）诊断要点

1.病史

有毒物接触史。由于吸入的苯部分以原形由呼吸道排出，中毒者气息中有浓郁的苯的芳香味，对无明确接触史者，有参考诊断价值。除苯的中毒外，口服中毒者，尚需注意服入作为溶剂的苯之外，是否尚有作为溶质的其他毒物进入体内，招致“双重中毒”的可能性。

2.临床表现特点

急性中毒主要为中枢神经系统抑制症状。轻者有头痛、头晕、耳鸣、乏力、步如醉汉、幻觉和精神障碍等症状；重者有意识障碍、昏迷、肌肉痉挛或抽搐、呼吸困难、血压下降、瞳孔散大、光反射消失等症状，可因呼吸麻痹而死亡。苯对局部有刺激性，因而可侵入眼睛而致眼部炎症，流泪、畏光、结膜充血、视物模糊等；吸入时可产生呛咳、咽痛、气管分泌物增多，甚至喉头水肿、痉挛或窒息，急性期过后易合并肺炎；口服者可有明显消化道刺激症状如腹部不适、腹痛、恶心、呕吐、腹泻等。

慢性中毒除神经系统外，还影响造血系统。神经系统早期为神经衰弱和自主神经功能紊乱综合征；个别晚期病例可有感觉障碍和不全麻痹，也可引起多发性神经炎、脊髓炎、视神经炎、癫痫和精神病等。造血系统异常表现是慢性苯中毒的主要特征，以白细胞及血小板减少最常见，严重者表现为再生障碍性贫血；甚至发生苯中毒白血病，以急性粒细胞白血病为多，其次为急性淋巴细胞白血病和急性红白血病。

（二）治疗要点

1.清除毒物

吸入中毒者，迅速脱离有毒环境，换去被污染的衣物，温肥皂水（忌用热水）清洗皮肤。口服中毒者，以0.5%活性炭或2%碳酸氢钠溶液洗胃，随后注入硫酸钠30 g导泻，忌催吐。

2.维持呼吸功能

呼吸节律不规则、呼吸表浅或有缺氧表现者，吸氧，必要时行气管插管或气管切开术行气管内加压吸氧，应用呼吸兴奋剂。有条件者，宜选用高压氧舱治疗，可加速苯从呼吸道排出。

3.解毒剂

葡萄糖醛酸可与体内苯的代谢产物酚类结合，生成苯基葡萄糖醛酸酯而起解毒作用。用法：葡醛内酯(肝泰乐)100～200 mg，肌内注射或静脉滴注，轻症可口服，每天 2～3 次。同时可加用较大剂量维生素 C、B 族维生素等。

4.其他

对症支持处理。

四、家用清洁剂中毒

家用清洁剂主要有阴离子型、阳离子型、非离子型(非离子型清洁剂一般无毒性)及碱类或聚磷酸盐类，误服中毒主要引起消化道和黏膜的刺激症状。

(一)阴离子型清洁剂中毒

此类主要包括肥皂、洗衣粉、洗洁精和洗发香波等。对儿童最大安全量为 0.1～1.0 g/kg。急性中毒主要是误服所致，表现为恶心、呕吐、腹泻、腹痛、腹胀和消化道烧灼感等。严重者可导致低血钙而发生手足搐搦和惊厥。进入眼中可引起流泪、畏光、肿痛等眼刺激症状。长时间接触高浓度清洁剂可致皮肤黏膜刺激症状。偶有过敏而致哮喘。治疗要点：①误服者洗胃后口服牛奶、豆浆、双面体蒙脱石(思密达)等保护消化道黏膜。②有低血钙时静脉应用钙剂。③皮肤黏膜或眼中接触后用大量清水或生理盐水冲洗。

(二)阳离子型清洁剂中毒

阳离子型清洁剂主要成分是阳离子型表面活性剂，如十六烷基三甲基铵氯化物或溴化物、氯化苯甲羟胺和六氯酚等。阳离子型清洁剂的浓缩液易于吸收，1%的浓度对黏膜有损伤性，肥皂可迅速使其丧失作用。10%的浓度对食管黏膜有腐蚀性，20%的浓度可致消化道穿孔和腹膜炎。食入致死量为 1～3 g。急性中毒主要是误服所致，主要症状是恶心、呕吐、食管腐蚀性损伤、虚脱、血压下降、惊厥、昏迷，常在 1～4 小时死亡。治疗要点：①误服者洗胃后口服牛奶、豆浆、双面体蒙脱石(思密达)等保护消化道黏膜。如有食管损伤，不可催吐和洗胃。对未吸收的阳离子型清洁剂，普通肥皂即可为有效的解毒剂。②对症支持治疗。有高铁血红蛋白血症可给予小剂量亚甲蓝和大剂量维生素 C。

(三)碱类或聚磷酸盐类清洁剂中毒

此类清洁剂以强碱(去油污)和聚磷酸盐类(水软化剂)为主要成分，主要用于厨房灶具、水池、桌面、玻璃门窗、墙壁、地面、家具、厕所和一些机器等洗涤清洁。

五、其他有机毒物中毒

(一)汽油中毒

1.诊断要点

(1)有毒物接触或误服史(一般口服致死量 7.5 g/kg)。

(2)典型临床表现：①轻度中毒，头晕、头痛、乏力、恶心、呕吐、酒醉样步态、精神恍惚、兴奋状态。②重度中毒，昏迷型表现为迅速昏迷、抽搐、瞳孔扩大、脉细弱、呼吸不规则、血压下降或中枢性高热。中毒性精神病型表现为躁动不安、癔症样发作、哭笑无常、乱说乱动等。③吸入性肺炎，剧烈咳嗽、咯血痰、胸痛、发绀、肺啰音等。④误服时有剧烈的上腹痛、恶心、呕吐。

2.治疗要点

(1)吸入中毒速将患者移至新鲜空气处。口服者，一般不用催吐或洗胃，以免将汽油吸入肺内。如口服量大洗胃时先注入 150～200 mL 液体石蜡或花生油或橄榄油于胃中使之溶解，然后将油吸出，再用温水洗胃。活性炭 50～100 g 灌服，硫酸钠导泻。

(2)对症、支持治疗：抗感染、抗休克。重症患者应尽早高压氧疗。

(二)煤油中毒

1.诊断要点

(1)有毒物接触或误服史。

(2)经口中毒：恶心、呕吐、腹痛、腹泻等。

(3)吸入中毒：咳嗽、呼吸困难、胸痛、吸入性肺炎等。

(4)全身症状：乏力、酒醉状态、精神恍惚、烦躁、抽搐、昏迷。

2.治疗要点

同汽油中毒。

(三)酚类中毒

酚类中有多种制剂，为外用药，如苯酚(酚、石炭酸、羟基苯)、甲酚(煤酚、甲苯酚)、甲酚皂溶液(来苏尔)、煤焦油、间苯二酚、三氯苯酚等。甲酚皂溶液口服致死量为 3 g；石炭酸口服致死量为 8～15 g。

1.诊断要点

(1)有毒物吸入、口服史。

(2)局部表现：皮肤接触致皮炎；口服者，口腔、咽喉、食管与胃部灼热感，口渴、恶心、呕吐，腹痛、腹泻、血便。眼部溅入酚，致结膜炎、角膜炎、失明。

(3)全身中毒表现：头痛、眩晕、胸闷、乏力、呼吸减慢，体温、血压下降，抽搐、昏迷，呼吸、循环衰竭。

(4)24 小时尿酚＞20 mg 有助于诊断。

2.治疗要点

(1)口服者，应尽早洗胃，可用牛奶、生蛋清或植物油灌洗。植物油能溶解苯酚，而不使其吸收，忌用矿物油洗胃。反复洗胃至酚味消失，并留牛奶、生蛋清、米汤等，保护胃黏膜。有重度食管损伤者禁止洗胃。吸入者，脱离现场，清洗皮肤，吸氧。

(2)对症支持疗法，包括静脉输液、利尿等。

(四)碘中毒

碘制剂如碘酒、复方碘溶液和其他碘化物为医疗或家庭常备消毒剂，常因误服或用量过大致中毒。碘的成人中毒量约为 1.0 g，口服致死量 2～3 g，小儿服 3～4 mL 碘酊可致死。

1.诊断要点

(1)有误服或使用本药史。

(2)口服者，局部黏膜被染成棕色，呼吸有碘味。口腔、食管和胃有烧灼感、疼痛。恶心、呕吐、腹痛、腹泻等。严重者四肢震颤、发绀、惊厥、休克、昏迷等。吸入碘蒸气有明显呼吸道刺激症状。

2.治疗要点

(1)口服者,立即淀粉液洗胃。亦可在洗前给大量淀粉食物如藕粉、米汤、面粉糊等(因淀粉可与碘结合而成无毒物),再探咽催吐,反复进行,直至呕吐物不出现蓝色为止。洗胃后用硫酸钠导泻。口服豆浆、米汤牛乳或生蛋清保护胃黏膜。吸入者,移至新鲜空气处,吸氧。

(2)可口服硫代硫酸钠每次 5 g,重症可将 10%硫代硫酸钠 10 mL 稀释成 3%溶液静脉注射,3~4 小时 1 次或每天 1~2 次,使游离碘成为毒性低的碘化物。

(3)内服大量液体和生理盐水,或每天口服氯化钠 6~12 g,重症者每天静脉滴注生理盐水1 000 mL。

(4)对症支持疗法。

(五)甲醛中毒

甲醛又称蚁醛,其 35%~40%水溶液又称福尔马林,是一种防腐剂,具有强烈的刺激气味。常因误服或吸入甲醛蒸气致中毒。工业用甲醛常混有甲醇,故可同时有甲醇中毒反应。甲醛在体内代谢而成甲酸,促使发生代谢性酸中毒;甲醛对中枢神经系统有抑制作用。成人口服致死量为 10~20 mL。

1.诊断要点

(1)有毒物吸入或口服史。

(2)口服者,口腔黏膜糜烂、上腹痛、呕血、休克;吸入者,致鼻炎、结膜炎、支气管炎;皮肤接触者有皮炎。

(3)神经系统症状:头痛、眩晕、乏力、恐慌不安、步态不稳、惊厥、昏迷等。

(4)可伴有肝、肾功能损害。

(5)过敏患者可有面部水肿、支气管哮喘等。

2.治疗要点

(1)口服者,立即用 0.1%氨水洗胃(因氨可与甲醛结合成毒性小的六次甲基四胺)。活性炭 50~100 g 灌服,硫酸钠导泻。口服豆浆、牛乳或蛋清保持胃黏膜。吸入者,移至新鲜空气处,吸氧。皮肤接触者用水或肥皂水冲洗。

(2)对症支持疗法,包括防治酸中毒、抗过敏等。

(六)甲紫中毒

甲紫又称龙胆紫,其 1%~2%溶液俗称“紫药水”,常因内服剂量过大致中毒。轻度中毒有恶心、呕吐、腹痛、头痛、头晕等;重度中毒可形成高铁血红蛋白血症,患者可出现休克或呼吸衰竭。尿呈玫瑰紫色。

口服者清水洗胃,盐类泻药导泻。紫药水流入眼内要立即用自来水冲洗。高铁血红蛋白血症可用小剂量(1~2 mg/kg)亚甲蓝。对症支持治疗。

(七)松节油中毒

松节油是萜烯类混合物,主要由 α 和 β 松油精组成,可由口服、吸入或皮肤接触而发生中毒。中毒量为内服 8 mL 左右,小儿口服 15 mL 即可致死,成人口服 150 mL 即可产生致死性中毒反应。中毒主要表现为消化道刺激症状(口腔及食管灼痛、恶心、呕吐、腹痛、腹泻等)、肾脏损害(蛋白尿、血尿、肾功能不全等)及神经系统刺激症状(头痛、眩晕、兴奋、谵妄、共济失调、抽搐等)。吸入中毒表现为眼、鼻及呼吸道刺激症状。皮肤接触中毒可致过敏性皮炎。

吸入中毒者,迅速移离现场;皮肤接触者可用肥皂水或清水冲洗。口服中毒者,给予液状石蜡 100～200 mL 口服后再彻底洗胃，硫酸钠导泻。洗胃后给予润滑剂如鸡蛋清、米糊、豆浆等，勿给油类。对症支持治疗。

(八)四氯化碳中毒

1.诊断要点

(1)有毒物吸入或口服史。

(2)蒸气吸入有眼、鼻、咽、喉及呼吸道黏膜刺激症状；口服者，以消化道症状明显：恶心、呕吐、腹痛、腹泻。严重者出现神经系统症状：头痛、眩晕、精神恍惚、抽搐、意识障碍等。

(3)也可发生急性重型肝炎、急性肾衰竭、中毒性心肌损害、中毒性肺水肿。

(4)血、尿或呼气中四氯化碳浓度增高。

2.治疗要点

(1)脱离中毒环境，吸氧、保暖。误服者用 2%碳酸氢钠溶液或 1∶5 000 高锰酸钾溶液洗胃，用硫酸镁导泻。

(2)解毒剂：乙酰半胱氨酸。

(3)对症与支持疗法，如保肝、营养心肌等。

(九)三氯甲烷(氯仿)中毒

1.诊断要点

(1)有毒物吸入或口服史。

(2)吸入中毒初期，患者兴奋激动，随即头痛、头晕，之后呈抑制状态、昏迷、呼吸麻痹。

(3)口服者，口腔、食管与胃部黏膜均有烧灼感，恶心、呕吐、腹痛、腹泻。随后出现昏迷，又可引起周围循环衰竭或肝脏损害而死亡。

2.治疗要点

(1)口服者，立即洗胃及导泻；吸入者，立即撤离中毒环境，吸氧，必要时人工呼吸和应用呼吸兴奋剂。忌用吗啡与肾上腺素。

(2)对症、支持疗法。

(十)乙醚中毒

1.诊断要点

(1)有毒物吸入或口服史。

(2)吸入高浓度呈“醚醉”现象：眩晕、癔症样发作、精神错乱、嗜睡、昏迷、瞳孔散大、脉搏细弱、血压下降、呼吸抑制。

(3)可伴有恶心、呕吐、多汗、流涎、流泪、咳嗽等。

2.治疗要点

(1)迅速脱离现场，吸氧、保暖。口服者洗胃。

(2)防治呼吸、循环衰竭。

(3)对症与支持疗法。

(十一)甲苯中毒

1.诊断要点

(1)有毒物接触史。

(2)黏膜刺激症状：流泪、咳嗽、胸闷、结膜充血等。

(3)中枢神经症状：头痛、乏力、步态蹒跚、意识障碍。

(4)可有吸入性肺炎、肺水肿,血尿、蛋白尿。

2.治疗要点

同苯中毒。

(苗宗建)

第五节 金属中毒

一、铅中毒

(一)诊断要点

1.铅接触史

急性铅中毒大多是口服可溶性铅无机化合物和含铅药物如黑锡丹、樟丹(是用于治疗癫痫和哮喘的偏方)等引起的。慢性铅中毒多见于长期吸入铅烟、铅尘的工人。长期应用含铅的食具如锡器盘、铅壶、彩釉陶器、铅绘粉涂里的玻璃杯等盛饮料或食品,可引起慢性中毒。四乙铅主要用于汽油抗爆剂,可经呼吸道、皮肤、消化道吸收而中毒。

2.临床表现特点

铅中毒主要损害神经系统、消化系统、造血系统和肾脏。

(1)急性中毒:急性铅中毒多因误服引起。患者服含铅化合物4~6小时,个别长至1周出现恶心、呕吐,呕吐物为白色奶块状(含氯化铅),口内有金属味,腹绞痛,腹泻,解黑便(含硫化铅),血压升高,少数患者发生消化道出血和麻痹性肠梗阻。严重中毒数天后出现贫血(伴有嗜碱性点彩红细胞和网织红细胞明显增多)、中毒性肾炎、中毒性肝炎和多发性周围神经病变和铅毒性脑病(抽搐、高热、昏迷等)。其中,腹绞痛是急性中毒的早期突出症状,也可能是慢性铅中毒急性发作的症状。

(2)急性四乙铅中毒:由短期内大量吸入或皮肤吸收所致,平均潜伏期为6天,一般为6小时至11天(吸入高浓度者可立即昏迷)。轻者有头痛、头晕、噩梦、乏力、食欲缺乏、恶心、呕吐、关节疼痛;较重者出现自主神经系统症状,如多汗、唾液分泌增多、血压下降、脉缓慢,严重者有幻觉、妄想、烦躁、谵妄、全身抽搐甚至瞳孔散大、意识丧失。血压降低、脉率低、体温低为四乙铅中毒体检的“三低征”。发作可呈间歇性,间歇期间患者常表情痴呆、动作迟缓,说话含糊或呈木僵状态。

(3)慢性铅中毒:职业性铅中毒以慢性中毒居多。非职业性慢性中毒可因长期用含铅锡壶饮酒,服用含铅中成药及环境污染所致。典型表现如下。①腹绞痛;②周围神经炎:表现为运动和感觉障碍,重症患者可发生垂腕、垂足,称为铅中毒麻痹;③中毒性脑病:常有神经衰弱症状,几周或几个月后出现躁狂、谵妄、视力减退以至失明、失语、麻痹、幻觉、妄想、头痛、呕吐、昏迷等症状;④明显贫血。但近年来上述典型表现已罕见。多见的为轻度中毒患者,症状有头晕、乏力、食欲缺乏、腹胀、脐周隐痛、便秘和肌肉关节酸痛等非特异性症状。口中金属味和齿龈铅线已很少发现。有些患者可无明显症状,而仅有周围神经的感觉和运动神经传导速度减慢及尿中出现低分子量的β_2微球蛋白。

3.辅助检查

辅助检查手段如下:①血铅与尿铅测定。②驱铅试验可反映体内铅负荷。对怀疑为铅中毒,但尿铅测定正常者,可进行此试验。方法:依地酸钙钠 1 g 加入 5%葡萄糖溶液 250~500 mL,静脉滴注 4 小时,从用药开始留 24 小时尿。不接触铅的正常人尿铅不超过 0.3 mg/24 h,铅接触者尿铅>1 mg/24 h,提示为中毒的高危者。

(二)治疗要点

1.一般处理

皮肤污染宜彻底清洗,吸入中毒者宜迅速脱离有毒环境,口服中毒者应立即洗胃和导泻。洗胃可用 1%硫酸钠或硫酸镁,以形成不溶性硫酸铅而免于吸收,口服硫酸镁(钠)20 g 导泻。亦可口服活性炭 50 g 以吸附胃内毒物。

2.驱铅治疗

驱铅治疗是治疗铅中毒成功的关键,常用药物如下。①依地酸钙钠:为目前驱铅治疗的首选药物。每天 1.0 g 加入 5%葡萄糖溶液 250 mL 中静脉滴注;或 0.25~0.50 g,每天 2 次,肌内注射。连用 3 天、停 4 天为 1 个疗程,一般 2~4 个疗程。②喷地酸钙钠:驱铅作用比依地酸钙钠强。剂量、用法、疗程同依地酸钙钠。③巯基络合剂:二巯丁二钠每次 1 g 缓慢静脉注射;或二巯丁二酸 0.5 g,每天 3 次口服;两药疗程与依地酸钙钠相同。④巯乙胺:用于急性四乙铅中毒,剂量为 200~400 mg 加入 5%葡萄糖溶液中静脉滴注。肝、肾功能损害者禁用。

急性铅脑病多见于儿童,宜采用联合疗法。剂量二巯丙醇 4 mg/kg,每 4~6 小时 1 次,肌内注射;依地酸钙钠 12.5 mg/kg,每天 2 次,加入 5%葡萄糖溶液中滴注或肌内注射。两药同时用 3~5 天。

3.对症处理

腹绞痛用阿托品 0.5 mg 肌内注射或 10%葡萄糖酸钙 10 mL 静脉注射。钙剂可将血中铅迅速移入骨内,解除急性中毒症状。可用 10%葡萄糖酸钙 10 mL 静脉注射,每天 2~3 次;或口服乳酸钙或其他钙剂,每次 2 g,每天 3 次,待急性期过后,再做驱铅治疗。但若中毒症状不严重,驱铅则应是首要任务,则宜单独驱铅治疗。原因是不用钙剂,可避免第二次驱铅治疗时,使沉积于骨骼中的铅再度入血,引发高铅血症的腹痛等症状。

二、汞中毒

(一)诊断要点

1.毒物接触史

职业性急性中毒因意外事故、土法炼金、镏金、首饰加工等,多为个体生产,设备简陋,通风不良所致,均经呼吸道吸入。非职业性大多数是使用含汞中药偏方如轻粉(氯化亚汞)治病(如银屑病、湿疹、皮炎、哮喘等),也有误服(升汞、甘汞)、自杀和他杀者。通过吸入其蒸气、口服或涂敷皮肤处而引起中毒。也有经静脉、皮下注入汞而中毒者。升汞致死量为 0.3~0.5 g,氧化汞为1.0~1.5 g,甘汞为 2~3 g。

2.临床表现特点

(1)急性汞中毒:主要由口服升汞等汞化合物引起。患者在服后数分钟到数十分钟即引起急性腐蚀性口腔炎和胃肠炎。患者诉口腔和咽喉灼痛,并有恶心、呕吐、腹痛,继有腹泻。呕吐物和粪便常有血性黏液和脱落的坏死组织。口腔可见牙龈红肿、糜烂、出血,口腔黏膜溃疡,牙龈松动、流涎，口内腥臭味。患者常可伴有周围循环衰竭和胃肠道穿孔。在3～4天(严重的可在24小时内)可发生急性肾损伤，同时可有肝脏损害。吸入高浓度汞蒸气中毒潜伏期数小时、数天或数周不等，可引起咳嗽、咽痛、发热、咯血丝痰等刺激症状，严重者可并发间质性肺炎、急性肺水肿、呼吸衰竭。神经系统可出现头晕、头痛、倦怠、手抖、嗜睡或兴奋、衰弱等，个别严重病例可陷入昏迷，最后因休克而死亡。亦可发生中毒性肝病、急性肾损伤。皮肤接触汞及其化合物可引起接触性皮炎，具有变态反应性质。皮疹为红斑丘疹，可融合成片或形成水疱，严重者发生剥脱性皮炎。痊愈后遗有色素沉着。

(2)慢性汞中毒：主要是生产中长期吸入汞蒸气或汞化合物粉尘所致，少数患者亦可由于应用汞制剂引起。以精神神经异常、口腔炎、意向性震颤为主要症状，并可累及呼吸道、胃肠道、肾脏等脏器。精神-神经症状可先有头晕、头痛、失眠、多梦，随后有情绪激动或抑郁、焦虑和胆怯，以及自主神经功能紊乱的表现如脸红、多汗、皮肤划痕症等。肌肉震颤先见于手指、眼睑和舌，以后累及手臂、下肢和头部，甚至全身；在被人注意和激动时更为明显。口腔症状主要表现为黏膜充血、溃疡、齿龈肿胀和出血，牙齿松动和脱落。

3.汞中毒临床分型

(1)观察对象：患者有神经衰弱症状群，或呼吸道刺激症状，而无任何脏器损害的病征者。脱离接触后健康恢复。

(2)轻度中毒：表现为腹痛、腹泻、发热、汞毒性口炎，尿汞值明显超标。

(3)中度中毒：除上述症状外，表现为肢体感觉、运动障碍及肾功能损害病征者。

(4)重度中毒：表现为中毒性肺炎、肺水肿、肝衰竭、肾衰竭、中枢性高热、休克或其他严重并发症者。

4.辅助检查

辅助检查手段如下：①尿汞、血汞、发汞测定。②驱汞试验：可用二巯丙磺钠0.25 g，肌内注射，或二巯丁二钠0.5 g静脉注射，如尿汞排出量明显增高，提示体内汞负荷过量。

(二)治疗要点

1.清除毒物

吸入中毒者立即搬离中毒环境，除去污染的衣服，卧床休息，保温，吸氧。口服中毒者及早洗胃，先口服或从胃管注入活性炭50～100 g混悬液，以吸附胃内的汞，随后可选用2%碳酸氢钠溶液、温水洗出，并继续彻底洗胃(注意：忌用生理盐水洗胃，尤其是升汞中毒时，因能增加其溶解度，增加吸收)。导泻用50%硫酸镁40 mL口服或胃管灌入，如腹泻已很重，则不必导泻。但是，若服毒时间较长，或消化道症状剧烈，或呕吐物有咖啡色胃内容物或血性呕吐物，则洗胃取慎重态度，以免招致胃穿孔。此时宜以多次口服牛奶、鸡蛋清，每次300～500 mL，蛋白质既能保护胃黏膜，又能与汞结合而阻止汞的吸收。

2.驱汞治疗

(1)二巯丙磺钠：首次剂量为5%溶液2～3 mL，肌内注射；以后每4～6小时1次，每次1.0～2.5 mL。1～2天后，每天1次，每次2.5 mL。一般治疗1周左右。必要时可在1个月后再行驱汞。

(2)二巯丙醇：首次剂量为2.5～3.0 mg/kg体重，每4～6小时深部肌内注射1次，共1～2天。第3天按病情改为每6～12小时1次；以后每天1～2次。共用药10～14天。

(3)二巯丁二钠：首剂2 g，溶入生理盐水20～40 mL中静脉注射；以后每天1 g，共4～5天。

(4)乙酰消旋青霉胺：以上药物无效时可考虑用本药。用法：每天 1 g，分 4 次口服，同时加服维生素 B_6 100 mg/d。青霉素过敏者不用。

慢性汞中毒的驱汞治疗：5%二巯丙磺钠 2.5～5.0 mL 肌内注射，每天 1 次，连续 3 天，停药 4 天为 1 个疗程。一般用药 2～3 个疗程。此外，二巯丁二酸钠和青霉胺亦为常用驱汞药物。硫胺-8-6-乙酰双氢硫辛酸甲酯硫化物，每天口服 400 mg，可使尿汞排泄量增加 2～6 倍。间-二巯基琥珀酸 0.5 g，每天 3 次，连服 5 天，可使尿汞排泄比治疗前增加 8 倍。

3.细胞活性药物的应用

复方丹参注射液、大剂量维生素 C、细胞色素 C、ATP、辅酶 A、葡醛内酯等，分别加入葡萄糖溶液中静脉滴注，每天 1～2 次。维生素 B_1、维生素 B_6 等，每天 1 次，肌内注射。借以保护神经、心、肾、肝等功能。

4.其他

对症处理。

三、砷中毒

(一)诊断要点

1.毒物接触史

砷为类金属元素。纯砷无毒，其氧化后生成的化合物有剧毒。常致中毒的砷化合物有三氧化二砷（砒霜、白砒、红矾、信石）、二硫化砷（AS_2S_2，雄黄）、三硫化二砷（AS_2S_3，雌黄）及砷化氢等。急性砷中毒主要见于生活性口服砒霜所致，其口服 0.01～0.05 g 即可发生中毒，致死量为 0.06～0.60 g。职业性砷化物中毒见于金属冶炼、玻璃、陶瓷、制笔、印染及制药等生产工人。长期接触砷化物可引起慢性中毒。

2.临床表现特点

(1)急性中毒：①口服中毒，口服砷化物后 10 分钟至 5 小时，即发生中毒症状，酷似急性胃肠炎。急性胃肠炎初始恶心、呕吐，口内有金属味、烧灼感，以后有腹痛、腹泻，解水样便或米汤样便，混有血液，酷似霍乱。常伴有不同程度的失水和电解质丢失。重症中毒可并发心肌损害，最后发生急性肾损伤。部分重症病例在中毒后短时间内或 3～4 天发生急性中毒性脑病，出现眩晕、谵妄、抽搐、兴奋、躁动、发热甚至尿失禁、昏迷，最后可因呼吸中枢麻痹而死亡。中毒后 1～3 周可发生多发性神经炎和神经根炎，初起四肢乏力、麻木，自发性痛或感觉异常，继而出现四肢呈手套袜套样对称性疼痛，触觉迟钝或消失，四肢麻痹。中毒性肝损害：血清转氨酶常升高，可出现黄疸和肝大、脾大。②吸入中毒主要表现为眼与呼吸道的刺激症状和神经系统症状，如流泪、眼刺痛、结膜充血、鼻塞、流涕、咳嗽、胸痛、呼吸困难，以及头痛头晕、眩晕、全身衰弱等症状。重者可发生昏迷、血压下降和出现发绀，甚至可因呼吸和血管舒缩中枢麻痹而死亡。消化道症状发生较晚也较轻。三氯化砷对呼吸道刺激更强，可引起咽喉、喉头水肿，以至窒息死亡。皮肤接触砷化合物可有瘙痒和皮疹。③砷化氢中毒临床表现主要是急性溶血。吸入气体后 3～7 小时，患者畏寒、发热、恶心、呕吐和腰痛，随后出现血红蛋白尿和贫血症状，1～2 天后出现黄疸和肝脾大，2 天后可发生急性肾衰竭。

(2)慢性砷中毒：除有神经衰弱症状外，多见皮肤黏膜病变和多发性神经炎，胃肠道症状较轻。砷化合物粉尘可引起刺激性皮炎，尤其在胸背部、皮肤皱褶或湿润处，如口角、眼睑、腋窝、阴囊、腰部、腹股沟和指(趾)间。皮肤干燥、粗糙，可见丘疹、疱疹、脓疱，少数人有剥脱性皮炎。日后，皮肤呈黑色或棕黑色的散在色素沉着斑。毛发有脱落，手和脚掌有过度角化或脱皮。指甲失去光泽、变厚而脆。指(趾)甲出现1～2 mm宽的白色横纹，称米氏线，为砷吸收的证据。米氏线是在一次较多量的砷化合物进入体内才出现。砷化合物粉尘对黏膜有刺激，引起鼻咽部干燥、鼻炎、鼻出血甚至鼻中隔穿孔。砷还可引起结膜炎、齿龈炎、口腔炎和结肠炎。

3.实验室检查

(1)尿砷测定：急性砷中毒患者于服毒数小时或12小时后，尿砷即明显升高，升高程度与中毒严重度成正比。尿砷排泄甚快，停止接触2天，尿砷即可下降19%～42%。一次摄入砷化物后，尿砷持续升高7～10天。

(2)血砷测定：急性中毒时可升高。

(二)治疗要点

1.清除毒物

经口急性中毒者，应尽早催吐、洗胃(可用温水或低温盐水或1%碳酸氢钠溶液)。洗胃后应立即口服新配制的氢氧化铁解毒剂(12%硫酸亚铁溶液与20%氧化镁混悬液，两者分别保存，临用时等量混合、摇匀)，因其可与砷形成不溶性络合物砷酸铁($FeAsO_3$)，而后者不易被肠道吸收。每5～10分钟一匙，直至呕吐停止。再给以50%硫酸镁30 mL导泻。如无上述药物也可给牛乳、蛋白水(4只鸡蛋清加水约200 mL搅匀)，加以吸附、收敛。吸入中毒者，应迅速离开中毒现场并吸氧。

2.解毒剂

(1)二巯丙磺钠：可供肌内注射、皮下注射、静脉注射。急性中毒时，用5%溶液，1次5 mL(或5 mg/kg)，第1天3～4次，第2天2～3次，第3～7天1～2次，7天为1个疗程。慢性中毒时1天2次，用药3天，休息4天，为1个疗程，一般用5～7个疗程。

(2)二巯丁二钠(DMS)：首剂2 g加入注射用水10～20 mL中注射(在10～15分钟注射完)，以后每次1 g，每天1～3次，连用3～5天；也可肌内注射，每天2次，每次0.5 g。慢性中毒者，每天1次静脉注射，每次1 g，用药3天，休息4天，为1个疗程，一般总量6～8 g。

慢性中毒的治疗，除用上述解毒剂外，还可用10%硫代硫酸钠10 mL静脉注射，以辅助砷排泄。

3.对症处理

针对休克、脱水、中毒性脑病、肾损伤等而采取相应措施。

4.砷化氢中毒的治疗

(1)首先应脱离有毒环境，卧床休息，多饮水，早期应用碱性药(口服碳酸氢钠，每天8～12 g)，利尿可减少肾损害。

(2)吸氧，静脉滴注氢化可的松200～400 mg抑制溶血反应。

(3)早期不宜行驱砷治疗，以免加重肾损害，宜在后期驱砷。

(4)重症患者宜尽早应用血液净化疗法。

四、铊中毒

铊是一种稍带蓝色的银白色稀有金属。金属铊单体基本无毒，溶于酸后形成的铊化合物无色无味，毒性剧烈。常见铊化合物有醋酸铊、硫酸铊、溴化铊与碘化铊等。铊化合物曾经作为杀鼠剂和治疗多汗症的药物广泛使用，但不久即发现其毒副作用剧烈而停止使用。铊化合物对人的急性毒性剂量为6～40 mg/kg，儿童相对更为敏感，为8.8～15.0 mg/kg，成人最小致死量为12 mg/kg。目前常因人为投毒而致中毒。

(一)诊断要点

1.毒物接触史

职业性急性中毒因意外事故、矿石加工、工业生产等，以胃肠道摄入、皮肤接触为主，少数经呼吸道摄入。非职业性大多数是使用不明来源的中药偏方治病(如多汗症、毛发脱落)，也有误服铊盐溶液及自杀者，极少数投毒事件当中中毒者被人经静脉注射中毒。

2.临床表现特点

(1)急性铊中毒：多见于胃肠道摄入起病，急性铊中毒一般于接触后12～24小时发病。早期表现主要为恶心、呕吐、腹部绞痛或隐痛、腹泻等；严重者可出现消化道出血，并于2天后出现对称性指(趾)端酸、麻、疼痛，逐渐加剧并向近心端进展，轻触皮肤即疼痛难忍，以致不能站立与行走。如未及时诊治，病情可发展为肢体瘫痪、肌肉萎缩。铊中毒时脑神经常受累，如视力减退、眼肌麻痹、周围性面瘫等。当中枢神经系统受损时，轻者有头痛、睡眠障碍、情绪不稳等表现；重者出现嗜睡、谵语、精神失常、抽搐甚至昏迷，部分中毒量大者可因呼吸、循环功能衰竭而死亡。

脱发是铊中毒的特异性表现，常于急性中毒后1～3周出现，头发呈簇状脱落，表现为斑秃或全秃，严重者在10～20天出现胡须、腋毛、阴毛和眉毛全部脱落，一般在毛发脱落后第4周开始再生，约3个月完全恢复。此外，皮肤干燥、脱屑，出现皮疹、痤疮、皮肤色素沉着、手掌及足跖部角化过度，指甲和趾甲于第4周可出现白色横纹，称为米氏纹。部分患者有肝、肾、心肌损害的临床表现。因此，人们将胃肠炎、多发性神经病和脱发三联征看作是铊中毒的典型症状。

(2)慢性铊中毒：由长期职业性接触铊及铊化合物导致，慢性铊中毒与急性铊中毒的症状基本相同，只是临床表现较为轻缓。非职业性慢性中毒大多是因为食用了生长在被铊污染过的土壤里的蔬菜水果或粮食等作物，或许是因饮用了被铊污染的水所致。慢性铊中毒常出现乏力、四肢发麻等症状，肌电图显示对称性周围神经损害；同样，在中毒后4周左右指甲和趾甲可出现白色横纹(米氏纹)。持续接触含铊化合物还可引起视网膜炎、球后视神经炎及视神经萎缩等。

3.血铊、尿铊测定

多数文献推荐正常人血铊＜2 μg/L，当血铊＞100 μg/L、尿铊＞200 μg/L时考虑为急性中毒；也有认为血铊＞40 μg/L、尿铊＞100 μg/24 h即提示有中毒可能。

4.铊中毒临床分型

(1)观察对象：具有以下一项者。出现乏力、下肢无力、四肢发麻等症状；神经-肌电图显示有可疑的神经源性损害而无周围神经损害的典型症状及体征；尿铊增高。

(2)轻度中毒：具有以下一项者。双足跟、足底痛觉过敏，下肢对称性袜套样分布的痛觉、触觉或音叉振动觉障碍，同时有跟腱反射减弱；上述表现轻微或不明显，但神经-肌电图显示有神经源性损害；轻度视神经病或视网膜病；明显脱发。

(3)重度中毒：有以下一项者。四肢远端感觉障碍、跟腱反射消失，伴四肢肌力明显减退，影响运动功能；或四肢远端肌肉萎缩；肌电图显示神经源性损害，伴神经传导速度明显减慢或诱发电位明显降低；视神经萎缩；中毒性脑病；中毒性精神病。

(二)治疗要点

1.清除毒物

对铊中毒患者的救治首先要脱离毒源，避免再次中毒。对于吸入中毒者，要立即将患者移至空气新鲜处，吸氧，保持呼吸道通畅；对皮肤污染者应立即用肥皂水清洗；如有眼部接触时可用清水冲洗；对口服者要尽快清水洗胃，口服活性炭 50～100 g，同时给予 50%硫酸镁 40～60 mL 口服导泻。

2.驱铊治疗

常用药物如下：①碘化钾或碘化钠，可给予 1%碘化钾或碘化钠溶液 200～500 mL 口服，使铊变成不溶性的碘化铊，以减少胃肠吸收。②普鲁士蓝，有不溶性和可溶性两类，后者常用的为钾盐，即钾铁六氰高铁酸盐，2003 年 10 月 FDA 正式批准其用于铊中毒的救治。铊可置换普鲁士蓝上的钾离子后形成不溶于水的物质，随粪便排出，对治疗经口服致急、慢性铊中毒有一定疗效。服用方法为 250 mg/(kg・d)，分 4 次口服，每次溶于 50 mL 15%(或 20%)甘露醇中。服用普鲁士蓝期间需适当补钾，以增加血钾的浓度而有利于铊的排泄，但补钾需谨慎，如补钾过量，钾离子可动员细胞内的铊移到细胞外，使血铊含量过高，造成患者病情加重，因此用药期间需定期监测血钾。孕妇及哺乳期妇女禁用。③二硫腙，可与铊形成无毒的络合物，从尿中排出，用量为 10～20 mg/(kg・d)，分 2 次口服，5 天为 1 个疗程，因二硫腙有致糖尿病、甲状腺病变、眼损害的不良反应，须谨慎使用。

3.血液净化

对常规方法处理后病情仍恶化，或出现严重并发症者，应尽早行血液净化治疗。

4.其他

对症支持治疗。

（苗宗建）

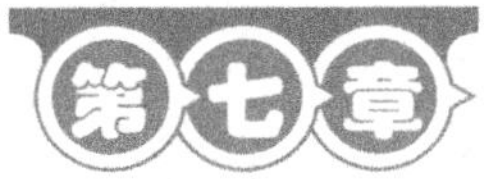

重症感染

第一节 脓毒症

脓毒症指由可疑或确诊的感染及感染所引起的全身反应共同构成的临床综合征,是机体对感染产生的有害性系统性宿主反应。脓毒症进一步发展,可进展为严重脓毒症及脓毒性休克。严重脓毒症指脓毒症合并由脓毒症导致的器官功能障碍或组织低灌注[收缩压<12.0 kPa(90 mmHg)]或平均动脉压<9.3 kPa(70 mmHg),或收缩压下降超过 5.3 kPa(40 mmHg),或下降超过年龄校正后正常值的 2 个标准差以上,并且排除其他导致低血压的原因。脓毒性休克指在充分液体复苏情况下仍持续存在组织低灌注(包括由感染导致的低血压、乳酸增高或少尿)。

脓毒症及其进展所致的严重脓毒症及脓毒性休克是全球面临的主要健康挑战之一,每年有数百万人罹患严重脓毒症或脓毒性休克,这一数字正在呈上升趋势。多年前,严重脓毒症及脓毒性休克患者的病死率高达 80%,近年来随着抗感染和器官功能支持技术的飞速发展,这一数字下降至 20%~30%,但仍然是临床上病死率极高的常见重症疾病。

一、相关定义

(1)菌血症:泛指循环血液中存在活菌,不论其数量、繁殖速度、产生毒素、持续时间及所致临床表现如何,血液中的细菌都可能被机体免疫系统清除,也可能引起全身炎症反应综合征。

(2)毒血症:指循环血液中存在大量毒素,并诱导产生大量炎症递质,从而引起寒战、高热、呼吸急促、心动过速等全身中毒反应,严重时可发生心、肝、肾等实质器官功能衰竭,甚至出现休克。毒素可来自引起各类病原体所致的感染性因素,也可来自坏死组织吸收等非感染性因素。

(3)败血症:指菌血症或真菌血症引起的毒血症。

(4)脓毒败血症:特殊类型的败血症,一般是指化脓性细菌感染或伴有局部化脓性病灶的败血症。

(5)全身炎症反应综合征(SIRS):是指感染或非感染性损伤引起的全身系统性过度炎症反应。

(6)脓毒症:指各种病原体感染引起的全身炎症反应综合征。

(7)脓毒症、菌血症、SIRS 的关系详见图 7-1。

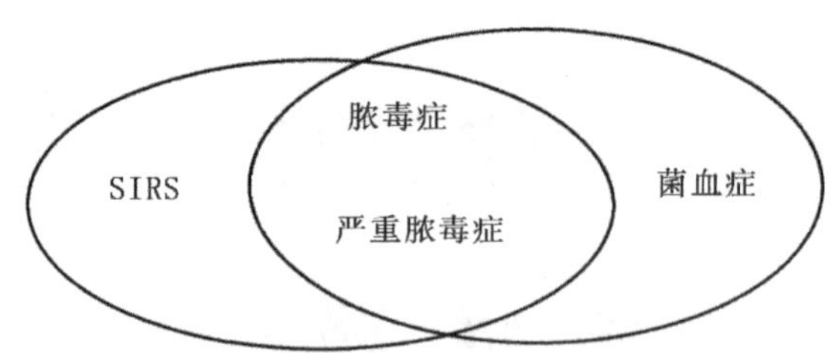

图 7-1 脓毒症、菌血症、SIRS 的关系

二、流行病学

脓毒症的发病率与其定义及诊断标准有密切的关系，在美国统计的住院患者当中，2%的患者被诊断为严重脓毒症，在这当中，一半的患者需要进入 ICU 接受治疗，占所有 ICU 患者的 10%。美国的一项流行病学调查显示，每年有 75 万人罹患脓毒症，且近年来有不断升高的趋势。我国尚无准确的流行病学数据。

三、病因

所有可能导致机体感染的病原体如细菌、真菌、病毒、寄生虫等都有可能导致脓毒症的发生，临床上最常见的脓毒症病因包括细菌和真菌。引起脓毒症的常见病原体有以下几种。

(一)革兰氏阳性球菌

常见的引起脓毒症的革兰氏阳性球菌有以下几种。

1.葡萄球菌

葡萄球菌包括金黄色葡萄球菌、表皮葡萄球菌。金黄色葡萄球菌为脓毒症最常见的致病菌之一，近年来，随着有创性操作技术的增加及抗生素的滥用，该菌在医院获得性脓毒症的病原学中呈不断上升的趋势，而耐甲氧西林的金黄色葡萄球菌(MRSA)等耐药金黄色葡萄球菌的感染率也不断上升。葡萄球菌的感染来源包括伤口、静脉留置导管或针头、腔道插管感染等。

2.链球菌

临床上常见的链球菌性脓毒症多由肺炎链球菌和乙型溶血性链球菌引起。肺炎链球菌，致病力主要与荚膜中所含的多糖类抗原有关，肺炎球菌脓毒症多继发于该菌所致的肺炎，多发生于老人、婴幼儿和免疫缺陷者。乙型溶血性链球 B 族可在产妇产道中存在，新生儿分娩时获得感染可发生严重脓毒症。

3.肠球菌

该菌毒力强，对常用抗生素多耐药，易引起难治性脓毒症及严重脓毒症，应引起重视。

4.其他

炭疽杆菌、利斯特菌、梭状产气荚膜杆菌等也可引起脓毒症。

(二)革兰氏阴性杆菌

近年来，由于抗生素滥用及医源性介入性操作增加，革兰氏阴性细菌感染引起的脓毒症发病率不断上升，且耐药菌株多见。常见的革兰氏阴性菌有以下几种。

1.大肠埃希菌

脓毒症中最常见的革兰氏阴性致病菌，大肠埃希菌是人类肠道定植菌，一般不致病，但在人体正常消化道屏障受损、抵抗力下降等情况下，可引起脓毒症。

2.铜绿假单胞菌

铜绿假单胞菌为医院内感染的革兰氏阴性杆菌脓毒症常见的致病菌,铜绿假单胞菌脓毒症多见于全身抵抗力下降或有局部损伤的患者,如行化疗的肿瘤患者、任何原因引起的白细胞减少和大面积烧伤的患者。

3.克雷伯杆菌属

克雷伯杆菌属最为重要的是肺炎克雷伯杆菌,常引起呼吸、泌尿系统感染,进而引发脓毒症。近年来肺炎克雷伯杆菌所致的院内感染性脓毒症发生率呈上升趋势,并常对多种抗生素耐药。

4.其他

一些寄居肠道内的通常不易致病的革兰氏阴性杆菌包括产碱杆菌、沙雷菌属、摩拉菌属、黄色杆菌属、枸橼酸杆菌属、爱德华菌属、不动杆菌属等,在某些特殊情况下也可引起脓毒症。

(三)厌氧菌

厌氧菌包括革兰氏阳性的丙酸杆菌属、消化链球菌属,以及革兰氏阴性的类杆菌属、梭杆菌属、韦荣菌属。近年来随着厌氧菌培养技术的不断进步和广泛应用,厌氧菌感染所致脓毒血症的发现率及报告率明显升高。

(四)真菌

真菌以白色假丝酵母菌、毛霉菌及曲菌等最为常见。发生真菌脓毒血症的患者多有严重基础疾病如恶性肿瘤、血液病、糖尿病、肝及肾衰竭、重度烧伤等,或因长期大量应用广谱抗生素、肾上腺皮质激素或细胞毒性药物等,使正常菌群失调或抵抗力下降而引起二重感染。

(五)其他

如寄生虫等,较少见。

四、发病机制

病原体通过各种途径侵入血液后,其致病物质(如内毒素、外毒素等)引发机体的非特异性及特异性免疫反应,产生大量炎症介质,当机体的免疫系统未能完全消灭掉病原体时,病原体在血液或某些特定部位大量繁殖,不断释放出新的病原体、致病物质,不断放大全身炎症反应,最终导致脓毒症。

(一)病原体侵入途径

1.外来病原体

外来病原体可通过黏附于呼吸系统(最为常见)、消化系统、泌尿生殖系统等处的黏膜上皮细胞,进而侵入血液循环(常见如肺炎球菌、脑膜炎奈瑟菌、流感嗜血杆菌等);外伤、动物咬伤等直接将病原体带入血液循环中;此外,近年来医源性感染越发受到人们的关注和重视,经静脉置管、安装起搏器等有创操作可直接将病原体带入血液,引发脓毒症。

2.机体其他部位感染

机体其他部位感染病原体经局部血循环侵入全身血液循环。

3.自然定植部位病原体

因创伤、炎症、恶性肿瘤或机体免疫力下降等原因,定植病原体突破局部屏障侵入血循环。

(二)致病物质

诱发脓毒症的各种病原体进入血液循环后,其特有致病物质作用于机体各个系统,诱发SIRS,最为常见的致病物质包括内毒素和外毒素。

1.内毒素

内毒素即细菌脂多糖(LPS),广泛存在于革兰氏阴性细菌、螺旋体、立克次体等微生物细胞壁中,病原菌死亡崩解后,内毒素释放入血,形成内毒素血症。LPS 可刺激单核-吞噬细胞、中性粒细胞、血管内皮细胞,并作用于补体、激肽、凝血、纤溶、交感、肾上腺髓质系统,诱生肿瘤坏死因子-α(TNF-α)、白细胞介素-1(IL-1)、IL-8 等大量炎性细胞因子和炎症介质,出现发热、微循环障碍、低血压、酸中毒、弥散性血管内凝血、多器官功能障碍综合征(MODS)等脓毒症表现,进一步进展可出现脓毒性休克和多器官衰竭(MOF)。

2.外毒素

外毒素种类较多,一般为活菌体内合成后分泌至菌体外的蛋白质成分。主要由金黄色葡萄球菌、链球菌等革兰氏阳性菌产生,痢疾志贺菌、肠产毒型大肠埃希菌等少数革兰氏阴性菌也可产生。临床常见外毒素如金黄色葡萄球菌中毒性休克综合征毒素-1、肠毒素、α-溶血素、杀白细胞素、剥脱性毒素,A 群链球菌致热外毒素等。外毒素经或不经抗原呈递过程,与非特异性及特异性免疫细胞表面受体结合,导致单核-吞噬细胞活化、T 细胞多发性激活,释放大量 IL-1、TNF-α、IL-6、IL-8 等炎性细胞因子,引起 SIRS。

(三)机体免疫反应

机体对于上述致病物质的宿主反应包括两个方面:促炎反应和抗炎反应。而这两种反应共同作用的最终走向、波及范围、持续时间等取决于宿主(包括遗传因素、年龄、合并基础疾病及医疗环境等)和致病物质(微生物量、毒力等)。病原体致病物质又被称为病原体相关分子模式(PAMP),与宿主细胞表达的模式识别受体(PRR)相互作用,模式识别受体表达在细胞的多个部位,细胞膜的 toll 样受体(TLR),C 型凝集素受体(CLR);胞核内的 TLRs;胞质内的维 A 酸诱导基因-1 样受体(RLR),核苷酸结核寡聚域样受体(NLR)。PAMP 与受体结合后,激活白细胞及补体、凝血系统,促进炎症反应的发生;另外,PAMP 与上述受体结合后,通过神经调节途径刺激肾上腺分泌儿茶酚胺类激素,诱导炎性细胞凋亡,抑制促炎基因的表达,最终抑制炎症反应的发生。机体防御免疫功能缺陷是导致脓毒症的最重要的原因。

健康者在病原菌入侵后,一般仅表现为短暂的菌血症,细菌可被人体的免疫系统迅速消灭,不引起明显症状和体征;但各种免疫防御功能缺陷者(包括局部和全身免疫屏障功能的丧失),都易发生脓毒症:①各种原因引起的中性粒细胞缺乏或减少是诱发脓毒症的重要原因,当中性粒细胞降至 0.5×10^9/L 甚至更低时,脓毒症的发生率明显升高,多见于急性白血病、恶性肿瘤患者接受化疗后、骨髓移植后,以及再生障碍性贫血等患者。②肾上腺皮质激素、免疫抑制药、广谱抗生素、放射治疗(简称放疗)、细胞毒类药物的应用,以及各种大手术及有创操作的开展等都是脓毒症的重要诱因。③静脉导管的留置,动脉内导管、导尿管留置;气管插管、气管切开、机械通气的应用;烧伤创面;各种插管有创检查,如内镜检查、插管造影或内引流管的安置等都可破坏局部屏障防御功能,有利于病原菌的入侵。④严重的原发疾病,如肝硬化、结缔组织病、糖尿病、尿毒症、慢性肺部疾病等。如患者同时存在两种或两种以上诱因时,发生脓毒症的风险将明显增加。在上述各种诱因中,静脉导管留置引起的葡萄球菌脓毒症,在医院内感染脓毒症中占重要地位;留置导尿管则常是大肠埃希菌脓毒症、铜绿假单胞菌脓毒症的重要诱因。

(四)脓毒性休克

脓毒性休克的血流动力学异常十分突出,急性微循环障碍和休克细胞是脓毒性休克发生发展的两大基本机制。

1.脓毒性休克

微循环障碍,通常包括以下三期。

(1)脓毒性休克Ⅰ期(休克可逆期,微循环痉挛期,缺血性缺氧期):此期患者血压可不下降或仅轻微下降,但脉压明显缩小,此期积极予以液体复苏、抗感染等治疗,患者预后一般较好。

休克可逆期微循环改变的发生机制主要包括以下几个方面:①肾上腺释放大量儿茶酚胺类激素,并兴奋肾上腺素能 α 受体,使皮肤、四肢、腹部内脏、肾脏等的微动脉及毛细血管前括约肌强烈收缩,而微静脉收缩较弱,导致上述器官或组织微循环灌流减少,这是机体在休克早期的重要代偿机制,在有效循环血容量不足的情况下,皮肤、四肢、腹部内脏、肾脏等器官和组织的微循环灌注减少,保证了心、脑这两个最重要器官的血供。②肾上腺素能 β 受体兴奋,使动-静脉吻合支开放,形成动-静脉短路,导致组织灌注减少。③直捷通路开放,加重组织缺血缺氧;④血管紧张素Ⅱ、血栓素 A_2(TXA_2)、白三烯等缩血管物质大量释放,促使微血管收缩。⑤内毒素的拟交感作用使血管强烈收缩。

上述病理生理改变一方面造成了器官和组织的灌注减少,另一方面对于机体而言有非常重要的代偿意义:①皮肤四肢和大部分内脏血管收缩,外周血管阻力增加,心肌收缩增强,得以维持血压;②血液的重分配,皮肤四肢及部分内脏微循环灌注减少,保证了心、脑等重要脏器的血供;③真毛细血管流体静压降低,促使组织液回吸收(自身输液);④肝、脾等血供丰富器官的小静脉和肌性微静脉收缩,增加回心血量(自身输血)。

(2)脓毒性休克Ⅱ期(休克进展期,微循环扩张期,淤血性缺氧期):此期患者血压下降明显,脉压缩小。

此期最主要的病理生理改变:微血管舒张,微静脉阻力增加,微循环血液淤滞,血浆外渗,有效循环血量进一步减少,心排血量降低,血压明显下降。微血管舒张的机制包括:①经历了休克Ⅰ期的长时间缺血缺氧,机体出现酸中毒,血管平滑肌对儿茶酚胺类激素的反应性降低;②组胺、腺苷、缓激肽、一氧化氮等血管扩张物质生成增多;③细胞损伤时 K^+ 外流增多,Ca^{2+} 内流减少,血管反应性和收缩性降低。微静脉阻力增加的机制:①血容量减少等因素所致的血流缓慢使红细胞容易在微静脉聚集,血液黏滞度增高;②血管通透性增加、血浆外渗使血液黏滞度增高;③微循环灌注压下降使白细胞易于贴壁和黏附。

(3)脓毒性休克Ⅲ期(休克难治期,微循环衰竭期):此期患者血压明显下降,此时进行液体复苏等治疗效果往往不佳,此期微血管对血管活性药物失去反应,毛细血管网血液淤滞加重。凝血途径被激活,导致弥散性血管内凝血(DIC),微循环内大量微血栓形成,继之凝血因子耗竭、继发性纤溶亢进,患者多有明显的出血倾向。同时常合并出现多器官功能障碍(MODS)甚至多器官功能衰竭(MOF),休克很难纠正,患者预后不良,病死率高。

2.休克细胞

休克时发生损伤的细胞称为休克细胞,可由毒素或炎症介质直接引起,也可继发于微循环障碍。休克细胞是器官功能障碍的病理生理基础。细胞损伤最早发生于细胞膜,Na^+-K^+-ATP 酶功能障碍,细胞出现水肿。线粒体在休克初期仅发生功能损害,后期可发生肿胀及结构毁损。溶酶体可发生肿胀、空泡形成最终破裂,溶酶体酶的释放可引起细胞自溶。休克细胞的死亡以坏死为主。

(五)器官功能障碍

脓毒性休克所致的器官组织微循环障碍,细胞损伤所致的屏障功能减弱,重要细胞器如线粒体损伤，以上三种主要的病理生理改变，最终导致器官组织的氧供和氧利用障碍，进一步导致器官的功能障碍甚至功能衰竭。

五、临床表现

脓毒症的主要临床表现可归纳为以下几个方面：感染相关临床表现、全身炎症反应综合征、脓毒性休克、器官功能障碍。

（一）感染相关临床表现

感染相关临床表现主要为原发感染部位表现出的症状和体征，因感染病原体及感染部位的不同而不同，常见的如呼吸道感染引起的咳嗽咳痰、肺部湿啰音，消化道感染引起的恶心、呕吐、腹痛、腹泻，泌尿道感染引起的尿急、尿频、尿痛，皮肤感染引起的局部红肿热痛，感染性心内膜炎引起的活动后心累气紧、听诊心前区杂音等。

（二）全身炎症反应综合征（SIRS）

病原体及毒素入血时，患者常表现为寒战、高热，可为弛张热、间歇热、稽留热、不规则热或双峰热，严重时可有体温不升，全身不适，软弱无力，头痛，肌肉酸痛。呼吸、脉搏加快。SIRS 还可表现为皮疹、肝脾大、关节症状等，皮疹以皮肤瘀点最为常见，也可为荨麻疹、脓疱疹等；肝脾多为轻度肿大，如原发感染部位为肝脏或并发中毒性肝炎时，肝脏可明显肿大，并可伴厌油、食欲减退、黄疸等不适；关节表现多为红肿热痛，功能受限。

（三）脓毒性休克

1.休克早期

面色、皮肤苍白，肢端厥冷。呼吸急促，脉搏细速，心率增快。脉压明显减小，血压正常或稍低于 12.0 kPa(90 mmHg)，若并发严重液体或血液丢失，也可导致血压骤降。尿少，烦躁，焦虑，此时因脑心等重要脏器灌流尚可保证，故神志尚清。可有恶心、呕吐。眼底动脉痉挛。

2.休克中期

皮温进一步降低，甚至出现皮肤黏膜发绀，可呈花斑状。血压进行性下降，收缩压降至 10.7 kPa(80 mmHg)以下，脉压显著减小。出现明显的酸中毒。尿量更少或无尿。此期因心脑血管不能继续从自身调节及血液重分布中获得优先灌注，故出现心脑功能障碍，心率加快，心音低钝，脉搏细速，烦躁不安，嗜睡甚或神志淡漠、昏迷。

3.休克晚期

此期患者多出现顽固性低血压，皮肤黏膜发绀明显，脉搏细弱、频速，中心静脉压(CVP)降低，静脉塌陷。大量补充血容量、使用血管活性药物有可能使血压暂时回升，但已不能恢复微循环灌注。常并发 DIC、MODS 直至 MOF，此期患者病死率较高。

（四）器官功能障碍

脓毒症进一步进展，可导致单器官或多器官功能障碍甚至衰竭，常累及的器官和系统包括肾脏、呼吸系统、心脏等。

1.肾脏

尿量改变是肾脏功能障碍的最突出表现，严重者可合并血钾增高、肌酐升高等急性肾损伤(AKI)表现。

2.呼吸系统

脓毒症是急性呼吸窘迫综合征(ARDS)的重要诱因，而呼吸系统感染亦是脓毒症的主要病因。患者多出现呼吸急促甚至呼吸困难，听诊双肺底可闻及散在湿鸣音。

3.心脏

患者可出现血压进行性下降，心率增快或心率明显减慢，心律失常等心功能衰竭的表现。

六、辅助检查

(一)血液常规

大多数细菌感染时，外周血白细胞总数明显增高，中性粒细胞比例增高，明显核左移，细胞内可有中毒颗粒。某些革兰氏阴性菌感染及炎症反应低下者，白细胞总数可正常或降低，但中性粒细胞比例常增高。某些病毒或特殊细菌(如伤寒)感染时，白细胞计数降低。若血细胞比容和血红蛋白增高，则提示体液丢失、血液浓缩。并发出血或感染病程长时可伴贫血，休克晚期并发DIC时，血小板计数进行性减少。

(二)血乳酸检查

血乳酸水平是诊断脓毒症的客观标准之一，当血乳酸水平>1 mmol/L 时具有诊断价值。同时血乳酸水平是早期评估脓毒症患者疾病严重程度及衡量治疗反应的重要指标。

(三)病原学检查

1.培养及药物敏感试验

血液和骨髓培养及药物敏感试验是诊断脓毒症最重要的证据之一，应尽可能在抗感染药物应用前、寒战高热发生时留取血液或骨髓标本。静脉血每次最好能采集至少 2 份进行培养，同时送需氧和厌氧培养。2 次以上血培养或骨髓培养阳性，且为相同病原菌时可确诊菌血症，联合患者 SIRS 表现，可确诊为脓毒症。培养阳性时应进行药物敏感试验，测定最低抑菌浓度(MIC)和最低杀菌浓度(MBC)以指导抗菌药物的选择。

2.涂片检查

快速简便，肺结核时痰涂片抗酸染色可查见抗酸杆菌，流脑时取脑脊液涂片及革兰氏染色后镜检，有可能找到脑膜炎奈瑟菌。疑为隐球菌感染，可采用印度墨汁负染。

3.免疫学及分子生物学检查

免疫学及分子生物学检查适于检测生长缓慢或不易培养的病原菌。应用免疫学方法可检测病原菌特异性抗原或抗体。采用聚合酶链反应(PCR)法可检测病原体 DNA 或 RNA。

4.其他检查：

血液 1,3-β-D 葡聚糖试验有助于诊断真菌感染。

(四)炎症相关指标

测定血浆 C 反应蛋白(CRP)、降钙素原(PCT)、IL-6 等炎性因子的水平有助于判断炎症反应的强度。

(五)DIC 检查

DIC 早期凝血机制激活，呈高凝状态。在进展过程中血小板计数进行性降低。后期，凝血因子显著减少，出血时间、凝血时间、凝血酶原时间、凝血活酶时间均延长，纤维蛋白原减少，纤维蛋白降解产物(FDP)增多，血浆鱼精蛋白副凝试验阳性。纤维蛋白降解产物 *D*-二聚体是判断继发性纤溶亢进的重要指标。

(六)器官功能检查

血尿素氮、肌酐升高，提示肾功能受损。尿中出现蛋白、红细胞、白细胞或管型，尿相对密度

(尿比重)<1.015 且固定,提示肾衰竭由功能性转为器质性。血清丙氨酸氨基转移酶(ALT)、门冬氨酸氨基转移酶(AST)及胆红素水平升高提示肝功能受损。肌酸磷酸激酶、乳酸脱氢酶同工酶、脑钠肽(BNP)升高提示心肌受损。血气分析有助于判断水电解质酸碱平衡紊乱及缺氧及二氧化碳潴留状况等,应动态监测。

(七)其他辅助检查

必要时可进行 B 超、X 线、计算机体层摄影(CT)、磁共振成像(MRI)及心电图等检查,一方面有助于明确诊断,另一方面帮助病情判断。

七、诊断

患者明确或怀疑有感染(如存在局部感染灶、接受有创操作、合并糖尿病等基础疾病),同时患者出现 SIRS 相关临床表现,应高度怀疑脓毒症的可能性。2 次及以上血培养或骨髓培养发现同种病原体是诊断菌血症的金标准,如同时合并 SIRS 表现,可确诊为脓毒症。脓毒症合并血压下降、尿量减少、器官组织低灌注等休克表现,同时排除其他原因导致的血压下降后,可诊断为脓毒性休克。

需要注意的是:①低血压<12.0/8.0 kPa(90/60 mmHg)是休克的重要表现之一,但休克早期血压下降不明显甚至可能不下降;②相较于动脉血压下降,脉压缩小≤2.7 kPa(20 mmHg)对早期休克的及时诊断意义更大;③器官组织微循环障碍往往在血压下降之前即已存在;④DIC、MODS 及 MOF 是脓毒性休克晚期的重要并发症,但也可发生于非休克状态,应注意鉴别。

在实际临床操作中,出现 SIRS 相关临床表现的患者中,血培养或骨髓培养等病原学检查的阳性率非常低。

八、鉴别诊断

(1)非感染性疾病(如血液系统疾病、结缔组织病、肿瘤性疾病等)引起的发热、血细胞计数等临床表现与 SIRS 的临床表现非常相似。可以通过血液及骨髓涂片及培养、淋巴结或其他组织活检等进行鉴别。

(2)脓毒性休克应注意与低容量性休克、心源性休克、过敏性休克、神经源性休克、创伤性休克等相鉴别,详细询问病史,积极查找休克原因,排查感染风险及感染灶等是鉴别上述休克的重要手段。尤其应注意感染性休克与其他类型休克合并的情况,患者病情往往比较复杂,应避免感染因素被其他更明显的病因(如低容量)所掩盖。

(3)不同病原体感染的鉴别,熟练掌握各种细菌、病毒、真菌及其他特殊病原体感染的临床表现特点及其相关特异性辅助检查手段是鉴别脓毒症病因的必备条件。

九、治疗

脓毒症的治疗应牢记维护患者生命体征平稳是所有治疗手段的首要目标。具体来说,脓毒症的治疗主要包括早期复苏、原发感染灶处理、抗感染、抗炎、器官功能维护、内环境稳态维持及营养支持等其他对症支持治疗。

(一)有效的早期复苏

始终牢记维持患者生命体征平稳是脓毒症治疗的首要目标,患者的早期复苏手段依据病情严重程度不同可部分或联合采用液体疗法、血管升压药、强心治疗及必要时的血液制品的使用。

对脓毒症导致的组织低灌注患者，推荐进行个体化、定量的复苏。一旦确定存在组织低灌注时应立即进行，不应延迟到患者入住重症监护病房(ICU)以后。在早期复苏的最初6小时内，对脓毒症导致的低灌注的复苏目标：①中心静脉压(CVP)1.1～1.6 kPa(8～12 mmHg)；②平均动脉压(MAP)≥8.7 kPa(65 mmHg)；③尿量≥0.5 mL/(kg·h)；④中心静脉血氧饱和度≥70%，或混合静脉血氧饱和度≥65%；⑤乳酸水平降至正常。

1.液体复苏

脓毒症低灌注疑有低血容量存在时，推荐初始应用最低30 mL/kg的晶体液(部分可为等效清蛋白)冲击治疗，部分患者可能需要更快速度和更大量的补液。严重脓毒症及脓毒性休克的初始复苏治疗首选晶体液，当液体复苏需要大量晶体液时，可应用白蛋白。补液过程中需动态检测循环及灌注指标(如动脉血压、脉压、脉率等)。

2.血管升压药

初始应用血管升压药的目标是使平均动脉压(MAP)达8.7 kPa(65 mmHg)。血管升压药首选去甲肾上腺素，当需要额外增加药物以维持足够血压时，可应用肾上腺素(去甲肾上腺素基础上加用或单独应用)。为将MAP提升至目标值或减少去甲肾上腺素的使用剂量，可在去甲肾上腺素基础上加用血管升压素(最大剂量0.03 U/min)。注意一般不单独使用低剂量血管升压素。当患者存在低心动过速风险和绝对/相对心动过缓时，可选用多巴胺替代去甲肾上腺素。治疗期间，若条件允许，所有应用血管活性药的患者都应尽早放置动脉导管进行有创血压监测。

3.强心治疗

当患者出现以下情况时，可试验性应用多巴酚丁胺，最大剂量至20 μg/(kg·min)，或在升压药基础上加用多巴酚丁胺：①心脏充盈压增高和低心排血量提示心功能不全；②尽管循环容量充足和MAP达标，仍然持续存在低灌注征象。强心治疗不可过分要求心排血指数，一般不超过预期正常值。

4.血液制品的使用

当组织低灌注得到改善并且无下列情况：如心肌缺血、严重低氧血症、急性出血或缺血性心脏疾病，在血红蛋白<70 g/L时可输注红细胞悬液使成人血红蛋白浓度达到目标值70～90 g/L。严重脓毒症患者无明显出血时，建议血小板计数(PLT)<10×10^9/L时预防性输注血小板。如患者有明显出血风险，建议PLT<20×10^9/L时预防性输注血小板。当有活动性出血、手术、有创性操作计划时建议维持PLT≥50×10^9/L，同时可使用新鲜冷冻血浆纠正实验室凝血异常。一般不使用促红细胞生成素作为严重脓毒症相关性贫血的治疗。

(二)治疗原发感染灶

积极控制或去除原发感染灶，包括引流、去除感染导管、清创、组织结构矫正等。原发病灶的治疗是及时有效地控制脓毒症的必要条件。

(三)病原学治疗(抗感染治疗)

病原学治疗是脓毒症治疗成功的根本措施，应根据不同病原体选用敏感抗感染药物，因临床上细菌及真菌感染远多于其他类型的病原体感染，故以下简单介绍细菌及真菌感染时的病原学治疗原则。

(1)因临床上很难及时拿到病原学证据及病原体药敏结果，因此早期经验性抗感染治疗非常重要，早期经验性抗感染方案应结合医院、地区的常见致病菌制定，保证覆盖多种可能的病原菌，即所谓“重拳出击”。

(2)联合用药可能获得相加或协同作用,因此临床常考虑β内酰胺类与氨基糖苷类抗生素的经验性联合方案。

(3)单独应用广谱青霉素类、第三代或第四代头孢菌素类、碳青霉烯类等广谱和强力杀菌性抗生素也常有效,但不可无原则地作为普遍的经验性治疗方案,特别是对于严重免疫缺陷者。

(4)病原菌培养及药物敏感试验结果是选择抗感染药物的重要依据,但体外药物敏感试验与体内药物发挥的药效常存在差异,应将培养及药物敏感试验结果同患者临床表现及治疗反应相结合。

(5)抗菌药物必须足量,疗程至少2周,或用至体温正常、感染症状及体征消失后7～10天;合并感染性心内膜炎时疗程4～6周。

(6)若为脓毒性休克,抗菌药物常首剂加倍,多选择2～3种药物联用,静脉给药,尽可能在诊断后1小时内早期开始使用。

(7)高度怀疑或确诊真菌感染时,应及早应用广谱抗真菌药,其疗程通常为1～3个月或更长。

(8)合理应用抗生素,虽然反复强调早期病原学治疗应"重拳出击",但当前抗生素滥用、不合理使用正成为全球尤其是中国医疗界面临的严峻问题。针对脓毒症患者的个体化抗感染治疗方案,或许可以避免这一抗生素不合理应用的现象。对于一些常见的病原体药物选择的原则如下。①革兰氏阳性细菌性脓毒症:多为社区获得性感染,病原体多为不产青霉素酶的金黄色葡萄球菌或A群溶血性链球菌,可选用普通青霉素、第一代头孢等革兰氏阳性敏感抗生素。对耐甲氧西林金黄色葡萄球菌(MRSA)及耐甲氧西林表葡菌(MRSE)等医院感染,可选用万古霉素、去甲万古霉素、替考拉宁、利奈唑胺等进行治疗,必要时也可选用链霉杀阳菌素类药物,如奎奴普丁/达福普汀。屎肠球菌感染可选用氨苄西林/氨基糖苷类、氨苄西林/链霉杀阳菌素或万古霉素/链霉杀阳菌素联合。②革兰氏阴性细菌性脓毒症:目前革兰氏阴性菌耐药情况严重,同时革兰氏阴性菌感染易早期并发脓毒性休克和DIC,因此针对革兰氏阴性菌感染所致脓毒症,抗菌药物应尽早联合应用。常用联合方案有:β内酰胺类/氨基糖苷类,β内酰胺类/酶抑制剂,喹诺酮类/氨基糖苷类。广泛耐药的革兰氏阴性细菌可使用亚胺培南、多黏菌素等药物。③厌氧菌性脓毒症:常用奥硝唑或替硝唑,应注意需氧菌常与兼性厌氧菌混合感染,治疗时应兼顾需氧菌。④真菌性脓毒症:可选用氟康唑、伊曲康唑、伏立康唑、两性霉素B、卡泊芬净等。

(四)激素

激素具有强大的抗炎作用,但同时激素也是一把双刃剑,对于成人脓毒性休克患者,如充分的液体复苏和血管升压药能够恢复血流动力学稳定(具体指标见初始复苏目标),则不需要静脉使用糖皮质激素。如未达初始复苏目标,建议静脉应用氢化可的松200 mg/d。当患者血流动力学稳定,不再需要血管升压药物时,可逐渐停用糖皮质激素。

(五)重要器官功能维护

1.心脏

脓毒性休克后期易并发心功能不全。救治要点如下。

(1)适当控制输液量。

(2)给予毛花苷C等强心苷药物。

(3)酌情使用多巴胺、多巴酚丁胺等血管活性药物。

2.肺脏

脓毒症易并发急性呼吸窘迫综合征(ARDS),此时救治要点在于及时有效的通气支持及恰当的液体复苏。具体方法及要求如下。

(1)脓毒症引发的 ARDS 患者目标潮气量为 6 mL/kg。

(2)推荐 ARDS 患者测量平台压,使肺被动充气的初始平台压目标上限为≤2.9 kPa(30 cmH_2O)。

(3)使用呼气末正压(PEEP)以避免呼气末的肺泡塌陷。

(4)对脓毒症引发的中度或重度 ARDS 患者,建议使用高水平 PEEP 而非低水平 PEEP 的通气策略。

(5)对有严重难治性低氧血症的脓毒症患者建议使用肺复张手法。

(6)建议对由脓毒症引发的 ARDS,氧合指数(PaO_2/FiO_2)≤13.3 kPa(100 mmHg)时,在有操作经验的医疗机构使用俯卧位通气。

(7)脓毒症患者机械通气时保持床头抬高 30°～45°,可降低误吸风险和预防呼吸机相关肺炎(VAP)。

(8)对小部分脓毒症引发的 ARDS 患者,经详细评估,无创面罩通气(NIV)的益处超过其风险时,建议使用 NIV。

(9)对接受机械通气治疗的严重脓毒症或脓毒症休克患者,需要制定撤机方案。机械通气治疗期间应常规进行自主呼吸试验评估,当满足下列标准时可尝试终止机械通气:①可唤醒;②血流动力学稳定(未使用血管加压药物的情况下);③没有新的潜在的严重病情;④对通气和呼气末压力的需求较低;⑤对吸入氧浓度(FiO_2)的需求较低,患者基础条件能够保证氧气通过面罩或鼻导管安全输送。基于以上条件,如果患者自主呼吸试验成功,应考虑拔管。

(10)积极治疗心功能不全。

(11)适当使用镇静剂,但要避免使用神经肌肉阻滞剂。

(12)对脓毒症引发的 ARDS 患者,没有组织低灌注证据的情况下,不应大量补液,宜采用保守的而不是激进的输液策略。

(13)无特殊指征(如支气管痉挛)时,勿使用β受体激动剂治疗脓毒症引发的 ARDS。

(14)防治呼吸道继发感染。

3.肾脏

肾脏是休克时最易损伤的重要脏器之一,其典型表现就是尿量减少。脓毒症患者如血容量已补足,血压已基本稳定而尿量仍少,应及时利尿,可快速多次给予适量 20%甘露醇和(或)呋塞米 40～200 mg 静脉注射。严重脓毒症或脓毒性休克患者必要时予以连续性肾脏替代治疗(CRRT)或间断血液透析(IHD),以替代患者肾脏功能,稳定患者内环境。

4.脑

脓毒性休克时易发生脑水肿、颅内压增高甚至脑疝,此时应密切关注患者液体出入量,酌情考虑用甘露醇、呋塞米、糖皮质激素等。

5.胃肠道

有出血危险的严重脓毒症或脓毒性休克患者,或既往有消化道溃疡病史者,需常规予以质子泵抑制剂或 H_2 受体拮抗剂预防应激性溃疡的发生,常用药物如奥美拉唑 20 mg,每天 2 次。若脓毒症患者已合并应激性溃疡,在加大抑酸药物(如奥美拉唑 40 mg,每天 2 次)的同时,可加用铝碳酸镁等胃黏膜保护剂。

(六)维护内环境稳定

对脓毒症患者进行复苏的过程中,应密切关注患者内环境状态,维护患者水、电解质酸碱平衡。

脓毒症患者易并发代谢性酸中毒,适当范围的酸中毒在微循环障碍时对组织细胞具有代偿性保护作用,可诱导能量节约,减轻细胞内钙离子超载引起的不良效应等,因此在 pH≥7.15 时,不推荐过度纠正酸中毒治疗。但在 pH<7.15 时应积极纠正酸中毒。首选 5%碳酸氢钠溶液,250~800 mL/d,注意治疗期间,血液中的碳酸氢盐缓冲对中和过多的酸性代谢产物后会产生大量的二氧化碳,二氧化碳最后经呼吸道排出,故在给予患者碳酸氢钠纠酸治疗的同时,必须要保证患者气道通畅,通气功能良好。

关注酸碱平衡的同时,需要关注患者电解质尤其是钾离子的水平,若患者出现高钾血症,需要警惕患者是否合并肾功能受损,此时可通过促钾离子外排、促进钾离子向细胞内转移等方法降低循环中钾离子水平,如可使用排钾利尿剂、高糖溶液+胰岛素等。必要时可予以透析治疗。

(七)防治 DIC

DIC 早期,血液处于高凝状态,宜尽早经静脉给予肝素 0.5~1 mg/kg,每 4~6 小时 1 次;同时密切监测凝血时间,使之保持在 15~30 分钟或正常的 2~3 倍。也可酌情选用双嘧达莫、小剂量阿司匹林等。DIC 消耗性低凝期,可酌情补充全血、血浆、凝血酶原复合物、纤维蛋白原、血小板等。继发纤溶亢进时,可选用 6-氨基己酸、抗纤溶芳酸等药物。治疗期间,应密切监测患者凝血功能变化。

(八)营养支持

确诊脓毒症/脓毒性休克的最初 48 小时内,在患者可以耐受的情况下,应给予经口饮食或肠内营养,不应当完全禁食或仅给予静脉输注能量物质。在病程第一周应避免给予全热量营养,建议低剂量喂养,如每天最高 2 092 kJ(500 kcal)。在确诊严重脓毒症/脓毒性休克的最初 7 天内,若患者能够耐受肠内营养,应联合使用静脉葡萄糖与肠内营养,而非单独使用全胃肠外营养或肠外营养联合肠内营养。对严重脓毒症患者,不建议使用含特殊免疫调节添加剂的营养制剂。适当补充 B 族维生素、维生素 C 及微量元素等以改善细胞代谢。

(九)对症支持治疗

高热时宜先予物理降温,必要时酌情使用退热药物。积极维持水、电解质、酸碱及能量平衡。维持血糖不超过 150 mg/mL,积极治疗基础疾病。长期卧床和某些慢性基础疾病患者合并脓毒症时易发生深静脉血栓(DVT),有脱落和突然致死的风险,可应用低分子量肝素等进行防治,但需注意患者是否合并严重凝血功能障碍及活动性出血。

十、预防

(1)积极治疗原发感染性疾病,包括及时治疗各种创伤和各类局部感染。有肝硬化、糖尿病、恶性肿瘤、器官移植、免疫抑制等严重基础疾病者,应特别警惕合并各种感染。

(2)减少医源性感染,合理掌握有创性诊疗操作的适应证,严格无菌操作,避免患者交叉感染。

(3)合理使用抗生素,减少耐药菌株的产生。

十一、预后

脓毒症的预后因患者身体状况、原发病、病原体、并发症、治疗及时性及有效性等因素的不同而有较大差异。年龄过大或过小，有严重基础疾病，耐药菌感染，并发休克或 MODS，医疗条件较差，治疗不及时者预后较差。一般情况好，无严重基础疾病，病原体对抗感染药物敏感，早期治疗及时正确者预后较好。但总体来说，脓毒症进展快，病情重，患者病死率高，临床上应加强预防，同时应提高危重患者救治水平。

十二、拓展内容

小儿严重脓毒症的治疗。

(一)初始复苏

(1)呼吸窘迫和低氧血症患儿可使用面罩给氧，或者(如果需要且可行)使用高流量鼻导管给氧，或者鼻咽持续气道正压通气。为改善循环，当无中央血管通路时，可通过外周静脉通路或者骨通路进行液体复苏和输注强心药。如果需要机械通气，建议在进行适当的心血管复苏后进行，据此治疗方式插管期间很少出现心血管不稳定。

(2)建议脓毒性休克初始复苏的目标：毛细血管充盈时间≤2 秒，相应年龄的正常血压、正常脉搏(外周和中心脉搏无差异)、肢端温暖、尿量>1 mL/(kg・h)、意识正常、$SevO_2$≥70%、心脏指数(CI)介于 3.3 L/(min・m^2)和 6.0 L/(min・m^2)。

(3)执行美国危重病医学会儿童高级生命支持指南治疗小儿脓毒性休克。

(4)对顽固性休克患儿要评估和纠正气胸、心脏压塞和内分泌急症。

(二)抗菌药物及感染源控制

(1)诊断严重脓毒症 1 小时内应经验性应用抗菌药物。尽可能在应用抗菌药物之前采集血培养，但不应导致抗菌药物应用延迟。经验药物的选择应根据流行病学及患儿特点进行选择。

(2)合并顽固性低血压的中毒性休克综合征，可应用克林霉素及抗毒素治疗。

(3)早期积极地控制感染源。

(4)如果可以耐受，推荐肠内应用抗菌药物治疗难辨梭状芽孢杆菌肠炎。疾病严重者优先选择口服万古霉素。

(三)液体复苏

在强心药和机械通气的条件下，建议对低血容量休克进行初始液体复苏，采用等张晶体液或清蛋白，5～10 分钟弹丸注射最高达 20 mL/kg 的晶体液(或等量清蛋白)。应进行滴定治疗以逆转低血压、增加尿量、恢复正常毛细血管再充盈、外周脉搏及意识水平，但不引起肝大或啰音。如出现肝大及啰音，应使用强心药物，而非液体复苏。儿童严重溶血性贫血(严重疟疾或镰状细胞危象)无低血压者，首选输血而非晶体或清蛋白。

(四)强心药、血管升压药、扩血管药

(1)对输液无反应的患儿，可在建立中心静脉通路之前外周输注强心药。

(2)对低心排血及全身血管阻力升高而血压正常的患儿在强心药基础上可加用扩血管药。

(五)体外膜肺氧合(ECMO)

建议采用 ECMO 治疗儿童难治性脓毒性休克或脓毒症相关的难治性呼吸衰竭。

(六)糖皮质激素

患儿出现输液反应、儿茶酚胺耐药休克及可疑或确诊的绝对(经典)肾上腺功能不全，建议及时应用氢化可的松治疗。

(七)血液制品和血浆治疗

(1)儿童血红蛋白(Hb)目标与成人相似。在对上腔静脉氧饱和度降低的休克(<70%)患儿进行复苏时,Hb 目标水平为 100 g/L。当休克和低氧血症稳定和恢复后,Hb 目标值可降低至>70 g/L。

(2)儿童的血小板输注目标与成人相似。

(3)患儿出现脓毒症导致的血栓性血小板减少性紫癜、进行性 DIC、继发性血栓性微血管病时,建议使用血浆纠正。

(八)机械通气

机械通气过程中需要采取肺保护策略。

(九)镇静/镇痛/药物代谢

(1)对机械通气的重症脓毒症患儿,可按镇静目标给予镇静。

(2)因严重脓毒症时药物代谢率下降,儿童发生药物相关不良反应的风险增加更加明显,需要实验室监测药物毒性。

(十)血糖控制

建议按照与成人相似的目标控制血糖≤10.0 mmol/L(180 mg/dL)。由于部分合并高血糖的患儿不能产生胰岛素,而另一部分患儿存在胰岛素抵抗,因此对于新生儿和儿童,葡萄糖应与胰岛素联合输注。

(十一)利尿剂和肾脏替代治疗

休克缓解后可使用利尿剂逆转液体超负荷,如不成功,可开始持续静-静脉血液滤过或间断血液透析以避免每天液体超负荷>10%总体质量。

(十二)营养

能够经肠道喂养的儿童应给予肠内营养,不能经肠道喂养的可给予肠外营养。

(赵瑞臣)

第二节 炭 疽

炭疽是由炭疽芽孢杆菌引起的一种自然疫源性传染病,主要发生于牛、羊和马等草食动物。人类主要通过接触病畜毛皮和食肉而感染。临床表现为局部皮肤坏死、特征性的焦痂、周围组织广泛水肿及毒血症症状,肺部、肠道及中枢神经系统的急性感染,部分患者可出现炭疽杆菌性败血症。人类炭疽病例以皮肤炭疽最为常见,多为散发病例,肺炭疽及肠炭疽病死率高。

一、病原学

炭疽杆菌是两端钝圆、形体最大的革兰氏阳性需氧芽孢杆菌,菌体大小为(5～10)×(1～3)μm,芽孢呈卵圆形居中,排列成长链,呈竹节状。在宿主体内形成具有抗吞噬作用和很强致病性的荚膜。炭疽杆菌具有荚膜抗原、菌体抗原、保护性抗原及芽孢抗原 4 种抗原。荚膜抗原具有抗吞噬和抑制调理作用,与细菌的侵袭力、生长和扩散有关;菌体抗原无毒性,具有特异性;保护性抗原具有很强的免疫原性;芽孢抗原有免疫原性及血清学诊断价值。

炭疽杆菌繁殖体能分泌由保护性抗原(protective antigen,PA)、水肿因子(edema factor,EF)和致死因子(lethal factor,LF)等3种毒性蛋白组成的复合多聚体外毒素。只有3种成分混合注射方可致小鼠死亡。炭疽杆菌在有氧条件下的普通培养基可良好生长,在体外可形成芽孢。细菌的繁殖体对热和常用消毒剂均敏感;芽孢抵抗力强,可在动物尸体及土壤中存活数年。

二、流行病学

炭疽散布于世界各地,在南美洲、亚洲及非洲的牧区仍呈地方性流行。由于施行普遍接种疫苗和广泛的动物类医疗工作,发达国家动物及人类炭疽病几乎消灭,重点防控炭疽被作为生物武器带来的威胁。在发展中国家,本病仍在一定范围内流行,每年发病数估计为1万～20万。近年来,我国仅有个别暴发案例。多集中在贵州、新疆、甘肃、四川、广西、云南等西部地区,每年炭疽发病数波动在40～1 000人。

(一)传染源

人类炭疽的主要传染源是患病的牛、马、羊、骆驼等食草动物;其次是猪和狗。它们的皮毛、肉、骨粉等均可携带细菌造成传播。炭疽患者的痰、粪便及病灶分泌物可检出细菌具有传染性,但人与人之间的传播极少见。

(二)传播途径

人类炭疽主要通过接触传播,常因肢体直接接触病畜或污染的畜产品、土壤及用具等感染。通过呼吸道吸入带芽孢的粉尘或气溶胶可引起肺炭疽;进食被炭疽杆菌污染的肉类和乳制品可引起肠炭疽如吸血昆虫牛虻等叮咬病畜后,再叮咬人类,亦可能传播炭疽,但较少见。

(三)人群易感性

人群普遍易感,动物饲养、屠宰、制品加工、销售及兽医等行业的从业人员为高危人群。炭疽多为散发,病后可获得持久的免疫力。

(四)流行特征

全年均有发病,7～9月为高峰,吸入型多见于冬、春季。患者多见于牧区,呈地方性散发流行;由于皮毛加工等集中于城镇,使炭疽病在城市暴发的可能性增大。

三、发病机制与病理

炭疽杆菌通过皮肤、黏膜侵入人体,被吞噬细胞吞噬后在局部繁殖,之后播散至局部淋巴结,并经淋巴管或血管扩散,引起局部出血、坏死、水肿性淋巴结炎、毒血症或败血症。细菌繁殖过程中产生外毒素和抗吞噬作用的荚膜。外毒素是炭疽杆菌致病的主要物质,保护性抗原(PA)结合于细胞表面受体,促进致死因子(LF)和水肿因子(EF)进入细胞内。LF和PA结合形成致死毒素(LT),EF和PA结合形成水肿毒素(ET)。引起明显的细胞水肿和组织坏死,形成原发性皮肤炭疽,严重时可导致多器官衰竭死亡。

炭疽的病理特征是组织和脏器的水肿、出血和坏死。皮肤炭疽的病灶呈痈样,出现周界明显的红色浸润,中央隆起,呈炭块样黑色痂皮,四周为凝固性坏死区。肺炭疽为出血性气管炎及小叶性肺炎,常累及胸膜和心包,纵隔呈胶冻样水肿团块。肠炭疽主要病变在回盲部,呈局限性痈样病灶及弥漫性出血性浸润,肠系膜淋巴结肿大,腹腔有血性浆液性渗出液。炭疽杆菌脑膜炎的软脑膜及脑实质均有极度充血、出血及坏死,大脑、脑桥和延髓等组织切面均见显著水肿和充血。炭疽杆菌败血症患者,全身各组织及脏器均表现广泛性的出血性浸润、水肿及坏死,并有肝、肾脓肿和脾大。上述病灶内均可检出炭疽杆菌。

四、临床表现

潜伏期因侵入途径不同而异，皮肤炭疽的潜伏期一般为1～5天，可短至几小时，长至2周左右，肺炭疽的潜伏期较短，一般在几小时之内。肠炭疽潜伏期短于24小时。

（一）皮肤炭疽

皮肤炭疽为最常见的临床类型，占90%以上。病变多见于面、颈、手、足、前臂等裸露部位皮肤。初为红斑疹或丘疹，次日变为内含淡黄色液体的水泡，周围组织肿胀变硬。第3～4天病变中心呈现出血性坏死而稍下陷，周围出现成群小水泡，水肿区扩大。第5～7天坏死区形成浅溃疡，其血样渗出物结成黑色坚硬的焦痂，焦痂周围皮肤发红、肿胀，病变部位有轻微痒感，无脓肿形成，因末梢神经受压而疼痛不明显，是皮肤炭疽的特征性表现。焦痂直径一般1～5 cm，大小不等，痂内有肉芽组织（即炭疽痈）；焦痂周围皮肤浸润及水肿直径可为5～20 cm。病程8～21天水肿消退，黑痂脱落，逐渐愈合形成瘢痕。少数严重病例，局部呈大片水肿和坏死。大多数病例为单灶性发病，但个别病例可因挠抓病变部位而出现多处疱疹，致自身感染。病程1～6周。

病程中常有轻至中度发热、头痛和全身不适等中毒症状及局部淋巴结和脾大。

（二）肺炭疽

肺炭疽多为原发性，较少见，诊断困难。急性起病，多在暴露后2～5天出现低热、疲劳和心前区压迫感等短期、非特异流感样表现，持续2～3天后，症状突然加重，轻者表现为胸闷、胸痛、发热、咳嗽、咯带血黏液痰。重者除寒战、高热、出现严重的呼吸困难外，由于纵隔淋巴结肿大、出血并压迫支气管造成呼吸窘迫、气急喘鸣、咳嗽、发绀、咯血样痰等，并可伴有胸腔积液。肺部体征与病情常不相符，仅可出现散在的细小湿啰音、摩擦音、呼吸音降低等胸膜炎体征。X线检查见纵隔增宽、胸腔积液及肺部浸润性阴影。常并发败血症及脑膜炎，若诊治不及时，多在急性症状出现1～2天内发生感染中毒性休克、呼吸或循环衰竭而死亡。

（三）肠炭疽

肠炭疽极罕见，临床表现不一，诊断困难。轻者出现恶心、呕吐、腹痛、腹泻，但便中无血，里急后重不明显，多于数天内恢复。重者出现高热、腹胀、剧烈腹痛、腹泻、血样便或血水样便，恶心、呕吐、呕吐物中含血丝及胆汁、并很快出现腹水。腹部出现明显的压痛、反跳痛及肌紧张，类似急腹症，易并发败血症及感染性休克，如不及时治疗常于病后3～4天死于感染性休克。

（四）炭疽杆菌脑膜炎

炭疽杆菌脑膜炎可继发于炭疽败血症，也可直接发生。病情凶险，进展迅速，预后很差。患者有剧烈头痛、呕吐、颈强直，继而出现意识障碍、谵妄、昏迷、抽搐及呼吸衰竭等。脑脊液压力增高，多呈血性，细胞数增多。

（五）炭疽败血症

炭疽败血症常继发于肺、肠道和严重皮肤炭疽，也可直接发生。除局部症状加重外，全身毒血症状更为严重，出现高热、寒战、感染性休克和弥散性血管内凝血（DIC）等表现，皮肤出现出血点或大片瘀斑，腔道中出现活动性出血，迅速出现呼吸与循环衰竭。在循环血液中可检出大量炭疽芽孢杆菌。此型患者常很快死亡，病死率几乎100%。

五、实验室及辅助检查

(一)血常规

白细胞增高,一般为$(10\sim20)\times10^9/L$,病情严重时高达$(60\sim80)\times10^9/L$,中性粒细胞显著增多。

(二)病原学检查

患者的病灶渗出物、痰液、呕吐物、粪便、血液、脑脊液培养阳性是确诊依据。上述标本涂片染色,镜下见革兰氏阳性粗大、呈竹节样排列的杆菌,有助于临床诊断。同时须与类炭疽杆菌相鉴别。

(三)血清学检查

血清抗炭疽特异性抗体滴度出现 4 倍以上升高具有诊断意义,主要用于炭疽的回顾性诊断和流行病学调查,对未获得细菌检查证据患者的诊断具有较好的特异性和敏感性。此外,还可进行抗荚膜抗体和 PA 外毒素抗体的免疫印迹试验。

(四)细菌核酸检测

在正常的无菌标本(如血液、脑脊液)涂片镜检中,未发现大量均一的革兰氏阳性杆菌,而仅依靠细菌分离培养才能获得可疑的炭疽杆菌的细菌时,可采用 PCR 方法进行细菌核酸检测以帮助确诊。

(五)动物接种

将患者的病灶渗出物、痰液、呕吐物、粪便、血液、脑脊液等注射于豚鼠或小白鼠皮下,动物可出现局部肿胀、出血等阳性反应,并多于 48 小时内死亡。

六、诊断与鉴别诊断

患者生活在疫区或在发病前 14 天内到达过疫区;有与病畜接触史或从事与动物及其产品接触的工作等流行病学史。临床出现皮肤无痛性非凹陷性水肿、焦痂等特征性皮肤改变即可临床诊断皮肤炭疽。肺部 X 线表现为出血性肺炎和纵隔影增宽是肺炭疽的特点,出血性肠炎是肠炭疽的特点。细菌培养阳性即可确定诊断。

具有典型皮肤损害,或具有流行病学线索,并具有其他类型炭疽的临床表现之一者可诊断炭疽疑似病例;具有患者标本镜检发现炭疽芽孢杆菌并具有各型炭疽临床表现之一者可诊断为炭疽临床诊断病例;具有炭疽芽孢杆菌分离阳性或血清抗炭疽特异性抗体滴度出现 4 倍以上升高者可诊断为炭疽确诊病例。

皮肤炭疽应同痈、蜂窝织炎、恙虫病、兔热病等鉴别;肺炭疽需与肺炎链球菌肺炎、肺大出血型钩端螺旋体病及肺鼠疫等疾病进行鉴别;肠炭疽主要与出血坏死性肠炎等疾病进行鉴别。

七、治疗

炭疽治疗原则是严密隔离、对症支持、积极抗菌。

(一)一般治疗和对症治疗

患者应严密隔离,卧床休息。尤其是肺炭疽患者,严防其通过空气导致感染扩散。对其分泌物和排泄物按芽孢的消毒方法进行彻底的消毒。患者应多饮水及给予流食或半流食,给予足量 B 族维生素、维生素 C。对呕吐、腹泻或进食困难者给予静脉补液以维持水电解质及热量平衡。

对有出血、休克和神经系统症状者给予止血、抗休克、镇静、降低颅内压等治疗。对皮肤恶性水肿和重症患者，可短期应用肾上腺皮质激素治疗，以控制局部水肿的发展及减轻毒血症。氢化可的松一般 100～300 mg/d，分 1～2 次静脉滴入，泼尼松30～60 mg/d，分 1～2 次口服，疗程 1～3 天。高热、惊厥患者可给予退热药及镇静药。皮肤炭疽禁忌挤压和切开引流，局部可用 1∶20 000高锰酸钾温敷或 2%过氧化氢液喷洗。重度颈部肿胀导致呼吸困难者，可考虑气管插管或气管切开。

(二)病原治疗

病原治疗是关键。目前青霉素 G 尚未发现耐药菌株，仍是治疗炭疽的首选药物。皮肤炭疽可以口服给药，其他型炭疽开始均须静脉滴注，病情控制后可序贯口服给药。用药前应采集标本做细菌培养及药物敏感性试验，并及时按试验结果调整抗菌药物。皮肤型炭疽用青霉素，每天 240 万～320 万单位，分3～4 次，口服或肌内注射；疗程 7～10 天；恶性水肿病例用青霉素 G 400 万单位～1 200 万单位/天，分 4 次，加入葡萄糖 200 mL 内静脉滴注。青霉素过敏者，可用氧氟沙星 400 mg 或环丙沙星 500 mg，2 次/天；多西环素0.1 g，2 次/天，肌内或静脉注射。肺炭疽、重症肠炭疽、炭疽败血症及炭疽性脑膜炎：青霉素 1 000 万～2 000 万单位/天，分 4 次，加入 5%葡萄糖 200 mL 内静脉滴注，疗程 2～3 周。或用喹诺酮类环丙沙星 500 mg，2 次/天，加头孢唑林 2～4 g/d，静脉滴注治疗；同时联合应用氨基糖苷类阿米卡星，0.2～0.4 g/d，分 2 次静脉滴注。脑膜炎患者则必须选用能透过血-脑屏障的药物，如青霉素、头孢曲松、左氧氟沙星等静脉滴注治疗。

(三)抗炭疽血清治疗

因抗生素只对炭疽杆菌有效，而对炭疽毒素无效，故重症病例可在应用抗生素治疗的同时加用抗炭疽血清中和毒素。原则应是早期给予大剂量，第 1 天 2 mg/kg，第 2、3 天 1 mg/kg，应用 3 天。应用前必须先做过敏试验。

八、预防

(一)严格管理传染源

炭疽属乙类传染病，但肺炭疽需按甲类传染病进行管理，患者严密隔离至创口愈合，痂皮脱落，或症状消失，分泌物或排泄物培养每 5 天一次，连续 2 次阴性为止。患者分泌物和排泄物应彻底消毒，接触者医学观察 8 天。对病畜应隔离治疗或处死，死畜焚毁或深埋于撒布有漂白粉或生石灰的坑内。

(二)切断传播途径

对从事兽医、牧畜、饲养、收购、贩运、销售、屠宰及加工等高危行业从业人员应严格进行劳动保护，加强对牛羊等动物的检验检疫，防止水源、食物及乳制品的污染。患者的分泌物和排泄物污染的敷料及用品等均应焚毁，也可用煮沸、高压蒸气或 20%漂白粉液等严格消毒处理。

(三)保护易感人群

对流行区的动物进行预防接种是最重要的预防措施。从事畜牧产品饲养、收购、加工、屠宰及兽医等工作的人员及疫区的人群注射炭疽减毒活疫苗，可有效阻止易感者感染，接种后 2 天即产生免疫力，可维持 1 年，发生疫情时可进行应急接种。

(唐开放)

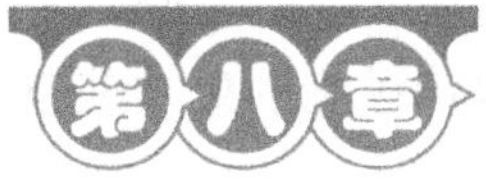

神经科急危重症

第一节　急性颅内高压症

急性颅内高压症是多种疾病共有的一种症候群。正常成人侧卧时颅内压力经腰椎穿刺测定为0.7～0.8 kPa(7～8 cmH_2O)，若超过 2.0 kPa(20 cmH_2O)为颅内压增高。

一、颅内压的生理调节

颅腔除了血管与外界相通外，基本上可看作是一个不可伸缩的容器，其总容积是不变的。颅腔内的3 种内容物——脑、血液及脑脊液，它们都是不能被压缩的。但脑脊液与血液在一定范围内是可以被置换的。所以颅腔内任何一种内容物的体积增大时，必然导致其他两种内容物的体积代偿性减少来相适应。如果调节作用失效，或颅内容物体积增长过多过速，超出调节功能所能够代偿时，就出现颅内压增高。

脑脊液从侧脑室内脉络丛分泌产生，经室间孔入第三脑室，再经大脑导水管到第四脑室，然后经侧孔和正中孔进入蛛网膜下腔。主要经蛛网膜颗粒吸收入静脉窦，小部分由软脑膜或蛛网膜的毛细血管所吸收。

脑血流量是保证脑正常功能所必需的，它取决于脑动脉灌注压(脑血流的输入压与输出压之差)。当脑动脉血压升高时，血管收缩，限制过多的血液进入颅内。当脑动脉压力下降时，血管扩张，使脑血流量不致有过多的下降。当颅内压增高时，脑灌注压减少，因而脑血流量减少。一般认为，当颅内压增高需要依靠减少脑血流量来调节时，说明脑代偿功能已达到衰竭前期了。

在 3 种内容物中，脑实质的体积变动很少，而脑血流量在一定范围内由脑血管的自动调节反应而保持相对稳定状态。所以，颅内压主要依靠脑脊液量的变化来调节。

颅内压的调节很大程度取决于机体本身的生理和病理情况。调节有一定的限度，超过这个限度就会引起颅内压增高。

二、颅内压增高的病理生理

临床常见有下列几种情况：①颅内容物的体积增加超过了机体生理代偿的限度，如颅内肿瘤、脓肿、急性脑水肿等。②颅内病变破坏了生理调节功能，如严重脑外伤、脑缺血、缺氧等。③病变发展过于迅速，使脑的代偿功能来不及发挥作用，如急性颅内大出血、急性颅脑外伤等。

④病变引起脑脊液循环通路阻塞。⑤全身情况差使颅内压调节作用衰竭,如毒血症和缺氧状态。

颅内压增高有2种类型:①弥漫性增高,如脑膜脑炎、蛛网膜下腔出血、全脑水肿等。②先有局部的压力增高,通过脑的移位及压力传送到别处才使整个颅内压升高,如脑瘤、脑出血等。

三、诊断

(一)临床表现特点

在极短的时间内发生的颅内压增高称为急性颅内压增高。可见于脑外伤引起的硬膜外血肿、脑内血肿、脑挫裂伤等或急性脑部感染、脑炎、脑膜炎等引起的严重脑水肿;脑室出血或脑室系统的肿瘤或脑脓肿等。

1.头痛

急性颅内压增高、意识尚未丧失之前,头痛剧烈,常伴喷射性呕吐。头痛常在前额与双颞,头痛与病变部位常不相关。

2.视盘水肿

急性颅内压增高可在数小时内见视盘水肿,视盘周围出血。但急性颅内压增高不一定都呈现视盘水肿。因而视盘水肿是颅内压增高的重要体征,但无否定的意义。

3.意识障碍

意识障碍是急性颅内压增高的最重要症状之一,可以为嗜睡、昏迷等不同程度的意识障碍。

4.脑疝

整个颅腔被大脑镰和天幕分成3个相通的腔,并以枕骨大孔与脊髓腔相通。当颅内某一分腔有占位病变时,压力高、体积大的部分就向其他分腔挤压、推移而形成脑疝。由于脑疝压迫,使血液循环及脑脊液循环受阻,进一步加剧颅内高压,最终危及生命。常见的脑疝有2类:小脑幕切迹疝及枕骨大孔疝。

(1)小脑幕切迹疝:通常是一侧大脑半球占位性病变所致,由于颞叶海马钩回疝入小脑幕切迹孔,压迫同侧动眼神经和中脑,患者呈进行性意识障碍,病变侧瞳孔扩大、对光反射消失,病情进一步恶化时双侧瞳孔散大、去大脑强直,最终呼吸、心搏停止。

(2)枕骨大孔疝:主要见于颅后窝病变。由于小脑扁桃体疝入枕骨大孔,延髓受压。临床表现为突然昏迷、呼吸停止、双瞳孔散大,随后心搏停止而死亡。

5.其他症状

可有头晕、耳鸣、烦躁不安、展神经麻痹、复视、抽搐等。儿童患者常有头围增大、颅缝分离、头皮静脉曲张等。颅内压增高严重时,可有生命体征变化,血压升高、脉搏变慢及呼吸节律趋慢。生命体征变化是颅内压增高的危险征象。

(二)诊断要点

1.是否急性颅内压增高

急性发病的头痛、呕吐、视盘水肿及很快出现意识障碍、抽搐等则应考虑有急性颅内压增高。应做颅脑CT或MRI检查并密切观察临床症状、体征的变化。

2.颅内压增高的程度

颅内压增高程度可分3级:压力在2.0~2.6 kPa(20~26 cmH_2O)为轻度增高;压力在2.6~5.3 kPa(26~54 cmH_2O)为中度增高;超过5.3 kPa(54 cmH_2O)为重度增高。如出现以下情况说明颅内压增高已达严重地步。

(1)头痛发作频繁,反复呕吐,眼底检查发现视盘水肿进行性加重者。

(2)意识障碍逐渐加深者。

(3)血压上升、脉搏减慢、呼吸节律变慢者表示颅内压增高较严重。

(4)观察过程中出现瞳孔大小不等者。

3.颅内压增高的原因

应详细询问病史并体检,做有关的实验室检查,同时做脑脊液检查,脑 CT、MRI、脑电图、脑血管造影等辅助检查可提供重要的诊断资料,从而采取相应的治疗措施。

四、治疗

降低颅内压。

(一)脱水治疗

1.高渗性脱水

20%甘露醇每次 250 mL,静脉滴注,于 20～40 分钟滴完,每 6 小时 1 次,作用迅速,可以维持 4～8 小时,为目前首选的降颅内压药物。甘油可以口服,剂量为每天 1～2 g/kg;也可静脉滴注,剂量为每天 0.7～1 g/kg。成人可用 10%甘油每天 500 mL,滴注速度应慢,以防溶血。同时应限制液体入量和钠盐摄入量,并注意电解质平衡,有心功能不全者应预防因血容量突然增加而致急性左心衰竭及肺水肿。

2.利尿剂

可利尿脱水,常用呋塞米(速尿)和依他尼酸(利尿酸),其脱水作用不及高渗脱水剂,但与甘露醇合用可减少其用量。用法是成人一般剂量为每次 20～40 mg,每天 1～6 次,肌内注射或静脉注射。

3.血清蛋白

每次 50 mL,每天 1 次,连续用 2～3 天。应注意心功能。

4.激素

作用机制尚未十分肯定,主要在于改善血-脑屏障功能及降低毛细血管通透性。常用地塞米松,每天 10～20 mg,静脉滴注或肌内注射。

(二)减少脑脊液容量

对阻塞性或交通性脑积水患者可做脑脊液分流手术,对紧急患者可做脑室穿刺引流术,暂时缓解颅内高压。也可以口服碳酸酐酶抑制剂,如乙酰唑胺(醋唑磺胺),可抑制脑脊液生成,剂量为 250 mg,每天 2～3 次。

(三)其他

对严重脑水肿伴躁动、发热、抽搐或去大脑强直者,可采用冬眠低温治疗,充分供氧,必要时可气管切开以改善呼吸道阻力。有条件时可使用颅内压监护仪,有利于指导脱水剂的应用和及时抢救。

(四)病因治疗

当颅内高压危象改善后,应及时明确病因,以便进行病因治疗。

(陈建通)

第二节 脑出血

脑出血(ICH)是指原发性非外伤性脑实质和脑室内出血,占全部脑卒中的20%~30%。从受损破裂的血管可分为动脉、静脉及毛细血管出血,但深部穿通支小动脉出血最为多见。常见者为高血压伴发的脑小动脉病变在血压骤升时破裂所致,称为高血压性脑出血。

一、临床表现

(一)脑出血共有的临床表现

(1)高血压性脑出血多见于50~70岁的高血压患者,男性略多见,冬春季发病较多。多有高血压病史。

(2)多在动态下发病,如情绪激动、过度兴奋、排便用力过猛时等。

(3)发病多突然急骤,一般均无明显的前驱症状表现。常在数分钟或数小时内致使患者病情发展到高峰。

(4)发病时常突然感到头痛剧烈,并伴频繁呕吐,重症者呕吐物呈咖啡色。继而表现意识模糊不清,很快出现昏迷。

(5)呼吸不规则或呈潮式呼吸,伴有鼾声、面色潮红、脉搏缓慢有力、血压升高、大汗淋漓、大小便失禁,偶见抽搐发作。

(6)若患者昏迷加深、脉搏快、体温升高、血压下降,则表示病情危重,生命危险。

(二)基底节区出血

基底节区出血约占全部脑出血的70%,壳核出血最常见。由于出血常累及内囊,并以内囊损害体征为突出表现,又称内囊区出血;壳核出血又称为内囊外侧型,丘脑出血又称内囊内侧型。本征除具有以上脑出血的一般表现外,患者的头和眼转向病灶侧凝视和偏瘫、偏身感觉障碍及偏盲。病损如在主侧半球可有运动性失语。个别患者可有癫痫发作。三偏的体征多见于发病早期或轻型患者,如病情严重意识呈深昏迷状,则无法测得偏盲,仔细检查可能发现偏瘫及偏身感觉障碍。因此,临床一定要结合其他症状与体征,切不可拘泥于三偏的表现。

(三)脑桥出血

脑桥出血约占脑出血的10%,多由基底动脉脑桥支破裂所致。出血灶多位于脑桥基底与被盖部之间。大量出血(血肿>5 mL)累及双侧被盖和基底部,常破入第四脑室。

(1)若开始于一侧脑桥出血,则表现交叉性瘫痪,即病变侧面瘫和对侧偏瘫。头和双眼同向凝视病变对侧。

(2)脑桥出血常迅速波及双侧,四肢弛缓性瘫痪(休克期)和双侧面瘫。个别病例有去脑强直的表现。

(3)因双侧脑桥出血,头和双眼回到正中位置,双侧瞳孔极度缩小,呈针尖状,是脑桥出血的特征之一。此为脑桥内交感神经纤维受损所致。

(4)脑桥出血因阻断丘脑下部的正常体温调节功能,而使体温明显升高,呈持续高热状态,此是脑桥出血的又一特征。

(5)双侧脑桥出血由于破坏或阻断上行网状结构激活系统,常在数分钟内进入深昏迷。

(6)由于脑干呼吸中枢受到影响,表现呼吸不规则或呼吸困难。

(7)脑桥出血后,如出现两侧瞳孔散大、对光反射消失、脉搏血压失调、体温不断上升或突然下降、呼吸不规则等为病情危重的表现。

(四)小脑出血

小脑出血的临床表现较复杂,临床症状和体征多种多样,因此,常依其出血部位、出血量、出血速度,以及对邻近脑组织的影响来判断。

1.临床特点

(1)患者多有高血压、动脉硬化史,部分患者有卒中史。

(2)起病凶猛,首发症状多为眩晕、头痛、呕吐、步态不稳等小脑共济失调的表现,可有垂直性或水平性眼球震颤。

(3)早期患者四肢常无明显的瘫痪,或有的患者仅感到肢体软弱无力,可有一侧或双侧肢体肌张力低下。

(4)双侧瞳孔缩小或不等大,双侧眼球不同轴,角膜反射早期消失,展神经和面神经麻痹。

(5)脑脊液可为血性,脑膜刺激征较明显。

(6)多数患者发病初期并无明显的意识障碍,随着病情的加重而出现不同程度的意识障碍,甚至迅速昏迷、瞳孔散大、眼-前庭反射消失、呼吸功能障碍、高热、强直性或痉挛性抽搐。

2.分型

根据小脑出血的临床表现将其分为三型。①暴发型(闪电型或突然死亡型):约占20%,患者暴发起病,呈闪电样经过,常为小脑蚓部出血破入第四脑室,并以手抓头或颈部,表示头痛严重剧烈,意识随即丧失而昏迷,亦常出现双侧脑干受压的表现,如出现四肢瘫、肌张力低下、双侧周围性面瘫、发绀、脉细、呼吸节律失调、瞳孔散大、对光反射消失。由于昏迷深,不易发现其他体征。可于2小时内死亡,病程最长不超过24小时。②恶化型(渐进型或逐渐恶化型或昏迷型):此型约占60%,是发病最多的一型。常以严重头痛、不易控制的呕吐、眩晕等症状开始,一般均不能站立行走,逐渐出现脑干受压三联征,即瞳孔明显缩小,时而又呈不等大,对光反射存在;双眼偏向病灶对侧凝视;周期性异常呼吸。更有临床意义的三联征为肢体共济失调;双眼向病灶侧凝视麻痹;周围性面瘫。迅速发生不同程度的意识障碍,直至昏迷。此时患者瞳孔散大、去大脑强直,常在48小时或数天内死亡。③良性型(缓慢进展型):此型约占20%,多数为小脑半球中心部小量出血,病情进展缓慢,早期小脑体征表现突出,如头痛、眩晕、呕吐、共济失调、眼震、角膜反射早期消失,如出血停止,血液可逐渐被吸收,使之完全恢复,或遗留一定程度的后遗症;如继续出血病情发展转化为恶化型。

(五)脑室出血

一般为脑实质内的出血灶破入脑室,引起继发性脑室出血。由于脑室内脉络丛血管破裂引起原发性脑室出血非常罕见。较常见的是由内囊、基底节出血破入侧脑室或第三脑室。脑干或小脑出血则可破入第四脑室。出血可限于一侧脑室,但以双侧侧脑室及第三四脑室即整个脑室系统都充满了血液者多见。脑室出血的临床表现通常是在原发出血的基础上突然昏迷加深,阵发性四肢强直,脑膜刺激征阳性,高热、呕吐、呼吸不规则,或呈潮式呼吸,脉弱且速,眼球固定,四肢瘫,肌张力增高或减低,腱反射亢进或引不出,浅反射消失,双侧病理反射阳性,脑脊液为血性。如仅一侧脑室出血,临床症状缓慢或较轻。

二、辅助检查

(一)腰椎穿刺

如依据临床表现脑出血诊断明确,或疑有小脑出血者,均不宜做腰椎穿刺检查脑脊液,以防因穿刺引发脑疝。如出血与缺血性疾病鉴别难以明确时,应慎重地进行腰椎穿刺(此时如有条件最好做 CT 检查)。多数病例脑压升高 2.0 kPa(200 mmH_2O)以上,并含有数量不等的红细胞和蛋白质。

(二)颅脑 CT 检查

CT 检查可以直接显示脑内血肿的部位、大小、数量、占位征象,以及破入脑室与否。从而为制订治疗方案、疗效的观察和预后的判断等提供直观的证据。脑出血的不同时期 CT 表现如下。

1.急性期(血肿形成期)

发病后 1 周以内。血液溢出血管外形成血肿,其内含有大量的血红蛋白,血红蛋白对 X 线吸收系数高于脑组织,故 CT 呈现高密度阴影,CT 值为 60～80 HU。

2.血肿吸收期

此期从发病第 2 周到 2 个月。自第 2 周血肿周围的血红蛋白逐渐破坏,纤维蛋白溶解,使其周围低密度带逐渐加宽,血肿高密度影像呈向心性缩小,边缘模糊,一般于第 4 周变为等密度或低密度区。在此期若给予增强检查,约有 90%的血肿周围可显示环状强化。此环可直接反映原血肿的大小和形状。

3.囊腔形成期

发病 2 个月后血肿一般完全吸收,周围水肿消失,不再有占位表现,呈低密度囊腔,其边缘清楚。

关于脑出血病因诊断问题:临床上最多见的病因是动脉硬化、高血压,但是应想到除高血压以外的其他一些不太常见引起脑出血的病因。尤其对 50 岁以下发病的青壮年患者,更应仔细地考虑有无其他病因的可能。如脑实质内小型动静脉畸形或先天性动脉瘤破裂;结节性动脉周围炎、病毒、细菌、立克次体等感染引起动脉炎,导致血管壁坏死、破裂;维生素 C 和 B 族维生素缺乏、砷中毒、血液病;颅内肿瘤侵犯脑血管或肿瘤内新生血管破裂,抗凝治疗过程中等病因。

三、诊断与鉴别诊断

(一)诊断要点

典型的脑出血诊断并不困难。一般在 50 岁以上发病,有高血压、动脉硬化史,在活动状态时急骤发病,病情迅速进展,早期有头痛、呕吐、意识障碍等颅内压增高症状,短时内即出现严重的神经系统症状如偏瘫、失语及脑膜刺激征等,应考虑为脑出血。

如果腰椎穿刺脊液呈血性或经颅脑 CT 检查即可确诊。当小量脑出血时,特别是出血位置未累及运动与感觉传导束时,症状轻微,常需要进行颅脑 CT 检查方能明确诊断。

(二)鉴别诊断

对于迅速发展为偏瘫的患者,首先要考虑为脑血管疾病。以昏迷、发热为主要症候者应注意与脑部炎症相鉴别;若无发热而有昏迷等神经症状,应与某些内科系统疾病相鉴别。

1.脑出血与其他脑血管疾病的鉴别

(1)脑血栓形成:本病多在血压降低状态如休息过程中发病。症状出现较迅速但有进展性,常在数小时至 2 天而达到高峰。意识多保持清晰。如过去有过短暂性脑缺血发作,本次发作又在同一血管供应区,尤应考虑本病。若临床血管定位诊断可局限在一个血管供应范围之内(如大脑中动脉或小脑后下动脉等)或既往有过心肌梗死、高脂血症者也有助于血栓形成的诊断。本症患者脑脊液检查,肉眼观察大多数皆为无色透明,少数患者检有红细胞$(10\sim100)\times10^6/L$,可能是出血性梗死的结果。脑血管造影可显示血管主干或分支闭塞,脑 CT 显示受累脑区出现界限清楚的楔形或不规则状的低密度区。

(2)脑栓塞:多见于有风湿性瓣膜病的年轻患者,也可见于有严重全身性动脉粥样硬化的老年人。发病急骤,多无前驱症状即出现偏瘫等神经症状。意识障碍较轻。眼底有时可见栓子,脑脊液正常,脑 CT 表现和脑血栓形成引起的脑梗死相同。

(3)蛛网膜下腔出血:多见于青壮年因先天性动脉瘤破裂致病。老年人则先有严重的动脉硬化,受损的动脉多系脑实质外面的中等粗细动脉形成动脉瘤,一旦此瘤破裂可导致本病。起病急骤,常在情绪激动或用力时诱发,表现为头部剧痛、喷射性呕吐及颈项强直。意识障碍一般较轻。多数无局限性体征而以脑膜刺激征为主。由于流出的血液直接进入蛛网膜下腔,故皆可引起血性脑脊液。CT 显示蛛网膜下腔,尤其外侧沟及环池中出现高密度影可以确诊。

(4)急性硬膜外血肿:本病有头部外伤史,多在伤后 24～48 小时进行性出现偏瘫,常有典型的昏迷一清醒一再昏迷的所谓中间清醒期。仔细观察,患者在第 2 次昏迷前,往往有头痛、呕吐及烦躁不安等症状。随偏瘫之发展可有颅内压迅速升高现象,甚至出现脑疝。脑 CT 多在颞部显示周边锐利的梭形致密血肿阴影。脑血管造影在正位片上,可见颅骨内板与大脑皮质间形成一无血管区,并呈月牙状,可确诊。

2.当脑出血患者合并高热时,应注意和下列脑部炎症相鉴别

(1)急性病毒性脑炎:本病患者先有高热、头痛,以后陷入昏迷。常有抽搐发作。查体可有颈项强直及双侧病理征阳性,腰椎穿刺查脑脊液,多数有白细胞尤其是单核白细胞比例升高。如患者有疱疹性皮肤损害,更应考虑本病的可能。

(2)结核性脑膜炎:少数患者因结核性脑血管内膜炎引起小动脉栓塞或因脑底部蛛网膜炎而导致偏瘫,临床颇似脑出血。但患者多先有发热、头痛,脑脊液白细胞数增多、氯化物及糖含量降低可助鉴别。

3.当脑出血患者已处于昏迷状态,尤其老年人应与下列疾病相鉴别

(1)糖尿病性昏迷:患者有糖尿病病史,常在饮食不加控制或停止胰岛素注射时发病。临床出现酸中毒表现如恶心、呕吐、呼吸深而速,呼吸有酮体味,血糖升高＞33.6 mmol/L,尿糖及酮体呈强阳性,因无典型的偏瘫及血性脑脊液可与脑出血鉴别。

(2)低血糖性昏迷:常因应用胰岛素过量或严重饥饿引起。除昏迷外,尚有面色苍白、脉速而弱、瞳孔散大、血压下降、出汗不止及局部或全身抽搐发作,可伴有潮式呼吸。血糖在 3.4 mmol/L 以下,又无显著的偏瘫及血性脑脊液,可以排除脑出血。

(3)尿毒症:患者有肾脏病史,昏迷多呈渐进性,皮肤黏膜干燥呈慢性病容及失水状态,可有酸中毒表现。眼底动脉痉挛,可在黄斑区见有棉絮状弥散样白色渗出物。血压多升高,呼吸有尿素味,血 BUN 及 CR 明显升高,无显著偏瘫可以鉴别。

(4)肝性脑病:有严重的肝病史或因药物中毒引起,可伴黄疸、腹水及肝大,可出现病理反射,但偏瘫症状不明显,可有抽搐,多为全身性。根据血黄疸指数增高、肝功能异常及血氨增高、脑脊液无色透明不难鉴别。

(5)一氧化碳中毒性昏迷：老年患者常出现轻偏瘫，但有明确的一氧化碳接触史，体温升高，皮肤及黏膜呈樱桃红色，检测血中碳氧血红蛋白明显升高可助鉴别。

四、治疗与预后

在急性期，特别是已昏迷的危重患者应采取积极的抢救措施，其中主要是控制脑水肿，调整血压，防止内脏综合征及考虑是否采取手术消除血肿。采取积极合理的治疗，以挽救患者的生命，减轻神经功能残废程度和降低复发率。

(一)稳妥运送

发病后应绝对休息，保持安静，避免频繁搬运。在送往医院途中，要轻轻搬动，头部适当抬高15°，有利于缓解脑水肿及保持呼吸道通畅，并利于口腔和呼吸道分泌物的流出。患者可仰卧在担架上，也可视情况使患者头稍偏一侧，使呕吐物及分泌物易于流出，途中避免颠簸，并注意观察患者的一般状态包括呼吸、脉搏、血压及瞳孔等变化，视病情采取应急处理。

(二)控制脑水肿，常为抢救能否成功的主要环节

由于血肿在颅内占一定的空间，其周围脑组织又因受压及缺氧而迅速发生水肿，致颅内压急剧升高，甚至引起脑疝，因此，在治疗上控制脑水肿成为关键。常用的脱水药为甘露醇、呋塞米及皮质激素等。临床上为加强脱水效果，减少药物的不良反应，一般均采取上述药物联合应用。常用者为甘露醇＋激素、甘露醇＋呋塞米或甘露醇＋呋塞米＋激素等方式，但用量及用药间隔时间均应视病情轻重及全身情况，尤其是心脏功能及有否高血糖等而定。20％甘露醇为高渗脱水药，体内不易代谢且不能进入细胞，其降颅内压作用迅速，一般用量成人为 1 g/kg 体重，每 6 小时静脉快速滴注 1 次。呋塞米有渗透性利尿作用，可减少循环血容量，对心功能不全者可改善后负荷，用量为每次 20～40 mg，每天静脉注射 1～2 次。皮质激素多采用地塞米松，用量 15～20 mg，静脉滴注，每天 1 次。有糖尿病史或高血糖反应和严重胃出血者不宜使用激素。激素除能协助脱水外，并可改善血管通透性，防止受压组织在缺氧下自由基的连锁反应，以免使细胞膜受到过氧化损害。在发病最初几天脱水过程中，因颅内压力可急速波动上升，密切观察瞳孔变化及昏迷深度非常重要，遇有脑疝前期表现如一侧瞳孔散大或角膜反射突然消失，或因脑干受压症状明显加剧，可及时静脉滴注 1 次甘露醇，一般滴后 20 分钟左右即可见效，故初期不可拘泥于常规时间用。一般水肿于 3～7 天达高峰，多持续 2 周至 1 个月之久方能完全消散，故脱水药的应用要根据病情逐渐减量，再减少用药次数，最后终止，由于高渗葡萄糖溶液静脉注射的降颅内压时间短，反跳现象重，注入高渗糖对缺血的脑组织有害，故目前已不再使用。

(三)调整血压

脑出血后，常发生血压骤升或降低的情况，这是由于直接或间接损害丘脑下部等处所致。此外，低氧血症也可引起脑血管自动调节障碍，导致脑血流减少，使症状加重。临床上观察血压，常采用平均动脉压，即收缩压加舒张压之和的半数(或舒张压加 1/3 脉压)来计算。正常人平均动脉压的上限是 20.0～26.9 kPa(150～200 mmHg)，下限为 8.0 kPa(60 mmHg)，只要在这个范围内波动，脑血管的自动调节功能正常，脑血流量基本稳定。如果平均动脉压降到 6.7 kPa(50 mmHg)，脑血流就降至正常时的 60％，出现脑缺血缺氧的症状。对高血压患者来讲，如果平均动脉压降到平常的 30％，就会引起脑血流的减少；如血压太高，上限虽可上移，但同样破坏自动调节，引起血管收缩，出现缺血现象。发病后血压过高或过低，均提示预后不良，故调整血压甚为重要。一般可将发病后的血压控制在发病前血压数值略高一些的水平。如原有高血压，发

病后血压又上升至更高水平者，所降低的数值也可按上升数值的30%左右控制。常用的降压药物如利舍平每次0.5～1 mg或25%硫酸镁每次10～20 mg，肌内注射。注意不应使血压降得太快和过低。血压过低者可适量用间羟胺或多巴胺静脉滴注，使之缓慢回升。

（四）肾上腺皮质激素的应用

脑出血患者应用激素治疗，其价值除前述可有改善脑水肿作用外，还可增加脑脊液的吸收，减少脑脊液的生成，对细胞内溶酶体有稳定作用，能抑制抗利尿激素的分泌，促进利尿作用，具有抗脂过氧化反应，而减少自由基的生成，此外，尚有改善细胞内外离子通透性的作用，故激素已普遍用于临床治疗脑出血。但也有认为激素不利于破裂血管的修复，可诱发感染，加重消化道出血及引起血糖升高，而这些因素均可促使病情加重或延误恢复时间。故激素应用与否，应视患者具体情况而定。如无显著消化道出血、高血糖及血压过高，可在急性期及早应用。常用的激素有地塞米松静脉滴注10～20 mg，1次/天；或氢化可的松静脉滴注100～200 mg，1次/天。一般应用2周左右，视病情好转程度而逐渐减量和终止。

（五）关于止血药的应用

由于脑出血是血管破裂所致，凝血机制并无障碍，且多种止血药可以诱发心肌梗死，甚至弥散性血管内凝血。另外，研究发现高血压性脑出血患者凝血、抗凝及纤溶系统的变化与脑梗死患者无差异，均呈高凝状态；再者，高血压性脑出血血管破裂出血一般在4～6小时停止，几乎没有超过24小时者；还有研究发现应用止血药者，血肿吸收比不用者慢，故目前多数学者不同意用止血药。

（六）急性脑出血致内脏综合征的处理

急性脑出血致内脏综合征的处理包括脑心综合征、急性消化道出血、中枢性呼吸形式异常、中枢性肺水肿及中枢性呃逆等。这些综合征的出现，常常直接影响预后，严重者导致患者死亡。综合征的发生原因，主要是由于脑干或丘脑下部发生原发性或继发性损害。脑出血后急性脑水肿而使颅内压迅速增高，压力经小脑幕中央游离所形成的“孔道”而向颅后窝传导，此时，脑干背部被迫向尾椎推移，但脑干腹侧，由于基底动脉上端的两侧大脑后动脉和Willis动脉环相互联结而难以移动，致使脑干向后呈弯曲状态。如果同时还有颞叶钩回疝存在，则将脑干上部的丘脑下部向对侧推移。继而中脑水管也被挤压变窄，引起脑脊液循环受阻，加重了脑积水，使颅内压进一步增高，这样颅内压升高形成恶性循环，脑干也随之扭曲不断加重而受到严重损害。可导致脑干内继发性出血或梗死，引起一系列严重的内脏综合征。

1.脑心综合征

发病后1周内做心电图检查，常发现ST段延长或下移，T波低平倒置，以及Q-T间期延长等缺血性变化。此外，也可出现室性期前收缩，窦性心动过缓、过速或心律不齐及房室传导阻滞等改变。这种异常可以持续数周之久，有人称作“脑源性”心电图变化。其性质是功能性的还是器质性的，尚有不同的认识，临床上最好按器质性病变处理，应根据心电图变化，给予氧气吸入，服用异山梨酯（消心痛）、门冬酸钾镁，甚至毛花苷C（西地兰）及利多卡因等治疗，同时密切随访观察心电图的变化，以便及时处理。

2.急性消化道出血

经胃镜检查，半数以上出血来自胃部，其次为食管，少数为十二指肠或小肠。胃部病变呈急性溃疡，多发性糜烂及黏膜下点状出血。损害多见于胃窦部、胃底腺区或幽门腺区。临床上出血多见于发病后1周之内，重者可在发病后数小时内就发生大量呕血，呈咖啡样液体。为了了解胃内情况，对昏迷患者应在发病后 24～48 小时置胃管，每天定时观察胃液酸碱度及有否潜血。若胃液酸碱度在 5 以下，即给予氢氧铝胶凝胶 15～20 mL，使酸碱度保持在 6～7，此外，给予西咪替丁(甲氰咪胍)鼻饲或静脉滴注，以减少胃酸分泌。如已发生胃出血，应局部止血，可给予卡巴克洛(安络血)每次 20～30 mL 与氯化钠溶液 50～80 mL，3 次/天，此外，云南白药也可应用。大量出血者应及时输血或补液，以防发生贫血及休克。

3.中枢性呼吸异常

中枢性呼吸异常多见于昏迷患者。呼吸快、浅、弱及呼吸节律不规则，潮式呼吸，中枢性过度换气和呼吸暂停。应及时给予氧气吸入，人工呼吸器进行辅助呼吸。可适量给予呼吸兴奋药如洛贝林或二甲弗林(回苏灵)等，一般从小剂量开始静脉滴注。为观察有否酸碱平衡及电解质紊乱，应及时送检血气分析，若有异常，即应纠正。

4.中枢性肺水肿

中枢性肺水肿多见于严重患者的急性期，在发病后 36 小时即可出现，少数发生较晚。肺水肿常随脑部变化加重或减轻，又常为病情轻重的重要标志。应及时吸出呼吸道中的分泌物，甚至行气管切开，以便给氧和保持呼吸通畅。部分患者可酌情给予强心药物。此类患者呼吸道颇易继发感染，故可给予抗生素，并注意呼吸道的雾化和湿化。

5.中枢性呃逆

呃逆可见于病程的急性期或慢性期，轻者偶尔发生几次，并可自行缓解；重者可呈顽固持续性发作，后者干扰患者的呼吸节律，消耗体力，以致影响预后。一般可采用针灸处理，药物可肌内注射哌甲酯(利他林)，每次 10～20 mg，也可试服奋乃静，氯硝西泮每次 1～2 mg 也有一定的作用，但可使睡眠加深或影响对昏迷患者的观察。膈神经刺激常对顽固性呃逆有缓解作用。部分患者可试用中药治疗如柿蒂、丁香及代硝石等。

近来又发现脑出血患者可引起肾脏损害，多表现为血中尿素氮升高等症状，甚至可引起肾衰竭。脑出血患者出现两种以上内脏功能衰竭又称为多器官功能衰竭，常为导致死亡的重要原因。

(七)维持营养

注意酸碱平衡及水、电解质平衡及防治高渗性昏迷。初期脱水治疗时就应考虑这些问题，特别对昏迷患者，发病后 24～48 小时即可置鼻饲以便补充营养及液体。在脱水过程中，每天入量一般控制在 1 000～2 000 mL，其中包括从静脉给予的液体。因需要脱水，故每天应是负平衡，一般水分以负 500～800 mL 为宜，初期每天热量至少为 6 276 kJ(1 500 kcal)，以后逐渐增至每天至少 8 368 kJ(2 000 kcal)，且脂肪、蛋白质及糖等应配比合理，必要时应及时补充复合氨基酸、人血清蛋白及冻干血浆等。对于高热者尚应适当提高入水量。由于初期加强脱水治疗，或同时有呼吸功能障碍，故多数严重患者可出现酸碱平衡紊乱及水、电解质失衡，常见者为酸中毒、低钾及高钠血症等，均应及时纠正。应用大量脱水药和皮质激素，特别是对有糖尿病者应防止诱发高渗性昏迷，表现为意识障碍程度加重、血压下降，有不同程度的脱水症，可出现癫痫发作。高渗性昏迷的确诊还要检查是否有血浆渗透压增高提示血液浓缩。此外，高血糖、尿素氮及血清钠升高、尿比重增加也均提示有高渗性昏迷的可能。另外，低渗液不宜输入过多，过快；有高血糖者应尽早应用胰岛素，避免静脉注射高渗葡萄糖溶液。此外，应经常观察血浆渗透压及水、电解质的变化。

(八)手术治疗

当确诊为脑出血后，应根据血肿的大小、部位及患者的全身情况，尽早考虑是否需要外科手术治疗。如需要手术治疗，又应考虑采用何种手术方法为宜，常用的手术方法有开颅血肿清除术、立体定向血肿清除术及脑室血液引流术等。关于手术的适应证、手术时机及选用的手术方式目前尚无统一意见，但在下述情况，多考虑清除血肿：①发病之初病情尚轻，但逐步恶化，并有显著的颅内压升高症状，几乎出现脑疝，如壳核出血、血肿向内囊后肢及丘脑进展者。②血肿较大，估计应用内科治疗难以奏效者，如小脑半球出血，血肿直径＞3 cm；或小脑中线血肿，估计将压迫脑干者。③患者全身状况能耐受脑部手术操作者。

关于脑出血血肿清除治疗的适应证如下。

1.非手术治疗的适应证

(1)清醒伴小血肿(血肿直径＜3 cm 或出血的量＜20 mL)，常无手术治疗的必要。

(2)少量出血的患者，或较少神经缺损。

(3)格拉斯哥昏迷指数≤4 分的患者，由于手术后无一例外的死亡或手术结果非常差，手术不能改变临床结局。但是，格拉斯哥昏迷指数≤4 分的小脑出血的患者伴有脑干受压，在特定的情况下，手术仍有挽救患者生命的可能。

2.手术治疗的适应证

(1)手术的最佳适应证是清醒的患者，中至大的血肿。

(2)小脑出血量＞3 mL，神经功能恶化、脑干受压和梗阻性脑积水的患者，尽可能快地清除血肿或行脑室引流，可以挽救生命，预后良好。即使昏迷的患者也应如此。

(3)脑出血合并动脉瘤、动静脉畸形或海绵状血管瘤，如果患者有机会获得良好的预后并且手术能达到血管部位，应当行手术治疗。

(4)年轻人中等到大量的脑叶出血，临床恶化的应积极行手术治疗。

立体定向血肿清除术与以往开颅血肿清除术比较更有优越性。采用 CT 引导立体定向技术将血肿排空器置入血肿腔内，采用各种方法将血肿粉碎并吸出体外。该方法定位准确，减少脑组织损伤，对急性期患者也适用。立体定向血肿抽吸术治疗壳核血肿效果较好。但一般位于大脑深部的血肿，包括基底节及丘脑部位的血肿。手术虽可挽救生命，但后遗瘫痪较重。脑干及丘脑出血也可手术治疗，但危险性较大。脑叶及尾状核区域出血，手术治疗效果较佳。

血肿清除后临床效果不理想的原因很多，但目前注意到脑出血后引起的脑缺血体积可以超过血肿体积的几倍，可能是重要原因之一，缺血机制包括直接机械压迫、血液中血管收缩物质的参与及出血后血液呈高凝状态等。因此，血肿清除后应同时应用神经保护药、钙通道阻滞剂等，以提高临床疗效。

(九)康复治疗

脑出血后生存的患者，多数遗留瘫痪及失语等症状，重者不能起床或站立。如何最大限度地恢复其运动及语言等功能，物理及康复治疗起着重要作用。一般主张只要可能应尽早进行，诸如瘫肢按摩、被动运动、针灸及语言训练等。有一定程度运动功能者，应鼓励其主动锻炼和训练，直到患者功能恢复到最好的状态。失语患者训练语言功能应有计划，由简单词汇开始逐渐进行训练。感觉缺失障碍，似难康复，但仍随全身的康复而逐渐好转。

病程依出血的多少、部位、脑水肿的程度及有否并发内脏综合征而各不相同。发病后生存时间可自数小时至几个月，除非大的动脉瘤破裂引起的脑出血，一般不会发生猝死。丘脑及脑干部位出血，出血量虽少，但容易波及丘脑下部以及生命中枢故生存时间短。脑内出血量、脑室内出血量和发病后格拉斯哥昏迷指数(GCS)是预测脑出血的病死率的重要因素。CT 显示出血量

≥60 cm^3,格拉斯哥昏迷指数≤8,30 天死亡的可能性为 91%,而 CT 显示出血量≤30 cm^3,格拉斯哥昏迷指数≥9 的患者,死亡的可能性为 19%。平均动脉压对皮质下、小脑、脑桥出血的预后无相关性;但影响壳核、丘脑出血的预后,平均动脉压越高,预后越差,血肿破入脑室有利于丘脑出血的恢复,但不利于脑叶出血的恢复。

(陈建通)

第三节 脑栓塞

脑栓塞以前称栓塞性脑梗死,是指来自身体各部位的栓子,经颈动脉或椎动脉进入颅内,阻塞脑部血管,中断血流,导致该动脉供血区域的脑组织缺血缺氧而软化坏死及相应的脑功能障碍。临床表现出相应的神经系统功能缺损症状和体征,如急骤起病的偏瘫、偏身感觉障碍和偏盲等。大面积脑梗死还有颅内高压症状,严重时可发生昏迷和脑疝。脑栓塞约占脑梗死的 15%。

一、病因与发病机制

(一)病因

脑栓塞按其栓子来源不同,可分为心源性脑栓塞、非心源性脑栓塞及来源不明的脑栓塞。心源性栓子占脑栓塞的 60%~75%。

1.心源性

风湿性心脏病引起的脑栓塞,占整个脑栓塞的 50%以上。二尖瓣狭窄或二尖瓣狭窄合并闭锁不全者最易发生脑栓塞,因二尖瓣狭窄时,左心房扩张,血流缓慢淤滞,又有湍流,易于形成附壁血栓,血流的不规则更易使之脱落成栓子,故心房颤动时更易发生脑栓塞。慢性心房颤动是脑栓塞形成最常见的原因。其他还有心肌梗死、心肌病的附壁血栓,以及细菌性心内膜炎时瓣膜上的炎性赘生物脱落、心脏黏液瘤和心脏手术等病因。

2.非心源性

主动脉以及发出的大血管粥样硬化斑块和附着物脱落引起的血栓栓塞也是脑栓塞的常见原因。还有炎症的脓栓、骨折的脂肪栓、人工气胸和气腹的空气栓、癌栓、虫栓和异物栓等,以及来源不明的栓子等。

(二)发病机制

各个部位的栓子通过颈动脉系统或椎动脉系统时,栓子阻塞血管的某一分支,造成缺血、梗死和坏死,产生相应的临床表现;还有栓子造成远端的急性供血中断,该区脑组织发生缺血性变性、坏死及水肿;另外,由于栓子的刺激,该段动脉和周围小动脉反射性痉挛,结果不仅造成该栓塞的动脉供血区的缺血,同时因其周围的动脉痉挛,进一步加重脑缺血损害的范围。

二、病理

脑栓塞的病理改变与脑血栓形成基本相同。但是,有以下几点不同:①脑栓塞的栓子与动脉壁不粘连;而脑血栓形成是在动脉壁上形成的,所以栓子与动脉壁粘连不易分开。②脑栓塞的栓子可以向远端移行,而脑血栓形成的栓子不能。③脑栓塞所致的梗死灶,有 60%以上合并出血性梗死;脑血栓形成所致的梗死灶合并出血性梗死较少。④脑栓塞往往为多发病灶,脑血栓形成常为一个病灶。另外,炎性栓子可见局灶性脑炎或脑脓肿,寄生虫栓子在栓塞处可发现虫体或虫卵。

三、临床表现

(一)发病年龄

风湿性心脏病多见于中青年,冠心病及大动脉病多见于中老年人。

(二)发病情况

发病急骤,在数秒钟或数分钟之内达高峰,是所有脑卒中发病最快者,有少数患者因反复栓塞可在数天内呈阶梯式加重。一般发病无明显诱因,安静和活动时均可发病。

(三)症状与体征

约有 4/5 的脑栓塞发生于前循环,特别是大脑中动脉,病变对侧出现偏瘫、偏身感觉障碍和偏盲,优势半球病变还有失语。癫痫发作很常见,因大血管栓塞,常引起脑血管痉挛,有部分性发作或全面性发作。椎-基底动脉栓塞约占 1/5,起病有眩晕、呕吐、复视、交叉性瘫痪、共济失调、构音障碍和吞咽困难等。栓子进入一侧或两侧大脑后,动脉有同向性偏盲或皮质盲。基底动脉主干栓塞会导致昏迷、四肢瘫痪,可引起闭锁综合征及基底动脉尖综合征。

心源性栓塞患者有心慌、胸闷、心律不齐和呼吸困难等。

四、辅助检查

(一)胸部 X 线检查

胸部 X 线检查可发现心脏肥大。

(二)心电图检查

心电图检查可发现陈旧或新鲜心肌梗死、心律失常等。

(三)超声心动图检查

超声心动图检查是评价心源性脑栓塞的重要依据之一,能够显示心脏立体解剖结构,包括瓣膜反流和运动、心室壁的功能和心腔内的肿块。

(四)多普勒超声检查

多普勒超声检查有助于测量血流通过狭窄瓣膜的压力梯度及狭窄的严重程度。彩色多普勒超声血流图可检测瓣膜反流程度并可研究与血管造影的相关性。

(五)经颅多普勒超声(TCD)

TCD 可检测颅内血流情况,评价血管狭窄的程度及闭塞血管的部位,也可检测动脉粥样硬化的斑块及微栓子的部位。

(六)神经影像学检查

头颅 CT 和 MRI 检查可显示缺血性梗死和出血性梗死改变。合并出血性梗死高度支持脑栓塞的诊断,许多患者继发出血性梗死临床症状并未加重,发病 3～5 天复查 CT 可早期发现继发性梗死后出血。早期脑梗死 CT 难于发现,常规 MRI 假阳性率较高,MRI 弥散成像(DWI)和灌注成像(PWI)可以发现超急性期脑梗死。磁共振血管成像(MRA)是一种无创伤性显示脑血管狭窄或阻塞的方法,造影特异性较高。数字减影血管造影(DSA)可更好地显示脑血管狭窄的部位、范围和程度。

(七)腰椎穿刺脑脊液检查

脑栓塞引起的大面积脑梗死可有压力增高和蛋白含量增高。出血性脑梗死时可见红细胞。

五、诊断与鉴别诊断

(一)诊断

(1)多为急骤发病。

(2)多数无前驱症状。

(3)一般意识清楚或有短暂意识障碍。

(4)有颈内动脉系统或椎-基底动脉系统症状和体征。

(5)腰椎穿刺脑脊液检查一般不应含血,若有红细胞可考虑出血性脑栓塞。

(6)栓子的来源可为心源性或非心源性,也可同时伴有脏器栓塞症状。

(7)头颅 CT 和 MRI 检查有梗死灶或出血性梗死灶。

(二)鉴别诊断

1.血栓形成性脑梗死

血栓形成性脑梗死均为急性起病的偏瘫、偏身感觉障碍,但血栓形成性脑梗死发病较慢,短期内症状可逐渐进展,一般无心房颤动等心脏病症状,头颅 CT 很少有出血性梗死灶,以资鉴别。

2.脑出血

脑出血均为急骤起病的偏瘫,但脑出血多数有高血压、头痛、呕吐和意识障碍,头颅 CT 为高密度灶可以鉴别。

六、治疗

(一)抗凝治疗

对抗凝治疗预防心源性脑栓塞复发的利弊,仍存在争议。有的学者认为脑栓塞容易发生出血性脑梗死和大面积脑梗死,可有明显的脑水肿,所以在急性期不主张应用较强的抗凝药物,以免引起出血性梗死,或并发脑出血及加重脑水肿。也有学者认为,抗凝治疗是预防随后再发栓塞性脑卒中的重要手段。心房颤动或有再栓塞风险的心源性病因、动脉夹层或动脉高度狭窄的患者,可应用抗凝药物预防再栓塞。栓塞复发的高风险可完全抵消发生出血的风险。常用的抗凝药物有以下几种。

1.肝素

有妨碍凝血活酶的形成作用;能增强抗凝血酶、中和活性凝血因子及纤溶酶;还有消除血小板的凝集作用,通过抑制透明质酸酶的活性而发挥抗凝作用。肝素每次 12 500～25 000 U(100～200 mg)加入 5%葡萄糖注射液或 0.9%氯化钠注射液 1 000 mL 中,缓慢静脉滴注或微泵注入,以每分钟 10～20 滴为宜,维持 48 小时,同时第 1 天开始口服抗凝药。

有颅内出血、严重高血压、肝肾功能障碍、消化道溃疡、急性细菌性心内膜炎和出血倾向者禁用。根据部分凝血活酶时间(APTT)调整剂量,维持治疗前 APTT 值的 1.5～2.5 倍,及时检测凝血活酶时间及活动度。用量过大,可导致严重自发性出血。

2.那曲肝素钙

那曲肝素钙又名低分子肝素钙,是一种由普通肝素通过硝酸分解纯化而得到的低分子肝素钙盐,其平均分子量为 4 500。目前认为低分子肝素钙是通过抑制凝血酶的生长而发挥作用。另外，还可溶解血栓和改善血流动力学。对血小板的功能影响明显小于肝素，很少引起出血并发症。因此，那曲肝素钙是一种比较安全的抗凝药。每次 4 000～5 000 U(WHO 单位)，腹部脐下外侧皮下垂直注射，每天 1～2 次，连用 7～10 天，注意不能用于肌内注射。可能引起注射部位出血性瘀斑、皮下瘀血、血尿和过敏性皮疹。

3.华法林

华法林为香豆素衍生物钠盐，通过拮抗维生素 K 的作用，使凝血因子Ⅱ、Ⅶ、Ⅸ和Ⅹ的前体物质不能活化，在体内发挥竞争性的抑制作用，为一种间接性的中效抗凝剂。第 1 天给予 5～10 mg口服，第 2 天半量；第 3 天根据复查的凝血酶原时间及活动度结果调整剂量，凝血酶原活动度维持在 25%～40%给予维持剂量，一般维持量为每天 2.5～5 mg，可用 3～6 个月。不良反应可有牙龈出血、血尿、发热、恶心、呕吐、腹泻等。

(二)脱水降颅内压药物

脑栓塞患者常为大面积脑梗死、出血性脑梗死，常有明显脑水肿，甚至发生脑疝的危险，对此必须立即应用降颅内压药物。心源性脑栓塞应用甘露醇可增加心脏负荷，有引起急性肺水肿的风险。20%甘露醇每次只能给 125 mL，静脉滴注，每天 4～6 次。为增强甘露醇的脱水力度，同时必须加用呋塞米，每次 40 mg，静脉注射，每天 2 次，可减轻心脏负荷，达到保护心脏的作用，保证甘露醇的脱水治疗；甘油果糖每次 250～500 mL，缓慢静脉滴注，每天 2 次。

(三)扩张血管药物

1.丁苯酞

每次 200 mg，每天 3 次，口服。

2.葛根素注射液

每次 500 mg 加入 5%葡萄糖注射液或 0.9%氯化钠注射液 250 mL，静脉滴注，每天 1 次，可连用 10～14 天。

3.复方丹参注射液

每次 2 支(4 mL)加入 5%葡萄糖注射液或 0.9%氯化钠注射液 250 mL，静脉滴注，每天 1 次，可连用 10～14 天。

4.川芎嗪注射液

每次 100 mg 加入 5%葡萄糖注射液或 0.9%氯化钠注射液 250 mL，静脉滴注，每天 1 次，可连用 10～15 天，有脑水肿和出血倾向者忌用。

(四)抗血小板聚集药物

早期暂不应用，特别是已有出血性梗死者急性期不宜应用。当急性期过后，为预防血栓栓塞的复发，可较长期应用阿司匹林或氯吡格雷。

(五)原发病治疗

对感染性心内膜炎(亚急性细菌性心内膜炎)，在病原菌未培养出来时，给予青霉素每次 320 万～400 万单位，加入 5%葡萄糖注射液或 0.9%氯化钠注射液 250 mL，静脉滴注，每天 4～6 次；已知病原微生物，对青霉素敏感的首选青霉素，对青霉素不敏感者选用头孢曲松钠，每次 2 g加入 5%葡萄糖注射液 250～500 mL 中静脉滴注，12 小时滴完，每天 2 次。对青霉素过敏和过敏体质者慎用，对头孢菌素类药物过敏者禁用。对青霉素和头孢菌素类抗生素不敏感者可应用去甲万古霉素，30 mg/(kg・d)，分 2 次静脉滴注，每 0.8 g 药物至少加 200 mL 液体，缓慢静脉滴注 1 小时以上，可用 4～6 周，24 小时内最大剂量不超过 2 g，此药有明显的耳毒性和肾毒性。

七、预后与预防

(一)预后

脑栓塞急性期病死率为5%～15%,多死于严重脑水肿、脑疝。心肌梗死引起的脑栓塞预后较差,多遗留严重的后遗症。如栓子来源不消除,半数以上患者可能复发,约2/3在1年内复发,复发的病死率更高。10%～20%的脑栓塞患者可能在病后10天内发生第2次栓塞,病死率极高。栓子较小、症状较轻、及时治疗的患者,神经功能障碍可以部分或完全缓解。

(二)预防

最重要的是预防脑栓塞的复发。目前认为对于心房颤动、心肌梗死、二尖瓣脱垂患者可首选华法林作为二级预防的药物,阿司匹林也有效,但效果低于华法林。华法林的剂量一般为每天2.5～3.0 mg,老年人每天1.5～2.5 mg,并可采用国际标准化比值(INR)为标准进行治疗,既可获效,又可减少出血的危险性。欧洲13个国家108个医疗中心联合进行了一组临床试验,共入选1 007例非风湿性心房颤动发生TIA或小卒中的患者,分为3组,一组应用香豆素,一组用阿司匹林,另一组用安慰剂,随访2～3年,计算脑卒中或其他部位栓塞的发生率。结果发现应用香豆素组每年可减少9%脑卒中发生率,阿司匹林组减少4%。前者出血发生率为2.8%(每年),后者为0.9%(每年)。

关于脑栓塞发生后何时开始应用抗凝剂仍有不同看法。有的学者认为过早应用可增加出血的危险性,因此建议发病后数周再开始应用抗凝剂比较安全。据临床研究结果表明,高血压是引起出血的主要危险因素,如能严格控制高血压,华法林的剂量强度控制在INR 2.0～3.0,则其出血发生率可以降低。因此,目前认为华法林可以作为某些心源性脑栓塞的预防药物。

(陈建通)

第四节　血栓形成性脑梗死

血栓形成性脑梗死主要是脑动脉主干或皮质支动脉粥样硬化导致血管增厚、管腔狭窄闭塞和血栓形成;还可见于动脉血管内膜炎症、先天性血管畸形、真性红细胞增多症及血液高凝状态、血流动力学异常等,均可致血栓形成,引起脑局部血流减少或供血中断,脑组织缺血、缺氧导致软化坏死,出现局灶性神经系统症状和体征,如偏瘫、偏身感觉障碍和偏盲等。大面积脑梗死还有颅内高压症状,严重者可发生昏迷和脑疝。约90%的血栓形成性脑梗死是在动脉粥样硬化的基础上发生的,因此称动脉粥样硬化性血栓形成性脑梗死。

脑梗死的发病率约为110/10万,占全部脑卒中的60%～80%;其中血栓形成性脑梗死占脑梗死的60%～80%。

一、病因与发病机制

(一)病因

1.动脉壁病变

血栓形成性脑梗死最常见的病因为动脉粥样硬化,常伴高血压,与动脉粥样硬化互为因果。

其次为各种原因引起的动脉炎、血管异常(如夹层动脉瘤、先天性动脉瘤)等。

2.血液成分异常

血液黏度增高,以及真性红细胞增多症、血小板增多症、高脂血症等,都可使血液黏度增高,血液淤滞,引起血栓形成。如果没有血管壁的病变为基础,不会发生血栓。

3.血流动力学异常

在动脉粥样硬化的基础上,当血压下降、血流缓慢、脱水、严重心律失常及心功能不全时,可导致灌注压下降,有利于血栓形成。

(二)发病机制

发病机制主要是动脉内膜深层的脂肪变性和胆固醇沉积,形成粥样硬化斑块及各种继发病变,使管腔狭窄甚至阻塞。病变逐渐发展,则内膜分裂,内膜下出血和形成内膜溃疡。内膜溃疡易发生血栓形成,使管腔进一步狭窄或闭塞。由于动脉粥样硬化好发于大动脉的分叉处及拐弯处,故脑血栓的好发部位为大脑中动脉、颈内动脉的虹吸部及起始部、椎动脉及基底动脉的中下段等。由于脑动脉有丰富的侧支循环,管腔狭窄需达到80%才会影响脑血流量。逐渐发生的动脉硬化斑块一般不会出现症状,当内膜损伤破裂形成溃疡后,血小板及纤维素等血中有形成分黏附、聚集、沉着形成血栓。当血压下降、血流缓慢、脱水等血液黏度增加,致供血减少或促进血栓形成的情况下,即出现急性缺血症状。

病理生理学研究发现,脑的耗氧量约为总耗氧量的20%,故脑组织缺血缺氧是以血栓形成性脑梗死为代表的缺血性脑血管疾病的核心发病机制。脑组织缺血缺氧将会引起神经细胞肿胀、变性、坏死、凋亡及胶质细胞肿胀、增生等一系列继发反应。脑血流阻断1分钟后神经元活动停止,缺血缺氧4分钟即可造成神经元死亡。脑缺血的程度不同而神经元损伤的程度也不同。脑神经元损伤导致局部脑组织及其功能的损害。缺血性脑血管疾病的发病是多方面而且相当复杂的过程,脑缺血损害也是一个渐进的过程,神经功能障碍随缺血时间的延长而加重。目前的研究发现氧自由基的形成、钙离子超载、一氧化氮(NO)和一氧化氮合成酶的作用、兴奋性氨基酸毒性作用、炎症细胞因子损害、凋亡调控基因的激活、缺血半暗带功能障碍等方面参与了其发生机制。这些机制作用于多种生理、病理过程的不同环节,对脑功能演变和细胞凋亡给予调节,同时也受到多种基因的调节和制约,构成一种复杂的相互调节与制约的网络关系。

1.氧自由基损伤

脑缺血时氧供应下降和ATP减少,导致过氧化氢、羟自由基以及起主要作用的过氧化物等氧自由基的过度产生和超氧化物歧化酶等清除自由基的动态平衡状态遭到破坏,攻击膜结构和DNA,破坏内皮细胞膜,使离子转运、生物能的产生和细胞器的功能发生一系列病理生理改变,导致神经细胞、胶质细胞和血管内皮细胞损伤,增加血-脑屏障通透性。自由基损伤可加重脑缺血后的神经细胞损伤。

2.钙离子超载

研究认为,Ca^{2+}超载及其一系列有害代谢反应是导致神经细胞死亡的最后共同通路。细胞内Ca^{2+}超载有多种原因:①在蛋白激酶C等的作用下,兴奋性氨基酸(EAA)、内皮素和NO等物质释放增加,导致受体依赖性钙通道开放使大量Ca^{2+}内流。②细胞内Ca^{2+}浓度升高可激活磷脂酶、三磷酸酯等物质,使细胞内储存的Ca^{2+}释放,导致Ca^{2+}超载。③ATP合成减少,Na^+-K^+-ATP酶功能降低而不能维持正常的离子梯度,大量Na^+内流和K^+外流,细胞膜电位下降产生去极化,导致电压依赖性钙通道开放,大量Ca^{2+}内流。④自由基使细胞膜发生脂质过氧化反应，细胞膜通透性发生改变和离子运转，引起 Ca^{2+} 内流使神经细胞内 Ca^{2+} 浓度异常升高。⑤多巴胺、5-羟色胺和乙酰胆碱等水平升高，使 Ca^{2+} 内流和胞内 Ca^{2+} 释放。Ca^{2+} 内流进一步干扰了线粒体氧化磷酸化过程，且大量激活钙依赖性酶类，如磷脂酶、核酸酶及蛋白酶，以及自由基形成、能量耗竭等一系列生化反应，最终导致细胞死亡。

3.一氧化氮(NO)和一氧化氮合成酶的作用

有研究发现，NO 作为生物体内重要的信使分子和效应分子，具有神经毒性和脑保护双重作用，即低浓度 NO 通过激活鸟苷酸环化酶使环鸟苷酸(cGMP)水平升高，扩张血管，抑制血小板聚集、白细胞-内皮细胞的聚集和黏附，阻断 NMDA 受体，减弱其介导的神经毒性作用起保护作用；而高浓度 NO 与超氧自由基作用形成过氧亚硝酸盐或者氧化产生亚硝酸阴离子，加强脂质过氧化，使 ATP 酶活性降低，细胞蛋白质损伤，且能使各种含铁硫的酶失活，从而阻断 DNA 复制及靶细胞内的能量合成和能量衰竭，亦可通过抑制线粒体呼吸功能实现其毒性作用而加重缺血脑组织的损害。

4.兴奋性氨基酸毒性作用

兴奋性氨基酸(EAA)是广泛存在于哺乳动物中枢神经系统的正常兴奋性神经递质，参与传递兴奋性信息，同时又是一种神经毒素，以谷氨酸(Glu)和天冬氨酸(Asp)为代表。脑缺血使物质转化(尤其是氧和葡萄糖)发生障碍，使维持离子梯度所必需的能量衰竭和生成障碍。因为能量缺乏，膜电位消失，细胞外液中谷氨酸异常增高导致神经元、血管内皮细胞和神经胶质细胞持续去极化，并有谷氨酸从突触前神经末梢释放。胶质细胞和神经元对神经递质的再摄取一般均需耗能，神经末梢释放的谷氨酸发生转运和再摄取障碍，导致细胞间隙 EAA 异常堆积，产生神经毒性作用。EAA 毒性可以直接导致急性细胞死亡，也可通过其他途径导致细胞凋亡。

5.炎症细胞因子损害

脑缺血后炎症级联反应是一种缺血区内各种细胞相互作用的动态过程，是造成脑缺血后的第 2 次损伤。在脑缺血后，由于缺氧及自由基增加等因素均可通过诱导相关转录因子合成，淋巴细胞、内皮细胞、多形核白细胞和巨噬细胞、小胶质细胞及星形胶质细胞等一些具有免疫活性的细胞均能产生细胞因子，如肿瘤坏死因子(TNF-α)、血小板活化因子(PAF)、白细胞介素(IL)系列、转化生长因子(TGF)-β_1 等，细胞因子对白细胞又有趋化作用，诱导内皮细胞表达细胞间黏附分子(ICAM-1)、P-选择素等黏附分子，白细胞通过其毒性产物、巨噬细胞作用和免疫反应加重缺血性损伤。

6.凋亡调控基因的激活

细胞凋亡是由体内外某种信号触发细胞内预存的死亡程序而导致的以细胞 DNA 早期降解为特征的主动性自杀过程。细胞凋亡在形态学和生化特征上表现为细胞皱缩，细胞核染色质浓缩，DNA 片段化，而细胞的膜结构和细胞器仍完整。脑缺血后，神经元生存的内外环境均发生变化，多种因素如过量的谷氨酸受体的激活、氧自由基释放和细胞内 Ca^{2+} 超载等，通过激活与调控凋亡相关基因、启动细胞死亡信号转导通路，最终导致细胞凋亡。缺血性脑损伤所致的细胞凋亡可分 3 个阶段：信号传递阶段、中央调控阶段和结构改变阶段。

7.缺血半暗带功能障碍

缺血半暗带(IP)是无灌注的中心(坏死区)和正常组织间的移行区。IP 是不完全梗死，其组织结构存在，但有选择性神经元损伤。围绕脑梗死中心的缺血性脑组织的电活动中止，但保持正常的离子平衡和结构上的完整。假如再适当增加局部脑血流量，至少在急性阶段突触传递能完全恢复，即 IP 内缺血性脑组织的功能是可以恢复的。缺血半暗带是兴奋性细胞毒性、梗死周围去极化、炎症反应、细胞凋亡起作用的地方，使该区迅速发展成梗死灶。缺血半暗带的最初损害表现为功能障碍，有独特的代谢紊乱。主要表现在葡萄糖代谢和脑氧代谢这两方面：①当血流速度下降时，蛋白质合成抑制，启动无氧糖酵解、神经递质释放和能量代谢紊乱。②急性脑缺血缺氧时，神经元和神经胶质细胞由于能量缺乏、K^+ 释放和谷氨酸在细胞外积聚而去极化，缺血中心区的细胞只去极化而不复极；而缺血半暗带的细胞以能量消耗为代价可复极，如果细胞外的 K^+ 和谷氨酸增加，这些细胞也只去极化，随着去极化细胞数量的增大，梗死灶范围也不断扩大。

尽管对缺血性脑血管疾病一直进行着研究，但对其病理生理机制尚不够深入，希望随着中西医结合对缺血性脑损伤治疗的研究进展，其发病机制也随之更深入地阐明，从而更好地为临床和理论研究服务。

二、病理

动脉闭塞 6 小时以内脑组织改变尚不明显，属可逆性，8～48 小时缺血最重的中心部位发生软化，并出现脑组织肿胀、变软，灰白质界限不清。如病变范围扩大、脑组织高度肿胀时，可向对侧移位，甚至形成脑疝。镜下见组织结构不清，神经细胞及胶质细胞坏死，毛细血管轻度扩张，周围可见液体和红细胞渗出，此期为坏死期。动脉阻塞 2～3 天后，特别是 7～14 天，脑组织开始液化，脑组织水肿明显，病变区明显变软，神经细胞消失，吞噬细胞大量出现，星形胶质细胞增生，此期为软化期。3～4 周后液化的坏死组织被吞噬和移走，胶质增生，小病灶形成胶质瘢痕，大病灶形成中风囊，此期称恢复期，可持续数月至 1～2 年。上述病理改变称白色梗死。少数梗死区，由于血管丰富，于再灌流时可继发出血，呈现出血性梗死或称红色梗死。

三、临床表现

（一）症状与体征

患者多在 50 岁以后发病，常伴有高血压；多在睡眠中发病，醒来才发现肢体偏瘫。部分患者先有头昏、头痛、眩晕、肢体麻木、无力等短暂性脑缺血发作的前驱症状，多数经数小时甚至 1～2 天症状达高峰，通常意识清楚，但大面积脑梗死或基底动脉闭塞可有意识障碍，甚至发生脑疝等危重症状。神经系统定位体征视脑血管闭塞的部位及梗死的范围而定。

（二）临床分型

有的根据病情程度分型，如完全性缺血性中风，系指起病 6 小时内病情即达高峰，一般较重，可有意识障碍。还有的根据病程进展分型，如进展型缺血性中风，则指局限性脑缺血逐渐进展，数天内呈阶梯式加重。

1.按病程和病情分型

（1）进展型：局限性脑缺血症状逐渐加重，呈阶梯式加重，可持续 6 小时至数天。

（2）缓慢进展型：在起病后 1～2 周症状仍逐渐加重，血栓逐渐发展，脑缺血和脑水肿的范围继续扩大，症状由轻变重，直到出现对侧偏瘫、意识障碍，甚至发生脑疝，类似颅内肿瘤，又称类脑瘤型。

（3）大块梗死型：又称爆发型，如颈内动脉或大脑中动脉主干等较大动脉的急性脑血栓形成，往往症状出现快，伴有明显脑水肿、颅内压增高，患者头痛、呕吐、病灶对侧偏瘫，常伴意识障碍，很快进入昏迷，有时发生脑疝，类似脑出血，又称类脑出血型。

(4)可逆性缺血性神经功能缺损(reversible ischemic neurologic deficit,RIND):此型患者症状、体征持续超过24小时,但在2~3周完全恢复,不留后遗症。病灶多数发生于大脑半球半卵圆中心,可能由于该区尤其是非优势半球侧侧支循环迅速而充分地代偿,缺血尚未导致不可逆的神经细胞损害,也可能是一种较轻的梗死。

2.OCSP分型

OCSP分型即英国牛津郡社区脑卒中研究规划(Oxfordshire Community Stroke Project,OCSP)的分型。

(1)完全前循环梗死(TACI):表现为三联征,即完全大脑中动脉(MCA)综合征的表现。①大脑高级神经活动障碍(意识障碍、失语、失算、空间定向力障碍等);②同向偏盲;③对侧三个部位(面、上肢和下肢)较严重的运动和(或)感觉障碍。多为MCA近段主干,少数为颈内动脉虹吸段闭塞引起的大面积脑梗死。

(2)部分前循环梗死(PACI):有以上三联征中的两个,或只有高级神经活动障碍,或感觉运动缺损较TACI局限。提示是MCA远段主干、各级分支或ACA及分支闭塞引起的中、小梗死。

(3)后循环梗死(POCI):表现为各种不同程度的椎-基底动脉综合征——可表现为同侧脑神经瘫痪及对侧感觉运动障碍;双侧感觉运动障碍;双眼协同活动及小脑功能障碍,无长束征或视野缺损等。为椎-基底动脉及分支闭塞引起的大小不等的脑干、小脑梗死。

(4)腔隙性梗死(LACI):表现为腔隙综合征,如纯运动性偏瘫、纯感觉性脑卒中、共济失调性轻偏瘫、手笨拙-构音不良综合征等。大多是基底节或脑桥小穿支病变引起的小腔隙灶。

OCSP分型方法简便,更加符合临床实际的需要,临床医师不必依赖影像或病理结果即可对急性脑梗死迅速分出亚型,并做出有针对性的处理。

(三)临床综合征

1.颈内动脉闭塞综合征

颈内动脉闭塞综合征指颈内动脉血栓形成,主干闭塞。病史中可有头痛、头晕、晕厥、半身感觉异常或轻偏瘫;病变对侧有偏瘫、偏身感觉障碍和偏盲;可有精神症状,严重时有意识障碍;病变侧有视力减退,有的还有视盘萎缩;病灶侧有Horner综合征;病灶侧颈动脉搏动减弱或消失;优势半球受累可有失语,非优势半球受累可出现体象障碍。

2.大脑中动脉闭塞综合征

大脑中动脉闭塞综合征指大脑中动脉血栓形成,大脑中动脉主干闭塞,引起病灶对侧偏瘫、偏身感觉障碍和偏盲,优势半球受累还有失语。累及非优势半球可有失用、失认和体象障碍等顶叶症状。病灶广泛,可引起脑肿胀,甚至死亡。

(1)皮质支闭塞:引起病灶对侧偏瘫、偏身感觉障碍,面部及上肢重于下肢,优势半球病变有运动性失语,非优势半球病变有体象障碍。

(2)深穿支闭塞:出现对侧偏瘫和偏身感觉障碍,优势半球病变可出现运动性失语。

3.大脑前动脉闭塞综合征

大脑前动脉闭塞综合征指大脑前动脉血栓形成,大脑前动脉主干闭塞。在前交通动脉以前发生阻塞时,因为病损脑组织可通过对侧前交通动脉得到血供,故不出现临床症状;在前交通动脉分出之后阻塞时,可出现对侧中枢性偏瘫,以面瘫和下肢瘫为重,可伴轻微偏身感觉障碍;并可有排尿障碍(旁中央小叶受损);精神障碍(额极与胼胝体受损);强握及吸吮反射(额叶受损)等。

(1)皮质支闭塞:引起对侧下肢运动及感觉障碍;轻微共济运动障碍;排尿障碍和精神障碍。

(2)深穿支闭塞:引起对侧中枢性面、舌及上肢瘫。

4.大脑后动脉闭塞综合征

大脑后动脉闭塞综合征指大脑后动脉血栓形成。约70%的患者两条大脑后动脉来自基底动脉,并有后交通动脉与颈内动脉联系交通。有20%~25%的人一条大脑后动脉来自基底动脉,另一条来自颈内动脉;其余的人中,两条大脑后动脉均来自颈内动脉。

大脑后动脉供应颞叶的后部和基底面、枕叶的内侧及基底面,并发出丘脑膝状体及丘脑穿动脉供应丘脑血液。

(1)主干闭塞:引起对侧同向性偏盲,上部视野受损较重,黄斑回避(黄斑视觉皮质代表区为大脑中、后动脉双重血液供应,故黄斑视力不受累)。

(2)中脑水平大脑后动脉起始处闭塞:可见垂直性凝视麻痹、动眼神经麻痹、眼球垂直性歪扭斜视。

(3)双侧大脑后动脉闭塞:有皮质盲、记忆障碍(累及颞叶)、不能识别熟悉面孔(面容失认症)、幻视和行为综合征。

(4)深穿支闭塞:丘脑穿动脉闭塞则引起红核丘脑综合征,病侧有小脑性共济失调,意向性震颤。舞蹈样不自主运动和对侧感觉障碍。丘脑膝状体动脉闭塞则引起丘脑综合征,病变对侧偏身感觉障碍(深感觉障碍较浅感觉障碍为重),病变对侧偏身自发性疼痛。轻偏瘫,共济失调和舞蹈-手足徐动症。

5.椎-基底动脉闭塞综合征

椎-基底动脉闭塞综合征指椎-基底动脉血栓形成。椎-基底动脉实为一连续的脑血管干并有着共同的神经支配,无论是结构、功能还是临床病症的表现,两侧互为影响,实难予以完全分开,故常总称为"椎-基底动脉系疾病"。

(1)基底动脉主干闭塞综合征:指基底动脉主干血栓形成。发病虽然不如脑桥出血那么急,但病情常迅速恶化,出现眩晕、呕吐、四肢瘫痪、共济失调、昏迷和高热等。大多数在短期内死亡。

(2)双侧脑桥正中动脉闭塞综合征:指双侧脑桥正中动脉血栓形成,为典型的闭锁综合征,表现为四肢瘫痪、假性延髓性麻痹、双侧周围性面瘫、双眼球外展麻痹、两侧的侧视中枢麻痹。但患者意识清楚,视力、听力和眼球垂直运动正常,所以,患者通过听觉、视觉和眼球上下运动表示意识和交流。

(3)基底动脉尖综合征:基底动脉尖分出两对动脉——小脑上动脉和大脑后动脉,分支供应中脑、丘脑、小脑上部、颞叶内侧及枕叶。血栓性闭塞多发生于基底动脉中部,栓塞性病变通常发生在基底动脉尖。栓塞性病变导致眼球运动及瞳孔异常,表现为单侧或双侧动眼神经部分或完全麻痹、眼球上视不能(上丘受累)、光反射迟钝而调节反射存在(顶盖前区病损)、一过性或持续性意识障碍(中脑或丘脑网状激活系统受累)、对侧偏盲或皮质盲(枕叶受累)、严重记忆障碍(颞叶内侧受累)。如果是中老年人突发意识障碍又较快恢复,有瞳孔改变、动眼神经麻痹、垂直注视障碍、无明显肢体瘫痪和感觉障碍应想到该综合征的可能。如果还有皮质盲或偏盲、严重记忆障碍更支持本综合征的诊断,需做头部CT或MRI检查,若发现有双侧丘脑、枕叶、颞叶和中脑病灶则可确诊。

(4)中脑穿动脉综合征:指中脑穿动脉血栓形成,亦称Weber综合征,病变位于大脑脚底,损害锥体束及动眼神经,引起病灶侧动眼神经麻痹和对侧中枢性偏瘫。中脑穿动脉闭塞还可引起Benedikt综合征,累及动眼神经髓内纤维及黑质,引起病灶侧动眼神经麻痹及对侧锥体外系症状。

(5)脑桥支闭塞综合征:指脑桥支血栓形成引起的 Millard-Gubler 综合征,病变位于脑桥的腹外侧部,累及展神经核和面神经核以及锥体束,引起病灶侧眼球外直肌麻痹、周围性面神经麻痹和对侧中枢性偏瘫。

(6)内听动脉闭塞综合征:指内听动脉血栓形成(内耳卒中)。内耳的内听动脉有两个分支,较大的耳蜗动脉供应耳蜗及前庭迷路下部;较小的耳蜗动脉供应前庭迷路上部,包括水平半规管及椭圆囊斑。由于口径较小的前庭动脉缺乏侧支循环,以致前庭迷路上部对缺血选择性敏感,故迷路缺血常出现严重眩晕、恶心、呕吐。若耳蜗支同时受累则有耳鸣、耳聋。耳蜗支单独梗死则会突发耳聋。

(7)小脑后下动脉闭塞综合征:指小脑后下动脉血栓形成,也称 Wallenberg 综合征。表现为急性起病的头晕、眩晕、呕吐(前庭神经核受损)、交叉性感觉障碍,即病侧面部感觉减退、对侧肢体痛觉、温度觉障碍(病侧三叉神经脊束核及对侧交叉的脊髓丘脑束受损),同侧 Horner 综合征(下行交感神经纤维受损),同侧小脑性共济失调(绳状体或小脑受损),声音嘶哑、吞咽困难(疑核受损)。小脑后下动脉常有解剖变异,常见不典型临床表现。

四、辅助检查

(一)影像学检查

1.胸部 X 线检查

了解心脏情况及肺部有无感染和癌肿等。

2.CT 检查

不仅可确定梗死的部位及范围,而且可明确是单发还是多发。在缺血性脑梗死发病 12~24 小时内,CT 常没有明显的阳性表现。梗死灶最初表现为不规则的稍低密度区,病变与血管分布区一致。常累及基底节区,如为多发灶,亦可连成一片。病灶大、水肿明显时可有占位效应。在发病后 2~5 天,病灶边界清晰,呈楔形或扇形等。1~2 周,水肿消失,边界更清,密度更低。发病第 2 周,可出现梗死灶边界不清楚,边缘出现等密度或稍低密度,即模糊效应;在增强扫描后往往呈脑回样增强,有助于诊断。4~5 周,部分小病灶可消失,而大片状梗死灶密度进一步降低和囊变,后者 CT 值接近脑脊液。

在基底节和内囊等处的小梗死灶(一般在 15 mm 以内)称为腔隙性脑梗死,病灶亦可发生在脑室旁深部白质、丘脑及脑干。

在 CT 排除脑出血并证实为脑梗死后,CT 血管成像(CTA)对探测颈动脉及其各主干分支的狭窄准确性较高。

3.MRI 检查

对病灶较 CT 敏感性、准确性更高的一种检测方法,其无辐射、无骨假迹、更易早期发现小脑、脑干等部位的梗死灶,并于脑梗死后 6 小时左右便可检测到由于细胞毒性水肿造成 T_1 和 T_2 加权延长引起的 MRI 信号变化。近年除常规应用 SE 法的 T_1 和 T_2 加权以影像对比度原理诊断外,更需采用功能性磁共振成像,如弥散成像(DWI)和表观弥散系数(apparent diffusion coefficient,ADC)、液体衰减反转恢复序列(FLAIR)等进行水平位和冠状位检查,往往在脑缺血发生后 1~1.5 小时便可发现脑组织水含量增加引起的 MRI 信号变化,并随即可进一步行磁共振血管成像(MRA)、CT 血管成像(CTA)或数字减影血管造影(DSA)以了解梗死血管部位,为超早期施行动脉内介入溶栓治疗创造条件，有时还可发现血管畸形等非动脉硬化性血管病变。

(1)超早期：脑梗死临床发病后 1 小时内，DWI 便可描出高信号梗死灶，ADC 序列显示暗区。实际上 DWI 显示的高信号灶仅是血流低下引起的缺血灶。随着缺血的进一步进展，DWI 从高信号渐转为等信号或低信号，病灶范围渐增大；PWI、FLAIR 及 T_2WI 均显示高信号病灶区。值得注意的是，DWI 对超早期脑干缺血性病灶，在水平位不易发现，而往往在冠状位可清楚显示。

(2)急性期：血-脑屏障尚未明显破坏，缺血区有大量水分子聚集，T_1WI 和 T_2WI 明显延长，T_1WI 呈低信号，T_2WI 呈高信号。

(3)亚急性期及慢性期：由于正血红铁蛋白游离，T_1WI 呈边界清楚的低信号，T_2WI 和 FLAIR 均呈高信号；至病灶区水肿消除，坏死组织逐渐产生，囊性区形成，乃至脑组织萎缩，FLAIR 呈低信号或低信号与高信号混杂区，中线结构移向病侧。

(二)脑脊液检查

脑梗死患者脑脊液检查一般正常，大块梗死型患者可有压力增高和蛋白含量增高；出血性梗死时可见红细胞。

(三)经颅多普勒超声检查

TCD 是诊断颅内动脉狭窄和闭塞的手段之一，对脑底动脉严重狭窄（>65%）的检测有肯定的价值。局部脑血流速度改变与频谱图形异常是脑血管狭窄最基本的 TCD 改变。三维 B 超检查可协助发现颈内动脉粥样硬化斑块的大小和厚度，有没有管腔狭窄及严重程度。

(四)心电图检查

进一步了解心脏情况。

(五)血液学检查

(1)血常规、血沉、抗“O”和凝血功能检查：了解有无感染征象、活动风湿和凝血功能情况。

(2)血糖：了解有无糖尿病。

(3)血清脂质：包括总胆固醇和甘油三酯有无增高。

(4)脂蛋白：低密度脂蛋白胆固醇（LDL-C）由极低密度脂蛋白胆固醇（VLDL-C）转化而来。通常情况下，LDL-C 从血浆中清除，其所含胆固醇酯由脂肪酸水解，当体内 LDL-C 显著升高时，LDL-C 附着到动脉的内皮细胞与 LDL 受体结合，而易被巨噬细胞摄取，沉积在动脉内膜上形成动脉硬化。

(5)载脂蛋白 B：载脂蛋白 B（ApoB）是血浆低密度脂蛋白（LDL）和极低密度脂蛋白（VLDL）的主要载脂蛋白，其含量能精确反映出 LDL 的水平，与动脉粥样硬化（AS）的发生关系密切。在 AS 的硬化斑块中，胆固醇并不是孤立地沉积于动脉壁上，而是以 LDL 整个颗粒形成沉积物；ApoB 能促进沉积物与氨基多糖结合成复合物，沉积于动脉内膜上，从而加速 AS 形成。对总胆固醇（TC）、LDL-C 均正常的脑血栓形成患者，ApoB 仍然表现出较好的差别性。

ApoA-I 的主要生物学作用是激活卵磷脂胆固醇转移酶，此酶在血浆胆固醇（Ch）酯化和 HDL 成熟（即 HDL→HDL_2→HDL_3）过程中起着极为重要的作用。ApoA-I 与 HDL_2 可逆结合以完成 Ch 从外周组织转移到肝脏。因此，ApoA-I 显著下降时，可形成 AS。

(6)血小板聚集功能：近些年来的研究提示血小板聚集功能亢进参与体内多种病理反应过程，尤其是对缺血性脑血管疾病的发生、发展和转归起重要作用。血小板最大聚集率（PMA）、解聚型出现率（PDC）和双相曲线型出现率（PBC），发现缺血型脑血管疾病 PMA 显著高于对照组，

PDC 明显低于对照组。

(7)血栓烷 A_2 和前列环素：许多文献强调花生四烯酸(AA)的代谢产物在影响脑血液循环中起着重要作用，其中血栓烷 A_2(TXA_2)和前列环素(PGI_2)的平衡更引人注目。脑组织细胞和血小板等质膜有丰富的不饱和脂肪酸，脑缺氧时，磷脂酶 A_2 被激活，分解膜磷脂使 AA 释放增加。后者在环氧化酶的作用下血小板和血管内皮细胞分别生成 TXA_2 和 PGI_2。TXA_2 和 PGI_2 水平改变在缺血性脑血管疾病的发生上是原发还是继发的问题，目前还不清楚。TXA_2 大量产生，PGI_2 的生成受到抑制，使正常情况下 TXA_2 与 PGI_2 之间的动态平衡受到破坏。TXA_2 强烈的缩血管和促进血小板聚集作用因失去对抗而占优势，对于缺血性低灌流的发生起着重要作用。

(8)血液流变学：缺血性脑血管疾病全血黏度、血浆比黏度、血细胞比容升高，血小板电泳和红细胞电泳时间延长。通过对脑血管疾病进行 133 例脑血流(CBF)测定，并将黏度相关的几个变量因素与 CBF 做了统计学处理，发现全部患者的 CBF 均低于正常，证实了血液黏度因素与 CBF 的关系。有学者把血液流变学各项异常作为脑梗死的危险因素之一。

红细胞表面带有负电荷，其所带电荷越少，电泳速度就越慢。有一组报道显示脑梗死组红细胞电泳速度明显慢于正常对照组，说明急性脑梗死患者红细胞表面电荷减少，聚集性强，可能与动脉硬化性脑梗死的发病有关。

五、诊断与鉴别诊断

(一)诊断

(1)血栓形成性脑梗死为中年以后发病。

(2)常伴有高血压。

(3)部分患者发病前有 TIA 史。

(4)常在安静休息时发病，醒后发现症状。

(5)症状、体征可归为某一动脉供血区的脑功能受损，如病灶对侧偏瘫、偏身感觉障碍和偏盲，优势半球病变还有语言功能障碍。

(6)多无明显头痛、呕吐和意识障碍。

(7)大面积脑梗死有颅内高压症状，头痛、呕吐或昏迷，严重时发生脑疝。

(8)脑脊液检查多属正常。

(9)发病 12～48 小时后 CT 出现低密度灶。

(10)MRI 检查可更早发现梗死灶。

(二)鉴别诊断

1.脑出血

血栓形成性脑梗死和脑出血均为中老年人多见的急性起病的脑血管疾病，必须进行 CT/MRI检查予以鉴别。

2.脑栓塞

血栓形成性脑梗死和脑栓塞同属脑梗死范畴，且均为急性起病，后者多有心脏病病史，或有其他肢体栓塞史，心电图检查可发现心房颤动等，以供鉴别诊断。

3.颅内占位性病变

少数颅内肿瘤、慢性硬膜下血肿和脑脓肿患者可以突然发病，表现局灶性神经功能缺失症状，而易与脑梗死相混淆。但颅内占位性病变常有颅内高压症状和逐渐加重的临床经过，颅脑

CT 对鉴别诊断有确切的价值。

4.脑寄生虫病

如脑囊虫病、脑型血吸虫病，也可在癫痫发作后，急性起病偏瘫。寄生虫的有关免疫学检查和神经影像学检查可帮助鉴别。

六、治疗

欧洲脑卒中组织(ESO)缺血性脑卒中和短暂性脑缺血发作处理指南推荐所有急性缺血性脑卒中患者都应在卒中单元内接受以下治疗。

(一)溶栓治疗

理想的治疗方法是在缺血组织出现坏死之前，尽早清除栓子，早期使闭塞脑血管再开通和缺血区的供血重建，以减轻神经组织的损害，正因为如此，溶栓治疗脑梗死一直引起人们的广泛关注。国外早就有溶栓治疗脑梗死的报道，由于有脑出血等并发症，益处不大，溶栓疗法一度停止使用。近年来，由于溶栓治疗急性心肌梗死的患者取得了很大的成功，大大减少了心肌梗死的范围，死亡率下降 20%～50%。溶栓治疗脑梗死又受到了很大的鼓舞。再者，CT 扫描能及时排除颅内出血，可在早期或超早期进行溶栓治疗，因而提高了疗效和减少脑出血等并发症。

1.病例选择

(1)临床诊断符合急性脑梗死。

(2)头颅 CT 扫描排除颅内出血和大面积脑梗死。

(3)治疗前收缩压不宜＞24.0 kPa(180 mmHg)，舒张压不宜＞14.7 kPa(110 mmHg)。

(4)无出血素质或出血性疾病。

(5)年龄＞18 岁及＜75 岁。

(6)溶栓最佳时机为发病后 6 小时内，特别是在 3 小时内。

(7)获得患者家属的书面知情同意。

2.禁忌证

(1)病史和体检符合蛛网膜下腔出血。

(2)CT 扫描有颅内出血、肿瘤、动静脉畸形或动脉瘤。

(3)两次降压治疗后血压仍＞24.0/14.7 kPa(180/110 mmHg)。

(4)过去 30 天内有手术史或外伤史，3 个月内有脑外伤史。

(5)病史有血液疾病、出血素质、凝血功能障碍或使用抗凝药物史，凝血酶原时间(PT)＞15 秒，部分凝血活酶时间(APTT)＞40 秒，国际标准化比值(INR)＞1.4，血小板计数＜100×10^{9}/L。

(6)脑卒中发病时有癫痫发作的患者。

3.治疗时间窗

前循环脑卒中的治疗时间窗一般认为在发病后 6 小时内(使用阿替普酶为 3 小时内)，后循环闭塞时的治疗时间窗适当放宽到 12 小时。这一方面是因为脑干对缺血耐受性更强，另一方面是由于后循环闭塞后预后较差，更积极的治疗有可能挽救患者的生命。许多研究者尝试放宽治疗时限，有认为脑梗死 12～24 小时早期溶栓治疗有可能对少部分患者有效。但美国脑卒中协会(ASA)和欧洲脑卒中促进会(EUSI)都赞同认真选择在缺血性脑卒中发作后 3 小时内早期恢复缺血脑的血流灌注，才可获得良好的转归。两个指南也讨论了超过治疗时间窗溶栓的效果，

EUSI 的结论是目前仅能作为临床试验的组成部分。对于不能可靠地确定脑卒中发病时间的患者，包括睡眠觉醒时发现脑卒中发病的病例，两个指南均不推荐进行静脉溶栓治疗。

4.溶栓药物

(1)尿激酶：是从健康人新鲜尿液中提取分离，然后再进行高度精制而得到的蛋白质，没有抗原性，不引起变态反应。其溶栓特点为不仅溶解血栓表面，而且深入栓子内部，但对陈旧性血栓则难起作用。尿激酶是非特异性溶栓药，与纤维蛋白的亲和力差，常易引起出血并发症。尿激酶的剂量和疗程目前尚无统一标准，剂量波动范围也大。①静脉滴注法：尿激酶每次 100 万～150 万单位溶于 0.9%氯化钠注射液 500～1 000 mL，静脉滴注，仅用 1 次。另外，还可每次尿激酶 20 万～50 万单位溶于 0.9%氯化钠注射液 500 mL 中静脉滴注，每天 1 次，可连用 7～10 天。②动脉滴注法：选择性动脉给药有两种途径，一是超选择性脑动脉注射法，即经股动脉或肘动脉穿刺后，先进行脑血管造影，明确血栓所在的部位，再将导管插至颈动脉或椎-基底动脉的分支，直接将药物注入血栓所在的动脉或直接注入血栓处，达到较准确的选择性溶栓作用。在注入溶栓药后，还可立即再进行血管造影了解溶栓的效果。二是采用颈动脉注射法，常规颈动脉穿刺后，将溶栓药注入发生血栓的颈动脉，起到溶栓的效果。动脉溶栓尿激酶的剂量一般是 10 万～30 万单位，有学者报道药物剂量还可适当加大。但急性脑梗死取得疗效的关键是掌握最佳的治疗时间窗，才会取得更好的效果，治疗时间窗比给药途径更重要。

(2)阿替普酶(rt-PA)：rt-PA 是第一种获得美国食品药品监督管理局(FDA)批准的溶栓药，特异性作用于纤溶酶原，激活血块上的纤溶酶原，而对血循环中的纤溶酶原亲和力小。因纤溶酶赖氨酸结合部位已被纤维蛋白占据，血栓表面的 α_2-抗纤溶酶作用很弱，但血中的纤溶酶赖氨酸结合部位未被占据，故可被 α_2-抗纤溶酶很快灭活。因此，rt-PA 优点为局部溶栓，很少产生全身抗凝、纤溶状态，而且无抗原性。但 rt-PA 半衰期短(3～5 分钟)，而且血循环中纤维蛋白原激活抑制物的活性高于 rt-PA，会有一定的血管再闭塞，故临床溶栓必须用大剂量连续静脉滴注。rt-PA治疗剂量是 0.85～0.90 mg/kg，总剂量＜90 mg，10%的剂量先予静脉推注，其余 90%的剂量在 24 小时内静脉滴注。

美国更新的《急性缺血性脑卒中早期治疗指南》指出，早期治疗的策略性选择，发病接诊的当时第一阶段医师能做的就是 3 件事：①评价患者。②诊断、判断缺血的亚型。③分诊、介入、外科或内科，0～3 小时的治疗只有一个就是静脉溶栓，而且推荐使用 rt-PA。

《中国脑血管病防治指南》建议：①对经过严格选择的发病 3 小时内的急性缺血性脑卒中患者，应积极采用静脉溶栓治疗，首选阿替普酶(rt-PA)，无条件采用 rt-PA 时，可用尿激酶替代。②发病 3～6 小时的急性缺血性脑卒中患者，可应用静脉尿激酶溶栓治疗，但选择患者应更严格。③对发病 6 小时以内的急性缺血性脑卒中患者，在有经验和有条件的单位，可以考虑进行动脉内溶栓治疗研究。④基底动脉血栓形成的溶栓治疗时间窗和适应证，可以适当放宽。⑤超过时间窗溶栓，不会提高治疗效果，且会增加再灌注损伤和出血并发症，不宜溶栓，恢复期患者应禁用溶栓治疗。

美国《急性缺血性脑卒中早期处理指南》Ⅰ级建议为 MCA 梗死小于 6 小时的严重脑卒中患者，动脉溶栓治疗是可以选择的，或可选择静脉内滴注 rt-PA；治疗要求患者处于一个有经验、能够立刻进行脑血管造影，且提供合格的介入治疗的脑卒中中心。鼓励相关机构界定遴选能进行动脉溶栓的个人标准。Ⅱ级建议为对于具有使用静脉溶栓禁忌证，诸如近期手术的患者，动脉溶栓是合理的。Ⅲ级建议为动脉溶栓的可获得性不应该一般地排除静脉内给 rt-PA。

(二)降纤治疗

降纤治疗可以降解血栓蛋白质,增加纤溶系统的活性,抑制血栓形成或促进血栓溶解。此类药物亦应早期应用,最好是在发病后 6 小时内,但没有溶栓药物严格,特别适应于合并高纤维蛋白原血症者。目前,国内纤溶药物种类很多,现介绍下面几种。

1.巴曲酶

巴曲酶又名东菱克栓酶,能分解纤维蛋白原,抑制血栓形成,促进纤溶酶的生成,而纤溶酶是溶解血栓的重要物质。巴曲酶的剂量和用法:第 1 天 10 BU,第 3 天和第 5 天各为 5～10 BU 稀释于 100～250 mL 0.9%氯化钠注射液中,静脉滴注 1 小时以上。对治疗前纤维蛋白原在 4 g/L 以上和突发性耳聋(内耳卒中)的患者,首次剂量为 15～20 BU,以后隔天 5 BU,疗程 1 周,必要时可增至 3 周。

2.精纯溶栓酶

精纯溶栓酶又名注射用降纤酶,是以我国尖吻蝮蛇(又名五步蛇)的蛇毒为原料,经现代生物技术分离、纯化而精制的蛇毒制剂。本品为缬氨酸蛋白水解酶,能直接作用于血中的纤维蛋白 α-链释放出肽 A。此时生成的肽 A 血纤维蛋白体的纤维系统,诱发 t-PA 的释放,增加 t-PA 的活性,促进纤溶酶的生成,使已形成的血栓得以迅速溶解。本品不含出血毒素,因此很少引起出血并发症。剂量和用法是首次 10 U 稀释于 100 mL 0.9%氯化钠注射液中缓慢静脉滴注,第2 天 10 U,第 3 天 5～10 U。必要时可适当延长疗程,1 次 5～10 U,隔天静脉滴注 1 次。

3.降纤酶

降纤酶曾用名为蝮蛇抗栓酶、精纯抗栓酶和去纤酶。取材于东北白眉蝮蛇蛇毒,是单一成分蛋白水解酶。急性缺血性脑卒中,首次 10 U 加入 0.9%氯化钠注射液 100～250 mL 中静脉滴注,以后每天或隔天 1 次,连用 2 周。

4.注射用纤溶酶

从蝮蛇蛇毒中提取纤溶酶并制成制剂,其原理是利用抗体最重要的生物学特性——抗体与抗原能特异性结合,即抗体分子只与其相应的抗原发生结合。纤溶酶单克隆抗体纯化技术,就是用纤溶酶抗体与纤溶酶进行特异性结合,从而达到分离纯化纤溶酶,同时去除蛇毒中的出血毒素和神经毒。对急性脑梗死(发病后 72 小时内)第 1～3 天每次 300 U 加入 5%葡萄糖注射液或 0.9%氯化钠注射液250 mL,静脉滴注,第 4～14 天每次 100～300 U。

5.安康乐得

安康乐得是马来西亚一种蝮蛇毒液的提纯物,是一种蛋白水解酶,能迅速有效地降低血纤维蛋白原,并可裂解纤维蛋白肽 A,导致低纤维蛋白血症。剂量和用法是 2～5 AU/kg,溶于 250～500 mL 0.9%氯化钠注射液中,6～8 小时静脉滴注完,每天 1 次,连用 7 天。

《中国脑血管病防治指南》建议:①脑梗死早期(特别是 12 小时以内)可选用降纤治疗,高纤维蛋白血症更应积极降纤治疗。②应严格掌握适应证和禁忌证。

(三)抗血小板聚集药

抗血小板聚集药又称血小板功能抑制剂。随着对血栓性疾病发生机制认识的加深,发现血小板在血栓形成中起着重要的作用。近年来,抗血小板聚集药在预防和治疗脑梗死方面越来越引起人们的重视。

抗血小板聚集药主要包括血栓烷 A_2 抑制剂(阿司匹林)、ADP 受体拮抗剂(噻氯匹定、氯吡格雷)、磷酸二酯酶抑制剂(双嘧达莫)、糖蛋白(GP)Ⅱb/Ⅲa 受体拮抗剂和其他抗血小板药物。

1.阿司匹林

阿司匹林是一种强效的血小板聚集抑制剂。阿司匹林抗栓作用的机制，主要是基于对环氧化酶的不可逆性抑制，使血小板内花生四烯酸转化为血栓烷 A_2（TXA_2）受阻，因为 TXA_2 可使血小板聚集和血管平滑肌收缩。在脑梗死发生后，TXA_2 可增加脑血管阻力、促进脑水肿形成。小剂量阿司匹林，可以最大限度地抑制 TXA_2 和最低限度地影响前列环素（PGI_2），从而达到比较理想的效果。国际脑卒中试验协作组和 CAST 协作组两项非盲法随机干预研究表明，脑卒中发病后 48 小时内应用阿司匹林是安全有效的。

阿司匹林预防和治疗缺血性脑卒中效果的不恒定，可能与用药剂量有关。有些研究者认为每天给 75～325 mg 最为合适。有学者分别给患者口服阿司匹林每天 50 mg、100 mg、325 mg 和 1 000 mg，进行比较，发现 50 mg/d 即可完全抑制 TXA_2 生成，出血时间从 5.03 分钟延长到 6.96 分钟，100 mg/d 出血时间 7.78 分钟，但 1 000 mg/d 反而缩减至 6.88 分钟。也有人观察到口服阿司匹林 45 mg/d，尿内 TXA_2 代谢产物能被抑制 95%，而尿内 PGI_2 代谢产物基本不受影响；每天 100 mg，则尿内 TXA_2 代谢产物完全被抑制，而尿内 PGI_2 代谢产物保持基线的 25%～40%；若用 1 000 mg/d，则上述两项代谢产物完全被抑制。根据以上试验结果和临床体会提示，阿司匹林每天 100～150 mg 最为合适，既能达到预防和治疗的目的，又能避免发生不良反应。

《中国脑血管病防治指南》建议：①多数无禁忌证的未溶栓患者，应在脑卒中后尽早（最好 48 小时内）开始使用阿司匹林。②溶栓患者应在溶栓 24 小时后，使用阿司匹林，或阿司匹林与双嘧达莫缓释剂的复合制剂。③阿司匹林的推荐剂量为 150～300 mg/d，分2 次服用，2～4 周后改为预防剂量（50～150 mg/d）。

2.氯吡格雷

由于噻氯匹定有明显的不良反应，已基本被淘汰，被第 2 代 ADP 受体拮抗剂氯吡格雷所取代。氯吡格雷和噻氯匹定一样对 ADP 诱导的血小板聚集有较强的抑制作用，对花生四烯酸、胶原、凝血酶、肾上腺素和血小板活化因子诱导的血小板聚集也有一定的抑制作用。与阿司匹林不同的是，它们对 ADP 诱导的血小板第Ⅰ相和第Ⅱ相的聚集均有抑制作用，且有一定的解聚作用。它还可以与红细胞膜结合，减弱红细胞在低渗溶液中的溶解倾向，改变红细胞的变形能力。

氯吡格雷和阿司匹林均可作为治疗缺血性脑卒中的一线药物，多项研究都说明氯吡格雷的效果优于阿司匹林。氯吡格雷与阿司匹林合用防治缺血性脑卒中，比单用效果更好。氯吡格雷可用于预防颈动脉粥样硬化高危患者急性缺血事件。有文献报道 23 例颈动脉狭窄患者，在颈动脉支架置入术前常规服用阿司匹林 100 mg/d，介入治疗前晚给予负荷剂量氯吡格雷 300 mg，术后服用氯吡格雷 75 mg/d，3 个月后经颈动脉彩超发现，新生血管内皮已完全覆盖支架，无血管闭塞和支架内再狭窄。

氯吡格雷的使用剂量为每次 50～75 mg，每天 1 次。它的不良反应与阿司匹林比较，发生胃肠道出血的风险明显降低，发生腹泻和皮疹的风险略有增加，但明显低于噻氯匹定。主要不良反应有头昏、头胀、恶心、腹泻，偶有出血倾向。氯吡格雷禁用于对本品过敏者及近期有活动性出血者。

3.双嘧达莫

双嘧达莫又名潘生丁，通过抑制磷酸二酯酶活性，阻止环腺苷酸（cAMP）的降解，提高血小板 cAMP 的水平，具有抗血小板黏附聚集的能力。双嘧达莫已作为预防和治疗冠心病、心绞痛的药物，而用于防治缺血性脑卒中的效果仍有争议。欧洲脑卒中预防研究（ESPS）大宗 RCT 研究认为双嘧达莫与阿司匹林联合防治缺血性脑卒中，疗效是单用阿司匹林或双嘧达莫的2倍，并不会导致更多的出血不良反应。

FDA最近批准了阿司匹林和双嘧达莫复方制剂用于预防脑卒中。这一复方制剂每片含阿司匹林50 mg和缓释双嘧达莫400 mg。一项单中心大规模随机试验发现，与单用小剂量阿司匹林比较，这种复方制剂可使脑卒中发生率降低22%，但这项资料的价值仍有争论。

双嘧达莫的不良反应轻而短暂，长期服用可有头痛、头晕、呕吐、腹泻、面红、皮疹和皮肤瘙痒等。

4.血小板糖蛋白(glycoprotein，GP)Ⅱb/Ⅲa受体拮抗剂

GPⅡb/Ⅲa受体拮抗剂是一种新型抗血小板药，其通过阻断GPⅡb/Ⅲa受体与纤维蛋白原配体的特异性结合，有效抑制各种血小板激活剂诱导的血小板聚集，进而防止血栓形成。GPⅡb/Ⅲa受体是一种血小板膜蛋白，是血小板活化和聚集反应的最后通路。GPⅡb/Ⅲa受体拮抗剂能完全抑制血小板聚集反应，是作用最强的抗血小板药。

GPⅡb/Ⅲa受体拮抗剂分3类，即抗体类(如阿昔单抗)、肽类(如依替巴肽)和非肽类(如替罗非班)。这3种药物均获FDA批准应用。

该药还能抑制动脉粥样硬化斑块的其他成分，对预防动脉粥样硬化和修复受损血管壁起重要作用。GPⅡb/Ⅲa受体拮抗剂在缺血性脑卒中二级预防中的剂量、给药途径、时间、监护措施以及安全性等目前仍在探讨之中。

有报道对于阿替普酶(rt-PA)溶栓和球囊血管成形术机械溶栓无效的大血管闭塞和急性缺血性脑卒中患者，GPⅡb/Ⅲa受体拮抗剂能够提高治疗效果。阿昔单抗的抗原性虽已减低，但仍有部分患者可引起变态反应。

5.西洛他唑

西洛他唑又名培达，可抑制磷酸二酯酶(PDE)，特别是PDEⅢ，提高cAMP水平，从而起到扩张血管和抗血小板聚集的作用，常用剂量为每次50～100 mg，每天2次。

为了检测西洛他唑对颅内动脉狭窄进展的影响，Kwan进行了一项多中心双盲随机与安慰剂对照研究，将135例大脑中动脉M1段或基底动脉狭窄有急性症状者随机分为两组，一组接受西洛他唑200 mg/d治疗，另一组给予安慰剂治疗，所有患者均口服阿司匹林100 mg/d，在进入试验和6个月后分别做MRA和TCD对颅内动脉狭窄程度进行评价。主要转归指标为MRA上有症状颅内动脉狭窄的进展，次要转归指标为临床事件和TCD的狭窄进展。西洛他唑组，45例有症状颅内动脉狭窄者中有3例(6.7%)进展、11例(24.4%)缓解；而安慰剂组15例(28.8%)进展、8例(15.4%)缓解，两组差异有显著性意义。

有症状颅内动脉狭窄是一个动态变化的过程，西洛他唑有可能防止颅内动脉狭窄的进展。西洛他唑的不良反应可有皮疹、头晕、头痛、心悸、恶心、呕吐，偶有消化道出血、尿路出血等。

6.三氟柳

三氟柳的抗血栓形成作用是通过干扰血小板聚集的多种途径实现的，如不可逆性抑制环氧化酶(COX)和阻断血栓素A_2(TXA_2)的形成。三氟柳抑制内皮细胞COX的作用极弱，不影响前列腺素合成。另外，三氟柳及其代谢产物2-羟基-4-三氟甲基苯甲酸可抑制磷酸二酯酶，增加血小板和内皮细胞内cAMP的浓度，增强血小板的抗聚集效应，该药应用于人体时不会延长出血时间。

有研究将2 113例TIA或脑卒中患者随机分组，进行三氟柳(600 mg/d)或阿司匹林

(325 mg/d)治疗，平均随访 30.1 个月，主要转归指标为非致死性缺血性脑卒中、非致死性心肌梗死和血管性疾病死亡的联合终点，结果两组联合终点发生率、各个终点事件发生率和存活率均无明显差异，三氟柳组出血性事件发生率明显低于阿司匹林组。

7.沙格雷酯

沙格雷酯又名安步乐克，是 5-羟色胺受体阻滞剂，具有抑制由 5-羟色胺增强的血小板聚集作用和由 5-羟色胺引起的血管收缩的作用，增加被减少的侧支循环血流量，改善周围循环障碍等。口服沙格雷酯后 1～5 小时即有抑制血小板的聚集作用，可持续 4～6 小时。口服每次 100 mg，每天 3 次。不良反应较少，可有皮疹、恶心、呕吐和胃部灼热感等。

8.曲克芦丁

曲克芦丁又名维脑路通，能抑制血小板聚集，防止血栓形成，同时能对抗 5-羟色胺、缓激肽引起的血管损伤，增加毛细血管抵抗力，降低毛细血管通透性等。每次 200 mg，每天 3 次，口服；或每次 400～600 mg 加入 5%葡萄糖注射液或 0.9%氯化钠注射液 250～500 mL，静脉滴注，每天 1 次，可连用 15～30 天。不良反应较少，偶有恶心和便秘。

(四)扩血管治疗

扩张血管药目前仍然是广泛应用的药物，但脑梗死急性期不宜使用，因为脑梗死病灶后的血管处于血管麻痹状态，此时应用血管扩张药，能扩张正常血管，对病灶区的血管不但不能扩张，还要从病灶区盗血，称“偷漏现象”。因此，血管扩张药应在脑梗死发病 2 周后才应用。常用的扩张血管药有以下几种。

1.丁苯酞

每次 200 mg，每天 3 次，口服。偶见恶心，腹部不适，有严重出血倾向者忌用。

2.倍他司汀

每次 20 mg 加入 5%葡萄糖注射液 500 mL，静脉滴注，每天 1 次，连用 10～15 天；或每次 8 mg，每天 3 次，口服。有些患者会出现恶心、呕吐和皮疹等不良反应。

3.盐酸法舒地尔注射液

每次 60 mg(2 支)加入 5%葡萄糖注射液或 0.9%氯化钠注射液 250 mL 中静脉滴注，每天 1 次，连用 10～14 天。可有一过性颜面潮红、低血压和皮疹等不良反应。

4.丁咯地尔

每次 200 mg 加入 5%葡萄糖注射液或 0.9%氯化钠注射液 250～500 mL，缓慢静脉滴注，每天 1 次，连用 10～14 天。可有头痛、头晕、肠胃道不适等不良反应。

5.银杏达莫注射液

每次 20 mL 加入 5%葡萄糖注射液或 0.9%氯化钠注射液 500 mL，静脉滴注，每天 1 次，可连用 14 天。偶有头痛、头晕、恶心等不良反应。

6.葛根素注射液

每次 500 mg 加入 5%葡萄糖注射液或 0.9%氯化钠注射液 500 mL，静脉滴注，每天 1 次，连用 14 天。少数患者可出现皮肤瘙痒、头痛、头晕、皮疹等不良反应，停药后可自行消失。

7.灯盏花素注射液

每次 20 mL(含灯盏花乙素 50 g)加入 5%葡萄糖注射液或 0.9%氯化钠注射液 250 mL，静脉滴注，每天 1 次，连用 14 天。偶有头痛、头晕等不良反应。

(五)钙通道阻滞剂

钙通道阻滞剂是继β受体阻滞剂之后,脑血管疾病治疗中最重要的进展之一。正常时细胞内钙离子浓度为 10^{-9} mol/L,细胞外钙离子浓度比细胞内大 10 000 倍。在病理情况下,钙离子迅速内流到细胞内,使原有的细胞内外钙离子平衡破坏,结果造成:①由于血管平滑肌细胞内钙离子增多,导致血管痉挛,加重缺血、缺氧。②由于大量钙离子激活 ATP 酶,使 ATP 酶加速消耗,结果细胞内能量不足,多种代谢无法维持。③由于大量钙离子破坏了细胞膜的稳定性,使许多有害物质释放出来。④由于神经细胞内钙离子陡增,可加速已经衰竭的细胞死亡。使用钙通道阻滞剂的目的在于阻止钙离子内流到细胞内,阻断上述病理过程。

钙通道阻滞剂改善脑缺血和解除脑血管痉挛的机制可能是以下情况:①解除缺血灶中的血管痉挛。②抑制肾上腺素能受体介导的血管收缩,增加脑组织葡萄糖利用率,继而增加脑血流量。③有梗死的半球内血液重新分布,缺血区脑血流量增加,高血流区血流量减少,对临界区脑组织有保护作用。几种常用的钙通道阻滞剂如下。

1.尼莫地平

尼莫地平为选择性扩张脑血管作用最强的钙通道阻滞剂。口服,每次 40 mg,每天 3～4 次。注射液,每次 24 mg,溶于 5%葡萄糖注射液 1 500 mL,静脉滴注,开始注射时,1 mg/h,若患者能耐受,1 小时后增至 2 mg/h,每天 1 次,连续用药 10 天,以后改用口服。德国 Bayer 药厂生产的尼莫同,每次口服 30～60 mg,每天 3 次,可连用 1 个月。注射液开始 2 小时可按照0.5 mg/h,静脉滴注,如果耐受性良好,尤其血压无明显下降时,可增至 1 mg/h,连用 7～10 天后改为口服。该药规格为尼莫同注射液 50 mL 含尼莫地平 10 mg,一般每天静脉滴注 10 mg。不良反应比较轻微,口服时可有一过性消化道不适、头晕、嗜睡和皮肤瘙痒等。静脉给药可有血压下降(尤其是治疗前有高血压者)、头痛、头晕、皮肤潮红、多汗、心率减慢或心率加快等。

2.尼卡地平

对脑血管的扩张作用强于外周血管的作用。每次口服 20 mg,每天 3～4 次,连用 1～2 个月。可有胃肠道不适、皮肤潮红等不良反应。

3.氟桂利嗪

氟桂利嗪又名西比灵,每次 5～10 mg,睡前服。有嗜睡、乏力等不良反应。

4.桂利嗪

桂利嗪又名脑益嗪,每次口服 25 mg,每天 3 次。有嗜睡、乏力等不良反应。

(六)防治脑水肿

大面积脑梗死、出血性梗死的患者多有脑水肿,应给予降低颅内压处理,如床头抬高 30°,避免有害刺激、解除疼痛、适当吸氧和恢复正常体温等基本处理;有条件行颅内压测定者,脑灌注压应保持在 9.3 kPa(70 mmHg)以上;避免使用低渗和含糖溶液,如脑水肿明显者应快速给予降颅内压处理。

1.甘露醇

甘露醇对缩小脑梗死面积与减轻病残有一定的作用。甘露醇除降低颅内压外,还可降低血液黏度、增加红细胞变形性、减少红细胞聚集、减少脑血管阻力、增加灌注压、提高灌注量、改善脑的微循环。同时,还可提高心排血量。每次 125～250 mL,静脉滴注,6 小时 1 次,连用 7～10 天。甘露醇治疗脑水肿疗效快、效果好。不良反应有降颅内压有反跳现象,可能引起心力衰竭、肾功能损害、电解质紊乱等。

2.复方甘油注射液

能选择性脱出脑组织中的水分，可减轻脑水肿；在体内参加三羧酸循环代谢后转换成能量，供给脑组织，增加脑血流量，改善脑循环，因而有利于脑缺血病灶的恢复。每天 500 mL，静脉滴注，每天 2 次，可连用 15～30 天。静脉滴注速度应控制在 2 mL/min，以免发生溶血反应。由于要控制静脉滴速，并不能用于急救。有大面积脑梗死的患者，有明显脑水肿甚至发生脑疝，一定要应用足量的甘露醇，或甘露醇与复方甘油同时或交替用药，这样可以维持恒定的降颅内压作用和减少甘露醇的用量，从而减轻甘露醇的不良反应。

3.七叶皂苷钠注射液

有抗渗出、消水肿、增加静脉张力、改善微循环和促进脑功能恢复的作用。每次 25 mg 加入 5%葡萄糖注射液或 0.9%氯化钠注射液 250～500 mL，静脉滴注，每天 1 次，连用10～14 天。

4.手术减压治疗

主要适用于恶性大脑中动脉(MCA)梗死和小脑梗死。

(七)提高血氧和辅助循环

高压氧是有价值的辅助疗法，在脑梗死的急性期和恢复期都有治疗作用。最近研究提示，脑广泛缺血后，纠正脑的乳酸中毒或脑代谢产物积聚，可恢复神经功能。高压氧向脑缺血区域弥散，可使这些区域的细胞在恢复正常灌注前得以生存，从而减轻缺血缺氧后引起的病理改变，保护受损的脑组织。

(八)神经细胞活化剂

据一些药物试验研究报告，这类药物有一定的营养神经细胞和促进神经细胞活化的作用，但确切的效果，尚待进一步大宗临床验证和评价。

1.胞磷胆碱

参与体内卵磷脂的合成，有改善脑细胞代谢和促进意识的恢复的作用。每次 750 mg 加入 5%葡萄糖注射液 250 mL，静脉滴注，每天 1 次，连用 15～30 天。

2.三磷酸胞苷二钠

其主要药效成分是三磷酸胞苷，该物质不仅能直接参与磷脂与核酸的合成，而且还间接参与磷脂与核酸合成过程中的能量代谢，有神经营养、调节物质代谢和抗血管硬化的作用。每次60～120 mg 加入 5%葡萄糖注射液 250 mL，静脉滴注，每天 1 次，可连用 10～14 天。

3.小牛血去蛋白提取物

小牛血去蛋白提取物又名爱维治，是一种小分子肽、核苷酸和寡糖类物质，不含蛋白质和致热原。爱维治可促进细胞对氧和葡萄糖的摄取和利用，使葡萄糖的无氧代谢转向为有氧代谢，使能量物质生成增多，延长细胞生存时间，促进组织细胞代谢、功能恢复和组织修复。每次 1 200～1 600 mg 加入 5%葡萄糖注射液 500 mL，静脉滴注，每天 1 次，可连用 15～30 天。

4.依达拉奉

依达拉奉是一种自由基清除剂，有抑制脂自由基的生成、抑制细胞膜脂质过氧化连锁反应及抑制自由基介导的蛋白质、核酸不可逆的破坏作用，是一种脑保护药物。每次 30 mg 加入 5%葡萄糖注射液 250 mL，静脉滴注，每天 2 次，连用 14 天。

(九)其他内科治疗

1.调节和稳定血压

急性脑梗死患者的血压检测和治疗是一个存在争议的领域。因为血压偏低会减少脑血流灌注，加重脑梗死。在急性期，患者会出现不同程度的血压升高。原因是多方面的，如脑卒中后的应激反应、膀胱充盈、疼痛及机体对脑缺氧和颅内压升高的代偿反应等，且其升高的程度与脑梗死病灶大小和部位、疾病前是否患高血压有关。脑梗死早期的高血压处理取决于血压升高的程度及患者的整体情况。美国脑卒中学会(ASA)和欧洲脑卒中促进会(EUSI)都赞同收缩压超过29.3 kPa(220 mmHg)或舒张压超过16.0 kPa(120 mmHg)，则应给予谨慎缓慢降压治疗，并严密观察血压变化，防止血压降得过低。然而有一些脑血管治疗中心，主张只有在出现下列情况才考虑降压治疗，如合并夹层动脉瘤、肾衰竭、心力衰竭及高血压脑病时。但在溶栓治疗时，需及时降压治疗，应避免收缩压＞24.7 kPa(185 mmHg)，以防止继发性出血。降压推荐使用微输液泵静脉注射硝普钠，可迅速、平稳地降低血压至所需水平，也可用利喜定(压宁定)、卡维地洛等。血压过低对脑梗死不利，应适当提高血压。

2.控制血糖

糖尿病是脑卒中的危险因素之一，并可加重急性脑梗死和局灶性缺血再灌注损伤。欧洲脑卒中组织(ESO)《缺血性脑卒中和短暂性脑缺血发作处理指南》指出，已证实急性脑卒中后高血糖与大面积脑梗死、皮质受累及其功能转归不良有关，但积极降低血糖能否改善患者的临床转归，尚缺乏足够证据。如果过去没有糖尿病史，只是急性脑卒中后血糖应激性升高，则不必应用降糖措施，只需输液中尽量不用葡萄糖注射液即可降低血糖水平；有糖尿病史的患者必须同时应用降糖药适当控制高血糖；血糖超过10 mmol/L(180 mg/dL)时需降糖处理。

3.心脏疾病的防治

对并发心脏疾病的患者要采取相应防治措施，如果要应用甘露醇脱水治疗，则必须加用呋塞米以减少心脏负荷。

4.防治感染

对有吞咽困难或意识障碍的脑梗死患者，常常容易合并肺部感染，应给予相应抗生素和止咳化痰药物，必要时行气管切开，有利吸痰。

5.保证营养和水、电解质的平衡

特别是对有吞咽困难和意识障碍的患者，应采用鼻饲，保证营养、水与电解质的补充。

6.体温管理

在实验室脑卒中模型中，发热与脑梗死体积增大和转归不良有关。体温升高可能是中枢性高热或继发感染的结果，均与临床转归不良有关。应积极迅速找出感染灶并予以适当治疗，并可使用对乙酰氨基酚进行退热治疗。

(十)康复治疗

脑梗死患者只要生命体征稳定，应尽早开始康复治疗，主要目的是促进神经功能的恢复。早期进行瘫痪肢体的功能锻炼和语言训练，防止关节挛缩和足下垂，可采用针灸、按摩、理疗和被动运动等措施。

七、预后与预防

(一)预后

(1)如果得到及时的治疗，特别是能及时在卒中单元获得早期溶栓疗法等系统规范的中西医结合治疗，可提高疗效，降低致残率，50%以上的患者能自理生活，甚至恢复工作能力。

(2)脑梗死国外病死率为6.9%～20%，其中颈内动脉系梗死为17%，椎-基底动脉系梗死为

18%。秦震等观察随访经 CT 证实的脑梗死 1～7 年的预后，发现：①累计生存率，6 个月为 96.8%，12 个月为 91%，2 年为 81.7%，3 年为 81.7%，4 年为 76.5%，5 年为 76.5%，6 年为 71%，7 年为 71%。急性期病死率为 22.3%，其中颈内动脉系为 22%，椎-基底动脉系为 25%。意识障碍、肢体瘫痪和继发肺部感染是影响预后的主要因素。②累计病死率在开始半年内迅速上升，一年半达高峰。说明发病后一年半不能恢复自理者，继续恢复的可能性较小。

(二)预防

1.一级预防

一级预防是指发病前的预防，即通过早期改变不健康的生活方式，积极主动地控制危险因素，从而达到使脑血管疾病不发生或发病年龄推迟的目的。从流行病学角度看，只有一级预防才能降低人群发病率，所以对于病死率及致残率很高的脑血管疾病来说，重视并加强开展一级预防的意义远远大于二级预防。

对血栓形成性脑梗死的危险因素及其干预管理有下述几方面：服用降血压药物，有效控制高血压，防治心脏病，冠心病患者应服用小剂量阿司匹林，定期监测血糖和血脂，合理饮食和应用降糖药物和降脂药物，不抽烟、不酗酒，对动脉狭窄患者及无症状颈内动脉狭窄患者一般不推荐手术治疗或血管内介入治疗，对重度颈动脉狭窄(≥70%)的患者在有条件的医院可以考虑行颈动脉内膜切除术或血管内介入治疗。

2.二级预防

脑卒中首次发病后应尽早开展二级预防工作，可降低再次发生率。二级预防有下述几个方面：首先要对第 1 次发病机制正确评估，管理和控制血压、血糖、血脂和心脏病，应用抗血小板聚集药物，颈内动脉狭窄的干预同一级预防，有效降低同型半胱氨酸水平等。

(陈建通)

第五节　腔隙性脑梗死

腔隙性脑梗死是指大脑半球深部白质和脑干等中线部位，由直径为 100～400 μm 的穿支动脉血管闭塞导致的脑梗死。所引起的病灶为 0.5～15.0 mm^3 的梗死灶。大多由大脑前动脉、大脑中动脉、前脉络膜动脉和基底动脉的穿支动脉闭塞所引起。脑深部穿动脉闭塞导致相应灌注区脑组织缺血、坏死、液化，由吞噬细胞将该处组织移走而形成小腔隙。好发于基底节、丘脑、内囊、脑桥的大脑皮质贯通动脉供血区。反复发生多个腔隙性脑梗死，称多发性腔隙性脑梗死。临床引起相应的综合征，常见的有纯运动性轻偏瘫、纯感觉性卒中、构音障碍-手笨拙综合征、共济失调性轻偏瘫和感觉运动性卒中。高血压和糖尿病是主要原因，特别是高血压尤为重要。腔隙性脑梗死占脑梗死的 20%～30%。

一、病因与发病机制

(一)病因

真正的病因和发病机制尚未完全清楚，但与下列因素有关。

1.高血压

长期高血压作用于小动脉及微小动脉壁，致脂质透明变性，管腔闭塞，产生腔隙性病变。舒张压增高是多发性腔隙性脑梗死的常见原因。

2.糖尿病

糖尿病时血浆低密度脂蛋白及极低密度脂蛋白的浓度增高，引起脂质代谢障碍，促进胆固醇合成，从而加速、加重动脉硬化的形成。

3.微栓子(无动脉病变)

各种类型小栓子阻塞小动脉导致腔隙性脑梗死，如胆固醇、红细胞增多症、纤维蛋白等。

4.血液成分异常

如红细胞增多症、血小板增多症和高凝状态，也可导致发病。

(二)发病机制

腔隙性脑梗死的发病机制还不完全清楚。微小动脉粥样硬化被认为是症状性腔隙性脑梗死常见的发病机制。在慢性高血压患者中，在粥样硬化斑为 100～400 μm 的小动脉中，也能发现动脉狭窄和闭塞。颈动脉粥样斑块，尤其是多发性斑块，可能会导致腔隙性脑梗死；脑深部穿动脉闭塞，导致相应灌注区脑组织缺血、坏死，由吞噬细胞将该处脑组织移走，遗留小腔，因而导致该部位神经功能缺损。

二、病理

腔隙性脑梗死灶呈不规则圆形、卵圆形或狭长形。累及管径在 100～400 μm 的穿动脉，梗死部位主要在基底节(特别是壳核和丘脑)、内囊和脑桥的白质。大多数腔隙性脑梗死位于豆纹动脉分支、大脑后动脉的丘脑深穿支、基底动脉的旁中央支供血区。阻塞常发生在深穿支的前半部分，因而梗死灶均较小，大多数直径为 0.2～15 mm。病变血管可见透明变性、玻璃样脂肪变、玻璃样小动脉坏死、血管壁坏死和小动脉硬化等。

三、临床表现

本病常见于 40～60 岁的中老年人。腔隙性脑梗死患者中高血压的发病率约为 75%，糖尿病的发病率为 25%～35%，有 TIA 史者约有 20%。

(一)症状和体征

临床症状一般较轻，体征单一，一般无头痛、颅内高压症状和意识障碍。由于病灶小，又常位于脑的静区，故许多腔隙性脑梗死在临床上无症状。

(二)临床综合征

Fisher 根据病因、病理和临床表现，归纳为 21 种综合征，常见的有以下几种。

1.纯运动性轻偏瘫(pure motor hemiparesis，PMH)

PMH 最常见，约占 60%，有病灶对侧轻偏瘫，而不伴失语、感觉障碍和视野缺损，病灶多在内囊和脑干。

2.纯感觉性卒中(pure sensory stroke，PSS)

PSS 约占 10%，表现为病灶对侧偏身感觉障碍，也可伴有感觉异常，如麻木、烧灼和刺痛感。病灶在丘脑腹后外侧核或内囊后肢。

3.构音障碍-手笨拙综合征(dysarthric-clumsy hand syndrome,DCHS)

DCHS 约占 20%,表现为构音障碍、吞咽困难,病灶对侧轻度中枢性面、舌瘫,手的精细运动欠灵活,指鼻试验欠稳。病灶在脑桥基底部或内囊前肢及膝部。

4.共济失调性轻偏瘫(ataxic-hemiparesis,AH)

AH 病灶同侧共济失调和病灶对侧轻偏瘫,下肢重于上肢,伴有锥体束征。病灶多在放射冠汇集至内囊处,或脑桥基底部皮质脑桥束受损所致。

5.感觉运动性卒中(sensorimotor stroke,SMS)

SMS 少见,以偏身感觉障碍起病,再出现轻偏瘫,病灶位于丘脑腹后核及邻近内囊后肢。

6.腔隙状态

腔隙状态由 Marie 提出,由于多次腔隙性脑梗死后,有进行性加重的偏瘫、严重的精神障碍、痴呆、平衡障碍、二便失禁、假性延髓性麻痹、双侧锥体束征和类帕金森综合征等。近年来由于有效控制血压及治疗的进步,现在已很少见。

四、辅助检查

(一)神经影像学检查

1.颅脑 CT

非增强 CT 扫描显示为基底节区或丘脑呈卵圆形低密度灶,边界清楚,直径为 10~15 mm。由于病灶小,占位效应轻微,一般仅为相邻脑室局部受压,多无中线移位,梗死密度随时间逐渐减低,4 周后接近脑脊液密度,并出现萎缩性改变。增强扫描于梗死后 3 天至 1 个月可能发生均一或斑块性强化,以 2~3 周明显,待达到脑脊液密度时,则不再强化。

2.颅脑 MRI

MRI 显示比 CT 优越,尤其是对脑桥的腔隙性脑梗死和新旧腔隙性脑梗死的鉴别有意义,增强后能提高阳性率。颅脑 MRI 检查在 T_2WI 像上显示高信号,是小动脉阻塞后新的或陈旧的病灶。T_1WI 和 T_2WI 分别表现为低信号和高信号斑点状或斑片状病灶,呈圆形、椭圆形或裂隙形,最大直径常为数毫米,一般不超过 1 cm。急性期 T_1WI 的低信号和 T_2WI 的高信号,常不及慢性期明显,由于水肿的存在,使病灶看起来常大于实际梗死灶。注射造影剂后,T_1WI 急性期、亚急性期和慢性期病灶显示增强,呈椭圆形、圆形,也可呈环形。

3.CT 血管成像(CTA)、磁共振血管成像(MRA)

了解颈内动脉有无狭窄及闭塞程度。

(二)超声检查

经颅多普勒超声(TCD)了解颈内动脉狭窄及闭塞程度。三维 B 超检查,了解颈内动脉粥样硬化斑块的大小和厚度。

(三)血液学检查

了解有无糖尿病和高脂血症等。

五、诊断与鉴别诊断

(一)诊断

(1)中老年人发病,多数患者有高血压病史,部分患者有糖尿病史或 TIA 史。

(2)急性或亚急性起病,症状比较轻,体征比较单一。

(3)临床表现符合 Fisher 描述的常见综合征之一。

(4)颅脑 CT 或 MRI 发现与临床神经功能缺损一致的病灶。

(5)预后较好,恢复较快,大多数患者不遗留后遗症状和体征。

(二)鉴别诊断

1.小量脑出血

小量脑出血均为中老年发病,有高血压和急起的偏瘫和偏身感觉障碍。但小量脑出血头颅 CT 显示高密度灶即可鉴别。

2.脑囊虫病

CT 均表现为低信号病灶。但是,脑囊虫病 CT 呈多灶性、小灶性和混合灶性病灶,临床表现常有头痛和癫痫发作,血和脑脊液囊虫抗体阳性,可供鉴别。

六、治疗

(一)抗血小板聚集药物

抗血小板聚集药物是预防和治疗腔隙性脑梗死的有效药物。

1.肠溶阿司匹林(或拜阿司匹林)

每次 100 mg,每天 1 次,口服,可连用 6～12 个月。

2.氯吡格雷

每次 50～75 mg,每天 1 次,口服,可连用半年。

3.西洛他唑

每次 50～100 mg,每天 2 次,口服。

4.曲克芦丁

每次 200 mg,每天 3 次,口服;或每次 400～600 mg 加入 5%葡萄糖注射液或 0.9%氯化钠注射液 500 mL,静脉滴注,每天 1 次,可连用 20 天。

(二)钙通道阻滞剂

1.氟桂利嗪

每次 5～10 mg,睡前口服。

2.尼莫地平

每次 20～30 mg,每天 3 次,口服。

3.尼卡地平

每次 20 mg,每天 3 次,口服。

(三)血管扩张药

1.丁苯酞

每次 200 mg,每天 3 次,口服。偶见恶心、腹部不适,有严重出血倾向者忌用。

2.丁咯地尔

每次 200 mg 加入 5%葡萄糖注射液或 0.9%氯化钠注射液 250 mL,静脉滴注,每天 1 次,连用 10～14 天;或每次 200 mg,每天 3 次,口服。可有头痛、头晕、恶心等不良反应。

3.倍他司汀

每次 6～12 mg,每天 3 次,口服。可有恶心、呕吐等不良反应。

(四)内科病的处理

有效控制高血压、糖尿病、高脂血症等,坚持药物治疗,定期检查血压、血糖、血脂、心电图和有关血液流变学指标。

七、预后与预防

(一)预后

马尔那(Marie)和费希尔(Fisher)认为腔隙性脑梗死一般预后良好,下述几种情况影响本病的预后。

(1)梗死灶的部位和大小,如腔隙性脑梗死发生在脑的重要部位——脑桥和丘脑,以及大的和多发性腔隙性脑梗死者预后不良。

(2)有反复 TIA 发作,有高血压、糖尿病和严重心脏病(缺血性心脏病、心房颤动、心脏瓣膜病等),症状没有得到很好控制者预后不良。据报道,1 年内腔隙性脑梗死的复发率为10%~18%;腔隙性脑梗死,特别是多发性腔隙性脑梗死半年后约有 23%的患者发展为血管性痴呆。

(二)预防

控制高血压、防治糖尿病和 TIA 是预防腔隙性脑梗死发生和复发的关键。

(1)积极处理危险因素:①血压的调控,长期高血压是腔隙性脑梗死主要的危险因素之一。在降血压药物方面无统一规定应用的药物。选用降血压药物的原则是既要有效和持久的降低血压,又不至于影响重要器官的血流量。可选用钙通道阻滞剂,如硝苯地平缓释片,每次 20 mg,每天 2 次,口服;或尼莫地平,每次 30 mg,每天 1 次,口服。也可选用血管紧张素转换酶抑制剂(ACEI),如卡托普利,每次 12.5~25 mg,每天 3 次,口服;或贝拉普利,每次 5~10 mg,每天 1 次,口服。②调控血糖,糖尿病也是腔隙性脑梗死主要的危险因素之一。③调控高血脂,可选用辛伐他汀(Simvastatin,或舒降之),每次 10~20 mg,每天 1 次,口服;或洛伐他汀(Lovastatin,又名美降之),每次 20~40 mg,每天 1~2 次,口服。④积极防治心脏病,要减轻心脏负荷,避免或慎用增加心脏负荷的药物,注意补液速度及补液量;对有心肌缺血、心肌梗死者应在心血管内科医师的协助下进行药物治疗。

(2)可以较长时期应用抗血小板聚集药物,如阿司匹林、氯吡格雷和中药活血化瘀药物。

(3)生活规律,心情舒畅,饮食清淡,适宜的体育锻炼。

(陈建通)

第六节 癫痫持续状态

癫痫持续状态是神经科急危症,包括小发作持续状态、部分性癫痫发作持续状态,而大发作持续状态最为多见和严重。大发作持续状态是指强直-阵挛发作的持续和频繁发作,发作间期意识不恢复;或者指一次癫痫发作持续 30 分钟以上。如不及时治疗,可因生命功能衰竭而死亡,或造成持久性脑损害后遗症。癫痫持续状态的急诊治疗主要是指大发作持续状态的治疗,为本节主要介绍内容,其他临床类型持续状态的治疗均可参照。

一、病因

长期服用抗癫痫药物过程中突然停药是引起癫痫持续状态的最常见原因，约占本症的30%。其次为脑炎、脑膜炎。脑血管意外，如脑出血、蛛网膜下腔出血、脑栓塞、动脉硬化性脑梗死；头颅外伤引起的颅内血肿、脑挫伤等；颅内肿瘤、脑囊虫病等颅内疾病也是常见的原因。此外，颅外感染的高热感染中毒状态、低血糖、低血钙、高钠血症、药物、食物中毒等也可引起癫痫持续状态。

二、诊断

(一)临床表现特点

癫痫大发作的特点为意识丧失及全身抽搐。患者突然意识丧失，跌倒在地，全身肌肉发生持续性收缩、头向后仰、上肢屈曲或伸直、两手握拳、拇指内收、下肢伸直、足内翻，称强直性抽搐期，持续约20秒。随后患者的肌肉呈强烈的屈伸运动，称阵挛性抽搐期，约40秒。在强直期至阵挛期间，可出现下列情况：开始时多有尖叫一声，是由于呼吸肌和声带肌同时收缩，肺内空气从变窄的声门挤出所致。由于呼吸肌强烈收缩，呼吸暂停，皮肤自苍白转为发绀；由于咀嚼肌收缩而咬破舌头，口吐带血泡沫。膀胱及腹壁肌肉强烈收缩可发生尿失禁。同时，在惊厥期中出现心率增快，血压升高，汗液、唾液和支气管分泌物增多，瞳孔散大、对光反射消失和深浅反射消失。此后由昏迷转为睡眠渐清醒，或先有短暂意识模糊后才清醒。自发作开始至意识恢复历时5～15分钟。如有延长性睡眠，可以数小时才清醒。

全面性强直-阵挛发作(generalized tonic-clonic seizure，GTCS)在短时间内频繁发生，发作间期意识不清者，称为癫痫大发作持续状态。大发作持续状态超过20分钟，可使大脑皮质氧分压(PO_2)降低，也可引起脑水肿和选择性脑区细胞死亡。如果大发作持续状态超过60分钟，则可出现继发性代谢障碍并发症，乳酸增高，高血糖后的低血糖，脑脊液压力升高，高热、大汗，失水，继高血压后出现低血压，终至休克。由于肌肉极度抽搐引起肌细胞溶解，肌球蛋白尿，导致下肾单位变性，最后发生心血管、呼吸与肾衰竭。癫痫大发作持续状态的病死率为10%～33%。发作持续时间在60分钟以内者，可望免于造成严重、持久的脑损害或死亡；发作持续时间达10小时者常留有神经系统后遗症，达13小时者可能致死。

(二)诊断要点

根据典型病史及观察到的发作状态即可诊断，必要时可做脑电图检查以帮助诊断。

进一步寻找病因。特发性癫痫的患者脑部并无可以导致症状的结构性变化或代谢异常，而与遗传因素有较密切的关系。症状性癫痫由多种脑部病损和代谢障碍引起，如颅脑外伤、各种脑炎、脑膜炎、脑脓肿、脑寄生虫、颅内肿瘤、脑血管畸形、蛛网膜下腔出血、脑出血、脑梗死等。胰岛细胞瘤所致的低血糖、糖尿病、甲状腺功能亢进及甲状旁腺功能减退等也可以导致发作。

对疑为症状性癫痫的患者，可选择颅脑计算机X线断层扫描影(CT)或磁共振成像(MRI)。脑电图、放射性核素脑扫描(SPECT)、脑血管造影、心电图及有关生化检查以助诊断。

三、治疗

(一)一般治疗

(1)使患者平卧，头偏向一侧，让分泌物流出，以免窒息；松解衣领、腰带，适当扶持而不是按压抽搐肢体，以免发生骨折或脱臼。

(2)用裹上纱布的压舌板或毛巾、手帕塞入齿间，以防咬伤舌头。应取出义齿。

(3)供给氧气，保持呼吸道通畅。

(二)药物治疗

在选用药物时，应考虑患者的年龄、全身情况、抽搐的严重程度以及引起持续状态的原因，以求尽快控制发作。

1.安定类药物

(1)地西泮：首剂 10～20 mg，注射速度＜2 mg/min，以免抑制呼吸。1 次静脉注射剂量不得超过 20 mg。地西泮静脉注射后数分钟即达有效浓度，在 30～60 分钟血药浓度降低 50%。如发作未能控制，半小时后可重复 1 次。如仍控制不好，可将 100～200 mg 地西泮溶于 5%葡萄糖氯化钠液 500 mL，于 12～24 小时缓慢静脉滴注，根据发作的情况调整滴速，如发作已控制，剩余药液不必继续滴入。24 小时内地西泮总入量不得超过 200 mg。

(2)氯硝西泮：一般用量为每次 1～4 mg，肌内注射或静脉注射。本药起效快，常可控制发作达数小时。也可将氯硝西泮 4～8 mg，加入生理盐水 500 mL，缓慢静脉滴注。本药注射可使脑电图的癫痫放电立即停止。本药可出现嗜睡或肌弛缓的不良反应，要注意观察呼吸及循环的改变。24 小时内总入量不超过 10 mg。

2.联合用药

应用地西泮 2～3 次后症状不缓解者，可合并使用苯巴比妥或水合氯醛，常可奏效。

(1)巴比妥类：较安定类易产生呼吸抑制和血压下降。①苯巴比妥钠：本药起效慢，但作用持久，常于地西泮控制发作后作为长效药物起维持作用。常用量 0.1～0.2 g，肌内注射，4～6 小时后可重复使用，24 小时总量不超过 0.4 g，使用中要注意观察呼吸改变。②硫喷妥钠及异戊巴比妥(阿米妥钠)：为快效作用的巴比妥类药物，其呼吸抑制作用较明显，在地西泮及其他药物无效时可谨慎试用。并需事先准备好气管插管及人工呼吸机，注射过程需严密观察呼吸情况，如出现呼吸抑制需马上停药，并进行人工辅助呼吸。异戊巴比妥 0.3～0.5 g，溶于 10 mL 注射用水中，以 0.1 g/min 的速度静脉注射，直至发作停止，剩余药液不再推入。儿童用量，1 岁为0.1 g，5 岁为 0.2 g。

(2)苯妥英钠(大仑丁)：作用持久，多与其他药物配合。本药为脂溶性，静脉用药后 15 分钟即可在脑内达高峰浓度。由于苯妥英钠 70%～95%与蛋白质结合，只有 10%有抗惊厥作用，所以需用较大剂量，首剂负荷量为 15～20 mg/kg，溶于生理盐水 500 mL 中缓慢静脉滴注，12 小时后给维持量，按每天 5 mg/kg 计算，24 小时给维持量 1 次。静脉用药速度要慢，不宜超过 50 mg/min，若注射太快可使血压下降、呼吸减慢、心率变慢，甚至心跳停止。注射时要有心电监护，观察心率及血压变化。糖尿病患者忌用。

(3)水合氯醛：作为辅助抗癫痫持续状态药物，成人用 10%水合氯醛，每次 10～20 mL，保留灌肠或鼻饲。儿童用量为 0.4～0.5 mL/kg。大剂量使用可引起呼吸抑制或血压下降，可抑制心肌收缩力。

(4)丙戊酸钠注射液：常用剂量每天 600～2 000 mg。首剂 400～800 mg，3～5 分钟缓慢静脉注射，30 分钟左右继以 1 mg/(kg · h)，静脉滴注维持，并根据临床效果调整剂量。

3.全身麻醉

经上述药物治疗仍不能控制发作且危及生命者，可考虑全身麻醉控制抽搐。

抽搐停止后，若患者未清醒，可予苯巴比妥钠 0.1～0.2 g，肌内注射，每 8～12 小时 1 次维持，或鼻饲抗癫痫药，以后应进行长期抗癫痫治疗。

(三)并发症及其防治

治疗过程中应密切观察生命体征，维持正常呼吸、循环、体温，注意供给足够热量及液体，维持水、电解质平衡，纠正酸中毒，避免低血糖加重脑损害，防治肺部感染。

1.呼吸衰竭

严重的癫痫持续状态以及某些抗癫痫药可引起呼吸衰竭；吸入呕吐物或呼吸道分泌物可引起呼吸道阻塞，加重呼吸困难。保持呼吸道通畅，吸氧，适当应用呼吸中枢兴奋剂可改善呼吸功能，必要时可行气管切开或插管，应用人工呼吸机辅助呼吸。

2.脑水肿

癫痫持续状态可引起严重的脑水肿，加重昏迷，并使抗癫痫药物难以进入脑组织，发作更难控制。可使用甘露醇、呋塞米，必要时可予肾上腺皮质激素以减轻脑水肿。

3.其他

出现循环衰竭时予抗休克治疗；高热时物理降温及使用退热药，必要时予亚冬眠疗法；另应注意防压疮及做好大小便护理，还可应用三磷酸腺苷(ATP)、辅酶 A、细胞色素 C 等以减轻或防止癫痫持续状态后的智力障碍。

(四)病因治疗

应寻找诱发癫痫持续状态的原因，对症治疗。同时应努力寻找可能存在的器质性脑损害，如脑脓肿、硬膜下血肿、出血性梗死等，并采取必要的诊断措施，以便进行相应的治疗。

(陈建通)

第七节 暴发型流行性脑脊髓膜炎

流行性脑脊髓膜炎简称流脑，是由脑膜炎奈瑟菌引起的化脓性脑膜炎，多见于冬春季节，儿童发病居多。根据临床表现可分为普通型、暴发型、慢性败血症型。暴发型虽然少见，临床主要表现为剧烈头痛、呕吐、惊厥、昏迷、呼吸衰竭，但病情发展迅速，病势凶险，病死率较高，应引起高度重视。

一、病因

脑膜炎奈瑟菌(又称脑膜炎球菌)，属奈瑟菌属，革兰氏染色阴性，多成对排列，细菌在繁殖过程中释放内毒素是致病的主要因素。该细菌仅存在于人体，可从带菌者鼻咽部及患者鼻咽部、血液、脑脊液、皮肤瘀点中检出。

人为本病唯一的传染源。带菌者及患者鼻咽部分泌物中的病原菌借咳嗽、打喷嚏等由飞沫直接从空气中传播。人群易感性与抗体水平有关，以 6 个月至 2 岁的婴幼儿发病率最高。

脑膜炎奈瑟菌通常在机体免疫力降低或细菌毒力较强时，由呼吸道侵入血液，在血液中生长繁殖，并释放内毒素，继而侵犯脑脊髓膜，形成化脓性炎症。暴发型流脑休克型的发病原理，主要是细菌产生的内毒素引起全身小血管痉挛，血管壁通透性增加，血浆外渗，血液淤滞，有效循环血容量减少，所致的周围循环衰竭，在血管内皮受损的基础上，内毒素及组织损伤时释放的促凝物质的作用，可导致弥散性血管内凝血(DIC)。Ⅲ型变态反应可能在发病机制中起某些作用，如在受损的血管壁内可以见到免疫球蛋白、补体及脑膜炎球菌抗原的沉积。暴发型脑膜脑炎型的微循环障碍主要发生于脑部血管，血管通透性增加，血浆外渗，继发脑水肿，颅内压增高，病变继续发展肿胀的脑组织向颅内两个裂孔(枕骨大孔、小脑幕裂孔)嵌入而形成脑疝。

二、诊断要点

(一)流行病学资料

冬春季节发病，儿童多见。

(二)临床表现

根据临床表现的特征不同，可分为 3 种类型。

1.败血症休克型

过去称“华-弗综合征”。多见于儿童。以高热、头痛、呕吐起病，中毒症状严重，精神极度萎靡及烦躁不安，不同程度的意识障碍。常于起病 12 小时内出现遍及全身的广泛瘀点、瘀斑，且迅速扩大融合成大片瘀斑伴皮下坏死。循环衰竭是本型的主要表现，面色苍白，出冷汗，四肢发凉，口唇及肢端发绀，脉搏细弱，血压明显下降，脉压变小，后期下降甚至测不到，尿量减少或无尿。脑膜刺激征大都缺如。实验室检查多有 DIC 证据。

2.脑膜炎型

脑膜炎型亦多见于儿童。脑实质损害是本型的主要临床表现。除高热、瘀斑外，早期有剧烈头痛、频繁呕吐、烦躁、惊厥、迅速进入昏迷，肌张力增高，视盘水肿，可出现脑疝的表现，如瞳孔改变、呼吸不规则等。

3.混合型

具有上述两型的临床表现，常同时或先后出现，是本病最严重的一种类型。

(三)实验室检查

1.血常规

白细胞总数增高，一般在 20×10^9/L，高者可达 40×10^9/L，分类中性粒细胞比例增高，核左移。

2.脑脊液检查

脑脊液压力增高，浑浊或脓样，白细胞计数在 1×10^9/L 以上，以中性粒细胞为主，蛋白增加，糖和氯化物减少。败血症休克型患者脑脊液改变可不明显。

3.细菌学检查

(1)涂片检查：皮肤瘀点和脑脊液沉淀涂片可检出脑膜炎奈瑟菌。

(2)细菌培养：血和脑脊液培养阳性率不高。如获阳性，应做细菌分群分型和药物敏感试验。

4.免疫学检查

(1)抗原检测：是近年开展的流脑快速诊断方法。脑脊液中抗原的检测敏感性高，特异性强。常用测定方法有对流免疫电泳、反向间接血凝试验、酶联免疫吸附、放射免疫法等。一般在病程 3 天内易于阳性。

(2)抗体检测：敏感性、特异性差，临床应用日渐减少。方法：对流免疫电泳法、放射免疫法、间接血凝试验等。

三、病情判断

暴发型流脑病势凶险，病情发展迅速，预后较差，早期应用有效抗生素及阿托品、山莨菪碱治疗后，病死率有所下降，但仍在5%～15%。以下因素与预后有关：①2岁以下幼儿和老年患者预后差。②流行高峰的发病者预后差。③有反复惊厥、持续昏迷者预后差。④治疗晚或治疗不彻底者预后不良，易有并发症和后遗症。

四、治疗

(一)护理和支持治疗

加强护理和必要的支持治疗，密切观察病情。

(二)迅速控制感染

1.青霉素G

到目前为止，青霉素对脑膜炎球菌仍为一种高度敏感的杀菌药物，可为首选，每天800万U以上或20万～40万U/(kg・d)，静脉滴注，疗程5～7天，青霉素G不宜作鞘内注射。

2.氯霉素

不能应用青霉素者可用氯霉素，静脉滴注，成人为50 mg/(kg・d)，儿童50～75 mg/(kg・d)，疗程5～7天，应密切观察氯霉素对骨髓的抑制作用。

3.氨苄西林

适于病原菌未明确的患者，用法为200 mg/(kg・d)，分次肌内注射或静脉滴注。

4.第三代头孢菌素

头孢噻肟、头孢呋辛适用于不能应用青霉素G和氯霉素的患者。

(三)休克型的治疗

1.抗休克

(1)扩充血容量：成人首选右旋糖酐-40，首次剂量500 mL快速静脉滴注，24小时内可用1 000 mL，以后可输入生理盐水、葡萄糖溶液，24小时输液3 000 mL左右。在输液的过程中应密切观察有无心功能不全出现并可测中心静脉压(CVP)进行监护。血容量补足的依据：①组织灌注良好，神志清、口唇红润、肢端温暖、发绀消失；②血压回升，收缩压＞12.0 kPa(90 mmHg)，脉压＞4.0 kPa(30 mmHg)；③脉率＜100次/分，尿量＞30 mL/h；④血红蛋白恢复至基础水平，血液浓缩现象消失。

(2)纠正酸中毒：成人首选碳酸氢钠，先补充5%碳酸氢钠200 mL，以后可根据血液生化或血气分析酌情补充。如根据二氧化碳结合力(CO_2CP)测定结果计算，则5%碳酸氢钠0.5 mL/kg，提高CO_2CP 0.449 mmol/L。

(3)血管活性药。经过扩容，纠正酸中毒后休克仍未纠正，可选用血管活性药。山莨菪碱、东莨菪碱、阿托品对改善微循环有良好的效果，可早期选用。山莨菪碱每次0.3～0.5 mg/kg，重症患者可增加至1～2 mg/kg，东莨菪碱每次0.01～0.03 mg/kg，阿托品每次0.03～0.05 mg/kg，静脉注射，每10～30分钟注射一次，病情好转后逐渐延长给药时间，如连续用药5～10次无效，可改用异丙肾上腺素、间羟胺与多巴胺联合或酚妥拉明与去甲肾上腺素联合。

β受体激动剂可选用多巴胺，剂量为20～40 mg/100 mL，静脉滴注，滴速为2～5 μg/(kg・min)。亦可与间羟胺联合应用，间羟胺10～20 mg/100 mL，静脉滴注，滴速为20～40滴/分。

α 受体阻滞剂适用于在充分扩容的基础上，CVP 回升至正常，心功能无明显异常，而休克无明显改善(多因阻力血管高度收缩，肺循环阻力增高所致者)。酚妥拉明 0.1～0.5 mg/kg，加入 100 mL 液体，静脉滴注，有解除阻力血管痉挛的作用。

(4)纠正心功能不全：CVP 高于正常正常[0.49～1.18 kPa(5～12 cmH_2O)]而休克仍未纠正，可给予快速洋地黄制剂毒毛花苷 K 或毛花苷 C。

(5)肾上腺糖皮质激素：氢化可的松 500～1 000 mg/d，静脉滴注。休克纠正及血压稳定后，减量及停药，一般用药不超过 3 天。

2.DIC 的治疗

DIC 的诊断一经确立，应在抗休克，改善微循环及迅速有效地控制感染的基础上及早给予肝素治疗。肝素主要作用于抑制凝血酶，具有较强的抗凝作用，剂量一般为 0.5～1 mg/kg，每 4～6 小时静脉注射或静脉滴注一次，使部分凝血活酶时间(APTT)延长至正常的 2～3 倍，等 DIC 完全控制及休克的病因控制后停用。使用肝素后，可输血浆，以补充消耗的凝血因子。

(四)暴发型脑膜脑炎的治疗

1.应用脱水剂

20%甘露醇，剂量每次 1～2 g/kg，使用越早效果越好。一般 4～6 小时快速静脉注射一次，同时应用大剂量肾上腺糖皮质激素(地塞米松 20～40 mg/d)以减轻毒血症和降低颅内压，一般用 2～4 天待颅内压增高症状好转，逐渐减量或延长给药时间至停药。

2.呼吸衰竭的处理

除积极脱水外，应及时给氧、吸痰、头部放置冰袋降温，应用呼吸兴奋剂。呼吸停止应立即进行人工呼吸、气管插管或切开，应用呼吸机辅助呼吸。

3.亚冬眠疗法

主要用于高热、频繁惊厥及明显脑水肿者，可用氯丙嗪与异丙嗪各 1～2 mg/kg，肌内注射或静脉注射，置冰袋于枕后、颈部、腋下及腹股沟，使体温下降至 36 ℃左右，以后每 4～6 小时再肌内注射一次，共 2～3 次。

(陈建通)

第八节　重症肌无力危象

重症肌无力(MG)是一种自身免疫病，是神经肌肉接头处传递发生障碍所引起的一组临床症候，主要表现为受累骨骼肌极易疲劳，经休息或服用抗胆碱药物后症状可获缓解。

重症肌无力危象是指重症肌无力患者因各种因素所致病情加重(如机体感染、过度劳累、妊娠分娩、手术、外伤、治疗不当、精神创伤等)而出现的严重呼吸困难、吞咽障碍状态。重症肌无力危象的发生率占重症肌无力患者总数的 9.8%～26%。重症肌无力患者是否发生了危象，主要依据是否出现了严重的呼吸困难的临床表现。危象通常分为 3 种，即因胆碱酯酶抑制剂用量不足所致的肌无力性危象；因胆碱酯酶抑制剂用量过大所致的胆碱能性危象以及与胆碱酯酶抑制剂用量无关的反拗性危象。不同性质的危象处理方法不同，因此，尽快鉴别危象性质很有必要。

一、病因与发病机制

(一)病因

重症肌无力病程中,常因以下诱因发生肌无力危象。

(1)感染,尤以呼吸道感染最常见。

(2)突然停用抗胆碱酯酶类药物或用药过量。

(3)精神紧张、劳累过度、月经、妊娠和分娩。

(4)阻滞神经-肌肉传递的药物的应用如氨基糖苷类、多肽类抗生素等。

(5)大剂量皮质类固醇药物应用的初期。

(6)外伤,包括外科手术的创伤以及脱水、电解质紊乱等。

(二)发病机制

重症肌无力确切的发病机制尚未阐明,近年来的研究显示病变在突触后膜,主要是血清中抗乙酰胆碱受体(AChR)的抗体增加,并且沉积在突触后膜上,导致有效的 AChR 数目减少,从而使突触后膜传递障碍,导致肌无力。另外,10%~15%的 MG 患者合并胸腺瘤,推测可能有遗传因素的参与。在 MG 患者中,相当数量的患者合并有其他自身免疫病,如甲状腺功能亢进、系统性红斑狼疮、类风湿关节炎、天疱疮等。

二、诊断

(一)临床表现

1.肌无力性危象

大多是由于疾病本身的发展所致。常发生于没有用过或仅用小剂量胆碱酯酶抑制剂的全身型重症患者,特别是Ⅲ型和Ⅳ型患者更易发生。有时患者尽管按以前用的剂量服用了胆碱酯酶抑制剂,但当存在某些危象诱发因素时,如合并感染、过度疲劳、精神刺激、月经、分娩、手术、外伤或应用了对神经肌肉传导有阻滞作用的药物,而未能相应适当增加胆碱酯酶抑制剂的剂量,也诱发危象。此时患者的肌无力症状突然变得极为严重,由于咽喉肌和呼吸肌无力,患者不能吞咽和咳痰,呼吸极为困难,常端坐呼吸,呼吸次数增多,呼吸动度变小,可见三凹征,严重时烦躁不安,大汗淋漓,甚至有窒息感,口唇和指甲发绀等。

2.胆碱能性危象

胆碱能性危象见于长期服用较大剂量的胆碱酯酶抑制剂的患者。胆碱能性危象在发生严重的呼吸困难和窒息感之前常先表现出明显的胆碱酯酶抑制剂的不良反应。

(1)毒蕈碱样不良反应:①平滑肌症状,上腹部不适、食欲缺乏、恶心、呕吐、腹痛、腹泻、肠鸣音亢进、尿频、二便失禁、里急后重、瞳孔缩小及支气管痉挛等。②腺体症状,多汗、流泪、皮肤湿冷、唾液及气管分泌物明显增多。

(2)烟碱样不良反应:表现骨骼肌症状,如肌束震颤、肌肉痉挛和肌肉无力(因过多的 Ach 与终板受体长时间结合,即过度去极化而不能复极化,使肌肉暂时不能接受神经冲动,无法产生适当的动作电位所致)。

(3)中枢神经的不良反应:激动、焦虑、失眠、噩梦、眩晕、头痛、精神错乱、晕厥、惊厥、昏迷等。

长期服用胆碱酯酶抑制剂的患者,特别是服用较大剂量者,在出现了上述不良反应的前提下,若突然出现全身极度无力,吞咽及咳痰不能,呼吸极度困难,唾液明显增多,全身大汗淋漓,瞳孔缩小，口唇发绀，甚至严重窒息者应考虑到胆碱能危象的可能。

但发生危象的患者大多是长期服用胆碱酯酶抑制剂的患者，即使是肌无力危象，因其毒蕈碱样不良反应也很明显，有时就好像是胆碱能危象；相反，有的患者由于并用了阿托品，其毒蕈碱样不良反应常被掩盖或削弱，尽管是胆碱能性危象，有时却看成是肌无力性危象。因此，不能仅仅根据临床表现鉴别，而应进一步做药物试验。

3.反拗性危象

胆碱酯酶抑制剂的剂量未变，但突然对该药失效而出现了严重的呼吸困难。常见于急性暴发型（Ⅲ型）的患者，或发生于胸腺切除术后数天，也可因感染、电解质紊乱或其他不明原因所致。通常无胆碱能不良反应。

以上三种危象中，肌无力性危象最为常见，其次为反拗性危象，真正的胆碱能性危象甚为罕见。

（二）实验室及其他检查

1.依酚氯铵试验

依酚氯铵为作用时间极短的胆碱酯酶抑制剂。每支 1 mL（10 mg）。通常试验先缓慢静脉注射2 mg，若明显改善则停止注射，若无任何反应则可将另 8 mg 注完。该药在静脉注射中或静脉注射后立即发挥作用，4～5 分钟作用则消失。对危象患者若用药后肌无力改善则为肌无力危象，若反而加重则为胆碱能性危象。若依酚氯铵试验无法判断则可能为混合性（或反拗性危象）。Magyar 报道静脉注射 10 mg 依酚氯铵后尽管最大吸气量增加，肌力亦改善，但是最大呼气量反而减少。这是由于依酚氯铵的毒蕈碱样作用诱发支气管痉挛和分泌物增加，使总通气阻力增加。由于这一不良反应较抗肌无力作用更加持久，故应警惕用量过大的危险性，特别是对那些已合并肺部感染的患者尤应谨慎。另外，在危象时患者大多有焦虑、紧张，不能很好合作，再加上本药作用时间太短，判断常有一定困难，此亦为依酚氯铵的不足之处。对有严重的窦缓和二度以上房室传导阻滞的患者及哮喘病患者应慎用。

2.新斯的明试验

依酚氯铵试验难以断定时则可采用新斯的明试验。用甲基硫酸新斯的明 1.0～1.5 mg，肌内注射，为避免不良反应可并用阿托品 0.5～1.0 mg，肌内注射，10～30 分钟后若见呼吸、吞咽及四肢肌力明显好转时则为肌无力危象，反而加重则为胆碱能性危象。但对呼吸极度困难、口唇发绀，已处于窒息状态的患者，必须立即行气管插管或气管切开，千万不要因为药物试验而贻误了抢救时机。对于依酚氯铵试验或新斯的明试验均无明显反应也无显著加重者则为混合性危象。这种危象出现时常伴有感染，或用过禁忌药物，亦可发生在胸腺手术后数天内或大剂量激素治疗的早期。

3.心电图检查

发生了危象的患者必须注意对其心脏的监护。日本的武上俊彦报道在死亡的 MG 危象患者中有的与心脏损害有关，尸检证实为心肌炎。对危象患者严密观察心脏损害情况以便及时采取抢救措施至关重要。贝鲁肖特（Berrouschot）等报道在 63 例肌无力危象中有 11 例（17%）发生了严重的心律失常，其中 6 例因此而致死。扎菲尔（Saphir）等发现，在死亡的 67 例 MG 患者尸检发现有心肌炎改变者 26 例，高达 39%。

4.胸部 X 线检查

对危象患者抓紧时间拍正侧位胸片，不仅可及时发现有无肺炎或肺不张，还可发现有无新生物以及有无胸腔积液或心包积液等。这些病变的存在常常是呼吸困难不易减轻、危象不易缓解的重要原因。

三、治疗

在危象的早期，经依酚氯铵试验或新斯的明试验证实为肌无力性危象时，应增加胆碱酯酶抑制剂的用量，可立即给予硫酸新斯的明 1 mg 肌内注射，必要时每 20～30 分钟重复一次。为减少毒蕈碱样不良反应，可合用少量阿托品，但不应常规地大剂量应用，因为它可以使支气管分泌物黏稠，容易堵塞支气管而造成肺不张的危险。当临床症状好转后可逐渐改为口服胆碱酯酶抑制剂。早期的肌无力危象经过上述处理有时可以解除。如果是胆碱能危象则应停用胆碱酯酶抑制剂，并立即给予阿托品 1～2 mg 静脉注射。若经上述药物处理不见好转，无论是肌无力危象还是胆碱能危象，以及难以判断的反拗危象，特别是当已经有发绀甚至已经发生窒息不允许再做试验时，均必须立即采取下列紧急抢救措施。

(一)确保呼吸功能

果断、迅速地行气管插管或气管切开，及时吸痰，确保呼吸道通畅最为重要。对呼吸微弱的患者必须给予正压人工呼吸，以保持足够的通气量，纠正缺氧状态。无论是胆碱能危象还是反拗危象，此项措施必须当机立断，不可稍微迟延，更不应该待昏迷以后再做。是否需要气管插管主要依赖临床表现，亦可参考下列实验室指标：①肺活量＜15 mL/kg。②最大吸力＜1.96 kPa(20 cmH_2O)。③最大呼力＜3.92 kPa(40 cmH_2O)。④血 PaO_2＜6.7 kPa(50 mmHg)(在不吸氧的情况下)。⑤血 $PaCO_2$＞6.7 kPa(50 mmHg)。⑥血 pH＜7.25，应立即气管插管。

如果呼吸困难极为严重，不能检查肺功能或血气分析结果尚未出来，则不必等待化验结果，应该立即行气管插管，插管的延误可能导致死亡。对未合并肺部感染、痰液不多的危象患者可行经鼻气管插管，若合并肺部感染，痰液较多，可行气管切开，切开前先插管。Thoma 等在 73 次危象中行气管切开 29 次，占 40%。丛志强等在 172 次危象中行气管切开 71 次，占 41.3%。呼吸困难改善后拔管不应太早，待吞咽和咳嗽反射恢复，而且经完全堵管 48～72 小时试验无不良反应时方可拔管。拔管过早有多次切开的危险。Osserman 在 15 例气管切开的患者中，计切过 35 次(11 例切开过 2 次，3 例切开过 3 次，1 例切开过 4 次)。对于有发热和肺部感染的患者应特别注意不要过早拔管。拔管的决定主要根据无呼吸困难的临床表现外，也需要参考一些必要的实验室指标：①平均肺活量达到 25 mL/kg(约 70 kg 体重的患者可达到 1.75 L)。②最大吸力达到 3.92 kPa(40 cmH_2O)。③最大呼力达到 4.9 kPa(50 cmH_2O)。④血 PaO_2＞10.7 kPa(80 mmHg)。⑤血 $PaCO_2$＜6.7 kPa(50 mmHg)。⑥血 pH 正常(7.35～7.45)。

(二)暂停胆碱酯酶抑制剂

在做好气管插管或切开，装上人工呼吸器，建立适当的呼吸之后，在严密监护下应停用胆碱酯酶抑制剂 24～72 小时，待终板的 AChR 感受性恢复时，再从小剂量慢慢增加胆碱酯酶抑制剂。这样不仅对胆碱能危象和反拗危象有效，而且对肌无力危象也有益。因停用几天胆碱酯酶抑制剂可明显减少唾液和气管分泌物的分泌量，亦不必使用能引起分泌物黏稠的阿托品。文献报道使用胆碱酯酶抑制剂能使肺部阻力增加 2 倍，危象时的呼吸困难除因呼吸无力外，有时可能与使用了大剂量胆碱酯酶抑制剂使分泌物增多，支气管痉挛和肺阻力增加有关。停药 2～3 天后再重做依酚氯铵或新斯的明试验，若明显改善，则重新开始给予适量的新斯的明肌内注射。当患者能吞咽时尽快改为口服，口服溴吡斯的明应从小剂量开始，逐渐增至最佳剂量，在该药的帮助下力争早日解除吞咽困难和呼吸困难，早日停用人工呼吸器。

(三)积极控制感染

肺部感染或上呼吸道感染常常是肌无力危象的诱因或并发症，若不控制感染则危象难以解除。在尚未做气管插管或切开的患者，应尽量避免使用能引起神经-肌肉传导障碍而使危象进一步加重的抗生素，如氨基糖苷类抗生素、林可霉素等。当已行气管插管或切开，使用人工呼吸器后，则应该根据药物敏感试验结果，采用最有效的广谱抗生素，而且剂量和疗程均要足量。对高热持续不退的顽固性肺炎，可采用抗生素气管内滴入的方法；对合并肺不张的危象患者可采用支气管肺泡灌洗，常可获得显著效果。

(四)迅速降温

发热可缩短突触后膜去极化时间和增加抗胆碱酯酶活力，而使神经肌肉传导障碍加重。短暂性的体温升高本身对危象的诱发和危象的持续时间均起重要作用。因此，在对病因治疗的基础上，应迅速采用冰袋、50%乙醇擦浴、冰盐水洗胃和冰毯等物理降温措施。

(五)大剂量糖皮质激素疗法

许多危象是由于AchR抗体增多所致，抓紧时机用大剂量糖皮质激素疗法，迅速抑制体液免疫反应，减少抗体的产生，是治疗危象的积极措施。但是，由于大剂量激素引起症状一过性加重，故在尚未做气管插管或切开的危象患者，暂时先不采用大剂量冲击疗法，若已经做了气管插管或切开，大多主张采用较大剂量。一般可用泼尼松60～80 mg/d，晨顿服，或地塞米松10～20 mg/d，静脉滴注。待呼吸困难恢复后再逐渐减量。最近，阿茨马(Arsma)等报道，用特大剂量甲泼尼龙(每次2 000 mg，静脉滴注，每隔5天一次，可用2～3次)治疗MG危象均获迅速改善。亦可每天用甲泼尼龙1 000 mg，静脉滴注，连用3天为1个疗程，若无效，1周后可冲击第二个疗程。每一个疗程后可用较小剂量泼尼松或地塞米松维持。每天的甲泼尼龙稀释于生理盐水500 mL，缓慢静脉滴注12小时以上，滴注太快可引起不良反应。经冲击疗法使危象缓解后则改为较小剂量的泼尼松口服。

(六)血浆置换疗法

本法可将AchR抗体除掉，使AchR的功能恢复。有人发现，在治疗MG危象中一次交换4.5 L的血液可除去71%的AchR抗体，第1天危象明显改善。Dau提出，解除危象是血浆交换疗法的第一个适应证。通常每次交换2 000～3 000 mL新鲜冰冻血浆，隔天1次，3～4次为1个疗程。危象缓解后仍应口服泼尼松以维持疗效，因为血浆交换的有效期较短，仅为1周至2个月。施特克尔(Stascker)等研究发现，抢救肌无力危象患者时血浆置换优于静脉注射丙种球蛋白。用丙种球蛋白治疗无效的患者用血浆置换仍可有效。本疗法不仅能迅速清除AchR抗体，而且能调节T细胞的功能，为治疗MG危象的一线疗法。

(七)换血疗法

当使用大剂量糖皮质激素疗法未能使危象迅速缓解时，可并用换血疗法。每次先放血200～300 mL，然后输新鲜血200～300 mL，每周1～2次，常可使危象期明显缩短，呼吸困难早期改善。最近试验研究发现，MG患者的血中添加健康人的T细胞可抑制AchR抗体的产生，说明健康人血中的抑制性T细胞具有良好的抑制功能，而MG患者的抑制性T细胞的功能不足。还有人用试验证明，若把健康人T细胞培养液的上清液加入MG患者的血中也有抑制患者产生AchR抗体的作用，说明这种上清液中有抑制因子存在。放血可放出一部分抗体以及产生抗体的淋巴细胞；输血可输入对免疫反应有抑制作用的抑制性T细胞及抑制因子。该方法简便，价格便宜，在基层医院容易开展。

（八）大剂量免疫球蛋白疗法

免疫球蛋白每天 400 mg/kg，静脉注射，共 5 天。一般用于老年患者无法进行血浆交换者，或没有血浆交换设备时选用。

（陈建通）

心血管科急危重症

第一节　主动脉夹层

主动脉夹层指主动脉腔内的血液通过内膜的破口进入主动脉壁中层而形成的血肿。急性主动脉夹层是一种不常见、但有潜在生命危险的疾病，如不予以治疗，早期病死率很高。及时进行适当的药物和(或)手术治疗，可明显提高生存率。

一、病因与发病机制

任何破坏中层弹性或肌肉成分完整性的疾病都可使主动脉易患夹层分离。中层胶原及弹性硬蛋白变性所致的中层退行性变是首要的易患因素。囊性中层退行病变是多种遗传性结缔组织缺陷(马方综合征和 Ehlers Danlos 综合征)的内在特点。年龄增长和高血压可能是中层退行病变两个重要因素。主动脉夹层的好发年龄为 60～70 岁，男性为女性发病率的 2 倍。某些其他先天性心血管畸形，如主动脉瓣单瓣畸形和主动脉缩窄也易并发主动脉夹层。

主动脉夹层开始于主动脉内膜撕裂，血液穿透病变中层，将中层平面一分为二，主动脉壁即出现夹层。由于管腔压力不断推动，分离过程沿主动脉壁推进，典型的为顺行推进，即被主动脉血流向前的力推动，有时也可见从内膜撕裂处逆向推进。主动脉壁分离层之间被血液充盈的空间成为一个假腔，剪切力可能导致内膜进一步撕裂，为假腔内的血流提供出口或额外的进口。

二、分类

绝大多数主动脉夹层起源于升主动脉和(或)降主动脉。主动脉夹层有三种主要的分类方法，对累及的主动脉的部位及范围进行定义(表 9-1，图 9-1)。考虑预后及治疗的不同，所有这三种分类方法都是基于主动脉夹层是否累及升主动脉而定。一般而言，夹层分离累及升主动脉有外科手术指征，而对那些未累及升主动脉的夹层分离可考虑药物保留治疗。

表 9-1　常用的主动脉夹层分类方法

分类	起源和累及的主动脉范围
DeBakey 分类法	
Ⅰ型	起源于升主动脉，扩展至主动脉弓或其远端
Ⅱ型	起源并局限于升主动脉

续表

分类	起源和累及的主动脉范围
Ⅲ型	起源于降主动脉沿主动脉向远端扩展
Stanford 分类法	
A 型	所有累及升主动脉的夹层分离
B 型	所有不累及升主动脉的夹层分离
解剖描述分类法	
近端	包括 DeBakeyⅠ型和Ⅱ型，Stanford 法 A 型
远端	包括 DeBakeyⅢ型，Stanford 法 B 型

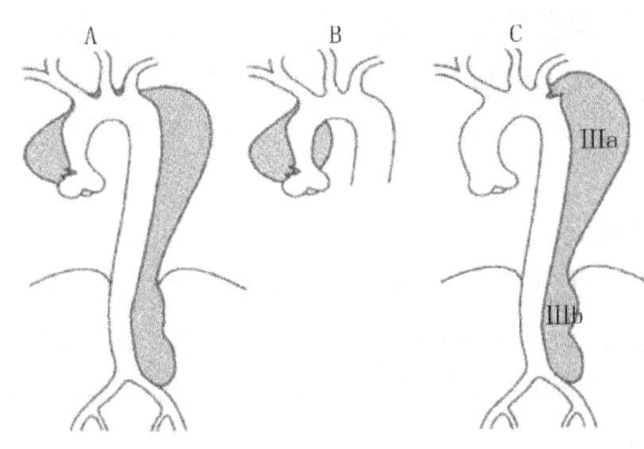

图 9-1 主动脉夹层分类

A.DeBakeyⅠ型/StanfordA 型；B.DeBakeyⅡ型/StanfordA 型；C.DeBakeyⅢ型/StanfordB 型

三、诊断

(一)临床表现特点

1.症状

急性主动脉夹层最常见的症状是剧烈疼痛，而慢性夹层分离多数可能并无疼痛。典型的疼痛突然发生，开始时即为剧痛。患者主诉疼痛呈撕裂、撕扯或刀刺样。当夹层分离沿主动脉伸展时，疼痛可沿着夹层分离的走向逐步向其他部位转移。疼痛部位对判断主动脉夹层的部位有帮助，因为局部的症状通常反应累及的主动脉。如胸痛只在前胸部，或最痛之处在前胸部，提示夹层绝大多数累及升主动脉。如胸痛只在肩胛之间，或最痛之处在肩胛之间，则绝大部分累及降主动脉。颈、喉、颌、面部的疼痛强烈提示夹层累及升主动脉。另外，疼痛在背部的任何部位，或腹部和下肢，强烈提示累及降主动脉。

其他一些不常见情况包括充血性心力衰竭、晕厥、脑血管意外、缺血性周围神经病变、截瘫、猝死等。急性充血性心力衰竭几乎均由近端主动脉夹层所致的严重主动脉瓣反流引起。无神经定位体征的晕厥占主动脉夹层的 4%～5%，一般需紧急外科手术。

2.体征

在一些病例中，单纯的体检结果就足以提示诊断，而在另外一些情况下，即使存在广泛的主动脉夹层，相应的体征也不明显。远端主动脉夹层患者 80%～90%存在高血压，但在近端主动脉夹层患者中高血压较少见。近端主动脉夹层患者与远端主动脉夹层患者相比更易发生低血压。低血压通常是由于心脏压塞、胸腔或腹腔内动脉破裂所致。与主动脉夹层相关的最典型体征如脉搏短缺、主动脉反流杂音、神经系统表现更多见于近端夹层分离。急性胸痛伴脉搏短缺（减弱或缺如）强烈提示主动脉夹层。近端主动脉夹层分离中约50%有脉搏短缺，而远端主动脉夹层中只占15%。

主动脉瓣反流是近端主动脉夹层的重要并发症，一些病例可听到主动脉瓣反流杂音。与近端主动脉夹层相关的主动脉瓣膜反流杂音常呈乐音样，胸骨右缘比胸骨左缘听诊更清晰。根据反流的严重程度不同，可能存在其他主动脉瓣关闭不全的周围血管征象，如水冲脉和脉压增宽。

许多疾病的表现可酷似主动脉夹层，包括急性心肌梗死或严重心肌缺血，非主动脉夹层引起的急性主动脉反流，非夹层分离引起的胸主动脉瘤、腹主动脉瘤、心包炎、肌肉骨骼痛或纵隔肿瘤。

(二)实验室和其他辅助检查特点

临床上，一旦诊断上已怀疑主动脉夹层，必须迅速并准确地确定诊断。目前可用的诊断方法包括主动脉造影、造影增强 CT 扫描、磁共振成像（MRI）、经胸或经食管的心脏超声。

1.胸部 X 线检查

最常见的异常是主动脉影变宽，占病例的 80%～90%，局限性的膨出往往出现于病变起源部位。一些病例可出现上纵隔影变宽。如见主动脉内膜钙化影，则可估测主动脉壁的厚度，正常为 2～3 mm，如主动脉壁厚度增加到 10 mm 以上，高度提示主动脉夹层（图 9-2）。虽然绝大多数患者有一种或多种胸片的异常表现，但相当部分患者胸片改变不明显。因此，正常的胸部X 线检查绝不能排除主动脉夹层。

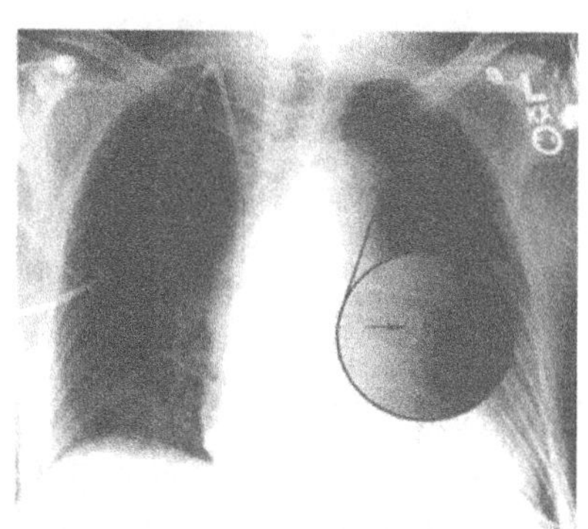

图 9-2　主动脉夹层，胸部 X 线检查可见主动脉内膜
钙化影与主动脉影外侧缘相距 10 mm 以上

2.主动脉造影

逆行主动脉造影是主动脉夹层的最可靠诊断技术，如考虑行手术治疗或血管内支架治疗，术前须行主动脉造影。血管造影诊断主动脉夹层的直接征象包括主动脉双腔或分离内膜片，提示夹层分离的间接征象包括主动脉腔变形、主动脉壁变厚、分支血管异常，以及主动脉瓣反流。主动脉造影的主要优点在于能明确主动脉夹层和累及的分支血管范围，也能显示主动脉夹层的一些主要并发症，如假腔内血栓和主动脉瓣反流。

3.计算机体层摄影（CT）

增强 CT 扫描时，如发现内膜片分割或以造影剂密度差来区分的两个明显的主动脉腔时即可诊断主动脉夹层。与主动脉造影不同，CT 扫描的优点在于它是无创的，但需要使用静脉内造影剂。CT 还有助于识别假腔内的血栓，发现心包积液。但 CT 扫描不能可靠地发现有无主动脉瓣反流和分支血管病变。

4.磁共振成像(MRI)

MRI 特别适用于诊断主动脉夹层，能显示主动脉夹层的真假腔、内膜的撕裂位置、剥离的内膜片和可能存在的血栓等。MRI 是无创性检查，也不需要使用静脉内造影剂，从而避免了离子辐射。虽然 MRI 以其高度的准确性成为目前无创性诊断主动脉夹层的主要标准，但它存在一些缺点，如对已植入起搏器、血管夹、人工金属心脏瓣膜和人工关节患者禁忌。MRI 也仅提供有限的分支血管图像，不能可靠地识别主动脉瓣反流的存在。另外，由于显影所需时间较长，急性主动脉夹层患者行 MRI 有风险。

5.超声心动图(UCG)

对诊断升主动脉夹层具有重要意义，且易识别并发症(如心包积血、主动脉瓣关闭不全和胸腔积血等)。在 M 型超声中可见主动脉根部扩大，夹层分离处主动脉壁由正常的单条回声带变成两条分离的回声带。在二维超声中可见主动内分离的内膜片呈内膜摆动征，主动脉夹层形成主动脉真假双腔征。有时可见心包或胸腔积液。多普勒超声不仅能检出主动脉夹层管壁双重回声之间的异常血流，而且对主动脉夹层的分型、破口定位及主动脉瓣反流的定量分析都具有重要的诊断价值。经食管超声心动图(TEE)克服了经胸廓 UCG 的一些局限性。它可以采用更高频率的超声检查，从而提供更好的解剖细节。

几种影像方法都各有其特定的优缺点。在选择时，必须考虑各种检查的准确性、安全性和可行性(表 9-2)。

表 9-2 几种影像学方法诊断主动脉夹层的性能

诊断性能	ANGIO	CT	MRI	TEE
敏感性	++	++	+++	+++
特异性	+++	+++	+++	++/+++
内膜撕裂部位	++	+	+++	+
有无血栓	+++	++	+++	+
有无主动脉关闭不全	+++	−	+	+++
心包积液	−	++	+++	+++
分支血管累积	+++	+	++	+
冠状动脉累及	++	−	−	++

注：+++极好，++好，+一般，−无法检测。ANGLO：主动脉造影；CT：计算机体层摄影；MRI：磁共振成像；TEE：经食管超声心动图。

四、治疗

治疗主动脉夹层的主要目的在于阻止夹层分离的进展。那些致命的并发症并不是内膜撕裂本身，而是随之而来的主动脉夹层的并发症，如分离主动脉破裂、急性主动脉瓣关闭不全、急性心脏压塞等。如果不进行及时、适当的治疗，主动脉夹层有很高的病死率。

(一)紧急内科处理

所有高度怀疑有急性主动脉夹层的患者必须予以监护。首要的治疗目的在于解除疼痛并将收缩压降至 13.3～14.7 kPa(100～110 mmHg)[平均动脉压为 8.0～9.3 kPa(60～70 mmHg)]。无论是否存在疼痛和高血压，均应使用 β 受体阻滞剂以降低 dp/dt。对可能要进行手术的患者要避免使用长效降压药物，以免使术中血压控制变得复杂。疼痛本身可以加重高血压和心动过速，可静脉注射吗啡以缓解疼痛。

硝普钠对紧急降低动脉血压十分有效。开始滴速 20 μg/min，然后根据血压反应调整滴速，最高可达 800 μg/min。当单独使用时，硝普钠可能升高 dp/dt，这一作用可能潜在地促进夹层分离的扩展。因此，同时使用足够剂量的 β 受体阻滞剂十分必要。

为了迅速降低 dp/dt，应静脉内剂量递增地使用 β 受体阻滞剂，直至出现满意的 β 受体阻滞效应(心率 60～70 次/分)。超短效 β 受体阻滞剂艾司洛尔对动脉血压不稳定准备行手术治疗的患者十分有用，因为如果需要可随时停用。当存在使用 β 受体阻滞剂的禁忌证，如窦性心动过缓、二度或三度房室传导阻滞、充血性心力衰竭、气管痉挛，应当考虑使用其他降低动脉压和 dp/dt 的药物，如钙通道阻滞剂。

当分离的内膜片损害一侧或双侧肾动脉时，可引起肾素大量释放，导致顽固性高血压。在这种情况下可静脉内注射血管紧张素转化酶(ACE)抑制剂。

如果患者血压正常而非高血压，可单独使用 β 受体阻滞剂降低 dp/dt，如果存在禁忌证，可选择使用非二氢吡啶类钙阻滞剂，如地尔硫䓬或维拉帕米。

如果可疑主动脉夹层的患者表现为严重低血压，提示可能存在心脏压塞或主动脉破裂，应快速扩容。如果迫切需要升压药治疗顽固性低血压，可使用去甲肾上腺素。

治疗后一旦患者情况稳定，应立即进行诊断检查。如果病情不稳定，优先使用 TEE，因为它能在急诊室或重症监护病房床边操作而不需要停止监护和治疗。如果一个高度可疑夹层分离的患者病情变得极不稳定，很可能发生了主动脉破裂或心脏压塞，患者应立即送往手术室而不是进行影像学诊断。在这种情况下可使用术中 TEE 确定诊断，同时指导手术修补。

(二)心脏压塞的处理

急性近端主动脉夹层经常伴有心脏压塞，这是患者死亡的最常见原因之一。心脏压塞往往是主动脉夹层患者低血压的常见原因。在这种情况下，在等待外科手术修补时通常应进行心包穿刺以稳定病情。

(三)外科手术治疗

主动脉夹层的手术指征见表 9-3。应该尽可能在患者就诊之初决定是否手术，因为这将帮助选择何种诊断检查方法。手术目的包括切除最严重的主动脉病变节段，切除内膜撕裂部分，通过缝合夹层分离动脉的近端和远端以闭塞假腔的入口。下列因素增加患者的手术风险：高龄、伴随其他严重疾病(特别是肺气肿)、动脉瘤破裂、心脏压塞、休克、心肌梗死、脑血管意外等。

表 9-3　主动脉夹层外科手术和药物治疗的指征

手术指征	药物治疗指征
1.急性近端夹层分离	1.无并发症的远端夹层分离
2.急性远端夹层分离伴下列情况之一	2.稳定的孤立的主动脉弓夹层分离
・重要脏器进行性损害	3.稳定的慢性夹层分离
・主动脉破裂或接近破裂	
・主动脉瓣反流	

续表

手术指征	药物治疗指征
·夹层逆行进展至升主动脉	
·马方综合征并发夹层分离	

(四)血管内支架技术

使用血管内介入技术可治疗主动脉夹层的高危患者。例如，夹层分离累及肾动脉或内脏动脉时手术死亡率超过50%，血管内支架置入可降低死亡率。带膜支架植入血管隔绝术主要适用于Stanford B型夹层。

五、长期治疗和随访

主动脉夹层患者晚期并发症包括主动脉反流、夹层分离复发、动脉瘤形成或破裂。无论住院期间采用手术还是药物治疗，长期药物治疗以控制血压和 dp/dt 对所有主动脉夹层存活患者都适用。主动脉夹层患者随访评估包括反复认真的体格检查，定期胸部X线检查和一系列影像学检查包括TEE、CT扫描或MRI。患者刚出院的2年内危险性最高，后危险性逐步降低。因此，早期经常的随访十分重要。

（张宗玉）

第二节　急性病毒性心肌炎

急性病毒性心肌炎是指嗜心性病毒感染引起的，以心肌非特异性间质性炎症为主，伴有心肌细胞变性、溶解或坏死病变的心肌炎。病变可累及心脏传导和起搏系统，亦可累及心包膜。临床上以肠道病毒(如柯萨奇病毒B组2、4两型最多见，其次为5、3、1型及A组的1、4、9、16、23型，艾柯病毒和脊髓灰质炎病毒等)和流感病毒较为常见。此外，麻疹、腮腺炎、乙型脑炎、肝炎和巨细胞病毒等也可引起心肌炎。

一、发病机制

病毒如何引起心肌损伤的机制迄今尚未阐明，可能途径包括以下两种。

(一)病毒直接侵犯心肌

病毒感染后可引起病毒血症，经血流直接侵犯心肌，导致心肌纤维溶解、坏死、水肿及炎性细胞浸润。有人认为，急性暴发性病毒性心肌炎和病毒感染后1～4周猝死者，病毒直接侵犯心肌可能是主要的发病机制。

(二)免疫变态反应

对于大多数病毒性心肌炎，尤其是慢性心肌炎，目前认为主要是通过免疫变态反应而致病。参与免疫反应可能是病毒本身，也可能是病毒-心肌抗体复合物。既有体液免疫参与，又有细胞免疫参与。此外，患者免疫功能低下在发病中也起重要作用。

二、诊断

(一)临床表现特点

(1)起病前1～3周常有上呼吸道或消化道感染史。

(2)心脏受累表现:心悸、气促、心前区疼痛等。体检,轻者心界不扩大,重者心浊音界扩大,心率增快且与体温升高不相称,可出现舒张期奔马律,心律失常以频发早搏多见,亦可表现为房室传导阻滞,以至出现心动过缓、心尖区第一心音低钝。可闻及收缩期吹风样杂音。重症患者可短期内出现心衰或心源性休克,少数因严重心律失常而猝死。

(3)老幼均可发病,但以儿童和年轻人较易发病。

(二)实验室检查及其他辅助检查特点

(1)心电图常有各种心律失常表现,以室性早搏最常见,其次为房室传导阻滞、束支及室内阻滞、心动过速等。心肌损害可表现为ST段降低、T波低平或倒置、Q-T间期延长等。暴发性病毒性心肌炎可有异常Q波、阵发性室性心动过速、高度房室传导阻滞,甚至心室颤动等。心电图改变对心肌炎的诊断并无特异性。

(2)血清酶学检查可有CK及其同工酶(CK-MB)、AST或LDH及其同工酶(LDH1)增高。

(3)X线、超声心动图检查示心脏轻至中度增大,搏动减弱,有时可伴有心包积液,此时称心肌心包炎。

(4)血白细胞可轻至中度增多,血沉加速。

(5)从咽拭、尿、粪、血液及心包穿刺液中分离出病毒,且在恢复期血清中同型病毒抗体滴度较初期或急性期(第一份)血清升高或下降4倍以上,可认为是新近有病毒感染。

诊断病毒性心肌炎必须排除可能引起心肌损害的其他疾病,常见的如风湿性心肌炎、中毒性心肌炎、结缔组织和代谢性疾病所致心肌损害,以及原发性心肌病等。

三、治疗

目前对急性病毒性心肌炎尚缺乏特异性治疗方法,但多数患者经过一段时间休息及对症治疗后能自行痊愈,少数可演变为慢性心肌炎或遗留不同程度心律失常表现,个别暴发型重症病例可导致死亡。本病主要治疗措施如下。

(一)充分休息,防止过劳

本病一旦确诊,应卧床休息,进食易消化和富含维生素、蛋白质的食物。充分休息在急性期应列为主要治疗措施之一。早期不重视卧床休息,可能会导致心脏进行性增大和带来较多的后遗症,一般需休息3个月左右。心脏已经扩大或曾出现过心功能不全者应延长至半年,直至心脏不再缩小、心功能不全症状消失后,在密切观察下逐渐增加活动量,恢复期仍应适当限制活动3～6个月。

(二)酌情应用改善心肌细胞营养与代谢的药物

(1)辅酶A 50～100 U或肌苷200～400 mg,每天1～2次,肌内注射或静脉注射。

(2)细胞色素C 15～30 mg,每天1～2次,静脉注射,该药应先皮试,无过敏者才能注射。

(3)ATP或三磷酸胞苷(CTP)20～40 mg,每天1～2次,肌内注射,前者尚有口服或静脉制剂,剂量相同。

(4)辅酶Q_{10}:每天30～60 mg,口服;或10 mg,每天2次,肌内注射及静脉注射。

(5)FDPY 5～10 g,每天1～2次,静脉滴注,对重症病毒性心肌炎可能有效。

一般情况下,上述药物视病情可适当搭配或联合应用2或3种即可,10～14天为1个疗程。

此外,极化液疗法:氯化钾1～1.5 g、普通胰岛素8～12 U,加入10%葡萄糖液500 mL内,每天1次,静脉滴注,尤适用于频发室性早搏者。在极化液基础上再加入25%硫酸镁5～10 mL,对快速型心律失常疗效更佳,7～14天为1个疗程。大剂量维生素C,每天5～10 g静脉滴注,以及丹参酮注射液40～80 mg,分2次加入50%葡萄糖液20 mL内静脉注射或稀释后静脉滴注,连用2周,也有一定疗效。

(三)肾上腺皮质激素

激素有抑制炎性反应、降低血管通透性、减轻组织水肿及抗过敏作用,但可抑制免疫反应和干扰素的合成、促进病毒繁殖和炎症扩散、加重心肌损害,因此应用激素有利有弊。为此,多数学者主张病毒性心肌炎急性期,尤其是最初2周内,病情并非危重者不用激素。但短期内心脏急剧增大、高热不退、急性心衰、严重心律失常、休克、全身中毒症状严重合并多脏器损害或高度房室传导阻滞者,可试用地塞米松,每天10～30 mg,分次静脉注射,或用氢化可的松,每天200～300 mg,静脉滴注,连用3～7天,待病情改善后改口服,并迅速减量至停,一般疗程不宜超过2周。若用药1周仍无效,则停用。激素对重症病毒性心肌炎有效,其可能原因与抑制了心肌炎症、水肿,消除过度、强烈的免疫反应和减轻毒素作用有关。

(四)抗生素

急性病毒性心肌炎可使用广谱抗生素,如氨苄西林、头孢菌素等,以防止继发性细菌感染,因后者常是诱发病毒感染的条件,特别是流感、柯萨奇及腮腺炎病毒感染,且可加重病毒性心肌炎的病情。

(五)抗病毒药物

疗效不肯定,因为病毒性心肌炎主要是免疫反应的结果。即使是病毒直接侵犯所致,但抗病毒药物能否进入心肌细胞内杀灭病毒也尚有疑问。流感病毒所致心肌炎可试用吗啉胍(ABOB)100～200 mg,每天3次;金刚烷胺100 mg,每天2次。疱疹病毒性心肌炎可试用阿糖胞苷和利巴韦林(三氮唑核苷),前者剂量为每天50～100 mg,静脉滴注,连用1周;后者为100 mg,每天3次,视病情连用数天至1周,必要时亦可静脉滴注,剂量为每天300 mg。此外,中草药如板蓝根、连翘、大青叶、黄连、黄芩、虎杖等也具抗病毒作用。

(六)免疫调节剂

(1)人白细胞干扰素1.5万～2.5万U,每天1次,肌内注射,7～10天为1个疗程,间隔2～3天,视病情可再用1～2个疗程。

(2)应用基因工程制成的干扰素100万U,每天1次,肌内注射,2周为1个疗程。

(3)聚肌胞,每天1～2 mg,每2～3天1次,肌内注射,2～3个月为1个疗程。

(4)简化胸腺素10 mg,每天肌内注射1次,共3个月,以后改为10 mg,隔天肌内注射1次,共半年。

(5)免疫核糖核酸(IRNA)3 mg,每2周1次,皮下注射或肌内注射,共3个月,以后每月肌内注射3 mg,连续6～12个月。

(6)转移因子(TF)1 mg,加注射水2 mL,每周1～2次,于上臂内侧或两侧腋部皮下或臀部肌内注射。

(7)黄芪有抗病毒及调节免疫功能,对干扰素系统有激活作用,在淋巴细胞中可诱生干扰

素 γ，还能改善内皮细胞生长及正性肌力作用，可口服、肌内注射或静脉内给药。用量为黄芪口服液（每支含生黄芪 15 g）1 支，每天 2 次，口服；或黄芪注射液（每支含生黄芪 4 g/2 mL）2 支，每天 1～2 次，肌内注射；或在 5%葡萄糖液 500 mL 内加黄芪注射液 4～5 支，每天 1 次，3 周为 1 个疗程。

（七）纠正心律失常

基本上按一般心律失常治疗。对于室性早搏、快速型心房颤动可用胺碘酮 0.2 g，每天 3 次，2 周后或有效后改为每天 0.1～0.2 g 维持。阵发性室性心动过速、心室扑动或颤动，应尽早采用直流电电击复律，亦可迅速静脉注射利多卡因 50～100 mg，必要时隔 5～10 分钟后再注射，有效后静脉滴注维持 24～72 小时。心动过缓可用阿托品治疗，也可加用激素。对于莫氏Ⅱ型和三度房室传导阻滞，尤其有脑供血不足表现或有阿-斯综合征发作者，应及时安置人工心脏起搏器。

（八）心衰和休克的防治

重症急性病毒性心肌炎可并发心衰或休克。有心衰者应给予低盐饮食、供氧，视病情缓急可选用口服或静脉注射洋地黄类制剂，但剂量应控制在常规负荷量的 1/2～2/3，必要时可并用利尿剂、血管扩张剂和非洋地黄类正性肌力药物，同时注意水、电解质平衡。

（赵瑞臣）

第三节　急性心肌梗死

急性心肌梗死（acute myocardial infarction，AMI）是在冠状动脉病变的基础上，发生冠状动脉血供急剧减少或中断，使相应的心肌严重而持久的急性缺血所致。其特点为持久的胸骨后剧烈疼痛、发热、白细胞计数和血清心肌酶增高及心电图进行性改变，可发生心律失常、休克或心力衰竭，属冠心病的严重类型。

AMI 是冠心病的主要死亡原因之一。据统计，美国每年大约有 110 万急性心肌梗死患者，其中 60%为首次出现 AMI，40%为再发心梗。心梗的年死亡人数为 20 万，其中 18%的男性和 35%的女性心梗患者在 1 年内死亡；18%的男性和 35%的女性心梗患者 6 年内还会发生再次心肌梗死；22%的男性和 35%的女性心梗患者 6 年进展为慢性心力衰竭；65 岁以上的心肌梗死患者近半数在 8 年内死亡。目前，多数资料显示，AMI 患者住院期间的病死率在 10%以下，但据苏格兰和加拿大的统计资料显示，心肌梗死住院患者的病死率在男性为 18.6%，女性为 27.2%。心肌梗死患者一旦出现心力衰竭的症状和体征，其住院病死率升高 3～4 倍，而且远期病死率更高。因此，防治 AMI 始终是冠心病防治的重要内容。

一、急性心肌梗死的分型

有学者提出，AMI 早期应根据心电图有无 ST 段抬高分为 ST 段抬高型心肌梗死（STEMI）和非 ST 段抬高型心肌梗死（NSTEMI）。

此种分类方法有较大的优越性。①可行性强：由于 AMI 早期只出现 ST 段变化，病理性 Q 波一般于发病 8～12 小时才出现，14%的病例于发病 72 小时才出现；40%左右的 STEMI 演变过程中不出现病理性 Q 波，成功的溶栓治疗可防止 Q 波出现。因此，根据 ST 段抬高或压低预测 Q 波型或非 Q 波型心肌梗死并不可靠，也不便于 AMI 早期诊断。②对治疗有指导作用：STEMI 反映冠状动脉有血栓性闭塞，应采用积极的溶栓治疗以达到早期再灌注的目的；而 NSTEMI 反映以血小板为主的白色血栓形成导致冠状动脉不完全闭塞，应采用抗血小板药物和抗凝药物治疗。中华医学会心血管病学分会参照 ACC/AHA 和 ESC 的指南，制定了中国的《急性心肌梗死诊断和治疗指南》，正式将 AMI 按照临床实用的原则分为 STEMI 和 NSTEMI 两类。ESC 和 ACC/AHA 先后几经修订急性心肌梗死诊断和治疗指南，仍一直沿用上述急性心肌梗死的分类方法。

另外，还可以根据梗死范围将 AMI 分为显微镜下梗死（局灶性坏死）、小面积梗死（＜左心室的 10%）、中面积梗死（左心室的 10%～30%）或大面积梗死（＞左心室的 30%）；或根据部位对梗死进行分类：前壁、侧壁、下壁、后壁或室间隔部，或前述部位的组合梗死。

二、病因及发病机制

（一）病因

冠脉内血栓形成是 AMI 的主要发病原因。

冠状动脉内血栓形成是由于冠状动脉粥样硬化斑块的破裂，一些足够数量的致血栓形成的物质暴露，冠状动脉腔就可能被纤维蛋白、血小板凝聚物和红细胞集合而堵塞。如果有丰富的侧支循环可以防止心肌坏死发生，使冠脉闭塞不出现症状。如果冠脉完全闭合而无充足的侧支循环的支持，最终发展到冠状动脉相关的心肌完全或几乎完全坏死（所谓透壁性心肌梗死），在心电图上表现为 ST 段抬高，往往有 Q 波产生。使管腔不完全闭塞的血栓和（或）那些由较少比例的稳定纤维蛋白和较大比例的血小板组成的血栓产生不稳定型心绞痛和非 Q 波 AMI，后者在心电图上典型表现为 ST 段压低和 T 波倒置。

虽然绝大多数 AMI 与冠脉粥样硬化有关，但 AMI 与冠脉粥样硬化所致管腔的狭窄程度之间常无恒定关系。多支较大冠脉及其分支有严重粥样硬化阻塞性病变的患者可长期不发生 AMI；相反，有些患者冠脉粥样硬化程度较轻，因粥样斑块出血、破溃和（或）新鲜血栓形成致使管腔急性阻塞，或者冠脉无明显器质性狭窄，可因发生严重痉挛而发生 AMI。前者可能是由于粥样硬化的斑块性质不同所造成的，这种轻度狭窄的粥样硬化斑块可能为软斑块或脆性斑块容易破裂、出血引发血栓形成。

（二）发病机制

冠状动脉粥样硬化造成管腔严重狭窄和心肌血供不足，而侧支循环未充分建立，在此基础上，一旦血供进一步急剧减少或中断，使心肌严重而持久地急性缺血达 1 小时，即可发生心肌梗死。如：管腔内血栓形成、粥样斑块破溃、粥样斑块内或其下发生出血或血管持续痉挛，使冠状动脉完全闭塞；休克、脱水、失血、外科手术或严重心律失常，致心排血量骤降，冠状动脉灌流量锐减；重体力活动、情绪过分激动或血压剧升，致左心室负荷明显加重，儿茶酚胺分泌增多，心肌需氧量猛增，冠状动脉供血明显不足。心肌梗死发生常有一些诱因，包括过劳、情绪激动、大出血、休克、脱水、外科手术或严重心律失常等。

三、病理生理

（一）收缩功能

急性心肌梗死因心肌严重缺血坏死，常导致左心室功能不全，心肌功能下降与左心室肌损伤程度直接相关。局部心肌血液灌注受阻，可出现四种异常形式的心肌收缩运动：①心肌运动同步性失调，即相邻心肌节段收缩时相不一致；②心肌收缩力减弱，即心肌缩短幅度减小；③心肌无收缩；④心肌反常收缩，即矛盾运动，收缩期膨出。梗死部位发生功能异常同时，残余正常心肌受交感神经系统活力增加和 Frank-Starling 机制的影响，在早期出现收缩增强。由于非梗死区与梗死区节段收缩呈矛盾运动，部分梗死区的代偿性收缩力增强也可为无效做功。

(二)舒张功能

梗死与缺血的心肌可改变左心室舒张功能，左心室舒张末压最初上升，经过几周后，舒张末期容积增加而舒张末压开始下降且趋于正常。与心肌坏死伴随收缩功能损害一样，舒张功能异常也与梗死范围大小有关。

(三)心力衰竭

心脏收缩和舒张功能的下降使心排血量显著下降，心室壁顺应性降低，左心室容量增多，舒张末期压增高，进而肺静脉和肺动脉压升高，导致肺淤血、肺水肿，出现心力衰竭。发生于急性心肌梗死的心力衰竭称为泵衰竭，按 Kilip 分级法可分为：①Ⅰ级尚无明显心力衰竭；②Ⅱ级有左心衰竭；③Ⅲ级有急性肺水肿；④Ⅳ级有心源性休克，是泵衰竭的严重阶段。如兼有肺水肿和心源性休克，则情况最为严重。右心室心肌梗死时出现右心衰竭，严重者发生低血压和休克。

(四)左心室重塑

心肌梗死发病后，或轻或重，必然引起左心室重塑，包括梗死区室壁变薄伸展重者膨出，心肌细胞动力传送受损，心室构型改变如左心室扩张及非梗死段心肌肥厚。其发生旨在维持正常的心排血量和室壁张力，但左心室重塑若进行性发展，导致心肌过度延长，在维持心排血量的同时引起进行性心肌细胞坏死、左心室扩张、心功能损害，预后不良。

(五)对心电生理的影响

急性心肌梗死后缺血心肌膜电位降低，促使慢反应自律性动作电位出现，并随膜电位减少而不断加强，形成异位性节律起搏点，产生各种心律失常，最常见的是室性期前收缩，可发展为致命性室性心动过速或室颤。

四、临床表现

(一)诱因

(1)过于剧烈的运动是诱发 AMI 的一个因素，尤其是情绪激动的患者，过于剧烈的运动以及高度紧张等可以触发斑块破裂，导致 AMI。

(2)不稳定型心绞痛可发展而导致 AMI。

(3)急性失血的外科手术也是 AMI 的诱因。

(4)休克、主动脉瓣狭窄、发热、心动过速和焦虑不安等也可能是心肌梗死的诱因。AMI 的发生也有昼夜周期性，上午 6～12 时是 AMI 发生的高峰。可能与清晨数小时有血浆儿茶酚胺、皮质醇浓度升高和血小板聚集性增加有关。

不稳定型心绞痛可能是 AMI 的前驱症状。在 AMI 前常有全身不适或显著疲倦。

(二)先兆症状

20%～60%的急性心肌梗死患者中，可于发病之初出现先兆症状，常见的先兆症状表现为：突发严重的心绞痛；原有的心绞痛性质改变(加频、加剧、持续时间延长超过 20 分钟)，胸骨后呈压榨样疼痛，有濒死感或诱因不明显，多在安静休息时发作，含服硝酸甘油不缓解；疼痛时伴有大汗、恶心、呕吐、心悸或有低血压甚至意识丧失等，常称为梗死前状态；心绞痛发作时，出现心功能不全症状如喘憋或原有心功能不全症状加重；心绞痛发作时心电图出现 ST 段一过性抬高或明显压低，T 波倒置或高耸，或出现心律失常。对上述先兆表现若能及时辨认，早期收入院积极治疗，将能使部分患者避免心肌梗死的发生。

（三）胸痛

胸痛是最先出现症状，疼痛部位和性质与心绞痛相同，但常无诱因，且程度重，持续时间长＞30 分钟，休息或含服硝酸甘油不缓解，伴出汗、恐惧、濒死感。

与一般心绞痛相比其特征为：①疼痛持续时间长达半小时，或几个小时不缓解；②疼痛的程度较心绞痛更剧烈，一般常用的扩冠药物不能缓解；③疼痛的性质更严重，大多数患者有明显的窒息感或压榨感，对疼痛常不能耐受，可伴有濒死感或极度的恐惧感；④疼痛多发生在安静或睡眠状态中；⑤疼痛的部位更广泛，有明显的放射痛，部分患者甚至以上腹部等非典型部位疼痛为首发表现。

不明原因肺水肿者是 AMI 常见的不典型表现，可能是由于严重的呼吸窘迫掩盖了胸痛的感觉。极度的焦虑和不安是部分 AMI 患者的主要症状，有时尚可掩盖 AMI 的胸部不适。有些患者表现为疲乏，伴或不伴有晕厥，可能与严重的室性心律失常或房室传导阻滞或低血压有关。有脑栓塞者（来自左心室壁的血栓）可出现卒中。恶心、呕吐是常见症状，系由急性下壁心肌梗死所致。低血压可见于寂静型梗死，此型更常见于老年人、糖尿病患者以及全身麻醉的手术患者；无痛性 AMI 约占 25％，患者无症状，但有新近或远期穿壁性梗死的心电图依据。

（四）全身症状

由坏死物质吸收所引起的发热、心动过速、白细胞数增高和血沉增快等。一般在疼痛后24～48 小时出现，程度与梗死范围成正相关，体温在 38 ℃左右，很少超过 39 ℃，持续约 1 周。

（五）心律失常

心律失常见于 80％以上的患者，多发生于起病后 1～2 周内，尤其以 24 小时内最多见。各种心律失常均可出现，其中以室性期前收缩最多。室性期前收缩频发（每分钟 5 次以上），成对出现或呈短阵室性心动过速，多源性或落在前一心搏的易损期时（R 波在 T 波上），常为心室颤动先兆。心室颤动是患者住院前死亡的主要原因。前壁心肌梗死易发生室性心律失常，下壁心肌梗死则常发生房室传导阻滞。患者收入 CCU，通过心电监护及时发现和治疗各种心律失常，至关重要。

（六）低血压和休克

除极早期血压可增高外，几乎所有患者都有血压降低。起病前有高血压病者，血压可降至正常。起病前无高血压病者，血压可有明显降低，且可能不再恢复到发病前的水平。急性期疼痛时血压下降，未必是休克。

如疼痛缓解而收缩压仍低于 10.7 kPa（80 mmHg），或原有高血压者收缩压较原水平下降30％以上，有烦躁不安、面色苍白、皮肤湿冷、脉细而快、大汗淋漓、尿量减少（＜20 mL/h）、神志模糊甚至昏厥者，则为休克表现。急性心肌梗死时心源性休克发生率为 4.6％～16.1％，多发生于心肌梗死面积≥40％时，约 80％的病例在发病 24 小时内发生，部分患者在发病后立即出现休克。迟发的心源性休克发生慢，在血压下降前有心排血量降低和外周阻力增加的临床证据，如窦性心动过速、尿量减少和血压升高、脉压减小等，必须引起注意。心肌收缩力减弱、心排血量急剧下降是休克的主要原因，但严重心律失常，由大量出汗、呕吐、利尿等引起的血容量不足，反射性周围血管舒缩功能障碍等因素，常参与休克的发生。

休克常与心力衰竭同时存在，病死率为50%～100%。

（七）心力衰竭

主要为急性左心衰竭，在急性心肌梗死早期发生者约20%，常在起病后数小时至数天内发生。左心室心肌20%～25%严重受损时，心脏收缩力显著减弱，顺应性降低，导致血流动力学改变，左心室前壁、心尖部梗死者更为明显。患者出现呼吸困难、咳嗽、咯泡沫痰、发绀、烦躁等症状，严重者可发生肺水肿，随后可出现颈静脉怒张、肝大、水肿等右心衰竭表现。右心室心肌梗死者可一开始即出现右心衰竭表现。

（八）胃肠道症状

部分患者在发病早期疼痛时伴有恶心、呕吐、腹泻和上腹胀痛，与迷走神经受坏死心肌刺激、心排血量降低和组织灌注不足等有关。少数患者以胃肠症状为突出表现，易误诊为急性胃炎或急性胃肠炎等。

（九）体征

心率多增快，心尖区第1心音减弱，可出现第3心音、第4心音奔马律，肺部啰音或原先的啰音加重，严重者发生急性肺水肿。10%～20%患者在起病第2～3天出现心包摩擦音，心尖区出现粗糙的收缩期杂音或原有的反流性杂音加重，血压降低，心律失常（心动过缓或心动过速）、休克或心力衰竭的有关体征。

五、诊断

AMI早期诊断，及时治疗可提高患者存活率改善左心室收缩功能。医师对送达的急性缺血性胸痛和疑诊AMI的患者，应迅速、准确做出诊断。询问缺血性胸痛史和描记心电图是急诊科医师迅速筛查心肌缺血和AMI的主要方法。

（一）临床表现

患者突然发生较重而持续较久的胸闷或胸痛，持续时间长>30分钟；胃肠道症状，心律失常，低血压和休克，心力衰竭及有关体征。

（二）心电图

相邻2个或更多导联ST段抬高（肢体导联>0.1 mV，胸导联>0.2 mV），或出现新的左束支传导阻滞。心电图上明显抬高、弓背向上的ST段与直立的T波相连形成单向曲线，抬高的ST段逐渐下降；随后大部分患者可出现病理性Q波，同时R波减低；T波呈V形倒置，两肢对称，波谷尖锐等动态演变过程。

部分AMI患者心电图表现为相应导联ST段压低，常伴有T波改变，可伴有R波减低，但最终多无Q波出现。

（三）心肌的血清标志物

患者CK-MB≥正常上限2倍或肌钙蛋白（T_nT或T_nI）增高。

对老年患者，突然发生严重心律失常、休克、心力衰竭而原因未明，或突然发生较重而持续较久的胸闷或胸痛者，都应考虑本病的可能，应及时进行动态心电图观察和心肌酶、肌钙蛋白检查以确定诊断。

六、鉴别诊断

心电图表现为ST段抬高的临床情况还很多，如早期复极综合征、急性重症心肌炎等，有些还可伴随缺血性胸痛症状，如变异型心绞痛，或伴随心肌坏死标志物的增高，如急性重症心肌炎等，由于上述疾病的预后及诊治与 ST 抬高的 AMI 相差甚远，因此需注意鉴别诊断。

（一）心绞痛

疼痛发作时间短，含服硝酸甘油有效，心电图无特征性和动态性变化，心肌酶正常。

（二）心肌炎

心肌炎常见于青年，多有感染病史。心肌炎时血清标志物水平呈较长时间的持续性升高，与 AMI 的释放动力学曲线不一致。

（三）主动脉夹层动脉瘤

典型急主动脉性夹层与 AMI 相比，症状发作更突然而且症状严重（AMI 为逐渐加重）。疼痛为难以忍受和最为严重的剧烈性疼痛，其性质常为撕裂性；疼痛可以放射，放射部位取决于撕裂的部位和管腔受压的程度，如放射至颈、背、躯干、腿部，当撕裂累及脑血管时可出现晕厥和神经症状。绝大部分患者有长期严重高血压病史。本病常发生于马方综合征、特发性囊性坏死；女性常发生于妊娠期。Ⅰ型主动脉撕裂导致冠状动脉管腔阻塞可并发 AMI。

（四）急性心包炎

可出现剧烈而持久的心前区疼痛，有时疼痛性质是尖锐的或切割样的；该病疼痛的诊断性标志是：疼痛可随体位、咳嗽、呼吸、偶尔随吞咽动作而变化。心前区痛可放射到肩部、上背和颈部，这是由于膈神经丛受刺激所致。患者常伴发热，早期可有心包摩擦音，心电图除 aVR 外，其余导联均有 ST 段弓背向下的抬高，T 波倒置，无异常 Q 波出现。

由于 AMI 和主动脉夹层常伴有心包炎，故正确的诊断依赖于对病史、体检、心电图及超声心动图检查综合分析。

七、治疗

（一）院前急救

院前急救的主要任务是将 AMI 患者安全、迅速地转运到医院，以便尽早开始再灌注治疗。应使有 AMI 高危因素的患者提高识别 AMI 的能力，以便自己一旦发病立即采取以下急救措施：①停止任何活动，立即卧位或坐位休息；②立即舌下含服硝酸甘油 1 片（0.5 mg），每 5 分钟可重复含服。如含服 3 片仍无效，应拨打急救电话。由急诊专业医护人员用救护车运送至有条件的医院进行急救治疗。在此过程中专业医护人员应根据患者的病史、查体和心电图结果做出初步诊断和急救处理。AMI 患者被送达急诊室后，应迅速做出诊断并尽早给予再灌注治疗。力争在 10～20 分钟完成病史采集、临床检查和记录 18 导联心电图以明确诊断。对 ST 段抬高的 AMI 患者，应在 30 分钟内收住 CCU 开始溶栓，或 90 分钟内开始行急诊 PTCA 治疗。

（二）一般治疗

1.吸氧

为了缓解心肌坏死引起的疼痛，及时给予吸氧是非常重要的措施，无论有否并发症存在都应在有条件的医院、诊所给予患者氧疗，在患者能耐受的情况下，给氧浓度在 3～6 L/min，持续 24～48 小时。

2.卧床休息

对无并发症的患者一般卧床休息 1～3 天，对病情不稳定及高危患者卧床时间适量延长。

3.镇痛与镇静

剧烈的疼痛可引起交感神经兴奋，释放大量儿茶酚胺类物质，从而引起外周血管阻力增高及心动过速加重患者的心肌耗氧。另外，由于患者的焦虑、濒死感造成患者进一步的烦躁不安，更易加大梗死面积，诱发心律失常，因此早期使用镇痛、镇静药物是非常必要的措施，常用的药物如下。

(1)吗啡 3～5 mg 静脉注射或 5～10 mg 皮下注射，必要时可间隔 15～30 分钟一次，直至疼痛基本缓解。吗啡止痛特别适用于伴有急性左心功能不全或急性肺水肿者，但对伴有低血压、休克、老年慢性阻塞性肺部疾病及有呼吸抑制者应列为禁忌。另外，心动过缓、下壁 AMI、房室传导阻滞者应慎用。必要时可同时加用阿托品 0.5～1.0 mg。

(2)哌替啶每次 50～100 mg，肌内注射，由于其具有解除迷走神经兴奋的作用，故适用于伴窦性心动过缓或传导阻滞者。

(3)地西泮(安定)每次 10 mg，肌内注射或 5～10 mg，静脉注射，轻症者亦可给予 5 mg 口服。舒乐安定 1～2 mg，口服。

(4)也可根据诊所或医院条件及药品情况给予利眠宁、眠尔通、苯巴比妥等安定催眠药物。

4.扩张冠脉

(1)硝酸甘油：药效发挥快，半衰期短，容易定量给药，因此对出现的不良反应可以很快进行调整，该药是目前临床 AMI 早期建议使用的药物。舌下含硝酸甘油 0.3～0.6 mg，继之静脉滴注给药。

(2)硝酸异山梨醇酯(消心痛)：作用及半衰期均较硝酸甘油长，可以 5～10 mg 舌下紧急含服或每天三次口服，也可静脉滴注，一般有效剂量为每小时 2～7 mg，并应根据患者情况调整，静脉滴注开始剂量 60 μg/min，如无不适反应可逐渐调整为 60～120 μg/min。

(3)单硝酸异山梨醇酯：静脉给药作用较快，用法与硝酸异山梨醇酯相同。

硝酸酯类药物一般无特殊禁忌证，其主要的不良反应为头痛与低血压，在静脉使用时应注意随时调整剂量，以达到下列目的：①患者胸痛等临床症状得以改善或控制；②平时血压正常者治疗后平均动脉压下降不超过 10%；③高血压患者治疗后平均动脉压下降不超过原血压的 30%；④用药后心率增加不宜超过 110 次/分。另外，用药需注意的是：①不要单以此类药物作为 AMI 时的强止痛药物的代替品；②右心室梗死时不宜使用；③收缩压＜12.0 kPa(90 mmHg)或心率＜50 次/分者不宜使用；④剂量＞200 μg/min，用药时间较长者，则应停用一段时间，以改善患者对药物的耐受。

5.血管紧张素转换酶抑制剂(ACEI)

ACEI 在 AMI 治疗中的价值已受到肯定，其主要的优点表现为降低心肌耗氧量，增加缺血区心肌血流量，预防 AMI 早期梗死面积扩展和急性左心室扩张，对并发的充血性心力衰竭有治疗作用，同时可减轻再灌注心律失常。常用的药物有：①卡托普利，6.25～25 mg，3 次/天，口服。②依那普利，2.5 mg，1 次/天，口服。③赖诺普利，2.5～5 mg，1 次/天，口服。④雷米普利，1.25 mg，1 次/天，口服。

6.β 受体阻滞剂

β 受体阻滞剂在 AMI 中的治疗作用越来越得到肯定和重视。在梗死最初几小时，β 受体阻滞剂可通过减慢心率、降低体循环动脉压和减低心肌收缩力来减少心肌耗氧。此外，心率减慢导致的舒张期延长可以增加受损心肌尤其是心内膜下心肌的灌注。因此，即刻 β 受体阻滞剂治疗可以降低溶栓患者的再梗死率，未做溶栓治疗的患者可以减小梗死范围和降低相关并发症的发生率，这对老年患者益处更大。①选择性：美托洛尔（如倍他乐克）、阿替洛尔。②非选择性：普萘洛尔。③血管扩张性：拉贝洛尔。提倡早期使用，适用于无心力衰竭、无低血压、无心动过缓、无传导阻滞的 AMI。倍他乐克 5 mg 静脉推注，可每隔 5 分钟反复用药，连续 3 次，用药时注意观察心率、血压。静脉给药 15 分钟后，开始口服倍他乐克 25 mg，6 小时/次，连续 2 天，以后 25 mg，每天 2 次维持。β 受体阻滞剂的有效剂量，因人而异，差别比较大，从小剂量开始逐渐增加剂量，增量的终点为静息心率 55～60 次/分，运动心率 100～110 次/分，因为可以引起撤药综合征，应避免突然停药。

7 抗血小板治疗

血管损伤后，在血栓形成过程中血小板起着关键的作用。阿司匹林仅能抑制血小板激活的一条通路，即花生四烯酸通路。目前已经证实，血小板膜上的纤维蛋白原受体糖蛋白Ⅱb/Ⅲa（GPⅡb/Ⅲa）是从血小板聚集到成熟血栓形成过程中的一个关键因素，它的激活是血小板聚集的最后通路。单用阿司匹林不能够阻断胶原、ADP 及凝血酶原同时对凝血酶的激活作用，抑制导致 GPⅡb/Ⅲa 激活的最终共同通路将会更有效。新问世的阻断血小板 GPⅡb/Ⅲa 受体的药物如阿昔单抗、等将应用于临床发挥更有效的抗血小板聚集作用；阿司匹林常规为即刻口服 300 mg，以后每天 300 mg，连续 3 天后 50 mg/d 维持。

8.抗凝疗法

在肝素的使用上有以下几个观点：①使用重组组织型纤溶酶原激活剂作溶栓时，由于其半衰期短，对循环血中纤维蛋白原影响小，对肝素具有更大的依赖性。加用静脉肝素治疗，使梗死相关动脉的再灌注率增高。因此，重组组织型纤溶酶原激活剂加静脉肝素已成为 AMI 常规的标准治疗方案。②使用尿激酶（SK）和链激酶（UK）溶栓时一般不主张合用肝素，但如果是大面积和前壁 AMI 或左心室功能不全，既往有房颤等体循环动脉血栓的高危患者，仍主张使用肝素治疗。③在所有未做溶栓治疗且无肝素禁忌的患者，如为大面积或前壁 AMI，心房颤动等血栓高危症，应选静脉肝素治疗。

9.消除心律失常

对伴有的心律失常应分析原因及时控制或消除，特别对致命性室性期前收缩及严重房室传导阻滞更应及时处理，以防引起猝死。

（1）各种可能导致室颤的室性期前收缩及室颤者可以利多卡因 50～100 mg 静脉推注，必要时每 5 分钟重复一次，直至期前收缩消失（一般总量不宜超过 300 mg），然后以 1～4 mg/min 的速度静脉滴注以巩固疗效，一般在病情稳定 48～72 小时后停药或者改为美西律 450～600 mg/d，分次口服。

（2）缓慢性心律失常，特别是房室传导阻滞可用阿托品 0.5～2 mg 或异丙肾上腺素 0.5～1 mg加入 5%葡萄糖 250～500 mL 中静脉滴注。

（3）室上性快速型心律失常可使用：①普罗帕酮 35～70 mg 静脉推注；②维拉帕米 5～10 mg 静脉推注；③对发病 24 小时以上，伴有心力衰竭者可考虑应用洋地黄类药物。

（4）除颤与临时起搏：在基层医院或社区诊所有时很难进行。但具有设备者可对发生的室颤、药物治疗效果不好的室性心动过速或室上性心动过速可予以同步或非同步直流电复律。对二度Ⅱ型或高度、三度房室传导阻滞者可安装临时心脏起搏器以帮助患者度过危险期。

10.纠正休克和控制心力衰竭

AMI 所致休克属于心源性休克，在处理上与其他类型休克略有不同，即使存在容量不足，补液总量也要适当限制，但右心室梗死者除外，血管活性药物以多巴胺为主，必要时可合用间羟胺。AMI 所致心力衰竭绝大多数为急性左心功能不全，而右心室梗死所致的急性右心功能不全很少见。特别是 AMI 早期出现的急性左心衰竭主要是由于缺血性心肌坏死造成的心脏顺应性下降，因此，急性期的前 24～48 小时尽量避免使用洋地黄类强心剂，但出现室上性快速型心律失常可用。可以多巴胺合用多巴酚丁胺，正性肌力药物氨力农、米力农静脉滴注或选用硝酸甘油、利尿剂及血管扩张剂治疗为主。

八、预后

急性心肌梗死是一种危险性极大的危重病，其自然病死率为 30%～40%，中医学对此严重预后曾有“旦发夕死，夕发旦死”的记载。心肌梗死患者的转归、预后与病情程度、诊断是否准确、监护是否严密、抢救是否及时等直接相关。

目前随着院前急救措施的改进，已显示可降低其病死率。此后随着冠心病监护病房(CCU)的广泛建立，能够及时发现和救治高危患者，使病死率下降至 15%。但是大面积心肌梗死患者的严重并发症，如心功能衰竭、心源性休克、严重心律失常、室壁瘤等，病死率和致残率仍很高，心源性休克的病死率可达 80%。近年来溶栓治疗和介入治疗应用于临床后，使平均住院病死率下降至 8%左右，接受积极再灌注治疗的患者短期病死率为 6.5%，而未接受再灌注治疗患者的短期病死率为 13%。但仍存在尚待解决的问题，溶栓后还存在斑块造成的狭窄，1 年内急性心肌梗死复发率约 20%；而 PTCA 术后再狭窄率为 25%～50%。无 Q 波心肌梗死与有 Q 波心肌梗死比较，心肌存活数量较多，急性期病情相对较轻，病死率较低，但梗死后心绞痛和再梗死发生率较高，梗死的部位常与首次梗死的部位相同。

对急性心肌梗死患者进行准确的病情评估和采取积极治疗措施可改善预后。①低危：单壁心肌梗死或单支冠脉病变狭窄<75%，左心室功能基本正常，无严重并发症。对此类患者可给予β阻滞剂、血管紧张素转换酶抑制剂、抗血小板药、降脂药等治疗，定期复查。②中危：两壁心肌梗死，单支或二支冠脉病变狭窄>75%，心脏 B 超 EF 低于正常值，左心室广泛前壁和高侧壁心肌梗死合并室壁瘤，右冠脉合左旋支病变，心肌梗死合并心功能不全、严重心律失常。对此类患者除常规药物治疗外，根据病情考虑 PTCA、冠状动脉搭桥术、安置起搏器等。③高危：三支冠脉狭窄>75%，左主干狭窄>75%，急性心肌梗死后出现心绞痛、新的心肌缺血，心律失常，心功能不全。对此类患者治疗措施同②类。

（赵瑞臣）

第四节　重症心律失常

心律失常是指心脏冲动的频率、节律、起源部位、传导速度或激动次序的异常。正常心脏冲动起源于窦房结，先后经结间束、房室结、希氏束、左和右束支及浦肯野纤维至心室。心律失常的发生是由于多种原因引起心肌细胞的自律性、兴奋性、传导性改变，导致心脏冲动形成和(或)传导异常。临床上根据发作时心率的快慢,可将心律失常分为快速心律失常和缓慢心律失常。前者包括期前收缩、心动过速、心房颤动、心室颤动等,后者包括窦性缓慢心律失常、房室传导阻滞等。心律失常发生在无器质性心脏病者,大多病程短,可自行恢复,对血流动力学无明显影响,一般不增加心血管死亡危险性。发生于严重器质性心脏病或离子通道病的心律失常,病程较长,常有严重血流动力学障碍,可诱发心绞痛、休克、心力衰竭、昏厥甚至猝死,称重症心律失常。常见的病因为急性冠脉综合征、陈旧性心肌梗死、慢性充血性心力衰竭(射血分数<40%)、各类心肌病、长 Q-T 间期综合征、预激综合征等。

心律失常的诊断应从详尽采集病史入手,病史通常能提供对诊断有用的线索。心电图检查是诊断心律失常最重要的一项无创性检查技术,应记录 12 导联心电图,并记录清楚显示 P 波导联的心电图长条以备分析,通常选择 V_1 或Ⅱ导联。系统分析应包括心房与心室节律是否规则,频率各为若干;P-R 间期是否恒定;P 波与 QRS 波群是否正常;P 波与 QRS 波群的相互关系等。在确定心律失常类型后,对重症心律失常患者,在院前和院内对其进行急救时首先要判断有无严重血流动力学障碍,并建立静脉通道,给予吸氧、心电监护,使用电击复律和(或)抗心律失常药物迅速纠正心律失常。在血流动力学稳定、心律失常已纠正的情况下再分析、判断导致心律失常的病因和诱因,并给予相应的处理。

一、阵发性室上性心动过速

阵发性室上性心动过速(简称室上速)是一种阵发性、规则而快速的异位心律。根据起搏点部位及发生机制的不同,包括窦房折返性心动过速、心房折返性心动过速、自律性房性心动过速、房室结内折返性心动过速等。此外,利用隐匿性房室旁路逆行传导的房室折返性心动过速习惯上也归属于室上性心动过速的范畴。由于心动过速发作时频率很快,P 波往往埋伏于前一个 T 波中,不易判定起搏点的部位,故常统称为阵发性室上性心动过速。在全部室上速病例中,房室结内折返性心动过速和房室折返性心动过速占 90%以上。

(一)病因

阵发性室上性心动过速常见于正常的青年,情绪激动、疲劳或烟酒过量常可诱发。亦可见于各种心脏病患者,如冠心病、风湿性心脏病、慢性肺源性心脏病、甲状腺功能亢进性心脏病等。

(二)发病机制

折返是阵发性室上性心动过速发生的主要机制。由触发活动、自律性增高引起者为数甚少。在房室结存在双径路、房室间存在隐匿性房室旁路、窦房结细胞群之间存在功能性差异、心房内三条结间束或心房肌的传导性能不均衡或中断的情况下,两条传导性和不应期不一致的传导通路如形成折返环,其中一条传导通路出现单向传导阻滞时,适时的期前收缩或程序刺激在非阻滞通路上传导的时间使单向传导阻滞的通路脱离不应期,冲动在折返环中沿着一定的方向在折返环中运行,即可形成阵发性室上性心动过速。

(三)临床表现

心动过速发作突然起始与终止,持续时间长短不一。症状包括心悸、胸闷、焦虑不安、头晕,少数患者可出现晕厥、心绞痛、心力衰竭、休克。症状轻重取决于发作时心室率快速的程度、持续时间以及有无血流动力学障碍,亦与原发病的严重程度有关。体检心尖区第一心音强度恒定,心律绝对规则。

(四)诊断

1.心电图特征

(1)心率 150～250 次/分,节律规则。

(2)QRS 波群形态与时限正常,发生室内差异性传导或原有束支传导阻滞时,QRS 波群形态异常。

(3)P 波形态与窦性心律时不同,且常与前一个心动周期的 T 波重叠而不易辨认。

(4)ST 段轻度下移,T 波平坦或倒置(图 9-3)。

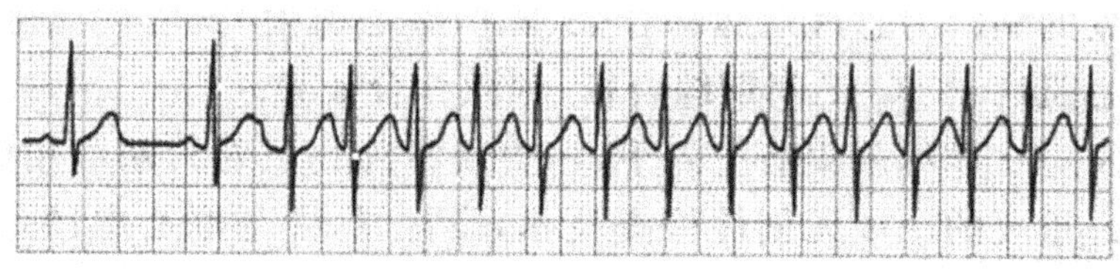

图 9-3 阵发性室上性心动过速

2.评估

(1)判断有无严重的血流动力学障碍、缺氧、二氧化碳潴留和电解质紊乱。

(2)判断有无器质性心脏病、心功能状态和发作的诱因。

(3)询问既往有无阵发性心动过速发作,每次发作的持续时间、主要症状及诊治情况。

(五)急诊处理

在吸氧、心电监护、建立静脉通路后,根据患者基础的心脏状况、既往发作的情况、有无血流动力学障碍及对心动过速的耐受程度做出处理。

1.同步直流电复律

当患者有严重的血流动力学障碍时,需要紧急电击复律。抗心律失常药物治疗无效亦应施行电击复律。能量一般选择 100～150 J。电击复律时如患者意识清楚,应给予地西泮 10～30 mg,静脉注射。应用洋地黄者不应电复律治疗。

2.刺激迷走神经

如患者心功能与血压正常,可先尝试刺激迷走神经的方法。颈动脉窦按摩(患者取仰卧位,先行右侧,每次 5～10 秒,切不可两侧同时按摩,以免引起脑缺血)、Valsalva 动作(深吸气后屏气、再用力作呼气)、诱导恶心、将面部浸没于冰水中等方法可使心动过速终止。

3.腺苷与钙通道阻滞剂

首选治疗药物为腺苷,6～12 mg,静脉注射,时间 1～2 秒。腺苷起效迅速,不良反应有胸部压迫感、呼吸困难、面部潮红、窦性心动过缓、房室传导阻滞等。由于其半衰期短于 6 秒,不良反应即使发生亦很快消失。如腺苷无效可改用维拉帕米,首次 5 mg 稀释后静脉注射,时间 3～5 分钟,无效间隔 10 分钟再静脉注射 5 mg。亦可使用地尔硫䓬 0.25～0.35 mg/kg。上述药物疗效达 90%。如患者合并心力衰竭、低血压或为宽 QRS 波心动过速,尚未明确室上性心动过速的诊断时,不应选用钙通道阻滞剂,宜选用腺苷静脉注射。

4.洋地黄与 β 受体阻滞剂

毛花苷 C 0.4～0.8 mg 稀释后静脉缓慢注射,以后每 2～4 小时静脉注射 0.2～0.4 mg,24 小时总量在 1.6 mg 以内。目前洋地黄已较少应用,但对伴有心功能不全患者仍为首选。

β 受体阻滞剂也能有效终止心动过速,但应避免用于失代偿的心力衰竭患者,并以选用短效

β受体阻滞剂(如艾司洛尔)较为合适,剂量 50～200 μg/(kg·min)。

5.普罗帕酮

1～2 mg/kg(常用 70 mg)稀释后静脉注射,无效间隔 10～20 分钟再静脉注射 1 次,一般静脉注射总量不超过 280 mg。由于普罗帕酮有负性肌力作用及抑制传导系统作用,且个体间存在较大差异,对有心功能不全者禁用,对有器质性心脏病、低血压、休克、心动过缓者等慎用或禁用。

6.其他

合并低血压者可应用升压药物,通过升高血压反射性地兴奋迷走神经、终止心动过速。可选用间羟胺 10～20 mg 或甲氧明 10～20 mg,稀释后缓慢静脉注射。有器质性心脏病或高血压者不宜使用。

二、室性心动过速

室性心动过速(简称室速)是指连续 3 个或 3 个以上的室性期前收缩,频率>100 次/分所构成的快速心律失常。

(一)病因

室速常发生于各种器质性心脏病,缺血性心脏病最为常见;其次为心肌病、心力衰竭、二尖瓣脱垂、瓣膜性心脏病等;其他病因包括代谢紊乱、电解质紊乱、长 Q-T 间期综合征、Brugada 综合征、药物中毒等。少数室速可发生于无器质性心脏病者,称为特发性室速。

(二)发病机制

1.折返

折返形成必须具备两条解剖或功能上相互分离的传导通路、部分传导途径的单向阻滞和另一部分传导缓慢这三个条件。心室内的折返可为大折返、微折返。前者具有明确的解剖途径;后者为发生于小块心肌甚至于细胞水平的折返,是心室内的折返最常见的形式。心肌的缺血、低血钾及代谢障碍等引起心室肌细胞膜电位改变,动作电位时间、不应期、传导性的非均质性,使心肌电活动不稳定而诱发室速。

2.自律性增高

心肌缺血、缺氧、牵张过度均可使心室异位起搏点 4 相舒张期除极坡度增加、降低阈电位或提高静息电位的水平,使心室肌自律性增高而诱发室速。

3.触发活动

由后除极引起的异常冲动的发放。常由前一次除极活动的早期后除极或延迟后除极所诱发。它可见于局部儿茶酚胺浓度增高、心肌缺血-再灌注、低血钾、高血钙及洋地黄中毒时。

(三)临床表现

室速临床症状的轻重视发作时心脏基础病变、心功能状态、频率及持续时间等不同而异,而有很大差别。非持续性室速的患者通常无症状。持续性室速常伴有明显的血流动力学障碍与心肌缺血。临床症状包括心悸、气促、低血压、心绞痛、少尿、晕厥等。听诊心律轻度不规则,第一、二心音分裂。室速发生房室分离时,颈静脉搏动出现间歇性 a 波,第一心音响度及血压随每次心搏而变化;室速伴有心房颤动时,则第一心音响度变化和颈静脉搏动间歇性 a 波消失。部分室速蜕变为心室颤动而引起患者猝死。

(四)诊断与鉴别诊断

1.心电图特征

(1)3 个或 3 个以上的室性期前收缩连续出现。

(2)QRS 波群宽大、畸形,时间>0.12 秒,ST-T 波方向与 QRS 波群主波方向相反。

(3)心室率通常为 100～250 次/分,心律规则,但亦可不规则。

(4)心房独立活动与 QRS 波群无固定关系,形成房室分离;偶尔个别或所有心室激动逆传夺获心房。

(5)通常发作突然开始。

(6)心室夺获与室性融合波:室速发作时少数室上性冲动可下传心室,产生心室夺获,表现为在 P 波之后提前发生一次正常的 QRS 波群。室性融合波的 QRS 波群形态介于窦性与异位心室搏动之间,其意义为部分夺获心室。心室夺获与室性融合波的存在对确立室速的诊断有重要价值(图 9-4)。

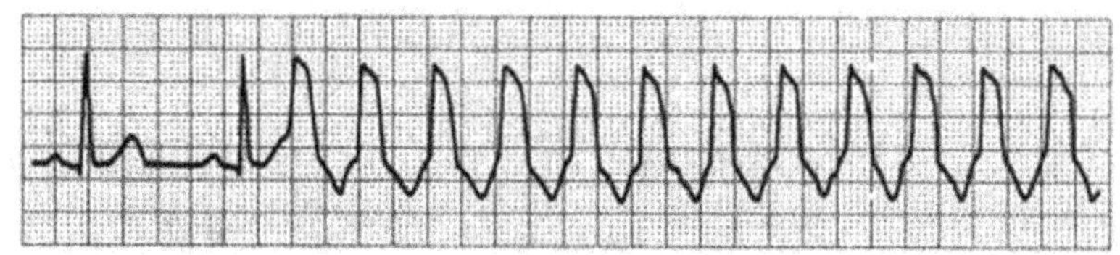

图 9-4 室性心动过速

2.室速的分类

(1)按室速发作持续时间的长短分为:①持续性室速,发作时间 30 秒以上,或室速发作时间未达 30 秒,但出现严重的血流动力学异常,需药物或电复律始能终止。②非持续性室速,发作时间短于 30 秒,能自行终止。

(2)按室速发作时 QRS 波群形态不同分为:①单形性室速,室速发作时,QRS 波群形态一致。②多形性室速,室速发作时,QRS 波群形态呈 2 种或 2 种以上形态。

(3)按室速发作时血流动力学的改变分为:①血流动力学稳定性室速。②血流动力学不稳定性室速。

(4)按室速持续时间和形态的不同分为:①单形性持续性室速。②单形性非持续性室速。③多形性持续性室速。④多形性非持续性室速。

3.鉴别诊断

室速与阵发性室上性心动过速伴束支传导阻滞或室内差异性传导或合并预激综合征的心电图十分相似,但各自的临床意义及治疗完全不同,因此应进行鉴别。

(1)阵发性室上性心动过速伴室内差异性传导:室速与阵发性室上性心动过速伴室内差异性传导酷似,均为宽 QRS 波群心动过速,二者应仔细鉴别。下述诸点有助于阵发性室上性心动过速伴室内差异性传导的诊断:①每次心动过速均由期前发生的 P 波开始。②P 波与 QRS 波群相关,通常呈 1∶1 房室比例。③刺激迷走神经可减慢或终止心动过速。

(2)预激综合征伴心房颤动:预激综合征患者发生心房颤动,冲动沿旁道下传预激心室表现为宽 QRS 波,沿房室结下传表现为窄 QRS 波,有时二者融合 QRS 波介于二者之间。当室率较快时易与室速混淆。下述诸点有助于预激综合征伴心房颤动的诊断:①心房颤动发作前后有预激综合征的心电图形。②QRS 时限>0.20 秒,且由于预激心室程度不同 QRS 时限可有差异。

③心律明显不齐，心率>200 次/分。④心动过速 QRS 波中有预激综合征心电图形时有利于预激综合征伴心房颤动的诊断。

4.评估

(1)判断血流动力学状态、有无脉搏：当心电图显示为室性心动过速或宽 QRS 波心动过速时，首先要判断患者血流动力学是否稳定、有无脉搏。

(2)确定室速的类型、持续时间。

(3)判断有无器质性心脏病、心功能状态和发作的诱因。

(4)判断 Q-T 间期有无延长、是否合并低血钾和洋地黄中毒等。

(五)急诊处理

室速的急诊处理原则：对非持续性的室速，无症状、无晕厥史、无器质性心脏病者无须治疗；对持续性室速发作，无论有无器质性心脏病均应迅速终止发作，积极治疗原发病；对非持续性室速，有器质性心脏病患者亦应积极治疗。

1.吸氧

室性心动过速的患者，常有器质性心脏病，发作时间长时即有明显缺氧，应该注意氧气吸入。

2.直流电复律

无脉性室速、多形性室速应视同心室颤动，立即进行复苏抢救和非同步直流电复律，首次单相波能量为 360 J，双相波能量为 150 J 或 200 J。伴有低血压、休克、呼吸困难、肺水肿、心绞痛、晕厥或意识丧失等严重血流动力学障碍的单形性持续性室性心动过速者，首选同步直流电复律；药物治疗无效的单形性持续性室性心动过速者，也应行同步直流电复律。首次单相波能量为 100 J，如不成功，可增加能量。如血流动力学情况允许应予短时麻醉。洋地黄中毒引起的室性心动过速者，不宜用电复律，应给予药物治疗。

3.抗心律失常药物的使用

(1)胺碘酮：静脉注射胺碘酮基本不诱发尖端扭转性室速，也不加重或诱发心力衰竭。适用于血流动力学稳定的单形性室速、不伴 Q-T 间期延长的多形性室速、未能明确诊断的宽 QRS 心动过速、电复律无效或电复律后复发的室速、普鲁卡因胺或其他药物治疗无效的室速。在合并严重心功能受损或缺血的患者，胺碘酮优于其他抗心律失常药，疗效较好，促心律失常作用低。首剂静脉用药 150 mg，用 5%葡萄糖溶液稀释后，于 10 分钟注入。首剂用药 10～15 分钟后仍不能转复，可重复静脉注射 150 mg。室速终止后以 1 mg/min 速度静脉滴注 6 小时，随后以 0.5 mg/min 速度维持给药，原则上第一个 24 小时不超过 1.2 g，最大可达 2.2 g。第二个 24 小时及以后的维持量一般推荐 720 mg/24 h。静脉胺碘酮的使用剂量和方法要因人而异，使用时间最好不要超过 3～4 天。静脉使用胺碘酮的主要不良反应是低血压和心动过缓，减慢静脉注射速度、补充血容量、使用升压药或正性肌力药物可以预防，必要时采用临时起搏。

(2)利多卡因：近年来发现利多卡因对起源自正常心肌的室速终止有效率低；终止器质性心脏病或心衰中室速的有效率不及胺碘酮和普鲁卡因胺；急性心肌梗死中预防性应用利多卡因，心室颤动发生率降低，但死亡率上升；此外终止室速、心室颤动复发率高；因此利多卡因已不再是终止室速、心室颤动的首选药物。首剂用药 50～100 mg，稀释后 3～5 分钟内静脉注射，必要时间隔 5～10 分钟后可重复 1 次，至室速消失或总量达 300 mg，继以 1～4 mg/min 的速度维持给药。主要不良反应有嗜睡、感觉迟钝、耳鸣、抽搐、一过性低血压等。禁忌证有高度房室传导阻滞、严重心力衰竭、休克、肝功能严重受损等。

(3)苯妥英钠：它能有效地消除由洋地黄过量引起的延迟性后除极触发活动，主要用于洋地黄中毒引起的室性和房性快速心律失常。也可用于长 Q-T 间期综合征所诱发的尖端扭转性室速。首剂用药 100～250 mg，以注射用水 20～40 mL 稀释后 5～10 分钟内静脉注射，必要时每隔 5～10 分钟重复静脉注射 100 mg，但 2 小时内不宜超过 500 mg，1 天不宜超过 1 000 mg。治疗有效后改口服维持，第二、三天维持量 100 mg，5 次/天；以后改为每 6 小时 1 次。主要不良反应有头晕、低血压、呼吸抑制、粒细胞减少等。禁忌证有低血压、高度房室传导阻滞(洋地黄中毒例外)、严重心动过缓等。

(4)普罗帕酮：1～2 mg/kg(常用 70 mg)稀释后以 10 mg/min 静脉注射，无效间隔 10～20 分钟再静脉注射 1 次，一般静脉注射总量不超过 280 mg。由于普罗帕酮有负性肌力作用及抑制传导系统作用，且个体间存在较大差异，对有心功能不全者禁用，对有器质性心脏病、低血压、休克、心动过缓者等慎用或禁用。

(5)普鲁卡因胺：100 mg 稀释后 3～5 分钟静脉注射，每隔 5～10 分钟重复 1 次，直至心律失常被控制或总量为 1～2 g，然后以 1～4 mg/min 的速度维持给药。为避免普鲁卡因胺产生的低血压反应，用药时应有另外一个静脉通路，可随时滴入多巴胺，保持在推注普鲁卡因胺过程中血压不降。用药时应有心电图监测。应用普鲁卡因胺负荷量时可产生 QRS 增宽，如超过用药前 50%则提示已达最大耐受量，不可继续使用。

(六)特殊类型的室性心动过速

1.尖端扭转性室速

尖端扭转性室速是多形性室速的一个特殊类型，因发作时 QRS 波群的振幅与波峰呈周期性改变，宛如围绕等电位线连续扭转而得名。往往连续发作 3～20 个冲动，间以窦性冲动，反复出现，频率 200～250 次/分(图 9-5)。在非发作期可有 Q-T 间期延长。当室性期前收缩发生在舒张晚期、落在前面 T 波的终末部分可诱发室速。由于发作时频率过快可伴有血流动力学不稳定的症状，甚至心脑缺血表现，持续发作控制不满意可恶化为心室颤动和猝死。临床见于先天性长 Q-T 间期综合征、严重的心肌损害和代谢异常、电解质紊乱(如低血钾或低血镁)、吩噻嗪和三环类抗抑郁药及抗心律失常药物(如奎尼丁、普鲁卡因胺或丙吡胺)的使用时。

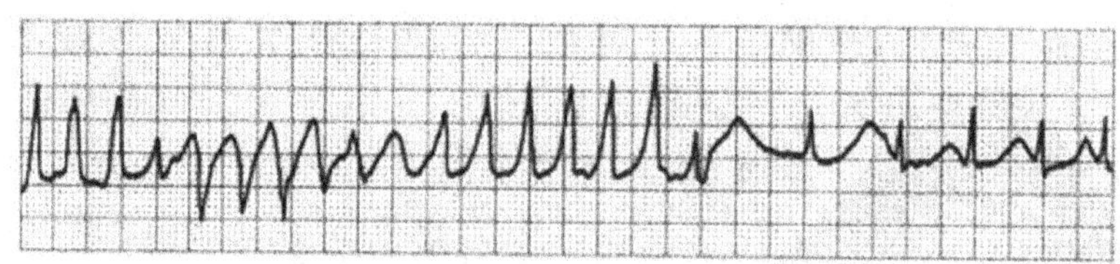

图 9-5 尖端扭转性室速

药物终止尖端扭转性室速时，首选硫酸镁，首剂 2 g，用 5%葡萄糖溶液稀释至 40 mL 缓慢静脉注射，时间 3～5 分钟，然后以 8 mg/min 的速度静脉滴注。ⅠA 类和Ⅲ类抗心律失常药物可使 Q-T 间期更加延长，故不宜应用。先天性长 Q-T 间期综合征治疗应选用β受体阻滞剂。对于基础心室率明显缓慢者，可起搏治疗，联合应用β受体阻滞剂。药物治疗无效者，可考虑左颈胸交感神经切断术，或置入埋藏式心脏复律除颤器。

2.加速性室性自主心律

加速性室性自主心律又称非阵发性室速、缓慢型室速。心电图常表现为连续发生 3～10 个起源于心室的 QRS 波群，心室率通常为 60～110 次/分。心动过速的开始与终止呈渐进性，跟随于一个室性期前收缩之后，或当心室异位起搏点自律性高于窦性频率时发生。由于心室与窦房结两个起搏点轮流控制心室节律，融合波常出现于心律失常的开始与终止时，心室夺获亦很常见。

加速性室性自主心律失常发生于心脏病患者，特别是急性心肌梗死再灌注期间、心脏手术、心肌病、风湿热与洋地黄中毒。发作短暂或间歇。患者一般无症状，亦不影响预后。通常无需治疗。

三、心房扑动

心房扑动（简称房扑）是一种快速而规则、药物难以控制的心房异位心律，较心房颤动少见。

（一）病因

心房扑动常发生于器质性心脏病，如风湿性心脏病、冠心病、高血压性心脏病、心肌病等。此外，肺栓塞、慢性充血性心力衰竭、二尖瓣或三尖瓣狭窄与反流导致心房扩大，亦可出现心房扑动。其他病因有甲状腺功能亢进症、乙醇中毒、心包炎等，亦可见于一些无器质性心脏病的患者。

（二）发病机制

心脏电生理研究表明，房扑为折返所致。因这些折返环占领了心房的大部分区域，故称之为“大折返”。下腔静脉至三尖瓣环间的峡部常为典型房扑折返环的关键部位。围绕三尖瓣环呈逆钟向折返的房扑最常见，称典型房扑（Ⅰ型）；围绕三尖瓣环呈顺钟向折返的房扑较少见，称非典型房扑（Ⅱ型）。

（三）临床表现

心房扑动往往有不稳定的倾向，可恢复为窦性心律或进展为心房颤动，亦可持续数月或数年。按摩颈动脉窦能突然成比例减慢心房扑动者的心室率，停止按摩后又恢复至原先心室率水平。令患者运动、施行增加交感神经张力或降低迷走神经张力的方法，可促进房室传导，使心房扑动的心室率成倍数增加。

房扑患者常有心悸、呼吸困难、乏力或胸痛等症状。有些房扑患者症状较为隐匿，仅表现为活动时乏力。如房扑伴有极快的心室率，可诱发心绞痛、心力衰竭。体检可见快速的颈静脉扑动。房室传导比例发生改变时，第一心音强度也随之变化。未得到控制且心室率极快的房扑，长期发展会导致心动过速性心肌病。

（四）诊断

1.心电图特征

(1)反映心房电活动的窦性P波消失，代之以规律的锯齿状扑动波称为F波，扑动波之间的等电位线消失，在Ⅱ、Ⅲ、aVF或V_1导联最为明显，典型房扑在Ⅱ、Ⅲ、aVF导联上的扑动波呈负向，V_1导联上的扑动波呈正向，移行至V_6导联时则扑动波演变成负向波。心房率为250～350次/分。非典型房扑，表现为Ⅱ、Ⅲ、aVF导联上的正向扑动波和V_1导联上的负向扑动波，移行至V_6导联时则扑动波演变正向扑动波，心房率为340～430次/分。

(2)心室率规则或不规则，取决于房室传导比例是否恒定。当心房率为300次/分，未经药物治疗时，心室率通常为150次/分(2∶1房室传导)。使用奎尼丁、普罗帕酮等药物，心房率减慢至200次/分以下，房室传导比例可恢复1∶1，导致心室率显著加速。预激综合征和甲状腺功能亢进症并发房扑，房室传导比例如为1∶1，可产生极快的心室率。不规则的心室率是由于房室传导比例发生变化，如2∶1与4∶1传导交替所致。

(3)QRS波群呈室上性，时限正常。当合并预激综合征、室内差异性传导和束支传导阻滞时，QRS波增宽、畸形(图9-6)。

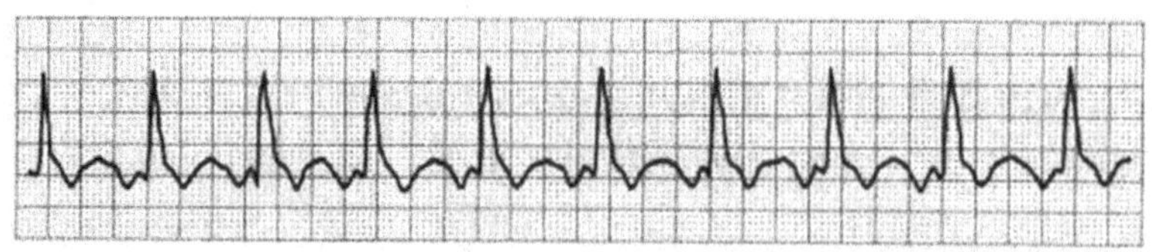

图9-6 心房扑动

2.评估

(1)有无严重的血流动力学障碍。

(2)判断有无器质性心脏病、心功能状态和发作的诱因。

(3)判断房扑的持续时间。

(五)急诊处理

心房扑动常发生于器质性心脏病，在吸氧、心电监护、建立静脉通路后，根据患者基础的心脏状况、有无血流动力学障碍做出处理。房扑急诊处理的目的是在对原发病进行治疗的基础上将其转复为窦性心律，预防复发或单纯减慢心率以缓解临床症状。

1.心律转复

(1)直流电同步复律：是终止房扑最有效的方法。房扑发作时有严重的血流动力学障碍或出现心衰，应首选直流电复律；对持续性房扑药物治疗无效者，亦宜用电复律。大多数房扑仅需50 J的单相波或更小的双相波电击，即能成功地将房扑转复为窦性心律。成功率为95%～100%。

(2)心房快速起搏：适用于电复律无效者，或已应用大剂量洋地黄不适宜复律者。成功率为70%～80%。对典型房扑(Ⅰ型)效果较好而非典型房扑(Ⅱ型)无效。对于房扑伴1∶1传导或旁路前向传导，由于快速心房起搏可诱发快速心室率甚至心室颤动，故为心房快速起搏禁忌。将电极导管插至食管的心房水平，或经静脉穿刺插入电极导管至右心房处，以快于心房率10～20次/分开始，当起搏至心房夺获后突然终止起搏，常可有效地转复房扑为窦性心律。当初始频率不能终止房扑时，在原来起搏频率基础上增加10～20次/分，必要时重复上述步骤。终止房扑最有效的起搏频率一般为房扑频率的120%～130%。

(3)药物复律：对房扑复律有效的药物有以下几种。①伊布利特：转复房扑的有效率为38%～76%，转复时间平均为30分钟。研究证实，其复律成功与否与房扑持续时间无关。严重的器质性心脏病、Q-T间期延长或有窦房结病变的患者，不应给予伊布利特治疗。②普罗帕酮：急诊转复房扑的成功率为40%。③索他洛尔：1.5 mg/kg转复房扑成功率远不如伊布利特。

2.药物控制心室率

对血流动力学稳定的患者，首先以降低心室率为治疗目的。

(1)洋地黄制剂：是房扑伴心功能不全患者的首选药物。可用毛花苷C 0.4～0.6 mg稀释后缓慢静脉注射，必要时于2小时后再给0.2～0.4 mg，使心率控制在100次/分以下后改为口服地高辛维持。房扑大多数先转为房颤，如继续使用或停用洋地黄过程中，可能恢复窦性心律；少数从心房扑动转为窦性心律。

(2)钙通道阻滞剂：首选维拉帕米，5～10 mg稀释后缓慢静脉注射，偶可直接复律，或经房颤转为窦性心律，口服疗效差。静脉应用地尔硫䓬亦能有效控制房扑的心室率。主要不良反应为低血压。

(3)β受体阻滞剂：可减慢房扑之心室率。

(4)对于房扑伴1∶1房室传导，多为旁道快速前向传导。可选用延缓旁道传导的普罗帕酮、胺碘酮、普鲁卡因胺等，禁用延缓房室传导、增加旁道传导而加快室率的洋地黄和维拉帕米等。

3.药物预防发作

多非利特、氟卡尼、胺碘酮均可用于预防发作。但ⅠC类抗心律失常药物治疗房扑时必须与β受体阻滞剂或钙通道阻滞剂合用，原因是ⅠC类抗心律失常药物可减慢房扑频率，并引起1∶1房室传导。

4.抗凝治疗

新近观察显示，房扑复律过程中栓塞的发生率为1.7%～7.0%，未经充分抗凝的房扑患者直流电复律后栓塞风险为2.2%。房扑持续时间超过48小时的患者，在采用任何方式的复律之前均应抗凝治疗。只有在下列情况下才考虑心律转复：患者抗凝治疗达标(INR值为2.0～3.0)、房扑持续时间少于48小时或经食管超声未发现心房血栓。食管超声阴性者，也应给予抗凝治疗。

四、心房颤动

心房颤动(简称房颤)，指心房丧失了正常的、规则的、协调的、有效的收缩功能而代之以350～600次/分的不规则颤动，是一种十分常见的心律失常。绝大多数见于器质性心脏病患者，可呈阵发性或呈持续性。在人群中的总发病率约为0.4%，65岁以上老年人发病率为3%～5%，80岁后发病率可为8%～10%。合并房颤后心脏病病死率增加2倍，如无适当抗凝，脑卒中增加5倍。

(一)病因

房颤常发生于原有心血管疾病者，常见于风湿性心脏病、冠心病、高血压性心脏病、甲状腺功能亢进、缩窄性心包炎、心肌病、感染性心内膜炎及慢性肺源性心脏病等。房颤发生在无心脏病变的中青年，称为孤立性房颤。老年房颤患者中部分是心动过缓-心动过速综合征的心动过速期表现。

(二)发病机制

目前得到公认的是多发微波折返学说和快速发放冲动学说。多发微波折返学说认为：多发微波以紊乱方式经过心房，互相碰撞、再启动和再形成，并有足够的心房组织块来维持折返。快速发放冲动学说认为：左心房、右心房、肺静脉、腔静脉、冠状静脉窦等开口部位，或其内一定距离处(存在心房肌袖)有快速发放冲动灶，驱使周围心房组织产生心房颤动，由多发微波折返机制维持，快速发放冲动停止后心房颤动仍会持续。

(三)临床表现

房颤时心房有效收缩消失，心排血量比窦性心律时减少25%或更多。症状的轻重与患者心功能和心室率的快慢有关。轻者可仅有心悸、气促、乏力、胸闷；重者可致急性肺水肿、心绞痛、心源性休克甚至昏厥。阵发性房颤者自觉症状常较明显。房颤伴心房内附壁血栓者，可引起栓塞症状。房颤的典型体征是第一心音强弱不等，心律绝对不规则，脉搏短绌。

(四)诊断

1.心电图特点

(1)各导联中正常 P 波消失,代之以形态、间距及振幅均绝对不规则的心房颤动波(f 波),频率350～600 次/分,通常在Ⅱ、Ⅲ、aVF 或 V_1 导联较为明显。

(2)R-R 间期绝对不规则,心室率较快;但在并发完全性房室传导阻滞或非阵发性交界性心动过速时,R-R 规则,此时诊断依靠 f 波的存在。

(3)QRS 波群呈室上性,时限正常。当合并预激综合征、室内差异性传导和束支传导阻滞时,QRS 波群增宽、畸形,此时心室率又很快时,极易误诊为室速,食管导联心电图对诊断很有帮助。

(4)在长 R-R 间期后出现的短 R-R 间期,其 QRS 波群呈室内差异性传导(常为右束支传导阻滞型)称为 Ashman 现象;差异传导连续发生时称为蝉联现象(图 9-7)。

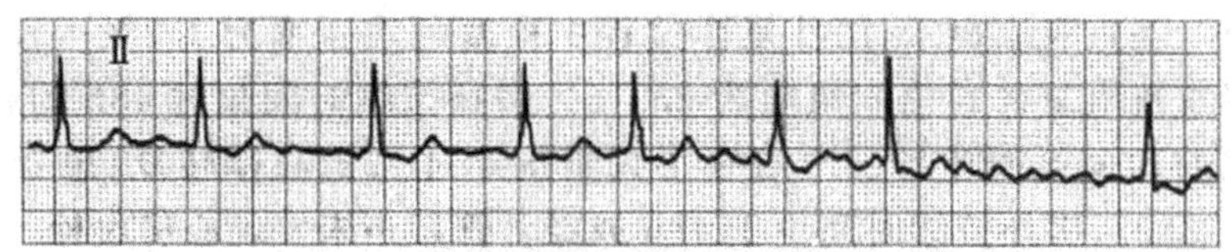

图 9-7　心房颤动

2.房颤的分类

(1)阵发性房颤:持续时间<7 天(通常在 48 小时内),能自行终止,反复发作。

(2)持续性房颤:持续时间>7 天,或以前转复过,非自限性,反复发作。

(3)永久性房颤:终止后又复发,或患者无转复愿望,持久发作。

3.评估

(1)根据病史和体格检查确定患者有无器质性心脏病、心功能不全、电解质紊乱,是否正在使用洋地黄制剂。

(2)心电图中是否间歇出现或持续存在 δ 波,如存在则表明为 WPW,洋地黄制剂和维拉帕米为禁忌药物。

(3)紧急复律是否有益处,如快速心室率所致的心肌缺血、肺水肿、血流动力学不稳定。

(4)复律后是否可维持窦律,如甲状腺疾病、左心房增大、二尖瓣疾病。

(5)发生栓塞并发症的危险因素有哪些,即是否需要抗凝治疗。

(五)急诊处理

房颤急诊处理的原则及目的:①恢复并维持窦性心律。②控制心室率。③抗凝治疗预防栓塞并发症。

1.复律治疗

(1)直流电同步复律:急性心肌梗死、难治性心绞痛、预激综合征等伴房颤患者,如有严重血流动力学障碍,首选直流电同步复律,初始能量 200 J。初始电复律失败,保持血钾在 4.5～5.0 mmol/L,30 分钟静脉注射胺碘酮 300 mg(随后 24 小时静脉滴注 900～1 200 mg),尝试进一步除颤。血流动力学稳定、房颤时心室率快(>100 次/分),用洋地黄难以控制,或房颤反复诱发心力衰竭或心绞痛,药物治疗无效,也需尽快电复律。

(2)药物复律:房颤发作在 7 天内的患者药物复律的效果最好。大多数这样的患者房颤是第一次发作，不少患者发作后24～48小时可自行复律。房颤时间较长的患者（>7天）很少能自行复律，药物复律的成功率也大大减少。复律成功与否与房颤的持续时间的长短、左心房大小和年龄有关。已证实有效的房颤复律药物有胺碘酮、普罗帕酮、氟卡尼、伊布利特、多非利特、奎尼丁。①普罗帕酮：用于≤7天的房颤患者，单剂口服450～600 mg，转复有效率可达60%。但不能用于75岁以上的老年患者、心力衰竭、病态窦房结综合征、束支传导阻滞、QRS≥0.12秒、不稳定心绞痛、6个月内有过心肌梗死、二度以上房室传导阻滞者等。②胺碘酮：可静脉或口服应用。口服用药住院患者1.2～1.8 g/d，分次服，直至总量达10 g，然后0.2～0.4 g/d维持；门诊患者0.6～0.8 g/d，分次服，直至总量达10 g后0.2～0.4 g/d维持。静脉用药者为30～60分钟内静脉注射5～7 mg/kg，然后1.2～1.8 g/d持续静脉滴注或分次口，直至总量达10 g后0.2～0.4 g/d维持。转复有效率为20%～70%。③伊布利特：适用于7天左右的房颤。1 mg静脉注射10分钟，若10分钟后未能转复可重复1 mg。应用时必须心电监护4小时。转复有效率为20%～75%。

2.控制心室率

（1）短期迅速控制心室率：血流动力学稳定的患者最初治疗目标是迅速控制心室率，使患者心室率≤100次/分，保持血流动力学稳定，减轻患者症状，以便赢得时间，进一步选择最佳治疗方案。初次发作且在24～48小时的急性房颤或部分阵发性患者心室率控制后，可能自行恢复为窦性心律。①毛花苷C：是伴有心力衰竭、肺水肿患者的首选药物。0.2～0.4 mg稀释后缓慢静脉注射，必要时于2～6小时后可重复使用，24小时内总量一般不超过1.2 mg。若近期曾口服洋地黄制剂者，可在密切观察下给毛花苷C 0.2 mg。②钙通道阻滞剂：地尔硫䓬15 mg，稀释后静脉注射，时间2分钟，必要时15分钟后重复1次，继以15 mg/h维持，调整静脉滴注速度，使心室率达到满意控制。维拉帕米5～10 mg，稀释后静脉注射，时间10分钟，必要时30～60分钟后重复1次。应注意这两种药物均有一定的负性肌力作用，可导致低血压，维拉帕米更明显，伴有明显心力衰竭者不用维拉帕米。③β受体阻滞剂：普萘洛尔1 mg静脉注射，时间5分钟，必要时每5分钟重复1次，最大剂量至5 mg，维持剂量为每4小时1～3 mg；或美托洛尔5 mg静脉注射，时间5分钟，必要时每5分钟重复1次，最大剂量10～15 mg；艾司洛尔0.25～0.50 mg/kg静脉注射，时间>1分钟，继以50 μg/(kg·min)静脉滴注维持。低血压与心力衰竭者忌用β受体阻滞剂。

上述药物应在心电监护下使用，心室率控制后应继续口服该药进行维持。地尔硫䓬或β受体阻滞剂与毛花苷C联合治疗能更快控制心室率，且毛花苷C的正性肌力作用可减轻地尔硫䓬和β受体阻滞剂的负性肌力作用。

特殊情况下房颤的药物治疗：①预激综合征伴房颤。控制心室率避免使用β受体阻滞剂、钙通道阻滞剂、洋地黄制剂和腺苷等，因这些药物延缓房室结传导、房颤通过旁路下传使心室率反而增快。对心功能正常者，可选用胺碘酮、普罗帕酮、普鲁卡因胺或伊布利特等抗心律失常药物，使旁路传导减慢从而降低心室率，恢复窦律。胺碘酮150 mg(3～5 mg/kg)，用5%葡萄糖溶液稀释，于10分钟注入。首剂用药10～15分钟后仍不能转复，可重复150 mg静脉注射。继以1.0～1.5 mg/min速度静脉滴注1小时，以后根据病情逐渐减量，24小时总量不超过1.2 g。②急性心肌梗死伴房颤。提示左心功能不全，可静脉注射毛花苷C或胺碘酮以减慢心室率，改善心功能。③甲状腺功能亢进症伴房颤。首先给予积极的抗甲状腺药物治疗。应选用非选择性β受体阻滞剂（如卡维地洛）。④急性肺疾病或慢性肺部疾病伴房颤。应纠正低氧血症和酸中毒，尽量选择钙通道阻滞剂控制心室率。

(2)长期控制心室率:持久性房颤的治疗目的为控制房颤过快的心室率,可选用β受体阻滞剂、钙通道阻滞剂或地高辛。但应注意这些药物的禁忌证。

3.维持窦性心律

房颤心律转复后要用药维持窦性心律。除伊布利特外,用于复律的药物也用于转复后维持窦律,因此常用普罗帕酮、胺碘酮和多非利特,还可使用阿奇利特、索他洛尔。

4.预防栓塞并发症

慢性房颤(永久性房颤)患者有较高的栓塞发生率。过去有栓塞病史、瓣膜病、高血压、糖尿病、老年患者、左心房扩大、冠心病等使发生栓塞的危险性增大。存在以上任何一种情况,均应接受长期抗凝治疗。口服华法林,使凝血酶原时间国际标准化比率(INR)维持在2.0~3.0,能安全而有效的预防脑卒中的发生。不宜应用华法林的患者以及无以上危险因素的患者,可改用阿司匹林(每天100~300 mg)。房颤持续时间不超过2天,复律前无须做抗凝治疗。否则应在复律前接受3周的华法林治疗,待心律转复后继续治疗4周。紧急复律治疗可选用静脉注射肝素或皮下注射低分子肝素,复律后仍给予4周的抗凝治疗。在采取上述治疗的同时,要积极寻找房颤的原发病和诱发因素,给予相应处理。对房颤发作频繁、心室率很快、药物治疗无效者可施行射频消融、外科手术等。

五、心室扑动与心室颤动

心室扑动(简称室扑)和心室颤动(简称室颤)是最严重的心律失常。前者心室有快而微弱的收缩,后者心室各部分肌纤维发生快而不协调的颤动,对血流动力学的影响等同于心室停搏。室扑常为室颤的先兆,很快即转为室颤。而室颤则是导致心脏性猝死的常见心律失常,也是临终前循环衰竭的心律改变。原发性室颤为无循环衰竭基础上的室颤,常见于冠心病,及时电除颤可逆转。在各种心脏病的终末期发生的室扑和室颤,为继发性室扑和室颤,预后极差。

(一)病因

各种器质性心脏病及许多心外因素均可导致室扑和室颤,冠心病、原发性心肌病、瓣膜性心脏病、高血压性心脏病最为常见。原发性室颤则好发于急性心肌梗死、心肌梗死溶栓再灌注后、原发性心肌病、病态窦房结综合征、心肌炎、触电、低温、麻醉、低血钾、高血钾、酸碱平衡失调、奎尼丁、普鲁卡因胺、锑剂和洋地黄等药物中毒、长Q-T间期综合征、Brugada综合征、预激综合征合并房颤等。

(二)发病机制

室颤可以被发生于心室易损期的期前收缩所诱发,即“R-on-T”现象。然而,室颤也可在没有“R-on-T”的情况下发生,故有理论认为当一个行进的波正面碰到解剖障碍时可碎裂产生多个子波,后者可以单独存在并作为高频率的兴奋起源点触发室颤。多数学者认为心室肌结构的不均一是形成自律性增高和折返的基质,而多个研究都提示起源于浦肯野系统的触发活动在室颤发生起始阶段的重要作用。

(三)诊断

1.临床特点

典型的表现为阿-斯综合征:患者突然抽搐,意识丧失,面色苍白,几次断续的叹息样呼吸之后呼吸停止;此时心音、脉搏、血压消失、瞳孔散大。部分患者阿-斯综合征表现不明显即已猝然死亡。

2.心电图

(1)心室扑动:正常的 QRS-T 波群消失,代之以连续、快速、匀齐的大振幅波动,频率 150～250 次/分,一般在发生心室扑动后,常迅速转变为心室颤动,但也可转变为室性心动过速,极少数恢复窦性心律。室扑与室性心动过速的区别在于后者 QRS 与 T 波能分开,波间有等电位线,且 ORS 时限不如室扑宽。

(2)心室颤动:QRS-T 波群完全消失,代之以形状不同、大小各异、极不均匀的波动,频率 250～500 次/分,开始时波幅尚较大,以后逐渐变小,终于消失。室颤与室扑的区别在于前者波形及节律完全不规则,且电压极小(图 9-8)。

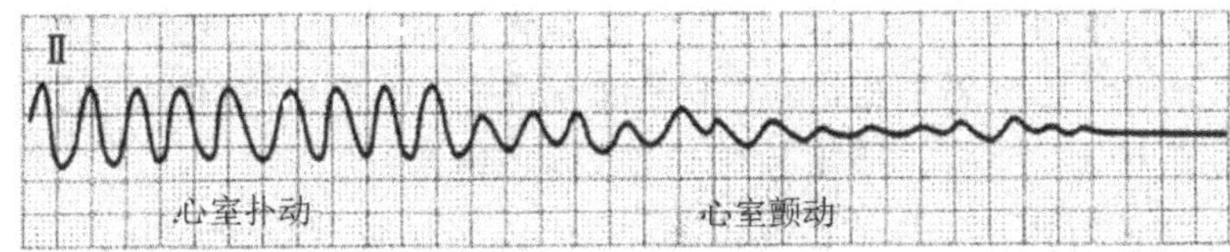

图 9-8　心室扑动与颤动

3.临床分型

(1)据室颤波振幅分型:①粗颤型,室颤波振幅>0.5 mV,多见于心肌收缩功能较好的患者,心肌蠕动幅度相对粗大有力,张力较好,对电除颤效果好。②细颤型,室颤波振幅<0.5 mV,多见于心肌收缩功能较差的情况。对电除颤疗效差。

(2)据室颤前心功能分型:①原发性室颤又称非循环衰竭型室颤。室颤前无低血压、心力衰竭或呼吸衰竭,循环功能相对较好。室颤的发生与心肌梗死等急性病变有关。除颤成功率约为 80%。②继发性室颤又称循环衰竭型室颤。室颤前常有低血压、心力衰竭或呼吸衰竭,常同时存在药物、电解质紊乱等综合因素,除颤成功率低(<20%)。③特发性室颤,室颤发生前后均未发现器质性心脏病,室颤常突然发生,多数来不及复苏而猝死,部分自然终止而幸存。室颤幸存者常有复发倾向,属于单纯的心电疾病。④无力型室颤又称临终前室颤。临终患者约有 50%可出现室颤,室颤波频率慢,振幅低。

(四)急诊处理

1.非同步直流电击除颤

心室扑动或心室颤动一旦发生,紧急给予非同步直流电击除颤 1 次,单相波能量选择 360 J,双相波选择 150～200 J。电击除颤后不应检查脉搏、心律,应立即进行胸外心脏按压,2 分钟或 5 个30∶2 按压/通气周期后如仍然是室颤,再予以除颤 1 次。

2.药物除颤

2～3 次电击后仍为室颤首选胺碘酮静脉注射,无胺碘酮或有 Q-T 间期延长,可使用利多卡因,并重复电除颤。

3.病因处理

由严重低血钾引起的室颤反复发作,应静脉滴注大量氯化钾,一般用 2～3 g 氯化钾溶于 5%葡萄糖溶液 500 mL 内,在监护下静脉滴注,最初 24 小时内常需给氯化钾 10 g 左右,持续到心电图低血钾表现消失为止。由锑剂中毒引起的室颤反复发作,可反复用阿托品 1～2 mg 静脉注射或肌内注射,同时亦需补钾。由奎尼丁或普鲁卡因胺引起的室颤不宜用利多卡因,需用阿托品或异丙肾上腺素治疗。

4.复苏后处理

若经以上治疗心脏复搏,但仍有再次骤停的危险,并可能继发脑、心、肾损害,从而发生严重并发症和后遗症。因此应积极的防治发生心室颤动的原发病,维持有效的循环和呼吸功能及水、电解质和酸碱平衡,防治脑水肿、急性肾衰竭和继发感染。

六、房室传导阻滞

房室传导阻滞又称房室阻滞,是指房室交界区脱离了生理不应期后、冲动从心房传至心室的过程中异常延迟、传导部分中断或完全被阻断。房室传导阻滞可为暂时性或持久性。根据心电图上的表现分三度:一度房室传导阻滞,指P-R间期延长,如心率>50次/分且无明显症状,一般不需要特殊处理,但在急性心肌梗死时要观察发展变化;二度房室传导阻滞指心房冲动有部分不能传入心室,又分为Ⅰ型(莫氏Ⅰ型即文氏型)与Ⅱ型(莫氏Ⅱ型);三度房室传导阻滞指房室间传导完全中断,可引起严重临床后果,要积极治疗。

二度以上的房室传导阻滞,由于心搏脱漏,可有心动过缓及心悸、胸闷等症状;高度或完全性房室传导阻滞时严重的心动过缓可致心源性晕厥,需急诊抢救治疗。

(一)病因

正常人或运动员可发生二度Ⅰ型房室传导阻滞,与迷走神经张力增高有关,常发生于夜间。导致房室传导阻滞的常见病变:急性心肌梗死、冠状动脉痉挛、病毒性心肌炎、心肌病、急性风湿热、钙化性主动脉瓣狭窄、心脏肿瘤(特别是心包间皮瘤)、原发性高血压、心脏手术、电解质紊乱、黏液性水肿等。

(二)发病机制

一度及二度Ⅰ型房室传导阻滞,阻滞部位多在房室结,病理改变多不明显,或仅有暂时性房室结缺血、缺氧、水肿、轻度炎症。二度Ⅱ型及三度房室传导阻滞,病理改变广泛而严重,且常持久存在,包括传导系统的炎症或局限性纤维化、急性前壁心肌梗死及希氏束、左右束支分叉处或双侧束支坏死、束支的广泛纤维性变。先天性完全性房室传导阻滞,可见房室结或希氏束的传导组织完全中断或缺如。

(三)临床表现

一度房室传导阻滞常无自觉症状。二度房室传导阻滞由于心搏脱漏,可有心悸、乏力等症状,亦可无症状。三度房室传导阻滞的症状取决于心室率的快慢与伴随病变,症状包括疲倦、乏力、头晕、晕厥、心绞痛、心力衰竭。如合并室性心律失常,患者可感到心悸不适。当一度、二度突然进展为三度房室传导阻滞,因心室率过缓,每分钟心排血量减少,导致脑缺血,患者可出现暂时性意识丧失,甚至抽搐,称为阿-斯综合征,严重者可引起猝死。往往感觉疲劳、软弱、胸闷、心悸、气短或晕厥,听诊心率缓慢规律。

一度房室传导阻滞,听诊时第一心音强度减弱。二度Ⅰ型房室传导阻滞的第一心音强度逐渐减弱并有心搏脱漏。二度Ⅱ型房室传导阻滞亦有间歇性心搏脱漏,但第一心音强度恒定。三度房室传导阻滞的第一心音强度经常变化。第二心音可呈正常或反常分裂,间或听到响亮亢进的第一心音。凡遇心房与心室同时收缩,颈静脉出现巨大的a波(大炮波)。

(四)诊断

1.心电图特征

(1)一度房室传导阻滞:每个心房冲动都能传导至心室,仅P-R间期>0.20秒,儿童0.16~

0.18 秒(图 9-9)。房室传导束的任何部位传导缓慢,均可导致 P-R 间期延长。如 QRS 波群形态与时限正常,房室传导延缓部位几乎都在房室结,极少数在希氏束。QRS 波群呈现束支传导阻滞图形者,传导延缓可能位于房室结和(或)希氏束-浦肯野系统。希氏束电图记录可协助确定部位。

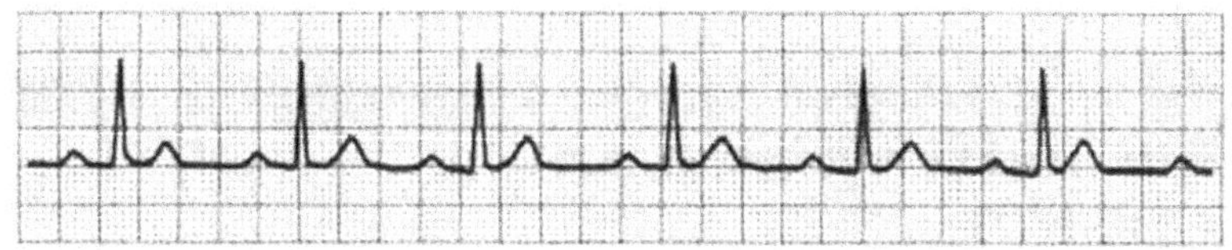

图 9-9 一度房室传导阻滞

(2)二度Ⅰ型房室传导阻滞:是最常见的二度房室传导阻滞类型。表现为 P-R 间期随每一心搏逐次延长,直至一个 P 波受阻不能下传心室,QRS 波群脱漏,如此周而复始;P-R 间期增量逐次减少;脱漏前的 P-R 间期最长,脱漏后的 P-R 间期最短;脱漏前 R-R 间期逐渐缩短,且小于脱漏后的 R-R 间期(图 9-10)。最常见的房室传导比率为 3∶2 和 5∶4。在大多数情况下,阻滞位于房室结,QRS 波群正常,极少数位于希氏束下部,QRS 波群呈束支传导阻滞图形。二度Ⅰ型房室传导阻滞很少发展为三度房室传导阻滞。

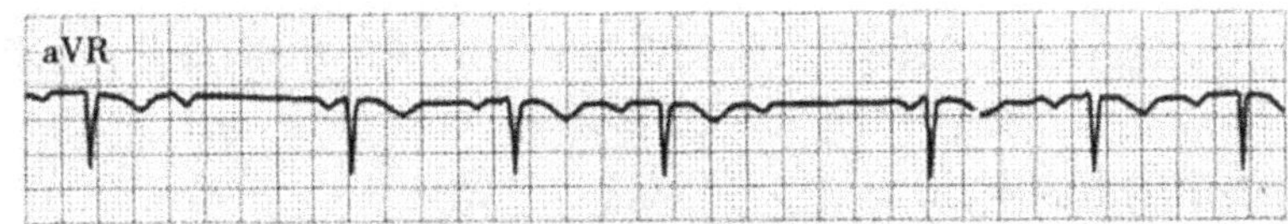

图 9-10 二度Ⅰ型房室传导阻滞

(3)二度Ⅱ型房室传导阻滞:P-R 间期固定,可正常或延长,QRS 波群呈周期性脱漏,房室传导比例可为 2∶1、3∶1、3∶2、4∶3、5∶4 等。房室传导比例呈 3∶1 或 3∶1 以上者称为高度房室传导阻滞。当 QRS 波群增宽、形态异常时,阻滞位于希氏束-浦肯野系统。若 QRS 波群正常,阻滞可能位于房室结(图 9-11)。

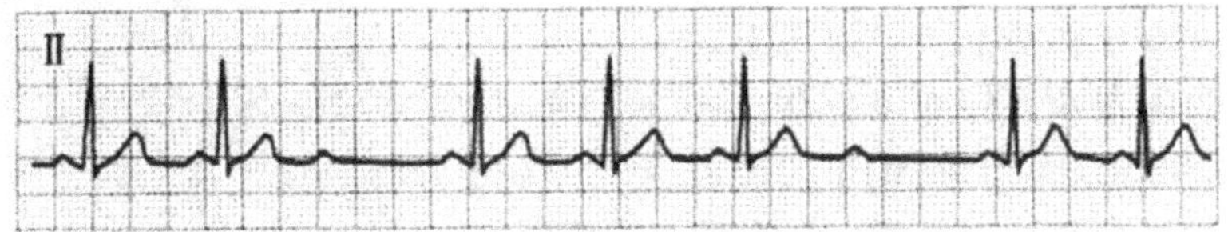

图 9-11 二度Ⅱ型房室传导阻滞

(4)三度房室传导阻滞:又称完全性房室传导阻滞。全部 P 波不能下传,P 波与 ORS 波群无固定关系,形成房室脱节。P-P 间期＜R-R 间期。心室起搏点在希氏束分叉以上或之内为房室交界性心律,QRS 波群形态与时限正常,心室率 40～60 次/分,心律较稳定;心室起搏点在希氏束以下,心室率30～40 次/分,心律常不稳定(图 9-12)。

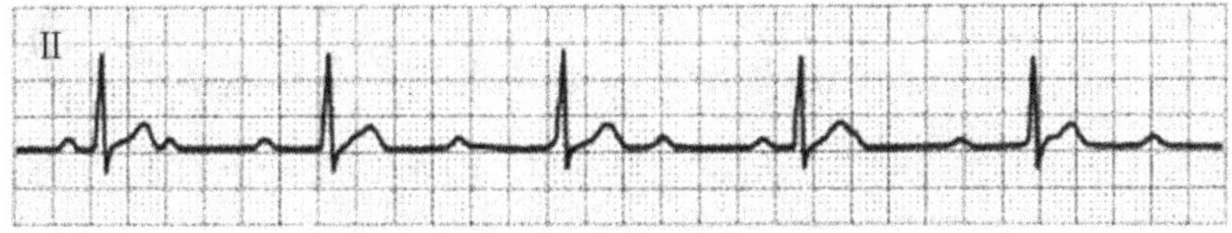

图 9-12 三度房室传导阻滞

2.评估

(1)据病史、体格检查、实验室和其他检查判断有无器质性心脏病、心功能状态和诱因。

(2)判断血流动力学状态。

(五)急诊处理

病因治疗主要针对可逆性病因和诱因。如急性感染性疾病控制感染,洋地黄中毒的治疗和电解质紊乱的纠正等。应急治疗可用药物和电起搏。

1.二度Ⅰ型房室传导阻滞

常见于急性下壁心肌梗死,阻滞是短暂的。若心室率>50 次/分,无症状者不必治疗,可先严密观察,注意勿发展为高度房室传导阻滞。当心室率<50 次/分,有头晕、心悸症状者可用阿托品 0.5~1.0 mg 静脉注射,或口服麻黄碱 25 mg,3 次/天。异丙肾上腺素 1~2 mg 加入生理盐水 500 mL,静脉滴注,根据心室率调节滴速。

2.二度Ⅱ型房室传导阻滞

可见于急性前壁心肌梗死,病变范围较广泛,常涉及右束支、左前分支、左后分支或引起三度房室传导阻滞,病死率极高。经用上述药物治疗不见好转,需安装临时起搏器。

3.洋地黄中毒的治疗

洋地黄中毒可停用洋地黄;观察病情,非低钾者一般应避免补钾;静脉注射阿托品;试用抗地高辛抗体。

4.药物应急治疗的选择

(1)异丙肾上腺素:为肾上腺能β受体兴奋剂。兴奋心脏高位节律点窦房结和房室结,增快心率,加强心肌的收缩力,改善传导功能,提高心律的自律性,适用于三度房室传导阻滞伴阿-斯综合征急性发作、病态窦房结综合征。心肌梗死、心绞痛患者禁用或慎用。

(2)肾上腺素:兴奋α受体及β受体,可增强心肌收缩力,增加心排血量,加快心率;扩张冠状动脉,增加血流量,使周围小血管及内脏血管收缩(对心、脑、肺血管收缩作用弱);松弛平滑肌,解除支气管及胃肠痉挛;可兴奋心脏的高位起搏点及心脏传导系统,故心脏停搏时肾上腺素是首选药物。可用于二度或三度房室传导阻滞者。

(3)麻黄碱:为间接及直接兼有作用的拟肾上腺素药,对α受体、β受体有兴奋作用,升压作用弱而持久,有加快心率作用,适用于二度或三度房室传导阻滞症状较轻的患者。

(4)阿托品:主要是解除迷走神经对心脏的抑制作用,使心率加快。适用于治疗各种类型的房室传导阻滞、窦性心动过缓、病态窦房结综合征。

(5)肾上腺皮质激素:具有消炎、抗过敏、抗内毒素、抑制免疫反应,减轻机体对各种损伤的病理反应,有利于房室传导改善,适用于炎症或水肿等引起的急性获得性完全性心脏传导阻滞。5%碳酸氢钠或11.2%乳酸钠,除能纠正代谢性酸中毒外,还有兴奋窦房结的功能。适用于酸中毒、高血钾所致完全性房室传导阻滞及心脏停搏。

5.起搏

适用于先天性或慢性完全性心脏传导阻滞。通常选用永久按需起搏器,急性获得性完全性心脏传导阻滞可选用临时按需起搏器。

(张宗玉)

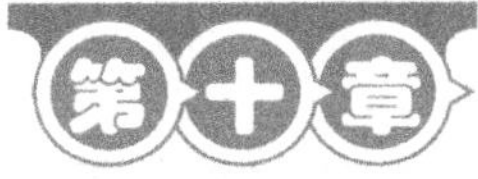

第十章 呼吸科急危重症

第一节　急性脓胸

一、病因

脓性渗出液积聚于胸膜腔内的化脓性感染，称为脓胸。按照病理发展过程可以分为急性脓胸和慢性脓胸，病程在4～6周为急性脓胸。

(一)急性脓胸

急性脓胸主要是胸膜腔的继发性感染所致。常见的原因有以下几种。

1.肺部感染

约50%的急性脓胸继发于肺部炎性病变之后。肺脓肿可直接侵及胸膜或破溃产生急性脓胸。

2.邻近组织化脓性病灶

纵隔脓肿、膈下脓肿或肝脓肿，致病菌经淋巴组织或直接穿破侵入胸膜腔，可形成单侧或双侧脓胸。

3.胸部手术

术后脓胸多与支气管胸膜瘘或食管吻合口瘘合并发生。有较少一部分是术中污染或术后切口感染穿入胸腔所致。

4.胸部创伤

胸部穿透伤后，由于弹片、衣服碎屑等异物可将致病菌带入胸膜腔，加之常有血胸，易形成化脓性感染。

5.败血症或脓毒血症

细菌可经血循环到达胸腔产生脓胸，此类多见于婴幼儿或体弱的患者。

6.其他

如自发性气胸或其他原因所致的胸腔积液，经反复穿刺或引流后并发感染；自发性食管破裂，纵隔畸胎瘤感染，穿入胸腔均可形成脓胸。

(二)慢性脓胸

1.急性脓胸治疗不及时或处理不适当

急性脓胸期间选用抗生素不恰当，或治疗过程中未能及时调整剂量及更换敏感抗生素，脓液生成仍较多，如果此时引流管的位置高低，深浅不合适，管径过细；或者引流管有扭曲及堵塞，引流不畅，均可形成慢性脓胸。

2.胸腔内异物残留

外伤后如果有异物，如金属碎片、骨片、衣服碎条等残留在胸腔内，或手术后异物等残留，则脓胸很难治愈，即使引流通畅彻底，也因异物残留而不能清除致病菌的来源而不能治愈。

3.引起脓胸的原发病未能治愈

如果脓胸是继发于肺脓肿、支气管瘘、食管瘘、肝脓肿、膈下脓肿、脊椎骨髓炎等疾病，在原发病变未治愈之前，脓胸也很难治愈，易形成慢性脓胸。

4.特异性感染

结核性感染、真菌性感染、阿米巴性脓胸均容易形成慢性脓胸。

二、临床表现

急性脓胸患者常有胸痛、发热、呼吸急促、脉快、周身不适、食欲缺乏等症状，如为肺炎后急性脓胸，多有肺炎后1～2周出现胸痛、持续高热的病史。查体可见发热面容，有时不能平卧，患侧胸部语颤减弱，叩诊呈浊音并有叩击痛，听诊呼吸音减弱或消失。白细胞计数增高，中性粒细胞增至80%以上，有核左移。胸部X线检查因胸膜腔积液的量和部位不同表现各异。少量胸腔积液可见肋膈窦消失的模糊阴影；积液量多时可见肺组织受压萎陷，积液呈外高内低的弧形阴影；大量积液使患侧胸部呈一片均匀模糊阴影，纵隔向健侧移位；脓液局限于肺叶间，或位于肺与纵隔、横膈或胸壁之间时，局限性阴影不随体位改变而变动，边缘光滑，有时与肺不张不易鉴别。有支气管胸膜瘘或食管吻合口瘘者可见气液平面。

继发于肺部感染的急性脓胸往往是在肺部感染症状好转以后，又再次出现高热、胸痛、呼吸困难、咳嗽、全身乏力、食欲缺乏等症状，患者常呈急性病容，不能平卧或改变体位时咳嗽，严重时可出现发绀。患侧呼吸运动减弱，肋间隙饱满、增宽，叩患侧呈实音并有叩击痛，如为左侧积液心浊音界不清、如为右侧积液则肺肝界不清，纵隔心脏向健侧移位，气管偏向健侧，听诊患侧呼吸音减弱或消失或呈管性呼吸音，语颤减弱。

三、诊断要点

(1)患者常有胸痛、高热、呼吸急促、脉快、周身不适、食欲缺乏。

(2)积脓较多者多有胸闷、咳嗽、咳痰等症状。如为肺炎后急性脓胸，多有肺炎后1～2周出现胸痛、持续高热的病史。

(3)发热面容，有时不能平卧，患侧胸部语颤减弱，叩诊呈浊音并有叩击痛，听诊呼吸音减弱或消失，严重者可伴有发绀或者休克。

(4)白细胞计数增高，中性粒细胞增多，有核左移。

(5)X线检查：少量胸腔积液(100～300 mL)时，可见肋膈窦消失的模糊阴影，中等量积液(300～1 000 mL)时，可见肺组织受压萎陷，积液呈外高内低的弧形阴影；大量积液(大于1 000 mL)时，患侧胸部呈一片均匀模糊阴影，纵隔向健侧移位；脓液局限于肺叶间，或位于肺与纵隔、横膈或胸壁之间时，局限性阴影不随体位改变而变动，边缘光滑，此时应与肺不张相鉴别。

(6)超声检查可见积液反射波，能明确积液范围并可作出准确定位，并且有助于脓胸的诊断和确定穿刺部位。

(7)胸腔穿刺抽得脓液,可诊断为脓胸。首先,要观察脓液的外观性状,质地,味道。其次,做涂片镜检、细菌培养及抗生素敏感试验,以此指导临床用药。

四、治疗要点

(一)排除脓液

此为治疗脓胸的关键。及早反复的胸腔穿刺抽得脓液,并向胸腔内注入抗生素,如果胸腔内脓液稠厚不易抽出,或者经过治疗脓液量不见减少,患者临床症状无明显改善,或者发现有大量液体,怀疑伴有气管食管瘘或者腐败性脓胸,均宜及早施行胸膜腔闭式引流术,排尽脓液,使肺早日复张。

闭式引流方式有两种:肋间引流术和肋床引流术。

(二)控制感染

根据病原菌及药物敏感试验选用有效足量的抗生素,以静脉给药为好,观察疗效并及时调整药物和剂量。

(三)全身支持治疗

可给予患者高蛋白、高热量、高维生素饮食,注意水和电解质的平衡,纠正贫血。必要时静脉补液和输血。

脓液排出后,肺逐渐膨胀,两层胸膜靠拢,空腔逐渐闭合,如果空腔闭合缓慢或者不够满意,可早行胸腔扩清及纤维剥除术,若脓腔长期不能闭合,则成为慢性脓胸。

五、药物治疗

(1)对血源性感染脓胸,致病菌主要是葡萄球菌,可考虑头孢唑林(2 g,每 8 小时 1 次,静脉滴注)+阿米卡星(0.2 g,肌内注射,每天 2～3 次)或庆大霉素(8×10^4 U,每 8 小时 1 次,静脉或肌内注射)。

(2)如果继发于肺内感染,参考各种肺内感染情况用药,一般可以选用头孢曲松(2 g,每天 1 次,静脉滴注)+克林霉素(600 mg,每 8 小时 1 次,静脉滴注),抗菌药物疗程为 3～6 周。

六、预后及注意事项

(一)预后

(1)根据血细菌学检查结果和药物敏感试验结果,指导抗生素选择,处理得当,预后良好。

(2)急性脓胸是严重感染,需要积极救治,以免迁延为慢性,影响患者的生活和工作。

(二)注意事项

(1)穿刺引流脓液应做微生物检查,包括培养和细菌涂片检查。

(2)抗菌药物治疗需要根据细菌培养结果进行调整。

(潘玉甫)

第二节 肺动脉高压

肺动脉高压(pulmonary hypertention,PH)是不同病因导致的,以肺动脉压力和肺血管阻力升高为特点的一组临床病理生理综合征，肺动脉高压可导致右心室负荷增加，最终右心衰竭。临床常见、多发且致残、致死率均很高。目前肺动脉高压的诊断标准采用美国国立卫生研究院规定的血流动力学标准，即右心导管测得的肺动脉平均压力在静息脉高压状态下≥3.3 kPa(25 mmHg)，运动状态下≥4.0 kPa(30 mmHg)(高原地区除外)。

依据肺动脉高压的病理生理、临床表现及治疗策略的不同将肺动脉高压进行分类。最新的肺动脉高压的分类是在意大利威尼斯举行的第三届世界肺动脉高压大会上制定的(表 10-1)。

表 10-1 肺动脉高压分类

分类
1.动脉型肺动脉高压(pulmonary arterial hypertention,PAH)
(1)特发性肺动脉高压
(2)家族性肺动脉高压
(3)相关因素所致的肺动脉高压
结缔组织病
先天性体-肺分流
门静脉高压
HIV 感染
药物/毒素
其他：甲状腺疾病，戈谢病，糖原蓄积症，遗传性出血性毛细血管扩张症，血红蛋白病，脾切除术，骨髓增生异常
(4)肺静脉或毛细血管病变：肺静脉闭塞病、肺毛细血管瘤
(5)新生儿持续性肺动脉高压
2.左心疾病相关性肺动脉高压
(1)主要累及左心房或左心室性的心脏疾病
(2)二尖瓣或主动脉瓣瓣膜疾病
3.呼吸系统疾病和(或)低氧血症均相关性肺动脉高压
(1)慢性阻塞性肺疾病
(2)间质性肺疾病
(3)睡眠呼吸障碍
(4)肺泡低通气综合征
(5)慢性高原病
(6)肺发育异常
4.慢性血栓和(或)栓塞性肺动脉高压
(1)肺动脉近端血栓栓塞
(2)肺动脉远端血栓栓塞
(3)非血栓性肺阻塞(肿瘤、寄生虫、异物)
5.混合性肺动脉高压
(1)结节病
(2)肺朗格汉斯细胞增生症
(3)淋巴管肌瘤病
(4)肺血管受压(淋巴结肿大，肿瘤，纤维素性纵隔炎)

一、特发性肺动脉高压

(一)定义

特发性肺动脉高压是指原因不明的肺血管阻力增加引起持续性肺动脉压力升高,肺动脉平均压力在静息状态下>3.3 kPa(25 mmHg),在运动状态下>4.0 kPa(30 mmHg),肺毛细血管楔压<2.0 kPa(15 mmHg),心排血量正常或降低,排除所有引起肺动脉高压的已知病因和相关因素所致。特发性肺动脉高压这个名词在威尼斯第三届肺动脉高压会议上第一次提出。在此之前,特发性肺动脉高压曾与家族性肺动脉高压统称为原发性肺动脉高压。

(二)流行病学

目前国外的统计数据表明 PPH 的发病率为 15/100 万~35/100 万。90%以上的患者为 IPAH。IPAH 患者一般在出现症状后 2~3 年死亡。老人及幼儿皆可发病,但是多见于中青年人,平均患病年龄为 36 岁,女性多发,女男发病比例为(2~3)∶1。易感因素包括药物因素、病毒感染和其他因素及遗传因素。

(三)病理与病理生理学

1.病理

主要累及肺动脉和右心,表现为右心室肥厚,右心房扩张。肺动脉主干扩张,周围肺小动脉稀疏。特征性的改变为肺小动脉内皮细胞、平滑肌细胞增生肥大,血管内膜纤维化增厚,中膜肥厚,管腔狭窄、闭塞,扭曲变形,呈丛样改变。

2.病理生理

其机制尚未完全清楚,目前认为与肺动脉内皮细胞功能失调(肺血管收缩和舒张功能异常、内皮细胞依赖性凝血和纤溶系统功能异常)、血管壁平滑肌细胞钾离子通道缺陷、肺动脉重构等多种因素引起血管收缩、血管重构和原位血栓形成有关。

(四)临床表现

1.症状

患者早期无明显症状。最常见的症状为劳力性呼吸困难,其他常见症状包括胸痛、咯血、晕厥、下肢水肿。约 10%患者(几乎均为女性)呈现雷诺现象,提示预后较差。也可有声嘶。

2.体征

主要是肺动脉高压和右心功能不全的表现,具体表现取决于病情的严重程度。

(1)肺动脉高压的表现:最常见的是肺动脉瓣区第二心音亢进及时限不等的分裂,可闻及 Graham-Steell 杂音。

(2)右心室肥厚和右心功能不全的表现:右心室肥厚严重者在胸骨左缘可触及搏动。右心衰竭时可见颈静脉曲张、三尖瓣反流杂音、右心第四心音、肝大搏动、心包积液(32%的患者可发生)、腹水、双下肢水肿等体征。

(3)其他体征:①20%的患者可出现发绀。②低血压、脉压变小及肢体末端皮温降低。

(五)辅助检查

确诊特发性肺动脉高压必须要排除各种原因引起的已知病因和相关因素所致肺动脉高压。

实验室检查需进行自身抗体的检查、肝功能与肝炎病毒标志物、HIV 抗体、甲状腺功能检查、血气分析、凝血酶原时间与活动度及心电图、X 线胸片、超声心动图、肺功能测定、肺通气灌注扫描、肺部 CT、肺动脉造影术、多导睡眠监测以除外继发性因素引起。右心导管术是唯一准确测定肺血管血流动力学状态的方法,同时进行急性血管扩张试验能够估测肺血管反应性及药物的长期疗效。另外还有胸腔镜肺活检及基因诊断等方法。

(六)诊断及鉴别诊断

不仅要确定 IPAH 诊断、明确严重程度和预后,还应对 IPAH 进行功能分级和运动耐力判断,对血管扩张药的急性反应情况等进行评价,以指导治疗。

1.诊断

由于 IPAH 患者早期无特异的临床症状,诊断有时颇为困难。早期肺动脉压轻度升高时多无自觉症状,随病情进展出现运动后呼吸困难、疲乏、胸痛、昏厥、咯血、水肿等症状。本病体征主要是由于肺动脉高压,右心房、右心室肥厚进而右心衰竭引起。常见体征是颈静脉搏动,肺动脉瓣听诊区第二心音亢进、分裂,三尖瓣区反流性杂音,右心第四心音,肝大、腹水等。依靠右心导管及心血管造影检查确诊 IPAH。IPAH 诊断标准为肺动脉平均压在静息状态下≥3.3 kPa (25 mmHg),在活动状态下≥4.0 kPa(30 mmHg),而肺毛细血管压或左心房压力<2.0 kPa (15 mmHg),心排血量正常或降低,并排除已知所有引起肺动脉压力升高的疾病。IPAH 确诊依靠右心导管及心血管造影检查。心导管检查不仅可以明确诊断,而且对估计预后有很大帮助。特发性肺动脉高压是一个排除性的诊断,要想确诊,必须将可能引起肺动脉高压的病因一一排除(图 10-1)。具体可参考肺动脉高压的鉴别诊断。

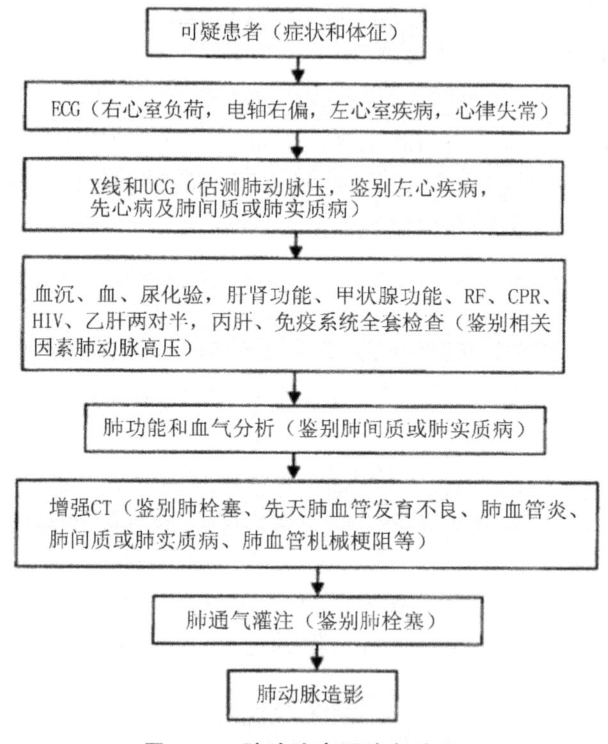

图 10-1　肺动脉高压诊断流程

2.鉴别诊断

IPAH 是一个排除性的诊断,鉴别诊断很重要。主要是应与其他已知病因和相关因素所致肺动脉高压相鉴别。正确诊断 IPAH 必须首先熟悉可引起肺动脉高压的各种疾病的临床特点,掌握构成已知病因和相关因素所致肺动脉高压的疾病谱,熟悉肺动脉高压的病理生理,然后从病史采集、体格检查方面细致捕捉诊断线索，再合理安排实验室检查，一一排除。通过 X 线片、心电图、超声心动图、肺功能测定及放射性核素肺通气/灌注扫描，排除肺实质性疾病、肺静脉高压性疾病、先天性心脏病及肺栓塞。血清学检查可明确有无胶原血管性疾病及 HIV 感染。

3.病情评估

（1）肺动脉高压分级：见表 10-2。

表 10-2 WHO 对肺动脉高压患者的心功能分级

分级	描述
Ⅰ	日常体力活动不受限，一般体力活动不引起呼吸困难、乏力、胸痛或晕厥
Ⅱ	日常体力活动轻度受限，休息时无不适，但一般体力活动会引起呼吸困难、乏力、胸痛或晕厥
Ⅲ	日常体力活动明显受限，休息时无不适，但轻微体力活动就可引起呼吸困难、乏力、胸痛和晕厥
Ⅳ	不能进行体力活动，休息时就有呼吸困难、乏力，有右心衰竭表现

（2）运动耐量评价：6 分钟步行试验简单易行，可用于肺动脉高压患者活动能力和预后的评价。

（3）急性血管扩张试验：检测患者对血管扩张药的急性反应情况。用于指导治疗，对 IPAH 患者进行血管扩张试验的首要目标是筛选可能对口服钙通道阻滞剂治疗有效的患者。血管扩张试验阳性标准：应用血管扩张药物后肺动脉平均压下降≥1.3 kPa(10 mmHg)，且肺动脉平均压绝对值≤5.3 kPa(40 mmHg)，心排血量不变或升高。

（七）治疗

治疗原则：由于 IPAH 是一种进展性疾病，目前还没有根治方法。治疗主要应针对血管收缩、血管重构、血栓形成及心功能不全等方面进行，旨在降低肺血管阻力和压力，改善心功能，增加心排血量，提高生活质量，改善症状及预后。

1.一般治疗

（1）健康教育：包括加强 IPAH 的宣传教育及生活指导以增强患者战胜疾病的信心，平衡膳食，合理运动等。

（2）吸氧：氧疗可用于预防和治疗低氧血症，IPAH 患者的动脉血氧饱和度宜长期维持在 90%以上。但氧疗的长期效应尚需进一步研究评估。

（3）抗凝：口服抗凝药可提高 IPAH 患者的生存率。IPAH 患者应用华法林治疗时，INR 目标值为2.0～3.0。但是咯血或其他有出血倾向的患者应避免使用抗凝药。

2.针对肺动脉高压发病机制的药物治疗

确诊为 IPAH 后应对其进行功能分级和急性血管反应试验，根据功能分级和急性血管反应性试验制定肺动脉高压的阶梯治疗方案。急性血管反应试验阳性且心功能Ⅰ～Ⅱ级的患者可给予口服钙通道阻滞剂治疗。急性血管反应试验阴性且心功能Ⅱ级的患者可给予磷酸二酯酶 5 抑制药治疗；急性血管反应试验阴性且心功能Ⅲ级的患者给予磷酸二酯酶 5 抑制药、内皮素受体拮抗药或前列环素及其类似物；心功能Ⅳ级的患者应用前列环素及其类似物、磷酸二酯酶 5 抑制药或内皮素受体拮抗药，必要时予以联合治疗。如病情没有改善或恶化，考虑行外科手术治疗。

（1）钙通道阻滞剂：钙通道阻滞剂（CCBs）可用于治疗急性血管反应试验阳性且心功能Ⅰ～Ⅱ级的 IPAH 患者。CCBs 使肺动脉压下降，心排血量增加，肺血管阻力降低。心排血指数大于 2.1 L/(min · m^2)和(或)混合静脉血氧饱和度大于 63%、右心房压力低于 1.3 kPa(10 mmHg)，而且对急性扩血管药物试验呈明显的阳性反应的患者，在密切监控下可开始用CCBs治疗，并应逐渐增加剂量至最大可耐受量且无不良反应表现。对于不满足上述标准的患者，不推荐使用CCBs。最常用的CCBs包括地尔硫䓬、氨氯地平和长效硝苯地平。应避免选择有明显负性肌力作用的药物（如维拉帕米）。国内应用地尔硫䓬和氨氯地平的经验较多。应用CCBs需十分谨慎，从小剂量开始，逐渐摸索患者的耐受剂量，且要注意药物不良反应，主要不良反应包括低血压、急性肺水肿及负性肌力作用。

（2）前列环素及其类似物：前列环素是很强的肺血管舒张药和血小板凝集抑制药，还具有细胞保护和抗增殖的特性。在改善肺血管重塑方面，具有减轻内皮细胞损伤和减少血栓形成等作用。目前临床应用的前列环素制剂包括吸入制剂依洛前列环素、静脉用的依前列醇、皮下注射制剂曲前列环素、口服制剂贝前列环素。①依洛前列环素：一种更加稳定的前列环素类似物，可通过吸入方式给药。通过吸入方式给药不仅可充分扩张通气良好的肺血管，更好地改善通气/血流比值，而且可减少或避免全身不良反应，并发症也更少。治疗方法是每次雾化吸入10～20 μg，每天吸入6～9次。主要不良反应是少数患者有呼吸道局部刺激症状等。已有大样本、随机双盲、安慰剂对照、对中心临床研究证实了依洛前列环素治疗心功能Ⅲ～Ⅳ级肺动脉高压患者的安全性和有效性。该药在我国已上市。②依前列醇：FDA目前已同意将该药物用于治疗IPAH的患者（NYHA心功能分级为Ⅲ和Ⅳ级），是FDA批准第一种用于治疗IPAH的前列环素药物。依前列醇半衰期短，只有1～2分钟，故需连续静脉输入。主要不良反应有头痛、潮热、恶心、腹泻。其他的慢性不良反应包括血栓栓塞、体重减轻、肢体疼痛、胃痛和水肿，但大多数症状较轻，可以耐受。依前列醇必须通过输液泵持续静脉输注需要长期置入静脉导管，临床应用有很大不便，并增加了感染机会，在治疗过程中短暂的中断也会导致肺动脉压的反弹，且往往是致命的。③曲前列环素：皮下注射制剂，其半衰期比前列环素长，为2～4小时。常见的不良反应是用药局部疼痛。FDA已批准将曲前列环素用于治疗按NYHA心功能分级为Ⅱ～Ⅳ级的肺动脉高压患者。④贝前列环素：口服制剂，贝前列环素在日本已用于治疗IPAH。口服贝前列环素将可能成为临床表现更轻的肺动脉高压患者的一种治疗选择。

以上其他前列环素类似物尚未在我国上市。

（3）内皮素受体拮抗药：内皮素-1是强烈的血管收缩药和血管平滑肌细胞增殖的刺激药，参与了肺动脉高压的形成。在肺动脉高压患者的血浆和肺组织中ET-1表达水平和浓度都升高。波生坦是非选择性的ET-A和ET-B受体拮抗药，已有临床试验证实该药能改善NYHA心功能分级为Ⅲ和Ⅳ级的IPAH患者的运动能力和血流动力学指标。治疗方法是起始剂量每次62.5 mg，每天2次，治疗4周，第5周加量至125 mg，每天2次。用药过程应严密监测患者的肝肾功能及其他不良反应。2006年10月在我国上市。选择性内皮素受体拮抗药包括西他生坦和安贝生坦，目前在国内尚未上市。

（4）磷酸二酯酶5抑制药：磷酸二酯酶5抑制药（phospho diest erase inhibitors，PDEI）可抑制肺血管磷酸二酯酶5对环磷酸鸟苷（cyclic guanosine monophos phate，cGMP）的降解，提高cGMP浓度，通过一氧化氮通路舒张肺动脉血管，降低肺动脉压力，改善重构。在国外包括FDA批准上市治疗肺动脉高压的磷酸二酯酶5抑制药有西地那非。西地那非的推荐用量为每次20～25 mg，每天3次，饭前30～60分钟空腹服用。主要不良反应为头痛、面部潮红、消化不良、鼻塞、视觉异常等。

（5）一氧化氮：一氧化氮（nitric oxide，NO）由血管内皮细胞Ⅲ型一氧化氮合酶（nitric oxide

synthase，NOS）分解精氨酸而生成，有舒张血管、抑制血管平滑肌增生和血小板黏附的重要生理作用。吸入一氧化氮已用于诊断性的急性肺血管扩张试验，也已用于治疗围术期的肺动脉高压，该方法治疗肺动脉高压选择性高，起效快，但应用于临床时最大缺点是不仅需要一个持续吸入的监测装置，而且吸入的一氧化氮氧化成二氧化氮还有潜在毒性。已发现通过外源给予*L*-精氨酸可促进内源性一氧化氮的生成，目前国外已出现*L*-精氨酸的片剂和针剂，临床试验研究尚在进行中。

3.心功能不全的治疗

IPAH 可引起右心室功能不全。然而，标准的治疗充血性心力衰竭的方法对严重肺动脉高压或右心室功能不全的患者却作用有限。

利尿药是治疗合并右心衰竭[如有外周水肿和（或）腹水]IPAH 的适应证。一般认为应用利尿药使血容量维持在接近正常水平，谨慎限制水钠摄入对 IPAH 患者的长期治疗十分重要。但利尿药应慎重使用，以避免出现电解质平衡紊乱、心律失常、血容量不足。

洋地黄治疗能使 IPAH 患者循环中的去甲肾上腺素迅速减少，心排血量增加，但长期治疗的效果尚不肯定，可用于治疗难治性右心衰竭，右心功能障碍伴发房性心律失常或者右心功能障碍并发左心功能衰竭的患者。应用过程中需密切监测患者的血药浓度，尤其对肾功能受损的患者更应警惕。

血管紧张素转化酶抑制药和血管紧张素受体拮抗药只推荐用于右心衰竭引起左心衰竭的患者，在多数肺动脉高压右心功能衰竭者不适用。

有研究表明，重症肺动脉高压患者改善心功能和微循环的血管活性药物首选多巴胺。

4.介入治疗

经皮球囊房间隔造口术（balloon atrial septostomy，BAS）是一种侵袭性的手术，是通过建立心房内缺损使产生心内从右到左的分流，达到减轻症状的目的。目前认为只适用于那些在接受最佳血管扩张药物治疗方案前提下仍出现发作性晕厥和（或）有严重心力衰竭的患者。可作为肺移植治疗前的一种过渡治疗。

5.外科手术治疗

治疗肺动脉高压的新药开发及其令人乐观的初步临床结果，使得肺移植和心肺联合移植术仅在严重 IPAH 且内科治疗无效的患者中继续应用。

（八）预后

IPAH 进展迅速，若未及时诊断、积极干预，预后险恶。IPAH 是一种进行性血管病，晚期 IPAH 患者出现进行性右心功能障碍，血流动力学指标出现心排血量下降、右心房压力上升及右心室舒张末压力升高表现，最终导致心力衰竭和死亡。随着科学技术的发展，IPAH 患者的预后有望得到改善。

二、其他类型肺动脉高压

（一）家族性肺动脉高压

家族中有两个或两个以上成员患肺动脉高压，并除外其他引起肺动脉高压的原因时可诊断为家族性肺动脉高压（familial pulmonary arterial hypertension，FPAH）。据统计，PPH 中有6%～10%是家族性的。目前认为多数患者与由骨形成蛋白Ⅱ型受体（BMPR-Ⅱ）基因突变有关，以常染色体显性遗传，具有外显率不完全、女性发病率高和发病年龄变异的特点，大多数基因携带者并不发病。对怀疑有 FPAH 患者,应进行基因突变的遗传学筛查。治疗方法同 IPAH。

(二)结缔组织病相关性肺动脉高压

结缔组织病是引起肺动脉高压的常见原因之一。肺动脉高压可以继发于任何一种结缔组织病,总体发生率约 2%,但是不同结缔组织病合并肺动脉高压的发生率不同,以硬皮病、混合性结缔组织病、系统性红斑狼疮为多见。结缔组织病相关性肺动脉高压的发病机制尚不十分清楚,可能与肺的雷诺现象(肺血管痉挛)、自身免疫因素、肺间质病变和血栓栓塞或原位血栓有关。患者有一些特殊表现,如雷诺现象和自身抗体阳性。结缔组织病合并肺动脉高压对患者基础疾病的预后有较大影响,常常提示预后差。应定期对结缔组织病患者进行心脏超声检查。肺 CT 检查有助于明确有无肺栓塞或肺间质病变的存在。要积极治疗原发病,根据病情使用皮质激素和免疫抑制药治疗结缔组织病。前列环素类、西地那非、波生坦等药物对肺动脉高压的治疗均有一定效果。长期预后不如 IPAH 患者。由于此类患者常合并多系统病变,并使用过免疫抑制药治疗,肺移植治疗要慎重。

(三)先天性体-肺循环分流疾病相关性肺动脉高压

当心脏和血管在胚胎发育时出现先天畸形和缺损,会发生体-肺循环分流,由于肺循环血容量增加、低氧血症、肺静脉回流受阻、肺血管收缩等因素导致肺动脉高压。疾病早中期以动力性因素为主,肺动脉高压可逆,晚期发展到肺血管结构重塑,肺动脉高压难以逆转。

各种不同体-肺循环分流先心病的临床表现不同,相应肺动脉高压出现的时间、轻重程度和进展速度也不同。根据病史、临床表现、心电图、胸部 X 线片和心脏超声检查,大部分患者可明确诊断,少数复杂的先心病患者需要做 CT、磁共振。心导管检查和心血管造影是评价体肺分流性肺动脉高压和血流动力学改变最准确的方法,并且也是原发病手术适应证选择的重要依据。早期治疗原发病先心病,避免肺动脉高压的发生是预防的关键。各种体-肺循环分流合并肺动脉高压的先心病患者,需要尽早外科手术和(或)介入治疗以防止出现肺血管结构重塑。正确地评估患者的临床情况是决定治疗选择和预后的关键,一旦出现艾森曼格综合征就不能做原发先心病的矫正手术。此外,新型肺血管扩张药物前列环素类似物、磷酸二酯酶 5 抑制药、波生坦、一氧化氮对治疗先天性体一肺循环分流疾病相关性肺动脉高压有一定效果。此类患者的预后较 IPAH 好。

(四)门静脉高压相关性肺动脉高压

慢性肝病和肝硬化门静脉高压患者中肺动脉高压的发生率为 3%~5%。其发生机制可能是由于门静脉分流使肺循环血流增加和未经肝脏代谢的血管活性物质直接进入肺循环引起血管增殖、血管收缩、原位血栓形成,从而引起肺动脉高压。超声心动图是筛查的首选无创检查,但仅肺动脉平均压力增加而肺血管阻力正常,不能诊断门静脉高压相关性肺动脉高压(portopulmonary hypertension,POPH),右心导管检查是确诊的“金标准”。对于 POPH 患者行急性血管扩张试验推荐使用依洛前列环素或依前列醇。钙通道阻滞剂可以使门静脉高压恶化。由于 POPH 患者有出血倾向,抗凝药使用应权衡利弊。降低 POPH 肺动脉压力药物主要为前列环素类、西地那非,在肝损患者中应注意波生坦的肝毒性。POPH 预后较差。肝移植对 POPH 预后尚有争议。

(五)HIV 感染相关性肺动脉高压

HIV 感染是肺动脉高压的明确致病因素,肺动脉高压在 HIV 感染患者中的年发病率约 0.1%,至少较普通人群高 500 倍。其发生机制可能是 HIV 通过逆转录病毒导致炎症因子和生长因子释放，诱导细胞增殖和内皮细胞损伤，引起肺动脉高压。HIV 感染相关性肺动脉高压(pulmonary arterial hypertension related to HIV infection，PAHRH)的病理改变和临床表现与 IPAH 相似。PAHRH 的治疗包括抗反转录病毒治疗和对肺动脉高压的治疗。PAHRH 的预后比 IPAH 还差，HIV 感染者一旦出现肺动脉高压，肺动脉高压就成为其主要死亡原因。

(六)食欲抑制药物相关性肺动脉高压

食欲抑制药物中阿米雷司、芬氟拉明、右芬氟拉明可以明确导致肺动脉高压，苯丙胺类药物可能会导致肺动脉高压，且停药后很少逆转。食欲抑制药物引起肺动脉高压的机制可能与 5-羟色胺通道的影响有关，血游离增高的 5-羟色胺使肺血管收缩和肺血管平滑肌细胞增殖。食欲抑制药物相关性肺动脉高压在病理和临床与 IPAH 相似。

(七)甲状腺疾病相关性肺动脉高压

国外文献报道，IPAH 患者中各类甲状腺疾病的发病率高达 49%，其中合并甲状腺功能减退的发病率为 10%～24%，因此应对所有 IPAH 患者进行甲状腺功能指标的筛查。发病机制可能与自身免疫反应和高循环血流动力学状态导致肺血管内皮损伤及功能紊乱等因素有关。对此类患者不仅应针对甲状腺功能紊乱进行治疗，同时也应针对肺动脉高压进行治疗。

(八)肺静脉闭塞病和肺毛细血管瘤样增生症

这两种疾病是罕见的以肺动脉高压为表现的疾病，临床表现与 IPAH 相似。肺静脉闭塞病(pulmonary veno-occlusive disease，PVOD)主要影响肺毛细血管后静脉，病理表现为肺静脉内膜增厚、纤维化，严重的肺淤血和间质性纤维化形成的小病灶是其特征性改变。PVOD 的胸部 CT 显示肺部出现磨玻璃样变，伴或不伴边界不清的结节影，叶间胸膜增厚，纵隔肺门淋巴结肿大，这些征象对于 IPAH 鉴别有特征意义。肺毛细血管瘤样增生症(pulmonary capillary hemangioma，PCH)病理表现为大量灶状增生的薄壁毛细血管浸润肺泡组织，累及胸膜、支气管和血管壁，有特征的 X 线表现是弥漫分布的网状结节影。这两种疾病的确诊很困难，需要开胸肺活检。它们的治疗与 IPAH 不同，使用扩张肺动脉的药物会加重肺动脉高压，甚至导致严重的肺水肿和死亡。这两种疾病的预后差，肺移植是唯一有效的治疗方法。

(九)左心疾病相关性肺动脉高压

各种左心疾病，如冠心病、心肌病、瓣膜病、缩窄性心包炎等会引起肺静脉压力增加，进而使肺动脉压力增高，又称肺静脉高压。肺静脉高压对呼吸功能的影响较明显，使肺的通气、换气、弥散功能下降。临床表现不仅有劳力性呼吸困难，而且有端坐呼吸和夜间阵发性呼吸困难。X 线胸片显示左心衰竭征象。超声心动图对原发病有确诊价值。治疗主要针对原发病，瓣膜病、心包疾病患者适时手术治疗。内科药物治疗减低心脏负荷、改善心功能。

(十)呼吸疾病和(或)缺氧相关的肺动脉高压

患有各种慢性肺疾病的患者由于长期缺氧肺血管收缩、肺血管内皮功能失衡、肺血管结构破坏(管壁增厚)、血管内微小血栓形成及患者的遗传因素使之易发，这些最终造成各种慢性肺疾病的患者发生肺动脉高压。慢性肺部疾病引起的肺动脉高压有一些与其他类型肺动脉高压不同的特点：肺动脉高压的程度较轻，多为轻至中度增高，间质性肺病可为中度至重度增高；肺动脉高压的发展通常缓慢；在一些特殊情况下，如活动、肺部感染加重，肺动脉压力会突然增加；基础肺疾病好转后，肺动脉高压也会明显缓解。临床表现既有基础肺疾病又有肺动脉高压的症状和体征，肺部听诊有助于判断肺疾病的严重程度。肺功能检查和血气分析提示呼吸功能障碍和呼吸衰竭的类型和程度。肺动脉高压影响慢性肺疾病患者的预后。积极治疗基础肺疾病能够使肺动脉高压明显缓解，长程氧疗对降低肺动脉压力有益并能提高患者的生存率。新型肺血管扩张药对此类患者肺动脉高压的治疗价值有限。晚期患者可考虑肺移植。

(十一)慢性血栓栓塞性肺动脉高压

肺动脉及其分支的血栓不能溶解或反复发生血栓栓塞，血栓机化，肺动脉内膜慢性增厚，肺动脉血流受阻；未栓塞的肺血管在长期高血流量的切应力等流体力学因素的作用下，血管内皮损伤，肺血管重构；上述两方面的因素使肺血管阻力增加，导致肺动脉高压。由于非特异的症状和缺乏静脉血栓栓塞症的病史，其发生率和患病率尚无准确的数据。以往的尸检报道表明慢性血栓栓塞性肺动脉高压(chronic thromboembolism pulmonary hypertension，CTEPH)的总发生率为1%～3%，其中急性肺栓塞幸存者的发生率为0.1%～0.5%。临床表现缺乏特异性，易漏诊和误诊。渐进性劳力性呼吸困难是最常见症状。心电图、胸部X线片、血气分析、超声心动图是初筛检查，核素肺通气灌注显像、CT肺动脉造影、右心导管和肺动脉造影可进一步明确诊断。核素肺通气灌注显像诊断亚段及以下的CTEPH有独到价值，但也可能低估血栓栓塞程度。多排螺旋CT与常规肺动脉造影相比，有较高的敏感性和特异性，但可能低估亚段及以下的CTEPH。需要同时做下肢血管超声、下肢核素静脉显像确定有无下肢深静脉血栓形成。CTEPH患者病死率很高，自然预后差，肺动脉平均压力＞5.3 kPa(40 mmHg)，病死率为70%；肺动脉平均压力＞6.7 kPa(50 mmHg)，病死率为90%。传统的内科治疗手段，如利尿、强心和抗凝治疗及新型扩张肺动脉的药物对CTEPH有一定效果。肺动脉血管内球囊扩张及支架置入术对部分CTEPH患者也有一定效果。肺动脉血栓内膜剥脱术是治疗CTEPH的重要而有效方法，术后大多数患者肺动脉压力和肺血管阻力持续下降，心排血量和右心功能提高。手术死亡率为5%～24%。对于不能做肺动脉血栓内膜剥脱术的患者，可考虑肺移植。

(张　红)

第三节　慢性阻塞性肺疾病急性加重

慢性阻塞性肺疾病(chronic obstructive pulmonary disease，COPD)是一种具有气流受限特征的肺部疾病，气流受限不完全可逆，呈进行性发展。COPD急性发作是指患者咳嗽、咳痰、呼吸困难症状比平时加重或痰量增多，需要改变用药方案的情况。

一、病因

COPD急性加重常见原因有支气管-肺部感染、大气污染、肺栓塞、肺不张、胸腔积液、气胸、左心功能不全等，另外还有30%左右无明显诱因。其中，支气管-肺部感染为最常见的诱因。50%的COPD患者在稳定期下呼吸道就存在着细菌定植，并且这种细菌定植与急性加重有关。

二、病理生理

COPD慢性炎症反应累及全肺：中央气道(内径＞2 mm)杯状细胞和鳞状细胞化生、黏液腺分泌增加、纤毛功能障碍；外周气道(内径＜2 mm)管腔狭窄、气道阻力增大，造成患者呼气不畅、功能残气量增加；肺实质组织(呼吸性细支气管、肺泡、肺毛细血管)广泛破坏，肺弹性回缩力下降，呼出气流的驱动压降低，造成呼气气流缓慢。以上因素导致患者呼气受限，在呼气时间内肺内气体不能完全呼出，形成动态肺过度充气（dynamic pulmonary hyperinflation，DPH）。DPH时呼气末肺泡内残留的气体过多，呼气末肺泡内呈正压（内源性呼气末正压，intrinsic positive end-expiratory pressure，PEEPi）。患者必须产生足够的吸气压力以克服PEEPi才能使肺内压低于大气压而产生吸气气流，增大吸气负荷。另外肺容积增大造成胸廓过度扩张，并压迫膈肌使其处于低平位，造成曲率半径增大，膈肌收缩效率降低，促使辅助呼吸肌参与呼吸，容易发生疲劳，同时增加氧耗量。慢性阻塞性肺疾病急性加重（acute exacerbation of chronic obstructive pulmonary disease，AECOPD）时，以上呼吸力学异常进一步加重，氧耗量和呼吸负荷显著增加，超过呼吸肌自身的代偿能力，不能维持有效的肺泡通气，从而造成缺氧及高碳酸血症，发生呼吸衰竭。

三、诊断要点

（一）临床特点

（1）咳嗽、咳痰较稳定期加重，咳嗽频繁，痰量增多，痰液变得黏稠不易咳出、黄脓痰。

（2）呼吸困难，呼吸急促且伴有肺部哮鸣音增多，严重者可出现胸腹矛盾运动或三凹征。

（3）出现心功能不全表现，不能平卧，活动耐量较稳定期明显下降，心率增快，听诊可有心音明显低钝，或出现奔马律，部分患者还可出现血压下降。

（4）可有头痛、嗜睡、神志恍惚等不典型症状，提示患者可能出现Ⅱ型呼吸衰竭。

（5）平时服药剂量不能有效控制咳喘症状。

（二）实验室和辅助检查

1.肺功能测定

对COPD的诊断、严重度评价等有重要意义，适用于稳定期患者，大多数急性加重期患者常不能配合完成肺功能检查。

2.动脉血气分析

AECOPD患者的重要评价指标，能指导合理氧疗和机械通气，需参考稳定期的水平。大多数患者表现为不同程度的Ⅱ型呼吸衰竭与呼吸性酸中毒，部分患者亦可出现Ⅰ型呼吸衰竭。

3.胸部影像学

X线胸片或CT有助于发现AECOPD的诱因，以及与其他具有类似症状疾病的鉴别诊断。

4.其他检查

血常规红细胞计数及血细胞比容有助于了解有无红细胞增多症或出血，白细胞计数增高及中性粒细胞核左移提示气道感染，部分患者白细胞计数可无明显改变。ECG对心律失常、心肌缺血及右心室肥厚的诊断有帮助。超声心动图有利于了解是否合并肺动脉高压或右心功能不全。严重AECOPD患者出现难治性低氧血症时，应考虑肺栓塞的可能性，血浆*D*-二聚体检测在排除AECOPD合并肺栓塞时有重要作用，如临床上高度怀疑合并肺栓塞，应进一步行螺旋CT肺动脉造影。有脓性痰者，在给予抗生素治疗前应进行痰涂片及培养。

四、鉴别要点

（一）支气管哮喘

大多数哮喘患者气流受限具有明显可逆性，合理使用糖皮质激素、β_2受体激动剂等药物可以有效控制病情。当然部分哮喘患者随着病程延长，可出现较明显的气道重构，导致与 COPD 难以鉴别。

(二)心功能衰竭

心功能衰竭与 COPD 急性加重的原因相似，多种诱因如感染、肺栓塞等病因可导致心力衰竭，而此类患者往往心功能障碍表现较呼吸功能障碍明显，且部分患者并无 COPD 病史，详细询问病史及肺功能检查、血气分析等有助于鉴别诊断。

五、治疗要点

AECOPD 的治疗目标是减少当前急性加重的临床表现和预防以后急性加重的发生。

(一)药物治疗

1.支气管扩张剂

通常在急性加重时优先选择单一吸入短效 β_2受体激动剂，或短效 β_2受体激动剂和短效抗胆碱能药物联合吸入，以尽快缓解症状。常用的药物有沙丁胺醇、特布他林及异丙托溴铵等，雾化吸入适合于较重的患者，可联合雾化吸入皮质激素布地奈德。对于应用短效支气管扩张剂效果不好的患者，可考虑静脉滴注茶碱类药物，但茶碱类药物血药浓度个体差异较大，治疗窗较窄，监测血清茶碱浓度对于评估疗效和避免不良反应的发生有一定意义。

2.全身糖皮质激素

对呼吸困难、喘息症状明显者，全身应用糖皮质激素可使症状缓解，病情改善，并能够缩短康复时间，降低早期复发的危险性。推荐口服泼尼松 30～40 mg/d，使用 10～14 天，或者静脉给予甲泼尼龙 40 mg，每天 1 次，3～5 天后改为口服。延长给药时间或加大激素用量并不能增加疗效，反而会使不良反应增加。

3.抗生素

由于细菌感染是 COPD 急性加重的常见原因，故当患者出现呼吸困难加重，咳嗽伴有痰量增多及脓性痰，以及病情危重需要机械通气的患者，均应及时加用抗菌药物，对其预后至关重要。抗菌药物类型应根据患者临床情况、痰液性质、当地病原菌流行趋势及细菌耐药情况选用，除非病原菌明确，否则选择药物的抗菌谱不宜太窄。如对初始治疗方案反应欠佳，应及时根据痰培养及药物敏感试验结果调整抗生素。推荐治疗疗程为 5～7 天。

(二)呼吸支持治疗

1.氧疗

氧疗是 AECOPD 患者住院期间的重要治疗，氧疗原则为最低吸氧浓度维持最基本的氧合[PaO_2>8.0 kPa(60 mmHg)或 SaO_2>90%]。吸入氧浓度过高，可能发生潜在的二氧化碳潴留及呼吸性酸中毒。给氧途径包括鼻导管或文丘里面罩(高流量装置)，其中文丘里面罩能更精确地调节吸入氧浓度。氧疗 30～60 分钟后应复查动脉血气，以确认氧合满意，且未引起二氧化碳潴留和(或)呼吸性酸中毒。

2.机械通气

可根据病情需要给予无创或有创机械通气，一般首选无创性机械通气(NIPPV)。机械通气，无论是无创或有创都只是一种生命支持方式，在此条件下，通过药物治疗尽快消除 COPD 急性加重的原因，使急性呼吸衰竭得到逆转。

(1)无创正压通气(NIPPV)：AECOPD 患者应用 NIPPV 可增加潮气量，改善缺氧，提高

PaO_2，降低 $PaCO_2$，降低呼吸频率，减轻呼吸困难，从而减少气管插管和有创机械通气的使用，缩短住院天数，降低患者病死率。

NIPPV 的适应证（至少符合以下一项）：①呼吸性酸中毒，即动脉血 pH≤7.35 和（或）$PaCO_2$ ＞6.0 kPa（45 mmHg），尤其是动脉血 pH 在 7.25～7.35，没有禁忌证，对于严重呼吸性酸中毒（pH＜7.25）可以在严密观察的前提下短时间（1～2 小时）试用，有改善者继续应用，无改善者及时改为有创通气。②严重呼吸困难合并临床症状，提示呼吸肌疲劳。③呼吸功增加，如应用辅助呼吸肌呼吸，出现胸腹矛盾运动，或者肋间隙肌群收缩。

NIPPV 的禁忌证（符合下列条件之一）：①呼吸抑制或停止。②心血管系统功能不稳定，如出现低血压、心律失常、心肌梗死等。③嗜睡、神志障碍及不合作者。④易误吸者（吞咽反射异常，严重上消化道出血）。⑤痰液黏稠或有大量气道分泌物，不易自行排出者。⑥近期曾行面部或胃食管手术者。⑦头面部外伤，固有的鼻咽部异常。⑧极度肥胖。⑨严重的胃肠胀气。

AECOPD 患者使用 NIPPV 要注意掌握合理的操作方法，提高患者依从性，避免管路漏气，从低压力开始逐渐增加辅助吸气压和采用有利于降低 $PaCO_2$ 的方法，从而提高 NIPPV 的效果。NIPPV 治疗 AECOPD 临床操作要点有以下几方面。①呼吸机的选择：要求能提供双水平正压通气（BiPAP）模式，提供的吸气相气道压力（IPAP）可为 1.96～2.94 kPa（20～30 cmH_2O），能满足患者吸气需求的高流量气体（＞100 L/min）。②通气模式：BiPAP 和持续气道正压通气（CPAP）是常用的两种通气模式，前者最为常用，后者虽可降低吸气功耗，但改善通气作用有限，当存在高碳酸血症或呼吸困难不缓解时应使用 BiPAP。③参数调节：采取适应性调节方式，吸气相压力（IPAP）、呼气相压力（EPAP）均从较低水平开始，EPAP 从 0.2～0.3 kPa（2～4 cmH_2O）开始，IPAP 从 0.39～0.78 kPa（4～8 cmH_2O）开始，患者耐受后再逐渐上调，直至达到满意的通气和氧合水平。一般参数设置 IPAP 0.98～2.45 kPa（10～25 cmH_2O），EPAP 0.29～0.49 kPa（3～5 cmH_2O），吸气时间 0.8～1.2 秒，后备控制通气频率（T 模式）10～20 次/分。④应用过程中要注意观察患者的意识、配合能力、呼吸状态、咳痰能力和血流动力学状态等情况，若出现病情明显恶化应及时改为有创通气；初期应持续监测 SpO_2 以指导调节吸入氧浓度/流量，使 SpO_2 维持在 90%左右；在 NIPPV 1～2 小时后进行血气分析是判断 NIPPV 疗效比较确切的指标，若血气无明显改善，需进一步调整参数或检查漏气情况，4～6 小时后再次复查血气，若仍无改善，则须考虑停止 NIPPV 并改用有创通气。

NIPPV 常见不良反应主要有胃肠胀气、误吸、口鼻咽干燥、鼻面部皮肤压伤、幽闭症及气压伤等，可采取相应的措施进行防治。

（2）有创正压通气（IPPV）：在积极药物和 NIPPV 治疗后，患者呼吸衰竭仍进行性恶化，出现危及生命的酸碱失衡和（或）神志改变时宜用 IPPV 治疗。①IPPV 的应用指征：不能耐受 NIPPV 或 NIPPV 治疗失败（或不适合 NIPPV）。危及生命的低氧血症［PaO_2 ＜6.7 kPa（50 mmHg）或 PaO_2/FiO_2＜200］。$PaCO_2$ 重度升高伴严重的呼吸性酸中毒（pH≤7.20）。呼吸或心脏暂停。严重的意识障碍（如昏睡、昏迷或谵妄）。严重的血流动力学不稳定，对液体疗法和血管活性药物无反应。严重的呼吸窘迫症状（如呼吸频率＞40 次/分、矛盾呼吸等）或呼吸抑制（如呼吸频率＜8 次/分）。气道分泌物多且存在引流障碍，气道保护功能丧失。②IPPV 通气模式选择：常用的三种通气模式为辅助/控制通气（A/C）、同步间歇指令通气（SIMV）与 PSV 联合模式（SIMV＋PSV）、压力支持通气（PSV）。在 AECOPD 患者通气早期，为了使呼吸肌得到良好的休息，使用控制通气较为合适，但需尽量减少控制通气时间，以避免大量镇静剂的使用和肺不张、通气/血流比例失调及呼吸肌失用性萎缩的发生。一旦患者自主呼吸恢复,宜尽早采用辅助通气模式,保留患者的自主呼吸,使患者的通气能力得到锻炼和恢复,为撤机做好准备。③IPPV 通气参数的调节。潮气量,定容型呼吸机可直接调节,定压型则通过通气压力间接调节。初始通气时,应给予较小的潮气量(如 6～10 mL/kg)或较低的压力支持[如 0.09～1.47 kPa(10～15 cmH_2O)]为宜,呼吸频率可稍快;待患者适应后,随着 DPH 的减轻逐渐改为深慢呼吸。原则上平台压不超过 2.94 kPa(30 cmH_2O),气道峰压不超过 3.92 kPa(40 cmH_2O),以避免气压伤的发生。呼吸频率需与潮气量配合保证基本的分钟通气量,但应注意过高的频率可能会加重 DPH,一般为 10～16 次/分。吸气流速以保障合适的吸呼比为原则,一般选择较高的峰流速(如 40～60 L/min),使吸呼比≤1∶2,以延长呼气时间。若呼气时间过短,将导致呼气不足和 DPH 加重,流速波形一般选用递减波。因 COPD 患者广泛存在 PEEPi,为减少因 PEEPi 所致吸气功耗增加和人机不协调情况,可常规加用一适度水平的外源性呼气末正压(PEEPe)。PEEPi 可直接测量,PEEPi 的 70%～80%常作为 PEEPe 水平的选择标准,也可通过逐渐提高 PEEPe 水平,观察机械通气因变量的变化,确定最佳 PEEPe 水平。在定容型模式,增加 PEEPe 后气道峰压和平台压不变或略有降低,达一定水平后开始升高,则升高前的 PEEPe 为最佳 PEEPe;在定压型模式,增加 PEEPe 后潮气量开始稳定或略有增加,达一定水平后潮气量开始减小,则减小前的 PEEPe 为最佳 PEEPe。通常情况下,AECOPD 患者只需要低水平的吸氧浓度就能维持基本的氧合。若需要高水平氧浓度维持基本氧合,则提示存在并发症,如肺炎、肺不张、肺栓塞、心功能不全等。

需要注意的是动脉血 pH 较 $PaCO_2$的绝对水平对于通气量的调节更重要,应根据 pH 是否在正常水平判断通气量是否合适。部分 COPD 患者已存在较长时间的二氧化碳潴留,机体已逐渐适应高碳酸血症状态,并通过肾脏等的调节来维持正常或接近正常的 pH,当使用较大通气量,二氧化碳迅速排出,$PaCO_2$迅速下降,形成碱中毒,其中脑脊液碱中毒的程度更严重,缓解的速度也更缓慢,对机体造成严重影响。因此,对于呼吸性酸中毒明显代偿或合并碱中毒的患者,应逐渐增加通气量,使 $PaCO_2$逐渐下降,pH 维持在正常或略高于正常的水平。另外,通气的最终目标不是使 $PaCO_2$正常,而是达到或接近本次发病前的水平,基础 $PaCO_2$水平较高者 $PaCO_2$不必也不应降到正常生理范围,若通气过程中,强行使 $PaCO_2$恢复正常,将导致通气量超过通气需求,从而抑制自主呼吸能力,一旦停机将导致呼吸肌疲劳、$PaCO_2$上升和呼吸性酸中毒;与碱中毒相反,此时脑脊液酸中毒更明显,导致呼吸驱动增强和呼吸困难,最终导致撤机困难和呼吸机依赖。

当患者满足以下条件时,可考虑进行撤机:①呼吸衰竭的诱发因素得到有效控制。②神志清楚。③自主呼吸能力有所恢复。④通气及氧合功能良好:氧合指数 $PaO_2/FiO_2>33.3$ kPa(250 mmHg),PEEP<0.78 kPa(8 cmH_2O),pH>7.35,$PaCO_2$达缓解期水平。⑤血流动力学稳定:无活动性心肌缺血,未使用升压药治疗或升压药剂量较小。当满足上述条件后,可逐渐降低部分通气支持模式的支持力度,直至过渡到完全自主呼吸。通常的部分通气支持模式有 SIMV+PSV 和 PSV 模式。在使用 SIMV+PSV 模式撤机时,可逐渐降低 SIMV 的指令频率,当调至 2～4 次/分后不再下调,然后降低压力支持水平,直至能克服气管插管阻力的压力水平[0.49～0.69 kPa(5～7 cmH_2O)],稳定 4～6 小时后可脱机。单独使用 PSV 模式撤机时,压力支持水平的调节可采取类似方法。自主呼吸试验(SBT)是指导撤机的常用方法,但对于部分 SBT 成功的 AECOPD 患者,尤其是长期机械通气患者,在拔管后 48 小时内仍需重新气管插管,故 SBT 仅作为 AECOPD 撤机前的参考。

部分 AECOPD 患者存在撤机困难，主要原因是呼吸泵功能和呼吸负荷之间不平衡，表现为撤机过程中呼吸肌肌力下降、中枢驱动增强、PEEPi 和气道阻力增加等，亦可由于营养不良、心功能不全和呼吸机依赖等因素所致，应积极寻找原因并进行相应处理。

(3)有创-无创序贯机械通气：接受 IPPV 的急性呼吸衰竭患者在初始阶段，通过建立人工气道，维持稳定的通气和有效的引流，当病情明显改善，尚未满足拔管和撤机的情况下，脱离 IPPV，提前改用 NIPPV，使呼吸道的创伤迅速恢复，减少并发症的发生。国内外多项 RCT 证实其能显著提高 AECOPD 患者的撤机成功率，缩短 IPPV 和 ICU 住院时间，降低 VAP 发生率等。其成功实施在于以下几个方面。①对病情的正确评估：首先需具备 NIPPV 的基本条件，另外对于基础肺功能很差又需要较高呼吸支持水平患者不适合。②切换点的把握：AECOPD 多数是由于支气管-肺部感染引起，当患者建立有创人工气道有效引流痰液并合理应用抗生素后，在 IPPV 5～7 天支气管肺部感染多可得到控制，临床上表现为痰液减少、性状好转、体温下降、白细胞计数降低等，影像学上感染消退，这一肺部感染控制阶段称为“肺部感染控制窗”(pulmonary infection control window，PIC 窗)。出现 PIC 窗时，患者痰液引流已不是主要问题，而呼吸肌疲劳仍较明显，需要一定水平的通气支持，此时撤离 IPPV，继之 NIPPV，既可缓解呼吸肌疲劳，改善通气，又可有效减少 VAP 的发生，改善预后。③NIPPV 的规范操作：由于患者提前拔管后常合并较明显的呼吸肌疲劳和呼吸功能不全，往往需要较长时间使用 NIPPV，规范的操作能保证患者获得最佳的呼吸支持。

(三)其他治疗

在严密监测液体出入量和血电解质的情况下，适当补充液体和电解质，注意维持液体和电解质平衡；注意补充营养，对不能进食者需经胃肠补充要素饮食或给予静脉高营养；对卧床、红细胞增多症或脱水的患者，无论是否有血栓栓塞性疾病史，均需考虑使用肝素或低分子肝素，预防深静脉血栓形成和肺栓塞；注意痰液引流，采用物理方法排痰和应用化痰的药物，积极排痰治疗；识别并治疗冠心病、糖尿病、高血压等伴随疾病和其他并发症，如休克、弥散性血管内凝血、上消化道出血、胃肠功能不全等。

(张　红)

第四节　重症肺炎

肺炎是指终末气道、肺泡和肺间质的炎症，可由病原微生物、理化因素、免疫损伤、过敏及药物所致。细菌性肺炎是最常见的肺炎，也是最常见的感染性疾病之一。

目前肺炎按患病环境分成社区获得性肺炎(community-acquired pneumonia，CAP)和医院获得性肺炎(hospital-acquired pneumonia，HAP)，CAP 是指在医院外罹患的感染性肺实质炎症，包括具有明确潜伏期的病原体感染而在入院后平均潜伏期内发病的肺炎。HAP 亦称医院内肺炎(nosocomial pneumonia，NP)，是指患者入院时不存在，也不处于潜伏期，而于入院 48 小时后在医院(包括老年护理院、康复院等)内发生的肺炎。HAP 还包括呼吸机相关性肺炎(ventilator associated pneumonia，VAP)和卫生保健相关性肺炎(healthcare associated pneumonia，HCAP)。CAP 和 HAP 年发病率分别约为12/1 000 人口和 5/1 000～10/1 000 住院患者，近年发病率有增加的趋势。肺炎病死率，门诊肺炎患者为1%～5%，住院患者平均为 12%，入住重症监护病房(ICU)者约 40%。发病率和病死率高的原因与社会人口老龄化、吸烟、伴有基础疾病和免疫功能低下有关，如慢性阻塞性肺病、心力衰竭、肿瘤、糖尿病、尿毒症、神经疾病、药瘾、嗜酒、艾滋病、久病体衰、大型手术、应用免疫抑制剂和器官移植等。此外，亦与病原体变迁、耐药菌增加、HAP 发病率增加、病原学诊断困难、不合理使用抗生素等有关。

重症肺炎至今仍无普遍认同的定义，需入住 ICU 者可认为是重症肺炎。目前一般认为，如果肺炎患者的病情严重到需要通气支持(急性呼吸衰竭、严重气体交换障碍伴高碳酸血症或持续低氧血症)、循环支持(血流动力学障碍、外周低灌注)及加强监护治疗(肺炎引起的脓毒症或基础疾病所致的其他器官功能障碍)时可称为重症肺炎。

一、病因和发病机制

正常的呼吸道免疫防御机制(支气管内黏液-纤毛运载系统、肺泡巨噬细胞等细胞防御的完整性等)使气管隆凸以下的呼吸道保持无菌。是否发生肺炎取决于两个因素：病原体和宿主因素。如果病原体数量多，毒力强和(或)宿主呼吸道局部和全身免疫防御系统损害，即可发生肺炎。病原体可通过下列途径引起社区获得性肺炎：①空气吸入。②血行播散。③邻近感染部位蔓延。④上呼吸道定植菌的误吸。医院获得性肺炎还可通过误吸胃肠道的定植菌(胃食管反流)和通过人工气道吸入环境中的致病菌引起。病原体直接抵达下呼吸道后，滋生繁殖，引起肺泡毛细血管充血、水肿，肺泡内纤维蛋白渗出及细胞浸润。

二、诊断

(一)临床表现特点

1.社区获得性肺炎

(1)新近出现的咳嗽、咳痰或原有呼吸道疾病症状加重，并出现脓性痰，伴或不伴胸痛。

(2)发热。

(3)肺实变体征和(或)闻及湿啰音。

(4)白细胞计数$>10\times10^9$/L 或$<4\times10^9$/L，伴或不伴细胞核左移。

(5)胸部 X 线检查显示片状、斑片状浸润性阴影或间质性改变，伴或不伴胸腔积液。

以上 1～4 项中任何 1 项加第 5 项，除外非感染性疾病可作出诊断。CAP 常见病原体为肺炎链球菌、支原体、衣原体、流感嗜血杆菌和呼吸病毒(甲、乙型流感病毒，腺病毒，呼吸道合胞病毒和副流感病毒)等。

2.医院获得性肺炎

住院患者 X 线检查出现新的或进展的肺部浸润影，加上下列 3 个临床症候中的 2 个或以上可以诊断为肺炎：①发热超过 38 ℃。②血白细胞计数增多或减少。③脓性气道分泌物。

HAP 的临床表现、实验室和影像学检查特异性低，应注意与肺不张、心力衰竭和肺水肿、基础疾病肺侵犯、药物性肺损伤、肺栓塞和急性呼吸窘迫综合征等相鉴别。无感染高危因素患者的常见病原体依次为肺炎链球菌、流感嗜血杆菌、金黄色葡萄球菌、大肠埃希菌、肺炎克雷伯杆菌等；有感染高危因素患者为金黄色葡萄球菌、铜绿假单胞菌、肠杆菌属、肺炎克雷伯杆菌等。

(二)重症肺炎的诊断标准

不同国家制定的重症肺炎的诊断标准有所不同，各有优缺点，但一般均注重对客观生命体征、肺部病变范围、器官灌注和氧合状态的评估,临床医师可根据具体情况选用。以下列出目前常用的几项诊断标准。

1.中华医学会呼吸病学分会的重症肺炎诊断标准

(1)意识障碍。

(2)呼吸频率≥30 次/分。

(3)PaO_2<8.0 kPa(60 mmHg)、氧合指数(PaO_2/FiO_2)<39.9 kPa(300 mmHg),需行机械通气治疗。

(4)动脉收缩压<12.0 kPa(90 mmHg)。

(5)并发脓毒性休克。

(6)X 线胸片显示双侧或多肺叶受累,或入院 48 小时内病变扩大≥50%。

(7)少尿:尿量<20 mL/h,或<80 mL/4 h,或急性肾衰竭需要透析治疗。

符合 1 项或以上者可诊断为重症肺炎。

2.美国感染病学会(IDSA)和美国胸科学会(ATS)修订的诊断标准

具有 1 项主要标准或 3 项或以上次要标准可认为是重症肺炎,需要入住 ICU。

(1)主要标准:①需要有创通气治疗。②脓毒性休克需要血管收缩剂。

(2)次要标准:①呼吸频率≥30 次/分。②PaO_2/FiO_2≤250。③多叶肺浸润。④意识障碍/定向障碍。⑤尿毒症(BUN≥7.14 mmol/L)。⑥白细胞减少(白细胞计数<4×10^9/L)。⑦血小板减少(血小板计数<10×10^9/L)。⑧低体温(<36 ℃)。⑨低血压,需要紧急的液体复苏。

说明:①其他指标也可认为是次要标准,包括低血糖(非糖尿病患者)、急性酒精中毒/酒精戒断、低钠血症、不能解释的代谢性酸中毒或乳酸升高、肝硬化或无脾。②需要无创通气也可等同于次要标准的前 2 项。③白细胞减少仅由感染引起。

(三)严重度评价

评价肺炎病情的严重程度对于决定在门诊或入院治疗甚或 ICU 治疗至关重要。肺炎临床的严重性取决于 3 个主要因素:局部炎症程度,肺部炎症的播散和全身炎症反应。除此之外,患者如有下列其他危险因素会增加肺炎的严重度和死亡危险。

1.病史

年龄>65 岁;存在基础疾病或相关因素,如慢性阻塞性肺疾病(COPD)、糖尿病、充血性心力衰竭、慢性肾功能不全、慢性肝病、一年内住过院、疑有误吸、神志异常、脾切除术后状态、长期嗜酒或营养不良。

2.体征

呼吸频率>30 次/分;脉搏≥120 次/分;血压<12.0/8.0 kPa(90/60 mmHg);体温≥40 ℃或≤35 ℃;意识障碍;存在肺外感染病灶,如败血症、脑膜炎。

3.实验室和影像学异常

白细胞计数>20×10^9/L 或<4×10^9/L,或中性粒细胞计数<1×10^9/L;呼吸空气时 PaO_2<8.0 kPa(60 mmHg)、PaO_2/FiO_2<39.9 kPa(300 mmHg),或 $PaCO_2$>6.7 kPa(50 mmHg);血肌酐>106 μmol/L 或 BUN>7.1 mmol/L;血红蛋白含量<90 g/L 或血细胞比容<30%;血浆清蛋白含量<25 g/L;败血症或弥散性血管内凝血(DIC)的证据,如血培养阳性、代谢性酸中毒、凝血酶原时间和部分凝血活酶时间延长、血小板减少;X 线胸片病变累及一个肺叶以上、出现

空洞、病灶迅速扩散或出现胸腔积液。

为使临床医师更精确地做出入院或门诊治疗的决策，近几年用评分方法作为定量的方法在临床上得到了广泛的应用。PORT(肺炎患者预后研究小组，pneumonia outcomes research team)评分系统(表 10-3)是目前常用的评价社区获得性肺炎(community acquired pneumonia，CAP)严重度，以及判断是否必须住院的评价方法，其也可用于预测 CAP 患者的病死率。其预测死亡风险分级如下：1～2 级，≤70 分，病死率 0.1%～0.6%；3 级，71～90 分，病死率 0.9%；4 级，91～130 分，病死率 9.3%；5 级，>130 分，病死率 27.0%。PORT 评分系统因可以避免过度评价肺炎的严重度而被推荐使用，即其可保证一些没必要住院的患者在院外治疗。

表 10-3　PORT 评分系统

患者特征	分值	患者特征	分值	患者特征	分值
年龄		脑血管疾病	10	实验室和放射学检查	
男性	−10	肾脏疾病	10	pH<7.35	30
女性	+10	体格检查		BUN>11 mmol/L(>30 mg/dL)	20
住护理院		神志改变	20	Na^+<130 mmol/L	20
并存疾病		呼吸频率>30 次/分	20	葡萄糖>14 mmol/L(>250 mg/dL)	10
肿瘤性疾病	30	收缩血压<12.0 kPa(90 mmHg)	20	血细胞比容<30%	10
肝脏疾病	20	体温<35 ℃或>40 ℃	15	PaO_2<8.0 kPa(60 mmHg)	10
充血性心力衰竭	10	脉率>12 次/分	10	胸腔积液	10

为避免评价 CAP 肺炎患者的严重度不足，可使用改良的 BTS 重症肺炎标准：呼吸频率≥30 次/分，舒张压≤8.0 kPa(60 mmHg)，BUN>6.8 mmol/L，意识障碍。四个因素中存在两个可确定患者的死亡风险更高。此标准因简单易用，且能较准确地确定 CAP 的预后而被广泛应用。

临床肺部感染积分(clinical pulmonary infection score，CPIS)(表 10-4)则主要用于医院获得性肺炎(hospital acquired pneumonia，HAP)包括呼吸机相关性肺炎(ventilator-associated pneumonia，VAP)的诊断和严重度判断，也可用于监测治疗效果。此积分范围 0～12 分，积分 6 分时一般认为有肺炎。

表 10-4　临床肺部感染积分评分表

参数	标准	分值
体温	≥36.5 ℃，≤38.4 ℃	0
	38.5～38.9 ℃	1
	≥39 ℃，或≤36 ℃	2
白细胞计数(×10^9)	≥4.0，≤11.0	0
	<4.0，>11.0	1
	杆状核白细胞	2
气管分泌物	<14+吸引	0
	≥14+吸引	1
	脓性分泌物	2

续表

参数	标准	分值
氧合指数(PaO_2/FiO_2)	>240 或急性呼吸窘迫综合征	0
	≤240	2
胸部X线	无渗出	0
	弥漫性渗出	1
	局部渗出	2
半定量气管吸出物培养(0,1+,2+,3+)	病原菌≤1+或无生长	0
	病原菌≥1+	1
	革兰氏染色发现与培养相同的病原菌	2

三、治疗

(一)临床监测

1.体征监测

监测重症肺炎的体征是一项简单、易行和有效的方法,患者往往有呼吸频率和心率加快、发绀、肺部病变部位湿啰音等。目前多数指南都把呼吸频率加快(≥30次/分)作为重症肺炎诊断的主要或次要标准。意识状态也是监测的重点,神志模糊、意识不清或昏迷提示重症肺炎可能性。

2.氧合状态和代谢监测

PaO_2、PaO_2/FiO_2、pH、混合静脉血氧分压、胃张力测定、血乳酸测定等都可对患者的氧合状态进行评估。单次的动脉血气分析一般仅反映患者瞬间的氧合情况;重症患者或有病情明显变化者应进行系列血气分析或持续动脉血气监测。

3.胸部影像学监测

重症肺炎患者应进行系列X线胸片监测,主要目的是及时了解患者的肺部病变是进展还是好转,是否合并有胸腔积液、气胸,是否发展为肺脓肿、急性呼吸窘迫综合征(acute respiratory distress syndrome,ARDS)等。检查的频度应根据患者的病情而定,如要了解病变短期内是否增大,一般每48小时进行一次检查评价;如患者临床情况突然恶化(呼吸窘迫、严重低氧血症等),在不能除外合并气胸或进展至ARDS时,应短期内复查;而当患者病情明显好转及稳定时,一般可10~14天后复查。

4.血流动力学监测

重症肺炎患者常伴有脓毒症,可引起血流动力学的改变,故应密切监测患者的血压和尿量。这2项指标监测比较简单、易行,且非常可靠,应作为常规监测的指标。中心静脉压的监测可用于指导临床补液量和补液速度。部分重症肺炎患者可并发中毒性心肌炎或ARDS,如临床上难于区分时应考虑行漂浮导管检查。

5.器官功能监测

器官功能监测包括脑功能、心功能、肾功能、胃肠功能、血液系统功能等,进行相应的血液生化和功能检查。一旦发现异常,要积极处理,注意防止多器官功能障碍综合征(multiple organ dysfunction syndrome,MODS)的发生。

6.血液监测

血液监测包括外周血白细胞计数、C反应蛋白、降钙素原、血培养等。

(二)抗生素治疗

经验性联合应用抗生素治疗重症肺炎的理论依据是联合应用能够覆盖可能的微生物并预防耐药的发生。对于铜绿假单胞菌肺炎,联用β内酰胺类和氨基糖苷类具有潜在的协同作用,优于单药治疗;然而氨基糖苷类抗生素的抗菌谱窄,毒性大,特别是对于老年患者,其肾损害的发生率比较高。临床应用氨基糖苷类时要注意其为浓度依赖性抗生素,一般要用足够剂量、提高峰药浓度以提高疗效,同时也应避免与毒性相关的谷浓度的升高。在监测药物的峰浓度时,庆大霉素和妥布霉素>7 μg/mL,或阿米卡星>28 μg/mL的效果较好。氨基糖苷类的另一个不足是对支气管分泌物的渗透性较差,仅能达到血药浓度的40%。此外,肺炎患者的支气管分泌物pH较低,在这种环境下许多抗生素活性都降低。因此,有时联合应用氨基糖苷类抗生素并不能增加疗效,反而增加了肾毒性。

目前对于重症肺炎,抗生素的单药治疗也已得到临床医师的重视。新的头孢菌素、碳青霉烯类、其他β内酰胺类和氟喹诺酮类抗生素由于抗菌效力强、广谱,并且耐细菌β内酰胺酶,故可用于单药治疗。即使对于重症HAP,只要不是耐多药的病原体,如铜绿假单胞菌、不动杆菌和耐甲氧西林金黄色葡萄球菌(MRSA)等,仍可考虑抗生素的单药治疗。对重症VAP有效的抗生素一般包括亚胺培南、美罗培南、头孢吡肟和哌拉西林/他唑巴坦。对于重症肺炎患者来说,临床上的初始治疗常联用多种抗生素,在获得细菌培养结果后,如果没有高度耐药的病原体就可以考虑转为针对性的单药治疗。

临床上一般认为不适合单药治疗的情况包括:①可能感染革兰氏阳性菌、革兰氏阴性菌和非典型病原体的重症CAP。②怀疑铜绿假单胞菌或肺炎克雷伯杆菌的菌血症。③可能是金黄色葡萄球菌和铜绿假单胞菌感染的HAP。第三代头孢菌素不应用于单药治疗,因其在治疗中易诱导肠杆菌属细菌产生β内酰胺酶而导致耐药发生。

对于重症VAP患者,如果为高度耐药病原体所致的感染则联合治疗是必要的。目前有3种联合用药方案。①β内酰胺类联合氨基糖苷类:在抗铜绿假单胞菌上有协同作用,但也应注意前面提到的氨基糖苷类的毒性作用。②2个β内酰胺类联合使用:因这种用法会诱导出对两种药同时耐药的细菌,故虽然有过成功治疗的报道,仍不推荐使用。③β内酰胺类联合氟喹诺酮类:虽然没有抗菌协同作用,但也没有潜在的拮抗作用;氟喹诺酮类对呼吸道分泌物穿透性很好,对其疗效有潜在的正面影响。

对于铜绿假单胞菌所致的重症肺炎,联合治疗往往是必要的。抗假单胞菌的β内酰胺类抗生素包括青霉素类的哌拉西林、阿洛西林、氨苄西林、替卡西林、阿莫西林;第三代头孢菌素类的头孢他啶、头孢哌酮;第四代头孢菌素类的头孢吡肟;碳青霉烯类的亚胺培南、美罗培南;单酰胺类的氨曲南(可用于青霉素类过敏的患者);β内酰胺类/β内酰胺酶抑制剂复合剂的替卡西林/克拉维酸钾、哌拉西林/他唑巴坦。其他的抗假单胞菌抗生素还有氟喹诺酮类和氨基糖苷类。

1.重症CAP的抗生素治疗

重症CAP患者的初始治疗应针对肺炎链球菌(包括耐药肺炎链球菌)、流感嗜血杆菌、军团菌和其他非典型病原体,某些有危险因素的患者还有可能为肠道革兰氏阴性菌属包括铜绿假单胞菌的感染。无铜绿假单胞菌感染危险因素的CAP患者可使用β内酰胺类联合大环内酯类或氟喹诺酮类(如左氧氟沙星、加替沙星、莫西沙星等)。因目前为止还没有确立单药治疗重症

CAP 的方法，所以很难确定其安全性、有效性（特别是并发脑膜炎的肺炎）或用药剂量。可用于重症 CAP 并经验性覆盖耐药肺炎链球菌的β内酰胺类抗生素有头孢曲松、头孢噻肟、亚胺培南、美罗培南、头孢吡肟、氨苄西林/舒巴坦或哌拉西林/他唑巴坦。目前高达 40% 的肺炎链球菌对青霉素或其他抗生素耐药，其机制不是β内酰胺酶介导而是青霉素结合蛋白的改变。虽然不少β内酰胺类和氟喹诺酮类抗生素对这些病原体有效，但对耐药肺炎链球菌肺炎并发脑膜炎的患者应使用万古霉素治疗。如果患者有假单胞菌感染的危险因素（如支气管扩张、长期使用抗生素、长期使用糖皮质激素）应联合使用抗假单胞菌抗生素并应覆盖非典型病原体，如环丙沙星加抗假单胞菌β内酰胺类，或抗假单胞菌β内酰胺类加氨基糖苷类加大环内酯类或氟喹诺酮类。

临床上选取任何治疗方案都应根据当地抗生素耐药的情况、流行病学和细菌培养及实验室结果进行调整。关于抗生素的治疗疗程目前也很少有资料可供参考，应考虑感染的严重程度，菌血症、多器官功能衰竭、持续性全身炎症反应和损伤等。一般来说，根据疾病的严重程度和宿主免疫抑制的状态，肺炎链球菌肺炎疗程为 7～10 天，军团菌肺炎的疗程需要 14～21 天。ICU 的大多数治疗都是通过静脉途径的，但近期的研究表明只要病情稳定、没有发热，即使危重患者 3 天静脉给药后亦可转为口服治疗，即序贯或转换治疗。转换为口服治疗的药物可选择氟喹诺酮类，因其生物利用度高，口服治疗也可达到同静脉给药一样的血药浓度。

由于嗜肺军团菌在重症 CAP 的相对重要性，应特别注意其的治疗方案。虽然目前有很多体外有抗军团菌活性的药物，但在治疗效果上仍缺少前瞻性和随机对照研究的资料。回顾性的资料和长期临床经验支持使用红霉素 4 g/d 治疗住院的军团菌肺炎患者。多肺叶病变、器官功能衰竭或严重免疫抑制的患者，在治疗的前 3～5 天应加用利福平。其他大环内酯类（克拉霉素和阿奇霉素）也有效。除上述之外，可供选择的药物有氟喹诺酮类（环丙沙星、左氧氟沙星、加替沙星、莫西沙星）或多西环素。氟喹诺酮类在治疗军团菌肺炎的动物模型中特别有效。

2.重症 HAP 的抗生素治疗

HAP 应根据患者的情况和最可能的病原体而采取个体化治疗。对于早发的（住院 4 天内起病者）重症肺炎患者而没有特殊病原体感染危险因素者，应针对“常见病原体”治疗。这些病原体包括肺炎链球菌、流感嗜血杆菌、甲氧西林敏感的金黄色葡萄球菌和非耐药的革兰氏阴性细菌。抗生素可选择第二、三、四代头孢菌素，β内酰胺类/β内酰胺酶抑制剂复合剂，氟喹诺酮类或联用克林霉素和氨曲南。

对于任何时间起病、有特殊病原体感染危险因素的轻中症肺炎患者，有感染“常见病原体”和其他病原体危险者，应评估危险因素来指导治疗：如果有近期腹部手术或明确的误吸史，应注意厌氧菌，可在主要抗生素基础上加用克林霉素或单用β内酰胺类/β内酰胺酶抑制剂复合剂；如果患者有昏迷或有头部创伤、肾衰竭或糖尿病史，应注意金黄色葡萄球菌感染，需针对性选择有效的抗生素；如果患者起病前使用过大剂量的糖皮质激素，或近期有抗生素使用史，或长期 ICU 住院史，即使患者的 HAP 并不严重，也应经验性治疗耐药病原体。治疗方法是联用两种抗假单胞菌抗生素，如果气管抽吸物革兰氏染色见阳性球菌，还需加用万古霉素（或可使用利奈唑胺或奎奴普丁/达福普汀）。所有的患者，特别是气管插管的 ICU 患者，经验性用药必须持续到痰培养结果出来之后。如果无铜绿假单胞菌或其他耐药革兰氏阴性细菌感染，则可根据药敏情况使用单一药物治疗。非耐药病原体的重症 HAP 患者可用任何以下单一药物治疗：亚胺培南、美罗培南、哌拉西林/他唑巴坦或头孢吡肟。

ICU 中 HAP 的治疗也应根据当地抗生素敏感情况，以及当地经验和对某些抗生素的偏爱而调整。每个ICU都有它自己的微生物药敏情况，而且这种情况随时间而变化，因而有必要经常更新经验用药的策略。经验用药中另一个需要考虑的是"抗生素轮换"策略，它是指标准经验治疗过程中有意更改抗生素，使细菌暴露于不同的抗生素，从而减少抗生素耐药的选择性压力，达到减少耐药病原体感染发生率的目的。"抗生素轮换"策略目前仍在研究之中，还有不少问题未能明确，包括每个用药循环应该持续多久？应用什么药物进行循环？这种方法在内科和外科患者的治疗中有效性分别有多高？循环药物是否应该针对革兰氏阴性细菌同时也针对革兰氏阴性细菌？

在某些患者中，雾化吸入这种局部治疗可用以弥补全身用药的不足。氨基糖苷类雾化吸入可能有一定的益处，但只用于革兰氏阴性细菌肺炎全身治疗无效者。多黏菌素雾化吸入也可用于耐药铜绿假单胞菌的感染。

对于初始经验治疗失败的患者，应该考虑其他感染性或非感染性的诊断，包括肺曲霉感染。对持续发热并有持续或进展性肺部浸润的患者，可经验性使用两性霉素B。虽然传统上应使用开放肺活检来确定其最终诊断，但临床上是否活检仍应个体化。临床上还应注意其他的非感染性肺部浸润的可能性。

(三)支持治疗

支持治疗主要包括液体补充、血流动力学、通气和营养支持，起到稳定患者状态的作用，而更直接的治疗仍需要针对患者的基础病因。流行病学证据显示，营养不良影响肺炎的发病和危重患者的预后。同样，临床资料也支持肠内营养，可以预防肺炎的发生，特别是对于创伤的患者。对于严重脓毒症和多器官功能衰竭的分解代谢旺盛的重症肺炎患者，在起病48小时后应开始经肠内途径进行营养支持，一般把导管插入到空肠进行喂养以避免误吸；如果使用胃内喂养，最好是维持患者半卧体位，以减少误吸的风险。

(四)胸部理疗

拍背、体位引流和振动可以促进黏痰排出的效果尚未被证实。胸部理疗广泛应用的局限在于：①其有效性未被证实，特别是不能减少患者的住院时间。②费用高，需要专人使用。③有时引起 PaO_2 的下降。目前的经验是胸部理疗对于脓痰过多(>30 mL/d)或严重呼吸肌疲劳不能有效咳嗽的患者是最为有用的，例如对囊性纤维化、COPD和支气管扩张的患者。

使用自动化病床的侧翻疗法，有时加以振动叩击，是一种有效地预防外科创伤及内科患者肺炎的方法，但其地位仍不确切。

(五)促进痰液排出

雾化和湿化可降低痰的黏度，因而可改善不能有效咳嗽患者的排痰，然而雾化产生的大多水蒸气都沉积在上呼吸道并引起咳嗽，一般并不影响痰的流体特性。目前很少有数据支持湿化能特异性地促进细菌清除或肺炎吸收的观点。乙酰半胱氨酸能破坏痰液的二硫键，有时也用于肺炎患者的治疗，但由于其刺激性，因而在临床应用上受到一定限制。痰中的DNA增加了痰液黏度，重组的DNA酶能裂解DNA，已证实在囊性纤维化患者中有助于改善症状和肺功能，但对肺炎患者其价值尚未被证实。支气管舒张药也能促进黏液排出和纤毛运动频率，对COPD合并肺炎的患者有效。

(张　红)

第五节 恶性胸腔积液

恶性胸腔积液又称癌性胸膜炎，按病因可分为胸膜的原发肿瘤和转移性肿瘤两大类。恶性胸腔积液占胸腔积液的25%～39%，胸腔积液中渗出液的77%为恶性肿瘤所致。估计约有50%的癌症患者在其病程中可发生恶性胸腔积液，老年患者的胸腔积液约有90%为恶性胸腔积液，中年人约为60%，青年人仅为2%左右。

恶性胸腔积液常为晚期恶性肿瘤的并发症，有时是患者的首发症状。引起恶性胸腔积液最常见的肿瘤是肺癌、乳腺癌和淋巴瘤，三者共占75%，其次是卵巢癌、胃癌、肉瘤、结肠癌。50%以上的肺癌患者可发生恶性胸腔积液，有7%～15%的恶性胸腔积液患者无法明确原发病灶。

胸膜腔是胸膜脏层和壁层之间的密闭间隙。在正常情况下，胸腔中可含有10～20 mL液体，起润滑作用。然而每天进入胸腔的液体总量为5～10 L，其中80%～90%被肺静脉毛细血管和胸膜表面重吸收，余下的10%～20%被淋巴系统吸收，其产生与吸收处于动态平衡。任何病理因素的产生过多和吸收减少，都会引起胸腔积液。恶性胸腔积液的原因较多，主要有三方面：①肿瘤累及胸膜表面可引起通透性增加，进入胸腔的液体和蛋白增加，则产生渗出性胸腔积液。②纵隔淋巴结转移、肿瘤转移造成胸膜淋巴管阻塞，使胸膜淋巴引流减少，也可形成胸腔积液。③肿瘤分泌的调节物质使血管通透性增高。

恶性肿瘤发生的胸腔积液也可能与肿瘤胸膜转移无直接关系，如支气管阻塞和肺不张，可导致胸腔内负压增加，使液体渗出增加而形成胸腔积液；恶性肿瘤阻塞胸导管，引起胸腔淋巴回流障碍，产生乳糜胸腔积液；肺栓塞、上腔静脉压迫综合征及手术、化疗、放疗并发症等均可导致胸腔积液；恶性肿瘤慢性消耗导致低蛋白血症，可引起漏出性胸腔积液。

一、临床表现

由于恶性胸腔积液的病因及积液速度不同，其发病症状可呈隐匿或暴发性表现，约有25%的患者无症状，只有通过影像学检查才能被发现。

（一）咳嗽气喘

临床症状主要为呼吸系统症状，呼吸困难和干咳是最常见的两类症状。

（二）胸痛胸闷

某些患者可有胸部钝性酸痛、胸膜炎样疼痛、胸闷、疲乏等。

（三）呼吸困难

少量胸腔积液可以无明显症状，胸腔积液量产生越多越快则症状越重，甚至出现呼吸困难、端坐呼吸、发绀。

（四）血性胸腔积液

恶性胸腔积液绝大多数为血性，血性胸腔积液中80%以上为恶性，多数生长迅速。

（五）全身症状

疾病后期可出现虚弱、汗出、胸痛、全身不适或伴有发热等症状。

(六)影像检查

X 线检查后前位和侧位胸片可证实胸腔有无积液,卧位片有助于明确胸腔积液是否移动或有无分隔。若怀疑存在分隔,可进行胸部 CT 扫描或 B 超检查以明确分隔部位。X 线检查可能无法检测出少于30 mL的积液,但胸腔积液量>50 mL 时则敏感性可达 100%。对于少量或存在分隔的胸腔积液实施B 超检查可提高检出率和胸腔穿刺成功率。而与 X 线检查、B 超相比,CT 扫描可对胸膜增厚与胸腔积液进行鉴别。

恶性胸腔积液判定标准:积液在 X 线片上低于第 5 前肋水平为少量积液;在第 2～5 前肋水平为中等量积液;第 2 前肋水平以上为大量积液。

二、治疗原则

恶性胸腔积液一旦确诊,应积极采用局部治疗和全身治疗。

(一)局部治疗

恶性胸腔积液一旦诊断明确,应积极对症治疗,尤其是对胸腔积液增长迅速、积液量较大的患者,如不及时治疗,可造成患者呼吸困难,危及生命。

(二)全身治疗

对恶性胸腔积液的治疗,既要考虑原发肿瘤的病理特点,又要结合转移癌的状况来选择全身化疗、抽放胸腔积液及局部化疗。如是恶性淋巴瘤、小细胞肺癌则对全身化疗敏感,应首选全身化疗;对其他恶性肿瘤引起的恶性胸腔积液,多采用胸腔局部化疗或双路径化疗。临床上经常见到,首发病症为胸腔积液,原发灶不明而又高度怀疑为恶性胸腔积液,但又尚未找到肿瘤细胞的情况,对此类患者也应进行有效的胸腔局部治疗。

三、治疗措施

(一)结合原发癌治疗

一旦确诊为恶性胸腔积液,即应采用全身化疗或局部化疗,恶性淋巴瘤、小细胞肺癌对全身化疗敏感,应首选全身化疗;对其他恶性肿瘤引起恶性胸腔积液,多采用胸腔局部化疗或双路化疗。

(二)胸穿抽液

胸腔穿刺放液是临床最常使用的局部治疗手段,既可暂时缓解症状,同时也是恶性胸腔积液明确诊断的常用方法,还可同时进行胸腔局部化疗或生物治疗。一般每次抽液 750～1 000 mL,可使症状缓解,但是 3～7 天后胸腔积液又复重聚,97%的患者在一个月内胸腔积液重聚又恢复到以前水平,反复抽放胸腔积液可使蛋白大量丢失,每 100 mL 胸腔积液中含有 4 g 蛋白,所以抽放胸腔积液要注意掌握节奏,补充人体清蛋白,重视全面综合治疗,尽量延缓胸腔积液的发展。反复胸腔穿刺抽放胸腔积液,易并发感染、气胸、支气管胸膜瘘及包裹性积液等,目前临床不主张采用单纯的胸腔穿刺抽液的方法治疗恶性胸腔积液。

胸腔闭式引流是目前临床常用,也是推荐治疗恶性胸腔积液的方法。一般在置管引流 24～48 小时可将积液排尽。当 24 小时引流总量<250 mL 时才予停止引流。

(三)胸腔内局部化疗

胸腔积液引流后,胸腔内注入化疗药物,以达到抑制胸腔积液生长的效果,其客观有效率可为 50%～60%,常用化疗药物为 5-FU(750～1 000 mg)、MMC(8～10 mg)、DDP(40～80 mg)、PYM(40～60 mg)、ADM(30～60 mg)、TSPA(30 mg)、HCPT(10～20 mg)等。

或采用博来霉素 30～40 mg/m^2，胸腔内注射。如第 1 次给药后 5～7 天胸腔积液未控制，可再次抽胸腔积液并注入药物。

博来霉素是治疗恶性胸腔积液最有效的药物之一，有效率为 63%～85%。注入药物之前，先实施胸腔置管引流，尽量排净胸腔积液，然后注入药物。博来霉素治疗恶性胸腔积液的优点：①无骨髓抑制及免疫抑制作用。②缓解期较长，局部刺激轻。③腔内给药对肺组织几乎无毒性。④不影响患者同时接受联合化疗。

不良反应有发热，发生率为 4%～20%，通常体温不超过 38 ℃，数小时即可能自行消失，个别患者需要口服解热镇痛药。2%～16%的患者药后出现胸痛。个别患者出现皮疹及胃肠道反应，无须特殊处理。

（四）生物效应调节剂治疗

胸腔内给予生物反应调节剂，如白细胞介素-2、干扰素、香菇多糖、短小棒状杆菌、胞必佳等，临床效果也较满意。

1.白细胞介素-2(IL-2)

胸腔内注射 100 万～300 万单位/次，每周注射 1 次，连用 2～4 次。

注入药物之前，先实施胸腔穿刺抽液或胸腔引流，应尽量将胸腔积液排放干净，将白细胞介素-2 溶解于 10～20 mL 生理盐水中，然后将药物注入胸腔。胸腔内给药前半小时可肌内注射异丙嗪 25 mg、口服解热镇痛药物如吲哚美辛 25 mg，以减轻胸腔给药后引起的寒战、发热等不良反应。原则上不使用地塞米松，以避免降低白细胞介素-2 的疗效。

2.干扰素 α-2b(IFNα-2b)

胸腔内注射 50×10^6 单位/次，每周注射 1 次，连用 2～4 次。

干扰素胸腔内给药前可口服对乙酰氨基酚 650 mg，腔内给药后 6 小时再口服 1 次。干扰素的不良反应主要见流感样症状、胸痛，偶见低血压。其他的不良反应有肝功能损害和骨髓抑制。干扰素局部给药较全身给药耐受性好，不良反应一般不严重。

3.胞必佳(N2CWS)

每次 600 μg 溶于生理盐水 20 mL，胸腔内注射。每 2 天 1 次，连用 4 周。

胞必佳(红色诺卡菌细胞壁骨架，N2CWS)是一种由红色诺卡菌提取的含有调节免疫功能的物质，经临床证实对恶性胸腔积液具有较好的疗效，不良反应轻。对照组的有效率为 53%，不良反应较重。

（五）粘连剂治疗

胸腔内注入粘连剂可使脏层和壁层胸膜粘连，达到姑息治疗的目的。粘连剂主要有以下几类：①生物制剂，包括细菌制剂，如链球菌制剂，此类药物见效快，疗效高，可达 80%，但患者的反应大，常伴发热症状，因此须与地塞米松联合应用。短小棒状杆菌，其安全性相对较好。②抗生素类，如四环素。③化疗药物，包括 PDD、ADM 等。如果肿瘤对化疗敏感，化疗处理胸腔积液的疗效会更好。④其他如米帕林、滑石粉等。参见表 10-5。

表 10-5 化疗药物和生物反应调节剂作为胸膜粘连剂的疗效评价

药物	有效率(%)	不良反应
博来霉素	64	发热、恶心、呕吐，偶见全身反应
阿霉素	47	恶心、疼痛、发热

续表

药物	有效率(%)	不良反应
米托蒽醌	62	骨髓抑制
顺铂	27	骨髓抑制
阿糖胞苷	27	骨髓抑制
依托泊苷	34	骨髓抑制
氟尿嘧啶	66	骨髓抑制
丝裂霉素	41	疼痛、发热
白细胞介素-2(IL-2)	48	发热
肿瘤坏死因子	87	流感样症状

化学硬化剂中疗效较好的是医用滑石粉,治疗有效率为 80%~93%,发热和疼痛发生率分别为 16%和 7%。临床上可通过胸管给予滑石粉浆或胸腔镜喷洒滑石粉,两种方法的有效率无显著差别,但后者导致的痛苦感更小,患者易耐受,也较安全;对原发性肺癌和乳腺癌的治疗有效率较高。

多西环素治疗有效率为 72%,疼痛发生率 40%。博来霉素治疗有效率为 64%,疼痛、发热和恶心发生率分别为 28%、24%和 11%,治疗费用较高。

(六)重组人血管内皮抑素治疗

恩度每次 40~60 mg,胸腔内注射,每周注射 1 次,连用 4 次。

恶性浆膜腔积液的形成,与 VEGF 有着密切的联系,因此通过抑制 VEGF 来治疗恶性浆膜腔积液,具有坚实的理论基础。恩度腔内给药的剂量、频率和疗程,目前尚无明确的标准,临床报道多为小样本,剂量为每次 15~60 mg,以每次 60 mg 居多;频率为 1 次/3 周至 2 次/周。但以每周 1 次居多;疗程基本为 2~4 周期;当与化疗药物联合腔内给药时,有序贯应用,也有同时给药,各自依据有限的临床经验使用,还缺乏高级别的循证医学证据。

(七)放疗

如纵隔肿瘤或淋巴结肿大引起的中心性胸腔积液,尤其是对放疗敏感的恶性淋巴瘤或中央型肺癌,可获得较好疗效,有报道纵隔放疗能使 68%的恶性淋巴瘤患者及 50%的转移患者的乳糜胸受到控制。

放射性同位素为^{198}Au、^{32}P等也可行胸腔内放疗,可使胸膜间皮细胞和小血管硬化,尚可杀死恶性肿瘤细胞,但存在衰减剂量不容易掌握和放射防护等问题,临床应用不普遍。

四、预后

恶性胸腔积液的预后较差,存活时间一般在 4~12 个月,3 个月病死率为 65%,6 个月为 84%。以恶性胸腔积液为首发症状患者平均存活时间约为 10 个月。其具体预后与患者全身状况、原发肿瘤类型、肿瘤负荷及胸腔积液生长速度有关。如乳腺癌伴有恶性胸腔积液,生存期平均可在一年以上;肺癌伴发恶性胸腔积液生存期很少超过 6 个月;卵巢癌和胃肠道肿瘤伴有恶性胸腔积液,平均生存期为 6 个月到 1 年;非霍奇金淋巴瘤伴恶性胸腔积液,平均生存期为 40 个月,而有持续性恶性胸腔积液,则生存期较短,为 6 个月。

(张　红)

第六节 急性呼吸衰竭

一、病因和发病机制

急性呼吸衰竭(acute respiratory failure,ARF)简称急性呼吸衰竭,是指患者既往无呼吸系统疾病,由于突发因素,在数秒或数小时内迅速发生呼吸抑制或呼吸功能突然衰竭,在海平面大气压、静息状态下呼吸空气时,由于通气和(或)换气功能障碍,导致缺氧伴或不伴二氧化碳潴留,产生一系列病理生理改变的紧急综合征。

病情危重时,因机体难以得到代偿,如不及时诊断,尽早抢救,会发生多器官功能损害,乃至危及生命。必须注意在实际临床工作中,经常会遇到在慢性呼吸衰竭的基础上,由于某些诱发因素而发生急性呼吸衰竭。

(一)急性呼吸衰竭分类

一般呼吸衰竭分为通气和换气功能衰竭 2 类,亦有人分为 3 类,即再加上一个混合型呼吸衰竭。其标准如下。

换气功能衰竭(Ⅰ型呼吸衰竭)以低氧血症为主,$PaO_2<8.0$ kPa(60 mmHg),$PaCO_2<6.7$ kPa(50 mmHg),$P_{(A-a)}O_2>3.3$ kPa(25 mmHg),$PaO_2/PaO_2<0.6$。

通气功能衰竭(Ⅱ型呼吸衰竭)以高碳酸血症为主,$PaCO_2>6.7$ kPa(50 mmHg),PaO_2 正常,$P_{(A-a)}O_2<3.3$ kPa(25 mmHg),$PaO_2/PaO_2>0.6$。

混合性呼吸衰竭(Ⅲ型呼吸衰竭):$PaCO_2<8.0$ kPa(60 mmHg),$PaCO_2>6.7$ kPa(50 mmHg),$P_{(A-a)}O_2>3.3$ kPa(25 mmHg)。

急性肺损伤和急性呼吸窘迫综合征属于Ⅰ型呼吸衰竭。

(二)急性呼吸衰竭的病因

可以引起急性呼吸衰竭的疾病很多,多数是呼吸系统的疾病。

1.各种导致气道阻塞的疾病

急性病毒或细菌性感染,或烧伤等物理化学性因子所引起的黏膜充血、水肿,造成上气道(指隆突以上至鼻的呼吸道)急性梗阻。异物阻塞也可以引起急性呼吸衰竭。

2.引起肺实质病变的疾病

感染性因子引起的肺炎为此类常见疾病,误吸胃内容物,淹溺或化学毒性物质及某些药物、高浓度长时间吸氧也可引起吸入性肺损伤而发生急性呼吸衰竭。

3.肺水肿

(1)各种严重心脏病、心力衰竭引起的心源性肺水肿。

(2)非心源性肺水肿,有人称之为通透性肺水肿,如急性高山病、复张性肺水肿。急性呼吸窘迫综合征(ARDS)为此种肺水肿的代表。此类疾病可造成严重低氧血症。

4.肺血管疾病

肺血栓栓塞是可引起急性呼吸衰竭的一种重要病因,还包括脂肪栓塞、气体栓塞等。

5.胸部疾病

如胸壁外伤、连枷胸、自发性气胸或创伤性气胸、大量胸腔积液等影响胸廓运动，从而导致通气减少或吸入气体分布不均，均有可能引起急性呼吸衰竭。

6.脑损伤

镇静药和对脑有毒性的药物、电解质平衡紊乱及酸、碱中毒、脑和脑膜感染、脑肿瘤、脑外伤等均可导致急性呼吸衰竭。

7.神经肌肉系统疾病

即便是气体交换的肺本身并无病变，因神经或肌肉系统疾病造成肺泡通气不足也可发生呼吸衰竭。如安眠药物或一氧化碳、有机磷等中毒，颈椎骨折损伤脊髓等直接或间接抑制呼吸中枢。也可因多发性神经炎、脊髓灰质炎等周围神经性病变，多发性肌炎、重症肌无力等肌肉系统疾病，造成肺泡通气不足而呼吸衰竭。

8.睡眠呼吸障碍

睡眠呼吸障碍表现为睡眠中呼吸暂停，频繁发生并且暂停时间显著延长，可引起肺泡通气量降低，导致缺氧和二氧化碳潴留。

二、病理生理

(一)肺泡通气不足

正常成人在静息时有效通气量约为 4 L/min，若单位时间内到达肺泡的新鲜空气量减少到正常值以下，则为肺泡通气不足。

由于每分钟肺泡通气量(VA)的下降，引起缺氧和二氧化碳潴留，PaO_2 下降，$PaCO_2$ 升高。同时，根据肺泡气公式：$PaO_2=(PB-PH_2O)\cdot FiO_2-PaCO_2/R$($PaO_2$，PB 和 PH_2O 分别表示肺泡气氧分压、大气压和水蒸气压力，FiO_2 代表吸入气氧浓度，R 代表呼吸商)，由已测得的 $PaCO_2$ 值，就可推算出理论的肺泡气氧分压理论值。如 $PaCO_2$ 为 9.3 kPa(70 mmHg)，PB 为 101.1 kPa(760 mmHg)，37 ℃时 PH_2O 为 6.3 kPa(47 mmHg)，R 一般为 0.8，则 PaO_2 理论值为 7.2 kPa(54 mmHg)。假若 $PaCO_2$ 的升高单纯因 VA 下降引起，不存在影响气体交换肺实质病变的因素，则说明肺泡气与动脉血的氧分压差[$P_{(A\text{-}a)}O_2$]应该在正常范围，一般为 0.4～0.7 kPa(3～5 mmHg)，均在 1.3 kPa(10 mmHg)以内。所以，当 $PaCO_2$ 为9.3 kPa(70 mmHg)时，PaO_2 为 7.2 kPa(54 mmHg)，动脉血氧分压应当在 6.7 kPa(50 mmHg)左右，则为高碳酸血症型的呼吸衰竭。

通气功能障碍分为阻塞性和限制性功能障碍。阻塞性通气功能障碍多由气道炎症、黏膜充血水肿等因素引起的气道狭窄导致。由于气道阻力与管径大小呈负相关，故管径越小，阻力越大，肺泡通气量越小，此为阻塞性通气功能障碍缺氧和二氧化碳潴留的主要机制。而限制性通气功能障碍主要机制则是胸廓或肺的顺应性降低导致的肺泡通气量不足，进而导致缺氧或合并二氧化碳潴留。

(二)通气/血流灌流(V/Q)失调

肺泡的通气与其灌注周围的毛细血管血流的比例必须协调，才能保证有效的气体交换。正常肺泡每分通气量为 4 L，肺毛细血管血流量是 5 L，两者之比是 0.8。如肺泡通气量与血流量的比率＞0.8，示肺泡灌注不足，形成无效腔，此种无效腔效应多见于肺泡通气功能正常或增加，而肺血流减少的疾病(如换气功能障碍或肺血管疾病等)，临床以缺氧为主。肺泡通气量与血流量的比率<0.8，使肺动脉的混合静脉血未经充分氧合进入肺静脉，则形成肺内静脉样分流，多见于通气功能障碍，肺泡通气不足，临床以缺氧或伴二氧化碳潴留为主。通气/血流比例失调，是引起低氧血症最常见的病理生理学改变。

(三)肺内分流量增加(右到左的肺内分流)

在肺部疾病如肺水肿、急性呼吸窘迫综合征(ARDS)中，肺泡无气所致肺毛细血管混合静脉血未经气体交换，流入肺静脉引起右至左的分流增加。动-静脉分流使静脉血失去在肺泡内进行气体交换的机会，故 PaO_2 可明显降低，但不伴有 $PaCO_2$ 的升高，甚至因过度通气反而降低，至病程晚期才出现二氧化碳蓄积。另外用提高吸入氧气浓度的办法(氧疗)不能有效地纠正此种低氧血症。

(四)弥散功能障碍

肺在肺泡-毛细血管膜完成气体交换。它由六层组织构成，由内向外依次为肺泡表面活性物质、肺泡上皮细胞、肺泡上皮细胞基膜、肺间质、毛细血管内皮细胞基膜和毛细血管内皮细胞。弥散面积减少(肺气肿、肺实变、肺不张)和弥散膜增厚(肺间质纤维化、肺水肿)是引起弥散量降低的最常见原因。因氧的弥散能力仅为二氧化碳的1/20，故弥散功能障碍只产生单纯缺氧。由于正常人肺泡毛细血管膜的面积大约为70 m^2，相当于人体表面积的40倍，故人体弥散功能的储备巨大，虽是发生呼吸衰竭病理生理改变的原因之一，但常需与其他3种主要的病理生理学变化同时发生、参与作用使低氧血症出现。吸氧可使 PaO_2 升高，提高肺泡膜两侧的氧分压时，弥散量随之增加，可以改善低氧血症。

(五)氧耗量增加

氧耗量增加是加重缺氧的原因之一，发热、寒战、呼吸困难和抽搐均将增加氧耗量。寒战耗氧量可达500 mL，健康者耗氧量为250 mL/min。氧耗量增加，肺泡氧分压下降，健康者借助增加肺泡通气量代偿缺氧。氧耗量增加的通气功能障碍患者，肺泡氧分压得不到提高，故缺氧也难以缓解。

总之，不同的疾病发生呼吸衰竭的途径不全相同，经常是一种以上的病理生理学改变的综合作用。

(六)缺氧、二氧化碳潴留对机体的影响

1.对中枢神经的影响

脑组织耗氧量占全身耗量的1/5～1/4。中枢皮质神经元细胞对缺氧最为敏感，缺氧程度和发生的急缓对中枢神经的影响也不同。如突然中断供氧，改吸纯氮20秒可出现深昏迷和全身抽搐。逐渐降低吸氧的浓度，症状出现缓慢，轻度缺氧可引起注意力不集中、智力减退、定向障碍；随缺氧加重，PaO_2 低于6.7 kPa(50 mmHg)可致烦躁不安、意识恍惚、谵妄；低于4.0 kPa(30 mmHg)时，会使意识消失、昏迷；低于2.7 kPa(20 mmHg)则会发生不可逆转的脑细胞损伤。

二氧化碳潴留使脑脊液氢离子浓度增加，影响脑细胞代谢，降低脑细胞兴奋性，抑制皮质活动；随着二氧化碳的增加，对皮质下层刺激加强，引起皮质兴奋；若二氧化碳继续升高，皮质下层受抑制，使中枢神经处于麻醉状态。在出现麻醉前的患者，往往有失眠、精神兴奋、烦躁不安的先兆兴奋症状。

缺氧和二氧化碳潴留均会使脑血管扩张，血流阻力减小，血流量增加以代偿之。严重缺氧会发生脑细胞内水肿，血管通透性增加，引起脑间质水肿，导致颅内压增高，挤压脑组织，压迫血管，进而加重脑组织缺氧，形成恶性循环。

2.对心脏、循环的影响

缺氧可刺激心脏，使心率加快和每搏输出量增加，血压上升。冠状动脉血流量在缺氧时明显增加，心脏的血流量远超过脑和其他脏器。心肌对缺氧非常敏感，早期轻度缺氧即在心电图上有变化，急性严重缺氧可导致心室颤动或心脏骤停。缺氧和二氧化碳潴留均能引起肺动脉小血管收缩而增加肺循环阻力，导致肺动脉高压和增加右心负荷。

吸入气中二氧化碳浓度增加，可使心率加快，每搏输出量增加，使脑、冠状血管舒张，皮下浅表毛细血管和静脉扩张，而使脾和肌肉的血管收缩，再加每搏输出量增加，故血压仍升高。

3.对呼吸影响

缺氧对呼吸的影响远较二氧化碳潴留的影响为小。缺氧主要通过颈动脉窦和主动脉体化学感受器的反射作用刺激通气，如缺氧程度逐渐加重，这种反射迟钝。

二氧化碳是强有力的呼吸中枢兴奋剂，吸入二氧化碳浓度增加，通气量成倍增加，急性二氧化碳潴留出现深大快速的呼吸；但当吸入二氧化碳浓度超过 12%时，通气量不再增加，呼吸中枢处于被抑制状态。而慢性高碳酸血症，并无通气量相应增加，反而有所下降，这与呼吸中枢反应性迟钝；通过肾脏对碳酸氢盐再吸收和 H^+ 排出，使血 pH 无明显下降；还与患者气道阻力增加、肺组织损害严重、胸廓运动的通气功能减退有关。

4.对肝、肾和造血系统的影响

缺氧可直接或间接损害肝功能使谷丙转氨酶上升，但随着缺氧的纠正，肝功能逐渐恢复正常。动脉血氧降低时，肾血流量、肾小球滤过量、尿排出量和钠的排出量均有增加；但当 PaO_2 <5.3 kPa(40 mmHg)时，肾血流量减少，肾功能受到抑制。

组织低氧分压可增加红细胞生成素促使红细胞增生。肾脏和肝脏产生一种酶，将血液中非活性红细胞生成素的前身物质激活成生成素，刺激骨髓引起继发性红细胞增多。有利于增加血液携氧量，但亦增加血液黏稠度，加重肺循环和右心负担。

轻度二氧化碳潴留会扩张肾血管，增加肾血流量，尿量增加；当 $PaCO_2$ 超过 8.7 kPa (65 mmHg)，血 pH 明显下降，则肾血管痉挛，血流减少，HCO_3^- 和 Na^+ 再吸收增加，尿量减少。

5.对酸碱平衡和电解质的影响

严重缺氧可抑制细胞能量代谢的中间过程，如三羧酸循环、氧化磷酸化作用和有关酶的活动。这不但降低产生能量效率，还因产生乳酸和无机磷引起代谢性酸中毒。由于能量不足，体内离子转运的钠泵遭损害，使细胞内钾离子转移至血液，而 Na^+ 和 H^+ 进入细胞内，造成细胞内酸中毒和高钾血症。代谢性酸中毒产生的固定酸与缓冲系统中碳酸氢盐起作用，产生碳酸，使组织二氧化碳分压增高。

pH 取决于碳酸氢盐与碳酸的比值，前者靠肾脏调节(1～3 天)，而碳酸调节靠肺(数小时)。健康人每天由肺排出碳酸达 15 000 mmol 之多，故急性呼吸衰竭二氧化碳潴留对 pH 影响十分迅速，往往与代谢性酸中毒同时存在时，因严重酸中毒引起血压下降，心律失常，乃至心脏停搏。而慢性呼吸衰竭因二氧化碳潴留发展缓慢，肾碳酸氢根排出减少，不致使 pH 明显降低。因血中主要阴离子 HCO_3^- 和 Cl^- 之和为一常数，当 HCO_3^- 增加，则 Cl^- 相应降低，产生低氯血症。

三、临床表现

因低氧血症和高碳酸血症所引起的症状和体征是急性呼吸衰竭时最主要的临床表现。由于造成呼吸衰竭的基础病因不同，各种基础疾病的临床表现自然十分重要，需要注意。

(一)呼吸困难

呼吸困难是呼吸衰竭最早出现的症状。可表现为频率、节律和幅度的改变。早期表现为呼吸困难，呼吸频率可增加，深大呼吸、鼻翼翕动，进而辅助呼吸肌肉运动增强，呼吸节律紊乱，失去正常规则的节律。呼吸频率增加(30～40 次/分)。中枢性呼吸衰竭，可使呼吸频率改变，如潮式呼吸、比奥呼吸等。

(二)低氧血症

当动脉血氧饱和度低于 90%，PaO_2 低于 6.7 kPa(50 mmHg)时，可在口唇或指甲出现发绀，这是缺氧的典型表现。但患者的发绀程度与体内血红蛋白含量、皮肤色素和心脏功能相关，所以发绀是一项可靠但不特异的诊断体征。因神经与心肌组织对缺氧均十分敏感，在机体出现低氧血症时常出现中枢神经系统和心血管系统功能异常的临床征象。如判断力障碍、运动功能失常、烦躁不安等中枢神经系统症状。缺氧严重时，可表现为谵妄、癫痫样抽搐、意志丧失，以致昏迷、死亡。肺泡缺氧时，肺血管收缩，肺动脉压升高，使肺循环阻力增加，右心负荷增加，乃是低氧血症时血流动力学的一项重要变化。在心血管方面常表现为心率增快、血压升高。缺氧严重时则可出现各种类型的心律失常，进而心率减慢，周围循环衰竭，甚至心搏停止。

(三)高碳酸血症

由于急性呼吸衰竭时，二氧化碳蓄积进展很快，因此产生严重的中枢神经系统和心血管功能障碍。高碳酸血症出现中枢抑制之前的兴奋状态，如失眠，躁动，但禁忌给予镇静或安眠药。严重者可出现肺性脑病(“二氧化碳麻醉”)，临床表现为头痛、反应迟钝、嗜睡，以至神志不清、昏迷。急性高碳酸血症主要通过降低脑脊液 pH 而抑制中枢神经系统的活动。扑翼样震颤也是二氧化碳蓄积的一项体征。二氧化碳蓄积引起的心血管系统的临床表现因血管扩张或收缩程度而异。如多汗、球结膜充血水肿、颈静脉充盈、周围血压下降等。

(四)其他重要脏器的功能障碍

严重的缺氧和二氧化碳蓄积损伤肝、肾功能，出现血清转氨酶增高，碳酸酐酶活性增加，胃壁细胞分泌增多，出现消化道溃疡、出血。当 $PaO_2<5.3$ kPa(40 mmHg)时，肾血流减少，肾功能抑制，尿中可出现蛋白、血细胞或管型，血液中尿素氮、肌酐含量增高。

(五)水、电解质和酸碱平衡的失调

严重低氧血症和高碳酸血症常有酸碱平衡的失调，如缺氧而通气过度可发生急性呼吸性碱中毒；急性二氧化碳潴留可表现为呼吸性酸中毒。严重缺氧时无氧代谢引起乳酸堆积，肾脏功能障碍使酸性物质不能排出体外，二者均可导致代谢性酸中毒。代谢性和呼吸性酸碱失衡又可同时存在，表现为混合性酸碱失衡。

酸碱平衡失调的同时，将会发生体液和电解质的代谢障碍。酸中毒时钾从细胞内逸出，导致高血钾，pH 每降低 0.1 血清钾大约升高 0.7 mmol/L。酸中毒时发生高血钾，如同时伴有肾衰(代谢性酸中毒)，易发生致命性高血钾症。在诊断和处理急性呼吸衰竭时均应予以足够的重视。

又如当测得的 PaO_2 的下降明显超过理论上因肺泡通气不足所引起的结果时，则应考虑存着除肺泡通气不足以外的其他病理生理学变化，因在实际临床工作中，单纯因肺泡通气不足引起呼吸衰竭并不多见。

四、诊断

一般说来，根据急、慢性呼吸衰竭基础病史，如胸部外伤或手术后、严重肺部感染或重症革兰氏阴性杆菌败血症等,结合其呼吸、循环和中枢神经系统的有关体征,及时做出呼吸衰竭的诊断是可能的。但对某些急性呼吸衰竭早期的患者或缺氧、二氧化碳蓄积程度不十分严重时,单依据上述临床表现做出诊断有一定困难。动脉血气分析的结果直接提供动脉血氧和二氧化碳分压水平,可作为诊断呼吸衰竭的直接依据。而且,它还有助于临床人员了解呼吸衰竭的性质和程度,指导氧疗,呼吸兴奋剂和机械通气的参数调节,以及纠正电解质、酸碱平衡失调有重要价值故血气分析在呼吸衰竭诊断和治疗上具有重要地位。

急性呼吸衰竭患者,只要动脉血气证实 PaO_2<8.0 kPa(60 mmHg),常伴 $PaCO_2$ 正常或<4.7 kPa(35 mmHg),则诊断为Ⅰ型呼吸衰竭,若伴 $PaCO_2$>6.7 kPa(50 mmHg),即可诊断为Ⅱ型呼吸衰竭。若缺氧程度超过肺泡通气不足所致的高碳酸血症,则诊断为混合型或Ⅲ型呼吸衰竭。

应当强调的是不但要诊断呼吸衰竭的存在与否,尚需要判断呼吸衰竭的性质,是急性呼吸衰竭还是慢性呼吸衰竭基础上的急性加重,更应当判别产生呼吸衰竭的病理生理学过程,明确为Ⅰ型或Ⅱ型呼吸衰竭,以利采取恰当的抢救措施。

此外还应注意在诊治过程中,应当尽快去除产生呼吸衰竭的基础病因,否则患者经氧疗或机械通气后因得到足够的通气量维持氧和二氧化碳分压在相对正常的水平后可再次发生呼吸衰竭。

五、治疗

急性呼吸衰竭是需要抢救的急症。对它的处理要求迅速、果断。数小时或更短时间的犹豫、观望或拖延,可以造成脑、肾、心、肝等重要脏器因严重缺氧发生不可逆性的损害。同时及时、合宜的抢救和处置才有可能为祛除或治疗诱发呼吸衰竭的基础病因争取到必要的时间。治疗措施集中于立即纠正低氧血症,急诊插管或辅助通气、足够的循环支持。

(一)氧疗

通过鼻导管或面罩吸氧,提高肺泡氧分压,增加肺泡膜两侧氧分压差,增加氧弥散能力,以提高动脉氧分压和血氧饱和度,是纠正低氧血症的一种有效措施。氧疗作为一种治疗手段使用时,要选择适宜的吸入氧流量,应以脉搏血氧饱和度>90%为标准,并了解机体对氧的摄取与代谢以及它在体内的分布,注意可能产生的氧毒性作用。

由于高浓度(FiO_2>21%)氧的吸入可以使肺泡气氧分压提高。若因 PaO_2 降低造成低氧血症或主因通气/血流失调引起的 PaO_2 下降,氧疗可以改善。氧疗可以治疗低氧血症,降低呼吸功和减少心血管系统低氧血症。

根据肺泡通气和 PaO_2 的关系曲线,在低肺泡通气量时,吸入低浓度的氧气,即可显著提高 PaO_2,纠正缺氧。所以通气与血流比例失调的患者吸低浓度氧气就能纠正缺氧。

弥散功能障碍患者,因二氧化碳的弥散能力为氧的弥散能力 20 倍,需要更大的肺泡膜分压差才足以增强氧的弥散能力,所以应吸入更高浓度的氧(>35%)才能改善缺氧。

由肺内静脉分流增加的疾病导致的缺氧,因肺泡内充满水肿液,肺萎陷,尤在肺炎症血流增多的患者,肺内分流更多,所以需要增加外源性呼气末正压(PEEP),才可使萎陷肺泡复张,增加功能残气量和气体交换面积,提高 PaO_2、SaO_2,改善低氧血症。

(二)保持呼吸道通畅

进行各种呼吸支持治疗的首要条件是通畅呼吸道。呼吸道黏膜水肿、充血,以及胃内容物误吸或异物吸入都可使呼吸道梗阻。保证呼吸道的畅通才能保证正常通气，所以是急性呼吸衰竭处理的第一步。

1.开放呼吸道

首先要注意清除口咽部分泌物或胃内反流物，预防呕吐物反流至气管，使呼吸衰竭加重。口咽部护理和鼓励患者咳痰很重要，可用多孔导管经鼻孔或经口腔负压吸引法，清除口咽部潴留物。吸引前短时间给患者吸高浓度氧，吸引后立即重新通气。无论是直接吸引或是经人工气道吸引均需注意操作技术，管径应适当选择，尽量避免损伤气管黏膜，在气道内一次负压吸引时间不宜超过 15 秒，以免引起低氧血症、心律失常或肺不张等因负压吸引造成的并发症。此法亦能刺激咳嗽，有利于气道内痰液的咳出。对于痰多、黏稠难咳出者，要经常鼓励患者咳痰。多翻身拍背，协助痰液排出；给予祛痰药使痰液稀释。对于有严重排痰障碍者可考虑用纤支镜吸痰。同时应重视无菌操作，使用一次性吸引管，或更换灭菌后的吸引管。吸痰时可同时做作深部痰培养以分离病原菌。

2.建立人工气道

当以上措施仍不能使呼吸道通畅时，则需建立人工气道。所谓人工气道就是进行气管插管，于是吸入气体就可通过导管直接抵达下呼吸道，进入肺泡。其目的是解除上呼吸道梗阻，保护无正常咽喉反射患者不致误吸，和进行充分有效的气管内吸引，以及为了提供机械通气时必要的通道。临床上常用的人工气道为气管插管和气管造口术后置入气管导管两种。

气管插管有经口和经鼻插管两种。前者借喉镜直视下经声门插入气管，容易成功，较为安全。后者分盲插或借喉镜、纤维支气管镜等的帮助，经鼻沿后鼻道插入气管。与经口插管比较需要一定的技巧，但经鼻插管容易固定，负压吸引较为满意，与机械通气等装置衔接比较可靠，给患者带来的不适也较经口者轻，神志清醒患者常也能耐受。唯需注意勿压伤鼻翼组织或堵塞咽鼓管、鼻窦开口等，造成急性中耳炎或鼻窦炎等并发症。

近年来，已有许多组织相容性较理想的高分子材料制成的导管与插管，为密封气道用的气囊也有低压、大容量的气囊问世，鼻插管可保留的时间也在延长。具体对人工气道方法的选择，各单位常有不同意见，应当根据病情的需要，手术医师和护理条件的可能，以及人工气道的材料性能来考虑。肯定在 3 天(72 小时)以内可以拔管时，应选用鼻或口插管，需要超过 3 周时当行气管造口置入气管导管，3～21 天的情况则当酌情灵活掌握。

使用人工气道后，气道的正常防御机制被破坏，细菌可直接进入下呼吸道；声门由于插管或因气流根本不通过声门而影响咳嗽动作的完成，不能正常排痰，必须依赖气管负压吸引来清除气道内的分泌物；由于不能发音，失去语言交流的功能，影响患者的心理精神状态；再加上人工气道本身存在着可能发生的并发症。因此人工气道的建立常是抢救急性呼吸衰竭所不可少的，但必须充分认识其弊端，慎重选择，尽力避免可能的并发症，及时撤管。

3.气道湿化

无论是经过患者自身气道，还是通过人工气道进行氧化治疗或机械通气，均必须充分注意到呼吸道黏膜的湿化。因为过分干燥的气体长期吸入将损伤呼吸道上皮细胞和支气管表面的黏液层，使黏膜纤毛清除能力下降，痰液不易咳出，肺不张，容易发生呼吸道或肺部感染。

保证患者足够液体摄入是保持呼吸道湿化最有效的措施。目前已有多种提供气道湿化用的温化器或雾化器装置，可以直接使用或与机械通气机连接应用。

湿化是否充分最好的标志，就是观察痰液是否容易咳出或吸出。应用湿化装置后应当记录每天通过湿化器消耗的液体量，以免湿化过量。

(三)改善二氧化碳的潴留

高碳酸血症主要是肺泡通气不足引起的，只有增加通气量才能更好地排出二氧化碳，改善高碳酸血症。现多采用呼吸兴奋剂和机械通气支持，以改善通气功能。

1.呼吸兴奋剂的合理应用

呼吸兴奋剂能刺激呼吸中枢或周围化学感受器，增强呼吸驱动、呼吸频率，潮气量，改善通气，同时氧耗量和二氧化碳的产出也随之增加。故临床上应用呼吸兴奋剂时要严格掌握适应证。

常用的药物有尼可刹米和洛贝林，用量过大可引起不良反应，近年来在西方国家几乎被淘汰。取而代之的有多沙普仑，对末梢化学感受器和延脑呼吸中枢均有作用，增加呼吸驱动和通气，对原发性肺泡低通气、肥胖低通气综合征有良好疗效，可防止 COPD 呼吸衰竭氧疗不当所致的二氧化碳麻醉。其治疗量和中毒量有较大差距故安全性大，一般用 0.5～2.0 mg/kg 静脉滴注，开始时滴速1.5 mg/min，以后酌情加快，其可致心律失常，长期用有肝毒性及并发消化性溃疡。都可喜通过刺激颈动脉体和主动脉体的化学感受器兴奋呼吸，无中枢兴奋作用，对肺泡通气不良部位的血流重新分配而改善 PaO_2，都可喜不用于哺乳、孕妇和严重肝病，也不主张长期应用以防止发生外周神经病变。

COPD 并意识障碍的呼吸衰竭患者，临床常见大多数 COPD 患者的呼吸衰竭与意识障碍程度呈正相关，患者意识障碍后自主翻身、咳痰动作、对呼吸兴奋剂的反应均迟钝，并易于吸入感染，对此种病情，可明显改善通气外，并有改善中枢神经兴奋和神志作用，因而患者的防御功能增强，呼吸衰竭的病情亦随之好转。

间质性肺疾病、肺水肿、ARDS 等疾病，无气道阻塞但有呼吸中枢驱动增强，这种患者 PaO_2、$PaCO_2$ 常均降低，由于患者呼吸功能已增强，故无应用呼吸兴奋剂的指征，且呼吸兴奋剂可加重呼吸性碱中毒的程度而影响组织获氧，故主要应给予氧疗。

COPD 并膈肌疲劳、无心功能不全、无心律失常，心率≤100 次/分的呼吸衰竭 可选用氨茶碱，其有舒张支气管、改善小气道通气、减少闭合气量、抑制炎性介质、增强膈肌、提高潮气量的作用，已观察到血药浓度达 13 mg/L 时对膈神经刺激则膈肌力量明显增强，且可加速膈肌疲劳的恢复。以上的茶碱综合作用使呼吸功减少、呼吸困难程度减轻，同时由于呼吸肌能力的提高对咳嗽、排痰等气道清除功能加强，还有助于药物吸入治疗，以及对呼吸机撤离的辅助作用；剂量以 5 mg/kg于 30 分钟静脉滴注使达有效血浓度，继以 0.5～0.6 mg/(kg・h)静脉滴注维持有效剂量，在应用中注意对心率、心律的影响，及时酌情减量和停用。

COPD、肺心病呼吸衰竭合并左心功能不全、肺水肿的患者，应先用强心利尿剂使肺水肿消退以改善肺顺应性，用抗生素控制感染以改善气道阻力，再使用呼吸兴奋剂才可取得改善呼吸功能的较好疗效。否则，呼吸兴奋剂虽可兴奋呼吸，但增加 PaO_2 有限，且呼吸功耗氧和生成二氧化碳量增多，反使呼吸衰竭加重。此种患者亦应不用增加心率和影响心律的茶碱类和较大剂量的都可喜，小剂量都可喜(<1.5 mg/kg)静脉滴注后即可达血药峰值，增强通气不好部位的缺氧性肺血管收缩，和增加通气好的部位肺血流，从而改善换气使 PaO_2 增高，且此种剂量很少发生不良反应，但剂量大于 1.5 mg/kg 可致全部肺血管收缩，且使肺动脉压增高、右心负荷增大。

不宜使用呼吸兴奋剂的情况。①使用肌肉松弛剂维持机械通气者：如破伤风肌强直时、有意识打掉自主呼吸者。②周围性呼吸肌麻痹者：多发性神经根神经炎、严重重症肌无力、高颈髓损伤所致呼吸肌无力、全脊髓麻痹等。③自主呼吸频率>20 次/分，而潮气量不足者：呼吸频率能够增快，说明呼吸中枢对缺氧或二氧化碳潴留的反应性较强，若使用呼吸兴奋剂不但效果不佳，而且加速呼吸肌疲劳。④中枢性呼吸衰竭的早期：如安眠药中毒早期。⑤患者精神兴奋、癫痫频发者。⑥呼吸兴奋剂慎用于缺血性心脏病、哮喘状态、严重高血压及甲亢患者。

2.机械通气

符合下述条件应实施机械通气：①经积极治疗后病情仍继续恶化。②意识障碍。③呼吸形式严重异常，如呼吸频率＞35～40 次/分或＜6～8 次/分，或呼吸节律异常，或自主呼吸微弱或消失。④血气分析提示严重通气和（或）氧合障碍：PaO_2＜6.7 kPa(50 mmHg)，尤其是充分氧疗后仍＜6.7 kPa(50 mmHg)。⑤$PaCO_2$ 进行性升高，pH 动态下降。

机械通气初始阶段，可给高 FiO_2（100％）以迅速纠正严重缺氧，然后依据目标 PaO_2、PEEP 水平、平均动脉压水平和血流动力学状态，酌情降低 FiO_2 至 50％以下。设法维持 SaO_2＞90％，若不能达到上述目标，即可加用 PEEP、增加平均气道压，应用镇静剂或肌松剂。若适当 PEEP 和平均动脉压可以使 SaO_2＞90％，应保持最低的 FiO_2。

正压通气相关的并发症包括呼吸机相关肺损伤、呼吸机相关肺炎、氧中毒和呼吸机相关的膈肌功能不全。

（四）抗感染治疗

呼吸道感染是呼吸衰竭最常见的诱因。建立人工气道机械通气和免疫功能低下的患者易反复发生感染。如呼吸道分泌物引流通畅，可根据痰细菌培养和药物敏感试验结果，选择有效的抗生素进行治疗。

（五）营养支持

呼吸衰竭患者因摄入能量不足、呼吸做功增加、发热等因素，机体处于负代谢，出现低蛋白血症，降低机体的免疫功能，使感染不宜控制，呼吸肌易疲劳不易恢复。可常规给予高蛋白、高脂肪和低碳水化合物，以及多种维生素和微量元素，必要时静脉内高营养治疗。

（张 红）

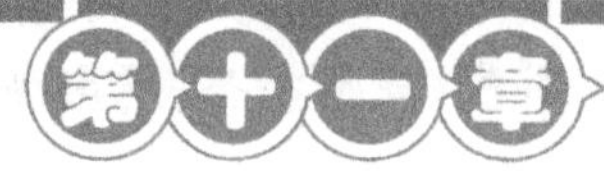

消化科急危重症

第一节　急性胃扩张

急性胃扩张是指在短期内胃和十二指肠上段的极度扩张，胃腔内大量气体、液体和食物潴留而致的一种综合征。通常为某些内外科疾病或麻醉手术的严重并发症。它可以造成腹胀、腹痛及呕吐，体内严重脱水和电解质丢失，酸碱失衡及血容量缩减和周围循环衰竭。胃壁因过度伸张变薄或因炎性水肿而增厚，或因血运障碍致胃壁坏死穿孔引起腹膜炎，甚至休克。十二指肠横部受肠系膜上动脉的压迫，可能发生压迫性溃疡。任何年龄均可发病，但多见于21～40岁男性。病死率在18%～20%。

一、病因与发病机制

器质性疾病和功能性因素均可引发急性胃扩张。常见有以下原因。

(一)外科手术

外科手术以腹部大手术和迷走神经切断术后为常见。这类手术可直接刺激躯体或内脏神经，引起胃自主神经功能失调，胃动力神经反射被抑制，造成胃平滑肌功能失常，胃壁张力减弱而形成扩张。术后给氧、鼻饲物可使大量气体进入胃腔；或未能有效的胃肠减压和过早拔管；或过早、过量进食等因素而发生扩张。由于麻醉的因素造成食管上段括约肌松弛，大量气体进入胃内形成扩张。

(二)压迫、梗阻

各种原因引起的胃肠扭转、嵌顿性食管裂孔疝，以及各种原因所致的十二指肠壅积症、十二指肠肿瘤和异物、小肠梗阻、股疝等均可引起急性胃扩张；幽门附近的病变，如脊柱畸形、环状胰腺、胰腺癌等偶可压迫胃的输出道而引起急性胃扩张；躯体部位上石膏套后1～2天引起的“石膏套综合征”，可引起脊柱伸展过度，十二指肠受肠系膜上动脉压迫引起急性胃扩张。

(三)创伤

尤以上腹部急性挫伤，致使腹腔神经丛受到强烈刺激所产生的一种应激状态。

(四)暴饮暴食

以进食大量干缩食品和过量饮食后立即劳动或剧烈运动时较常见。它可导致胃壁肌肉过度牵拉而引发反射性麻痹，产生扩张。

(五)其他因素

情绪紧张、精神抑郁、营养不良均可引起自主神经功能紊乱，使胃的张力减低和排空延迟；糖尿病神经病变、抗胆碱能药物的应用；水、电解质代谢失调，严重感染性与代谢性疾病如急性胰腺炎、急性梗阻性化脓性胆管炎、急性腹膜炎、糖尿病酮症酸中毒、尿毒症等，均可影响胃的张力和胃的排空，导致急性胃扩张。某些急性中毒时，过量洗胃同样可导致急性胃扩张。

发病机制目前有两种学说：一种学说认为是肠系膜上动脉和小肠系膜将十二指肠横部压迫于脊柱和主动脉之间所致。另一种学说认为是胃十二指肠壁原发性麻痹所致。麻痹原因为手术时牵拉、腹膜后引流物的刺激和血肿形成或胃迷走神经切断，或全身中毒，或大量食物过度撑张胃壁所引起的神经反射作用；重体力劳动后疲劳、腹腔内炎症和损伤、剧烈疼痛和情绪波动都可能是促使胃壁肌肉麻痹的因素。“压迫”和“麻痹”可能同时存在，互为因果，而“麻痹”可能起主导作用。胃扩张后将系膜及小肠挤向盆腔，导致肠系膜上动脉压迫十二指肠，造成幽门远端的梗阻，食物和咽下的空气、胃十二指肠液、胆汁、胰液、肠液大量积存于胃内。这些液体的滞留又可以刺激胃十二指肠黏膜，导致更多的液体分泌亢进，加重胃扩张，形成恶性循环。胃和十二指肠高度扩张，占据大部分腹腔，胃壁因过度扩张而变得极薄，胃黏膜也被拉平失去其皱襞。由于胃腔内压力不断增高，>1.96 kPa(20 cmH_2O)并超过胃静脉压力，进一步引起胃内血管灌注不足，严重影响胃黏膜的血液循环，胃黏膜可出现多数出血点及糜烂面，最后胃壁可发生坏死和穿孔，继而发生腹膜炎和中毒性休克，此为罕见，但是急性胃扩张最为严重的后果。扩张的胃还可机械地压迫门静脉，使血液淤滞于腹腔内脏，亦可压迫下腔静脉，使回心血量减少，最后导致周围循环衰竭。多次呕吐和胃肠减压还可造成脱水和电解质紊乱。

二、诊断

(一)临床表现特点

起病时间不一，一些手术患者常于术后 3～4 天或第 2 周开始进食流质后发病，而暴食者，则多在餐后 1～2 小时起病。症状有上腹部饱胀，上腹或脐周隐痛，可呈阵发性加剧，超过 90%的患者出现反复呕吐或持续性呕吐伴恶心。开始量小，次数频繁，表现为不自主及无力的呕吐，实际上为胃内容物自口中溢出，这对急性胃扩张具有诊断意义。随着病情发展，腹部胀痛加重，呕吐量逐渐增多并嗳出大量的气体。呕吐物初为胃液和食物，以后混有胆汁，逐渐变为棕绿色、黑棕色或咖啡样液体，有酸臭味。纵然多次呕吐，但腹胀、腹痛并不减轻。因失水及电解质丢失，口渴多饮，随饮随吐。全身情况呈进行性恶化，烦躁不安，呼吸浅表急促，手足搐搦，表情痛苦，血压下降和休克，甚至昏迷。体检除有一般衰弱和脱水征外，突出体征为上腹部膨胀隆起，可见无蠕动的胃轮廓，局部有压痛，无反跳痛，叩诊为高度鼓音，有振水音，肠鸣音减弱甚至消失。在部分患者可出现典型的“巨胃窦”征，即在患者脐右偏上出现极度膨大的胃窦，它是急性胃扩张所特有的重要体征，可作为临床诊断的有力佐证。如在病程中突然出现剧烈腹痛，全腹有压痛及反跳痛，腹部移动性浊音阳性，则表示胃壁坏死后发生急性胃穿孔和急性腹膜炎。

(二)辅助检查

1.实验室检查

实验室检查可见血液浓缩，红细胞计数和血红蛋白显著增高，血钠、血钾、血氯均降低，出现氮质血症。白细胞总数和中性粒细胞升高。

2.X 线检查

立位腹部 X 线平片或 CT 显示左上腹巨大液平面和充满腹腔的巨大胃影及左膈肌抬高。B 超可见胃高度扩张，胃壁变薄，可测量出胃内潴留液的量和在体表的投影，但气体则不易与肠胀气区分。

(三)诊断注意事项

对暴饮暴食后或手术后初期的患者，出现腹胀、恶心及呕吐，吐后腹胀不减轻，并有腹部高度膨隆，振水音阳性，插入胃管后，吸引出大量的液体，即可诊断为急性胃扩张。在诊断时，须注意与以下疾病相鉴别。

1.弥漫性腹膜炎

常有原发病灶可寻，全身感染中毒症状较重，体温常升高，腹膜刺激征明显，肠腔呈普遍性胀气，胃肠减压后并不消失，肠鸣音消失，腹部诊断性穿刺吸出脓液。

2.高位机械性肠梗阻

有阵发性绞痛，肠鸣音亢进，呕吐次数较多并为喷射状，含小肠内容物(有粪臭)，胃肠减压抽出胃液量不多且抽出胃内容物后症状仍不缓解。腹部 X 线平片可见多个扩大的梯形液平面。

3.消化性溃疡合并幽门梗阻

有溃疡病典型病史，发病不如急性胃扩张迅速，可见胃型和逆蠕动波，胃扩张程度较轻，呕吐内容物为食物和胃液，不含胆汁或血液。X 线钡餐或胃镜检查可见溃疡所致的器质性狭窄。

4.急性胃肠炎

呕吐及腹泻，腹胀不明显，呕吐后腹胀减轻。

5.十二指肠慢性梗阻综合征

有长期反复发作呕吐病史，餐后发病，呈自限性。X 线检查见有十二指肠扩张和壅滞，进食后站立位与坐位易诱发，而卧位可缓解或减轻。

三、治疗

(一)非手术疗法

对于急性胃扩张，尤其是手术后或暴饮暴食所致的急性胃扩张，预防很重要。一旦发生，除并发胃壁坏死或穿孔者外，一般均应采用非手术疗法。

(1)胃肠减压：放置胃肠减压管，吸出全部积液，用温等渗盐水洗胃，并持续胃肠减压，一般胃肠减压一次性就能引流出 3～4 L 胃内容物，有时达 6 L。可随意饮水，饮入后即刻吸出，吸出的液量逐一记录，当吸出的液量逐渐减少并清晰时，可在饮水后夹住 1～2 小时，如无不适或饱胀，可考虑拔出胃管，但一般应为 36 小时左右。对暴饮暴食所致的急性胃扩张，因胃内有大量的食物和黏稠的液体，用一般的胃肠减压管吸出，常需要用较粗的胃管洗胃，但应注意不要用水量过多或过猛，防止胃穿孔的发生。手术后急性胃扩张内容物以液体为主，胃肠减压效果好，常能获得有效地缓解，不需再次手术。

(2)体位：患者应经常改变卧位姿势，以解除十二指肠横部的压迫，促进胃内容物流动。病情允许时，可采用俯卧位或膝胸卧位。

(3)饮食：在持续胃肠减压期间应禁食。吸出的胃液变为正常，腹胀显著减轻，且蠕动恢复后，可开始给予少量流质饮食。

(4)维持水与电解质平衡。

(5)加强对原发疾病的治疗。

(6)禁用阿托品、丙胺太林(普鲁本辛)等胆碱能阻滞剂。

(二)手术疗法

胃神经调节功能紊乱、腹部损伤、十二指肠梗阻压迫等,经过 8～12 小时非手术治疗,腹部或全身情况无好转或恶化者,应及时手术治疗。暴饮暴食后发生者或其他原因引起,同时伴有胃内大量食物积聚,通过胃肠减压,洗胃难以清除,仍需采用手术治疗,可行单纯胃切开减压、胃修补及胃造瘘术。对有腹腔内感染、气腹或疑有胃壁坏死导致胃穿孔或大量胃出血的患者需行胃部分或全部切除加食管空肠吻合术。

(苗宗建)

第二节　消化性溃疡

消化性溃疡泛指胃肠道黏膜在某种情况下被胃消化液所消化所致的溃疡,可发生于食管、胃及十二指肠,也可发生于胃-空肠吻合口以上,以及含胃黏膜的梅克尔憩室内。因为胃溃疡和十二肠溃疡最常见,故一般所谓的消化性溃疡,是指胃溃疡(GU)和十二指肠溃疡(DU)。

一、病因及发病机制

消化性溃疡的发生是一种或多种有害因素对黏膜破坏超过黏膜抵御损伤和自我修复的能力所引起的综合结果。本病的病因和发病机制目前尚未完全阐明。施瓦茨(Schwartz)首次提出"无酸无溃疡"的概念,这是消化性溃疡的病因认识起点,也是治疗消化性溃疡的理论基础之一。之后马歇尔(Marshall)和瓦伦(Warren)从人体胃黏膜活检标本中找到了幽门螺杆菌(Hp),晚近认为 Hp 与消化性溃疡有密切的关系。

(一)胃酸和胃蛋白酶

胃酸和胃蛋白酶自身消化是形成消化性溃疡的原因之一。胃酸的存在是溃疡发生的决定因素之一。胃酸分泌受神经体液调节,经过不同步骤引起的质子泵泌酸的一个最终的共同环节。引起胃酸分泌的因素:①壁细胞数量增多;②壁细胞对刺激物质的敏感性增强;③胃酸分泌正常反馈抑制机制的缺陷;④迷走神经张力增高。

(二)幽门螺杆菌

大量研究证实 Hp 感染是引起胃溃疡发作的重要原因。十二指肠溃疡患者 Hp 感染率为 95%～100%,胃溃疡为 70%以上。Hp 感染导致消化性溃疡的发生机制尚未完全阐明。目前有以下几种假设。

(1)Hp-促胃液素-胃酸学说:Hp 感染引起高促胃液素血症,机制如下。①Hp 的尿素酶产生氨,局部的黏膜 pH 增高,破坏胃酸对 G 细胞释放促胃液素反馈抑制作用。②Hp引起胃窦黏膜 D 细胞的数量减少,影响生长抑素的释放,减少促胃液素的分泌,高促胃液素刺激胃酸的分泌。

(2)屋漏顶学说:Hp 感染损害了局部黏膜防御和修复。Hp 的某些抗原成分与胃黏膜的某些细胞成分相似,导致胃黏膜细胞免疫原性损伤,胃黏膜的屏障功能减弱,如"漏雨的屋顶",在胃酸作用下形成溃疡,给予抑酸治疗后,溃疡愈合,只能获得短期疗效,根除 Hp 后,溃疡不易复发。

(3)十二指肠胃上皮化生学说:十二指肠胃上皮化生是十二指肠对酸负荷的一种代偿发硬,Hp 感染导致十二指肠炎症,黏膜屏障破坏,最终导致 DU 发生。

(三)非甾体抗炎药

常见的有阿司匹林、舒林酸、对乙酰氨基酚(扑热息痛)和保泰松等。通过直接局部作用和系统作用损伤黏膜。其是弱酸脂溶性药物,在胃酸环境下溶解成非离子状态,药物使黏膜的通透性增加,破坏黏液碳酸氢盐的屏障稳定性,干扰细胞的修复和重建。非甾体抗炎药(NSAID)进入血液循环后和血浆清蛋白结合,抑制环氧合酶-1(COX-1)活性,导致内源性的前列腺素的合成减少,削弱胃黏膜屏障对侵袭因子的防御能力。

(四)胃黏膜防御机制的障碍

正常的胃黏膜的防御机制包括黏膜屏障的完整性、丰富的黏膜血流、细胞更新、前列腺素、生长因子等。当外界的食物、理化因素和酸性胃液损伤上述屏障后,可导致溃疡。

(五)胃十二指肠运动异常

胃排空加快,十二指肠的酸负荷增加,导致黏膜受损,诱发十二指肠溃疡,胃溃疡患者存在胃排空的延迟和十二指肠-胃反流,影响食糜的推进速度,刺激胃窦部 G 细胞分泌促胃液素,增加胃酸分泌。

(六)遗传因素

消化性溃疡患者一级亲属中发病率明显高于对照组人群,单卵双生儿患相同溃疡病者占 50%,因此遗传特质可能是消化性溃疡的因素之一。

(七)环境因素

本病具有显著地理环境的差异和季节性,在美、英等国,十二指肠溃疡比胃溃疡多见,在日本则相反,秋冬和冬春之交是溃疡的好发季节。

(八)精神因素

心理因素可影响胃酸的分泌,例如,愤怒使胃酸分泌增加,抑郁使胃酸分泌减少。

(九)与消化性溃疡相关的疾病

有些疾病的胃溃疡的发病率明显增高,密切相关的疾病有促胃液素瘤、系统性肥大细胞储积病、肝硬化、尿毒症、肾结石等。

二、临床表现及特征

(一)临床表现

本病的临床表现不一,多表现为中上腹部反复发作性节律性疼痛,少数患者无症状,或以出血穿孔等并发症为首发症状。

(1)疼痛部位:多数以中上腹部疼痛为主要症状。十二指肠溃疡的疼痛多位于中上腹部,或在脐上方;胃溃疡的疼痛多位于中上腹部偏高处,或剑突下、剑突下偏左处。胃或十二指肠后壁溃疡,特别是穿透性溃疡可放射至背部。

(2)疼痛的程度和性质:多呈隐痛、钝痛、刺痛、灼痛或饥饿样疼痛,一般可以耐受,剧烈疼痛提示溃疡穿透或者穿孔。

(3)疼痛的节律性:溃疡疼痛与饮食之间可有明显的关系。十二指肠溃疡的疼痛好发于两餐之间,持续到下次进食时,表现为“饥饿痛”,个别患者由于夜间胃酸偏高,可发生“夜间痛”。胃溃疡的疼痛发生不规则,常在餐后一小时内发生,经 1～2 小时缓解,下次进餐时再次出现。

(4)疼痛的周期性:反复发作时消化性溃疡的特征之一,尤以十二指肠溃疡更为突出。秋末至春初季节常见。

(5)影响因素:疼痛受精神刺激、过度劳累、饮食不慎、药物影响、气候变化时加重,休息、进食、服用制酸药、以手按压疼痛部位、呕吐等方法而减轻和缓解。

(二)体征

溃疡发作期,中上腹部可有局限性的压痛,程度不重,其压痛部位多于溃疡的位置基本一致,有消化道出血者可有贫血和营养不良的体征。

(三)辅助检查

1.内镜检查

内镜检查是确诊消化性溃疡的主要方法,在内镜直视下可确定溃疡的部位、大小、形态、数目,结合活检组织病理检查,可以判断溃疡的良恶性及分期。日本内镜学会将消化性溃疡的内镜表现分为 3 期:活动期(A 期)、愈合期(H 期)、缓解期(S 期)。

2.X 线钡餐检查

钡剂填充溃疡的凹陷部分所造成的龛影是诊断溃疡的直接征象。正面观龛影呈圆形或者椭圆形,边缘整齐。四周皱襞呈放射状向壁龛集中,直达壁龛边缘。

3.Hp 检测

对消化性溃疡进行 Hp 检测已成为消化性溃疡的常规检查项目,但应该在排除近期使用质子泵抑制剂、铋剂、胃黏膜保护剂和抗生素等药物造成的假阴性结果。

三、诊断及鉴别诊断

病史是诊断消化性溃疡的初步依据,根据本病具有的慢性病程、周期性发作、节律性中上腹部疼痛等,可作出初步诊断。内镜检查和 X 线钡餐检查是确诊手段。鉴别诊断如下。

(1)胃癌:两者的鉴别比较困难,除病史和报警症状外,主要依靠内镜活检组织病理学检查。

(2)功能性消化不良:患者常表现为上腹部疼痛、反酸、嗳气、胃灼热、上腹部饱胀不适等。内镜检查呈正常或仅为轻度的胃炎。

(3)慢性胆囊炎并胆结石:疼痛与进食油腻有关,位于右上腹部、并放射至背部,伴发热、黄疸的典型病例不难鉴别,不典型者可通过腹部超声或者 ERCP 鉴别。

(4)促胃液素瘤:又称 Zollinger-Ellison 综合征,由于胰腺非 B 细胞瘤分泌大量的促胃液素所致,肿瘤往往较小,生长慢,多为恶性。大量的促胃液素可致胃酸的分泌量显著增高,引起顽固的多发的溃疡,异位溃疡,易发生出血、穿孔、多伴有腹泻和明显消瘦。胃液分析、血清促胃液素检查和激发试验有助于促胃液素瘤的定性诊断。

四、急诊处理

本病的治疗应该采取综合性的措施,治疗目的是缓解临床症状,促进溃疡愈合,防止溃疡复发,减少并发症。

(一)基本治疗

避免过度紧张和劳累,溃疡活动期应该卧床休息,少食多餐,戒烟酒,避免食用咖啡、浓茶、辛辣刺激性食物及损伤胃黏膜的药物;不过饱,防止胃窦部过度扩张而增加促胃液素的分泌,适当镇静,避免服用诱发溃疡的药物:非甾体抗炎药、利血平等,若必须使用,应同时服用黏膜保护剂和抑酸剂。

(二)抑酸治疗

常用的降低胃酸的药物主要有:①碱性制酸药。能够中和胃酸,降低胃蛋白酶的活性,缓解疼痛,促进溃疡的愈合,包括碳酸氢钠、碳酸钙、氢氧化铝等。②H_2受体拮抗剂。选择性竞争结合H_2受体,使胃酸的分泌减少,促进溃疡的愈合,现多选用不良反应小的第二代药物雷尼替丁20 mg,2次/天,维持量20 mg,1次/天。第一代药物西咪替丁因其不良反应较大而逐渐被淘汰。③质子泵抑制剂(PPI)。能减少任何通路引起的酸分泌,有奥美拉唑、兰索拉唑、泮托拉唑、雷贝拉唑等。

(三)保护胃黏膜治疗

(1)胶体铋:在酸性环境下铋剂与溃疡表面的粘蛋白形成螯合剂,覆盖于胃黏膜上发挥作用,促进胃上皮细胞分泌黏液,抑制胃蛋白酶的活性,促进前列腺素的分泌,对胃黏膜是保护作用,干扰Hp的代谢,使菌体和黏膜上皮失去黏附作用,有杀灭Hp的作用。

(2)硫糖铝:在酸性胃液中,凝聚成糊状黏稠物,附于黏膜表面,阻止蛋白酶侵袭溃疡面,有利于黏膜上皮细胞的再生和阻止氢离子向黏膜内弥散,促进溃疡愈合。宜在饭前1小时口服,每次1 g,3次/天,连服4～6周为1个疗程。

(3)前列腺素:米索前列醇能够抑制胃酸的分泌,增加胃十二指肠黏液-碳酸氢盐分泌,增加黏膜的供血量加强胃黏膜的防护能力,使黏膜免受伤害,加快黏膜的修复。

(四)根除Hp治疗

临床上常用的一线方案是质子泵抑制剂或铋剂加两种抗生素,为减少耐药的发生,也可选用铋剂加质子泵抑制剂加两种抗生素的四联治疗方案。

(五)并发症的治疗

消化性溃疡常见的并发症:出血、穿孔、幽门梗阻、癌变。

(1)大量出血:有休克者,密切观察生命体征,补充血容量,纠正酸中毒;局部应用止血药物;生长抑素和PPI抑制胃酸分泌;内镜下止血治疗。

(2)急性穿孔:禁食,胃肠减压,防止腹腔继发性感染,饱食后穿孔需在6～12小时实施手术。

(3)幽门梗阻:静脉输液,纠正水、电解质紊乱和酸碱平衡失调,放置胃管、胃肠减压,解除胃潴留,口服H_2RA或PPI制剂;不全肠梗阻可应用促动力药。

(六)外科手术治疗

主要应用于急性溃疡穿孔、穿透性溃疡、大量反复出血、内科治疗无效、器质性肠梗阻、胃溃疡癌变或者癌变不能排除、顽固性或难治性溃疡。

(苗宗建)

第三节 急性出血性坏死性肠炎

急性出血性坏死性肠炎(AHNE)是一种危及生命的暴发性疾病,病因不清,其发病与肠道缺血、感染等因素有关,常在春秋季节发病。病变主要累及小肠,呈节段性,但少数病例可有全部小肠及结肠受累，以出血、坏死为特征。主要临床表现为腹痛、腹胀、呕吐、腹泻、便血，重症可出现败血症和中毒性休克。

一、病因与发病机制

急性出血坏死性肠炎的病因仍不十分清楚，目前认为可能是感染、免疫、饮食不当等多因素共同作用、相互影响的结果，其中产气荚膜杆菌感染在本病发病中的作用受到相当的关注，被认为可能起重要作用。

产气荚膜杆菌感染假说认为，当产气荚膜杆菌感染时，此菌产生β毒素，由于机体肠腔内缺乏能破坏β毒素的蛋白酶，致β毒素使肠绒毛麻痹破坏肠道的保护屏障，使细菌引起肠黏膜的变态反应，肠黏膜微循环发生障碍，进而引起肠黏膜的坏死性改变。

二、病理

本病病理表现以累及小肠，多以空肠下段为重，也可出现胃、十二指肠、结肠受累。病变多呈节段性分布，可融合成片。病变多自黏膜下层发生，向黏膜层发展，出现黏膜肿胀增厚、黏膜粗糙呈鲜红色或暗褐色，可见片状坏死和散在溃疡，黏膜下层水肿。患者则表现以腹泻为主，出现黏膜广泛坏死脱落则有大量便血。病变向浆肌层发展时，可出现肠蠕动障碍，患者出现麻痹性肠梗阻，肠壁肌层或全层炎症、坏死，肠内细菌或毒素外渗，甚而肠壁穿孔，出现严重的腹膜炎和中毒性休克。

三、诊断要点

(一)症状

1.腹痛、腹胀

腹痛、腹胀多为急性起病，起初较轻，渐加重，腹痛多见于脐周或上腹部，也可表现为左下腹或右下腹，甚至全腹，腹痛逐渐呈持续性，剧烈，难以忍受，可有阵发性加剧。疼痛部位常有压痛，可有反跳痛提示存在腹膜炎，病情较重。

2.腹泻、便血

病初常为黄色稀水样便或蛋花样便，每天2～10次，不久出现血便，可以为鲜血、果酱样或黑便，有恶臭。多无里急后重。轻症只表现腹泻无便血，但大便潜血多为阳性。

3.恶心、呕吐

与腹痛、腹泻常同时出现。呕吐物可有胆汁或咖啡样胃内容物。

4.中毒症状

早期发热在38 ℃左右，有时可达40 ℃，可出现四肢厥冷、皮肤花纹、血压下降等中毒性休克症状，以及抽搐、昏迷、贫血、腹水、电解质紊乱、DIC等表现。

(二)体征

查体可见腹部饱满，有时可见肠型，腹部有压痛。有腹肌紧张和反跳痛时，提示有急性腹膜炎。渗出液较多时可叩出移动性浊音，腹水可呈血性。早期肠鸣音亢进，有肠梗阻时可有气过水声或金属音，腹膜炎加重时肠鸣音减弱或消失。

（三）辅助检查

1.血常规检查

可有不同程度的贫血，中性粒细胞可正常或升高，肠坏死明显时可出现类白血病反应，核左移明显，部分患者可出现中毒性颗粒。

2.大便常规检查

粪便呈血水样或果酱样，镜检可见发现大量红细胞，中等量白细胞，大便潜血实验阳性。部分病例大便培养可获得产气荚膜梭状芽孢杆菌可确诊。

3.X线检查

早期可发现局限性小肠积气和胃泡胀气，部分患者可有胃内液体潴留。其后可见肠管扩张、黏膜皱襞、模糊、粗糙，肠腔内有大小不等的液平面，肠壁水肿增厚，肠间隙增宽。坏死肠段可显示规则致密阴影，肠穿孔时可有膈下游离气体。急性期为避免加重出血和肠穿孔，一般不做钡灌肠检查。

四、分型

临床一般分为五型。各型之间无严格界限，以临床表现特点突出为主，病程中可发生转化。

（一）肠炎型

临床最常见，以腹痛、腹泻、恶心、呕吐等症状为主要表现。病变常侵犯黏膜和黏膜下层，以渗出性炎症为主。

（二）便血型

本型以便血为主要表现，是肠黏膜及黏膜下层的严重出血坏死所致。

（三）肠梗阻型

患者恶心、呕吐、腹胀、腹痛，伴停止排气、排便，肠鸣音消失。腹透有肠梗阻表现。肠壁肌层受累导致麻痹性肠梗阻。

（四）腹膜炎型

本型主要表现为腹痛较重，有腹膜刺激征表现。与肠壁缺血坏死炎症反应较强及肠壁穿孔有关。

（五）中毒休克型

本型患者全身症状较重，发热、谵妄、昏迷、低血压、休克表现突出。其发生与病变广泛，大量毒素和血管活性物质吸收有关。本型最为凶险、病死率很高。

五、病情判断

本病肠炎型、便血型，病情多轻、预后好。肠梗阻型、腹膜炎型、中毒休克型，病情多重，预后差，病死率可达30%。

六、治疗

（一）内科治疗

1.禁食

轻症患者可进食流质易消化的碳水化合物。病情较重腹胀、腹痛、恶心、呕吐明显者应禁食，并行胃肠减压。经治疗病情好转可逐渐由流质、半流质、软饭过渡到普通饮食。

2.支持治疗

急性出血坏死性肠炎发病后，由于经消化道进食摄入营养受限，机体消耗增加，应注意加强静脉补液及能量和营养物质的补偿。一般成人每天补液在 2 000～3 000 mL，使尿量维持在 1 000 mL以上。能量补给注意葡萄糖、氨基酸、脂肪乳剂的合理搭配，注意微量元素、维生素的补充。重症患者适当补充悬浮红细胞、血浆或清蛋白。有休克表现的应积极抗休克治疗。包括补足血容量，适当补充胶体液，对血压恢复不好的可应用血管活性药物。

3.抗生素治疗

应针对病原菌选用抗生素，常用抗生素有氨基糖苷类、青霉素类、头孢类、喹诺酮类及尼立达唑类。抗生素宜早期、足量联合应用。多主张两种作用机制不同的药物联合应用，可得到较好的疗效。

4.肾上腺皮质激素治疗

肾上腺皮质激素可抑制炎症反应，改善和提高机体的应激能力，减轻中毒症状。一般可每天用地塞米松 10～20 mg 或氢化可的松 200～400 mg，静脉滴注。一般用药 3～5 天，不宜过长。

5.对症治疗

腹痛可用阿托品、山莨菪碱，如效果不佳可在严密观察下用布桂嗪(强痛定)、曲马多，甚至哌替啶。

便血可用维生素 K、酚磺乙胺(止血敏)、巴曲酶(立止血)等，大出血可用善宁或施他宁静脉滴注，有输血指征者可输血治疗。

(二)外科治疗

本病经内科积极治疗，大多可痊愈。对积极治疗，病情无明显好转，有如下情况者应积极考虑手术治疗。①有明显肠坏死倾向；②疑有肠穿孔；③疑有绞窄性肠梗阻及不能排除其他急腹症者；④便血或休克经内科积极保守治疗无效者。

(苗宗建)

第四节 重型病毒性肝炎

大多数病毒性肝炎预后良好，少部分人出现肝衰竭，我国定名为重型病毒性肝炎，预后较差。起病 10 天内出现急性肝衰竭现象称急性重症型；起病 10 天以上出现肝衰竭现象称亚急性重症型；在有慢性肝炎、肝硬化或慢性病毒携带状态病史的患者，出现肝衰竭表现称慢性重型肝炎。

一、诊断

(一)病因

本病病原体为各型肝炎病毒。肝炎病毒与机体的免疫反应都与本病的发病有关。发病多有诱因，如急性肝炎起病后，未适当休息、治疗，嗜酒或服用损害肝脏药物、妊娠或合并感染等。

(二)诊断要点

1.病史

急、慢性肝炎患者有明显的恶心、呕吐、腹胀等消化道症状。肝功能严重损害,特别是黄疸急骤加深,血清总胆红素>171 μmol/L或每天上升幅度>17 μmol/L。在胆红素增高的同时,血清转氨酶活性反而相对较低,呈“胆-酶分离”现象。凝血酶原活动≤40%,有肝性脑病、出血、腹水等表现。要注意区别急性、亚急性、慢性重型肝炎的不同点,发病10天以内出现的重型肝炎是急性重型肝炎,其特点为肝性脑病出现早、肝浊音界缩小较明显。发病10天至8周出现的重型肝炎为亚急性重型肝炎,临床表现主要为严重消化道症状、重度黄疸、水肿及腹水,可有肝性脑病。慢性重型肝炎是在原有慢性肝炎或肝炎后肝硬化基础上出现的亚急性重型肝炎的临床表现,肝浊音界缩小不明显,病程一般较长。

2.危重指标

(1)突然出现精神、神志改变,即肝性脑病变化,从轻微的情绪与言行改变至严重的肝性脑病。

(2)短期内黄疸急剧加重,胆固醇或胆碱酯酶明显降低。

(3)腹胀明显加重,出现“胃型”;腹水大量增加、尿量急剧减少等表现。

(4)凝血酶原活动度极度减低,出血现象明显,或有DIC表现。

(5)出现严重并发症如感染、肝肾综合征等。

3.辅助检查

(1)血常规:急性重型肝炎可有白细胞计数升高及核左移。慢性重型肝炎由于脾功能亢进,故白细胞总数升高不明显,血小板计数多有减少。

(2)肝功能明显异常:胆红素升高明显,胆固醇(酯)与胆碱酯酶明显降低。慢性重型肝炎多有清蛋白明显减少,球蛋白升高,A/G比值倒置。

(3)凝血酶原时间延长:凝血酶原活动度降低至40%以下。可有血小板减少、纤维蛋白原减少、纤维蛋白降解产物(FDP)增加等DIC的表现。

(4)血氨升高:正常血氨静脉血中应<58 μmol/L(100 μg/dL),动脉血氨更能反映肝性脑病的轻重。

(5)氨基酸谱的测定:支链氨基酸正常或轻度减少,而芳香氨基酸增多,故支/芳比值下降。

(6)脑电图:可有高电压及阵发性慢波。脑电图检查有助于肝性脑病的早期诊断及判断预后。

(7)肾功能检查:有肝肾综合征时常有尿素及血清肌酐升高。

(8)各种肝炎病毒标志物检查:可确定病原及发现多型病毒重叠感染病例。

(9)肝活检:对不易确诊的病例应考虑做肝穿刺活检。但术前、术后应做好纠正出血倾向的治疗。如注射维生素K_1、凝血酶原复合物、新鲜血浆,以改善凝血酶原活动度。术前、术后还可注射止血药。加强监护以防意外。

(三)鉴别诊断

1.药物及肝毒性毒物引起的急性中毒性重型肝炎

应有服药史及毒物史,如抗结核药、磺胺类药、抗真菌药(酮康唑)等,中草药中的川楝子、雷公藤、黄药子也可引起,毒物中有毒蕈中毒、蛇毒等。

2.妊娠急性脂肪肝

多发生于第1胎,妊娠后期。表现为急性上腹痛、频繁呕吐、黄疸深重、出血,很快出现昏迷、抽搐,B超检查可见肝脏回声衰减。

二、治疗

(一)治疗原则

主要是综合治疗,包括支持疗法,防止肝坏死,改善肝功能,促进肝细胞再生,防止出血、肝性脑病、肝肾综合征、合并感染等并发症。

(二)常规治疗

1.一般支持疗法

(1)绝对卧床休息,记24小时液体出入量,密切观察病情变化。

(2)保证必要的热量供应,尽可能减少饮食中的蛋白质,以控制肠内氨的来源。补充足量维生素C、维生素K_1及B族维生素。

(3)静脉输液,以10%葡萄糖液1 500～2 000 mL/d,内加水飞蓟素、促肝细胞生长素、维生素C 2.0～5.0 g,静脉滴注。大量维生素E静脉滴注,有助于消除氧自由基的中毒性损害。

(4)输新鲜血浆或全血,2～3次/天,人血清蛋白5～10 g,1次/天。

(5)支链氨基酸250 mL,1～2次/天。

(6)根据尿量及血中钠、钾、氯化物检测结果,调整补充电解质,以维持电解质平衡,防止低血钾。

2.防止肝细胞坏死,促进肝细胞再生

(1)肝细胞再生因子(HGF)80～120 mg溶于10%葡萄糖液250 mL,静脉滴注,1次/天。

(2)胸腺素15～20 mg/d,溶于10%葡萄糖液内静脉滴注。

(3)10%葡萄糖液500 mL加甘利欣150 mg或加强力宁注射液80～120 mL,静脉滴注,1次/天。10%门冬氨酸钾镁30～40 mL,溶于10%葡萄糖液中静脉滴注,1次/天。长期大量应用注意观察血钾。复方丹参注射液8～16 mL加入500 mL右旋糖酐-40静脉滴注,1次/天。改善微循环,防止DIC形成。

(4)前列地尔,开始为100 μg/d,以后可逐渐增加至200 μg/d,加于10%葡萄糖液500 mL中缓慢静脉滴注,半个月为1个疗程。

(5)胰高血糖素-胰岛素(GI)疗法,方法为胰高血糖素1 mg,普通胰岛素10 U共同加入10%葡萄糖液500 mL内,缓慢静脉滴注,1～2次/天。

3.防治肝性脑病

(1)严格低蛋白饮食,病情严重时可进无蛋白饮食,待病情好转后再逐渐增加。

(2)口服乳果糖糖浆10～30 mL,3次/天以使粪便pH降到5为宜,从而达到抑制肠道细菌繁殖、减轻内毒素血症。选用大黄煎剂、小量硫酸镁、20%甘露醇20～50 mL、新霉素、食醋保留灌肠等。

(3)防止低血钾与碱血症,用支链氨基酸或六合氨基酸250 mL静脉滴注,1～2次/天。

(4)消除脑水肿,有脑水肿倾向者用20%甘露醇250 mL.加压快速静脉滴注。

4.防治出血

(1)观测血小板计数、凝血酶原时间、纤维蛋白原等,以便及早发现DIC征兆,尽早采取相应措施。早期应给改善微循环、防止血小板聚集的药物，如川芎嗪 160～240 mg、复方丹参注射液 8～18 mL、双嘧达莫 400～600 mg 等加入葡萄糖液，静脉滴注。500 mL 右旋糖酐-40 加山莨菪碱注射液 10～20 mg，静脉滴注，如确已发生 DIC，应按 DIC 治疗。

(2)凝血因子的应用，纤维蛋白原 1.5 g 溶于 100 mL 注射用水中，缓慢静脉滴注，1 次/天。输新鲜血浆或新鲜全血。

(3)大剂量维生素 K_1 应早应用，有人认为大剂量维生素 K_1、维生素 C、维生素 E 合用，可使垂死的肝细胞复苏。

(4)酚磺乙胺 500 mg，静脉注射，1 或 2 次/天。

(5)对有消化道大出血者，除输血及全身用止血药外，应进行局部相应处理。消化道出血，可口服凝血酶，每次 2 000 U；奥美拉唑 40 mg 静脉注射，每 6 小时 1 次，西咪替丁，每晚 0.4～0.8 g，可防治胃黏膜糜烂出血。对门静脉高压引起的上消化道出血，在血压许可的条件下，持续静脉滴注酚妥拉明以降低门静脉压，可起到理想的止血效果。酚妥拉明 20～30 mg 加入 10%葡萄糖液1 000～1 500 mL 缓慢静脉滴注 8～12 小时，注意观察血压。

5.防治肾衰竭

(1)尽量避免用有肾毒性的药物。

(2)选用川芎嗪、复方丹参、山莨菪碱、右旋糖酐-40 等。如已有肾功能不全、尿少者，应按急性肾衰竭处理。注意水、电解质平衡，防止高血钾。

(3)适当用利尿药，可用呋塞米 20～100 mg 稀释后静脉注射。

(4)经用药不能缓解高血钾与氮质血症，应行腹膜透析。

6.防治感染

(1)注意口腔护理，保持病室空气清新，防止交叉感染。及早发现感染征兆，要特别注意腹腔、消化道、呼吸道、口腔、泌尿系统感染。可用乳酸菌制剂，以<50 ℃的低温水冲服，以预防肠道感染。

(2)及早用抗生素，在没有找到致病菌前，一般首先考虑革兰氏阴性菌感染，全面考虑选用抗生素。要特别注意避免使用肾毒性与肝毒性抗生素。

(张宗玉)

第五节　暴发性肝衰竭

暴发性肝衰竭(FHF)是指原来无肝炎病史，急骤发病后 8 周内肝细胞大块变性、坏死，导致肝衰竭的综合征。本病预后险恶，病死率可达 40%。

一、病因与发病机制

(一)病因

1.病毒感染

(1)肝炎病毒：包括各型肝炎病毒，其中由乙肝病毒所致者占首位。

(2)其他病毒：如 EB 病毒、巨细胞病毒、疱疹病毒及柯萨奇病毒等。

2.药物及化学毒物

(1)药物性肝损伤最常见,如抗结核药、对乙酰氨基酚(扑热息痛)、四环素、甲基多巴、氟烷、单胺氧化酶抑制剂及磺胺药等。

(2)化学性毒物如四氯化碳、毒蕈及无机磷等。

3.代谢异常

如急性妊娠期脂肪肝、半乳糖血症、遗传性酪氨酸血症、Reye 综合征及 Wilson 病等。

4.肝脏缺血及缺氧

如各种原因所致的充血性心力衰竭、感染性休克、肝血管阻塞等。

5.肿瘤

如原发性或继发性肝癌,以后者为常见。

(二)发病机制

1.致病因素对肝细胞损伤

(1)肝炎病毒导致肝细胞坏死:急性肝炎有 3.8%～6.7%可发生 FHF。这取决于肝炎病毒的致病力和机体对该病毒敏感性。其机制是:①病毒直接使肝细胞变性坏死。②机体产生的免疫抗体对病毒感染的肝细胞(靶细胞)发生免疫破坏作用。

(2)药物或毒物对肝细胞损伤:某些药物(如抗结核药)在肝脏内分解代谢,其代谢产物以共价键与肝细胞连接,形成新的大分子结构,是造成肝细胞坏死的重要原因之一;酶诱导剂能增强单胺氧化酶抑制剂的肝细胞毒性作用;四环素可结合到肝细胞的 tRNA 上,影响肝细胞的合成作用;毒蕈含有蝇蕈碱,能抑制肝细胞 RNA 聚合酶,抑制肝细胞蛋白质合成。

2.肝内代谢物浓度的影响

肝细胞大量坏死导致肝功能严重损伤,因此,与肝脏有关的体内许多代谢产物浓度也发生显著变化,表现为内源性和外源性异常物质增多,如血氨、短链脂肪酸(SCFA)、硫醇、乳酸等毒性物质增加;反之,维持人体正常功能的物质,如支链氨基酸、α-酮戊二酸、延胡索酸及草酰乙酸减少,干扰脑组织代谢,可产生精神、神经症状,严重时可发生肝性脑病(参阅肝性脑病)。

二、诊断

(一)临床表现

临床表现取决于原发病及肝损害程度,而且常伴有多脏器功能受累。

1.神经系统障碍(脑病)

疾病早期因两侧前脑功能障碍,表现为性格改变和行为异常,如情绪激动、视幻觉、精神错乱、睡眠颠倒。病情加重后累及脑干功能受损,出现意识障碍,陷入昏迷,称为肝性脑病。

2.黄疸

出现不同程度的黄疸,且进行性加重。

3.脑水肿

50%～80%患者有脑水肿表现,如呕吐,球结膜水肿,并使昏迷程度加深。当发生脑疝时两侧瞳孔大小不等,可致呼吸衰竭死亡。

4.出血

因肝功严重受损使凝血因子合成减少,故常伴有严重出血倾向,危重者可发生急性 DIC。主要表现上消化道出血及皮肤黏膜广泛出血。若发生大出血后,血容量减少,血氨增高,诱发或加重肝性脑病。

5.肺部病变

患者可发生多种肺部病变,如肺部感染、肺水肿及肺不张等,其中肺水肿的发生率异常增高,可导致突然死亡。

6.肾衰竭

FHF 患者合并急性肾衰竭的发生率为 70%~80%。出现少尿、无尿、氮质血症及电解质紊乱的表现。

7.低血压

大多数患者伴有低血压,其原因是出血、感染、心肺功能不全及中枢性血管运动功能受损所致。

(二)辅助检查

1.血清转氨酶

早期升高,晚期可降至正常。

2.血清胆红素

以结合胆红素升高为主,并出现"酶胆分离"现象,即胆红素进行性升高时转氨酶却降低,提示预后不良。

3.凝血与抗凝功能检查

多种凝血因子活性降低,凝血酶原时间延长,且用维生素 K 不能纠正。抗凝血酶Ⅲ和 α 血浆抑制物合成障碍,与肝脏受损程度呈正相关,可用于预后判断。

4.血清蛋白与前清蛋白

早期患者血清前清蛋白及清蛋白即可明显降低,可用于早期诊断。

5.血浆氨基酸

FHF 患者血液芳香族氨基酸显著增高,支链氨基酸降低。

6.甲胎蛋白

血清甲胎蛋白轻度升高。

7.影像学检查

如腹部超声、CT、磁共振等检查,可观察肝脏萎缩和坏死程度。

8.脑压检测

颅内压升高,常用持续导管测压。

(三)诊断标准

(1)患者无肝炎病史,体检时肝脏明显缩小,周身情况渐差。

(2)神志模糊,或新近有性格、行为改变。

(3)肝功能检查异常、凝血酶原时间延长,超过对照 3 秒以上。

(4)低血糖。

(5)重度高胆红素血症。

(6)血氨升高。

(7)脑电图异常。

三、急救措施

FHF 的病因复杂,病情变化多端,进展迅速,治疗上必须采取综合措施才能降低病死率,具体措施如下。

(一)严密监护及支持疗法

(1)患者应安置在监护病房。严格记录各项生命体征及精神、神经情况,预防感染,对病情变化应及时处理。

(2)补充足够的热量及营养,每天热量 1 200～1 600 kJ,必须输注 10%葡萄糖液、多种维生素,适当辅以新鲜血浆、全血和清蛋白等。

(3)维持电解质和酸碱平衡,特别应纠正低血钾,如出现稀释性低血钠,应限制入水量。

(二)护肝治疗

1.胰高血糖素

胰岛素疗法可用胰高血糖素 1 mg,常规胰岛素 8 U,溶于 10%葡萄糖溶液250～500 mL中静脉滴注,每天 1 次,2 周为 1 个疗程。本疗法可阻止肝坏死,促进肝细胞再生。

2.能量合剂

每天一剂,同时可给肝素 250 mL。

3.六合或复方氨基酸

复方氨基酸 250 mL,或支链氨基酸 250～500 mL 静脉滴注,可调整体内氨基酸失衡。

4.促肝细胞生长因子(HGF)

每天 80～120 mg,溶于 5%～10%葡萄糖溶液 250～500 mL 中静脉滴注。该药可促进肝细胞再生,保护肝细胞膜,并能增强肝细胞清除内毒素的功能。

(三)并发症的治疗

1.出血倾向

对皮肤黏膜出血可用足量维生素 K_1,输注新鲜血浆,以及补充凝血因子、凝血酶原复合物、止血敏等;消化道常发生急性胃黏膜病变而出血,可用组织胺 H_2 受体拮抗剂及壁细胞质子泵阻滞剂奥美拉唑,或口服凝血酶;若发生 DIC 出血时应使用肝素每次 0.5～1 mg/kg,加入 5%～10%葡萄糖溶液 500 mL 中静脉滴注,用试管法测定凝血时间,维持在 20～25 分钟,出血好转后停药。在肝素化的基础上,给予新鲜血浆或全血。

2.脑水肿

限制输液量,常规应用脱水剂,如 20%甘露醇 200 mL,快速静脉滴注,每 6～8 小时 1 次;地塞米松5～10 mg,静脉滴注,每 8～12 小时 1 次。

3.肾衰竭

早期可常规使用利尿剂,如尿量仍不增加,按功能性肾衰竭处理,或行透析疗法。

4.感染

必须尽早抗感染治疗。应避免使用有损肝功能和肾功能的抗生素,如红霉素、四环素和氨基糖苷类药物。常选用氨苄西林和头孢菌素类抗生素。

5.调整免疫功能

可用胸腺肽 20 mg 加入 10%葡萄糖内静脉滴注;干扰素 100 万 U,每周 2～3 次,肌内注射。

(四)肝移植

肝移植是目前较新的治疗方法,但价格昂贵、条件受限,目前尚难普及应用。

(赵瑞臣)

第六节 重症急性胰腺炎

重症急性胰腺炎(severe acute pancreatitis,SAP)是指急性胰腺炎伴有脏器功能障碍,或出现坏死、脓肿或假性囊肿等局部并发症者,血钙低于1.87 mmol/L(7.5 mg/L),APACHEⅡ评分在8分或8分以上,巴尔塔扎尔(Balthazar) CT评分在Ⅱ级或Ⅱ级以上者。器官功能分两级,Ⅰ级不伴有MODS,Ⅱ级伴有MODS。SAP的临床表现和病程,取决于其病因、病理类型和治疗是否及时。重症急性胰腺炎预后凶险,病死率高达30%。近年来,随着对SAP的研究的逐渐深入,其临床检测手段和诊治措施都有了显著提高。

一、病因

近年来,随着人民生活水平的提高,生活方式及饮食习惯的改变,酒精性饮料消耗的增加,急性胰腺炎的发病率有逐年增高的趋势,虽然大部分为轻型及自限性,但有25%可发展为致命的重症胰腺炎。

(一)梗阻因素

1.胆道疾病

本病的病因中胆道疾病最为常见。在我国有50%～70%的SAP由胆道结石、炎症或胆道蛔虫引起。传统的观点认为胆石嵌顿于胆总管下端或胰胆管共同的通道引起胆汁反流,激活了胰蛋白酶,引起胰腺腺泡损伤。目前认为这可能是其诱因。

2.奥迪括约肌功能紊乱

奥迪括约肌功能紊乱可使壶腹部的压力升高,影响胆汁与胰液的排泄,甚至使富含肠激酶的十二指肠液反流入胰管,激活胰腺消化酶,产生SAP。

3.胰管梗阻

胰管结石、狭窄,肝胰壶腹、胰腺及十二指肠肿瘤均可使胰液外流受阻,胰管内压增高,产生胰腺腺泡损伤,引致SAP。

(二)饮食因素

暴饮暴食,特别是进食油腻或饮酒等,可使胰液分泌旺盛。饮酒可引起胃和十二指肠炎、奥迪括约肌痉挛,上述因素均可引起胰液分泌增加、排泌障碍而发病。酒精可刺激G细胞分泌促胃液素,从而使胃酸分泌增多,高酸进入十二指肠后刺激缩胆囊素及胰泌素分泌,导致胰液胆汁分泌增多,十二指肠液反流入胰管,引起胰管内压力增高,胰管上皮增生,以及消化功能紊乱等。如伴有剧烈呕吐而致十二指肠内压力骤增,亦可导致十二指肠液反流。大量脂质饮食除刺激胰腺分泌外还导致短暂的高脂血症,使血液黏滞度增高,加重胰腺的血液循环障碍。国外资料多强调过度饮酒是本病的主要原因。

(三)代谢因素

1.高甘油三酯血症

推测是由于脂质分解增加,引起毛细血管内脂酶活性增高,造成局部缺血、毛细血管损伤形成微血栓,后者又引起胰腺酶活性增高,促使胰腺组织破坏。

2.内分泌因素

甲状旁腺功能亢进症并发急性胰腺炎者为7%～19%。可能是由于血清钙升高导致胰管内钙化和甲状旁腺素对胰有直接毒性。有报道孕妇易并发急性胰腺炎,可能是由于子宫胀大,腹腔压力增高,增加胰管的阻力,妊娠中毒症也能导致胰腺炎。孕妇易并发胆道疾病可能也是原因之一。多数孕妇的急性胰腺炎发生于临产前或产后。

(四)创伤因素

1.事故

腹部挫伤。

2.医源性

手术后胰腺炎占5%～10%。手术直接损伤胰腺、感染、低血压及低血流灌注均可诱发SAP。近年来经内镜逆行胰胆管造影开展较快,由经内镜逆行胰胆管造影及内镜下奥迪括约肌切开术或测压术引致的SAP的概率也有所增加,主要是机械损伤和造影剂刺激胰腺及逆行带入炎性分泌物所致。

(五)先天性因素

随着经内镜逆行胰胆管造影技术的发展,越来越多地发现先天性异常如胰腺分裂、胰胆管汇流异常等可引起SAP。

(六)其他

如感染(如流行性腮腺炎、病毒性肝炎、伤寒等)可损及胰腺而发生急性炎症;血管病变及过敏均可使胰腺受损、供血障碍而诱发本病;十二指肠降部阻塞或淤积可使十二指肠液反流入胰管而致胰腺炎。某些药物如肾上腺皮质激素、噻嗪类利尿剂、呋塞米、吲哚美辛、水杨酸制剂、免疫抑制剂,也可引起SAP。

二、发病机制

SAP的发生发展是众多因素的综合结果,何者是唯一或主要始动因素尚有争议。

(一)消化酶的作用

这是发生胰腺炎的最直接因素。在正常情况下,胰腺有一系列保护机制使胰腺免受蛋白酶的损害。在胰液排放受阻、胰腺缺血和大量饮酒等致病因素的作用下,胰蛋白酶大量激活,还激活糜蛋白酶、弹力蛋白酶、血管舒缓素和磷脂酶A_2(PLA_2)等,造成胰腺自身消化。

(二)胰腺微循环障碍

微循环变化包括缺血和血管结构及代谢改变。其中在缺血中起重要作用的是血栓素A_2(TXA_2)和前列腺素Ia(PGFIa)及血管紧张素转化酶(ACE)。AP时PLA_2的释放加速花生四烯酸的释放,在环氧化酶、前列腺素合成酶和血栓素合成酶的作用下,生成大量的PGI_2和TXA_2,后者可致血管强烈收缩和血小板聚集而形成微血栓,其造成急性胰腺炎时胰腺的血液灌注下降,使已有水肿的胰腺转化为坏死性胰腺炎。胰腺微血管的痉挛、通透性改变、滋养组织灌流损坏、缺血-再灌注损伤、白细胞黏附、氧自由基损害和血液流变学影响均可引起胰腺微循环淤滞和障碍。

(三)炎性介质与瀑布效应

SAP的发病不仅局限于胰腺本身,还可进一步触发体内单核-巨噬细胞、中性粒细胞和淋巴细胞等产生多种细胞因子,加剧胰腺和全身反应。磷脂酶A_2可诱导前列腺素和血小板活化因子的合成，后者是一种强力的炎性介质，可引起血小板和中性粒细胞积聚、毛细血管通透性增强和消化道出血等损害。其他炎性介质有肿瘤坏死因子（TNF）和白细胞介素 IL-2、IL-6 等，过量的 TNF-α进入血液循环，不但自身激活，还能促进其他细胞因子的产生，引起连锁和放大反应，即所谓的瀑布效应，致使脏器结构和功能损害，产生低血压、弥散性血管内凝血（DIC）、急性呼吸窘迫综合征（ARDS）等病理生理学改变，是 AP 易于从局部病变迅速发展为全身反应综合征（systemic inflammatory response syndrome，SIRS）及多器官功能衰竭的重要原因。

（四）细菌及毒素移位

AP 时机体应激过度，肠道微循环损害、缺血甚至麻痹梗阻，必损害肠黏膜屏障，使细菌很容易从肠腔内移位，引起受损胰腺的继发感染，并可能发生多器官衰竭。

三、诊断要点

（一）临床表现

AP 的临床表现和病程，取决于其病因、病理类型和治疗是否及时。

1.症状及体征

（1）腹痛：为本病的主要表现，多数为突然发病，常在饱餐和饮酒后发生。轻重不一，轻者上腹钝痛，重者呈腹绞痛、钻痛或刀割痛。疼痛常呈持续性伴阵发性加剧。疼痛的部位可因病变的部位不同而异，通常在中上腹部，如主要病变在胰体、尾部，则腹痛以中上腹及左上腹为主，并向左腰背放射。若病变在胰头部，或为胆源性胰腺炎，则以右上腹痛为主，并向右肩背部放射，若病变累及全胰，则腹痛呈上腹部束带状疼痛。疼痛的强度与病变的程度相一致，即病变越重则疼痛也越剧烈。随着渗出液扩散到腹腔及炎症的扩散，疼痛可弥漫至全腹，呈弥漫性腹膜炎。少数年老体弱患者有时腹痛轻微，甚至无腹痛。患者腹肌常紧张，并可有反跳痛。但急性胰腺炎的腹肌紧张不像消化道穿孔时那样表现为肌强硬。

（2）恶心、呕吐：大多数患者有恶心及呕吐，常在进食后发生，呕吐物为胃内容物，重者呕吐胆汁甚至血样物。呕吐系机体对腹痛或胰腺炎症刺激的一种防御性反射，亦可由肠道胀气、麻痹性肠梗阻或腹膜炎引起。酒精性胰腺炎者的呕吐常于腹痛时出现，胆源性胰腺炎者的呕吐则常在腹痛发生之后。

（3）腹胀：腹胀一般都比较严重，腹胀的程度，通常也反映了病情的严重程度，重症胰腺炎较急性胰腺炎的腹胀更为严重。腹胀主要因胰腺炎大量渗出及产生炎症反应造成肠麻痹所致。

（4）发热：多为中度以上的发热，少数为高热，一般持续 3～5 天。如发热持续不退或逐日升高，提示合并感染或并发胰腺脓肿。发热系胰腺炎症或坏死产物进入血液循环，作用于中枢神经系统体温调节中枢所致。

（5）黄疸：临床上约有 1/4 患者出现黄疸，由于胰头水肿压迫胆总管引起，但大多数情况下是由于伴发胆总管结石和胆道感染所致。病后 1～2 周出现黄疸者，多由于胰腺假性囊肿压迫胆总管所致。少数患者后期可因并发肝损害而引起肝细胞性黄疸。

（6）低血压及休克：重症急性胰腺炎时常发生低血压休克。患者烦躁不安，皮肤苍白、湿冷、呈花斑状，脉细弱，血压下降，少数严重者可在发病后短期内猝死。发生休克机制为：①血液和血浆渗出到腹腔或后腹膜腔，引起血容量不足，血压下降；体液丧失可达血容量的 30%；②腹膜炎时大量液体流入腹腔或积聚于麻痹的肠腔内；③胰舒血管素原释放，被胰蛋白酶激活后致血浆中缓激肽生成增多；缓激肽可引起血管扩张，毛细血管通透性增加，使血压下降；④呕吐引起体液及电解质丢失；⑤坏死的胰腺释放心肌抑制因子（MDF）使心肌收缩不良；⑥并发肺栓塞、胃肠道出血。

（7）腹水、胸腔积液：胰腺炎时常有少量胸腔积液、腹水，是由于胰腺和腹膜在炎症过程中液体渗出或漏出引起的。淋巴管阻塞或引流不畅可能也起作用。偶尔出现大量顽固性胸腔积液和腹水。胰性胸腔积液和腹水中淀粉酶含量甚高，可以区别其他原因的腹水。

（8）电解质紊乱：胰腺炎时，机体代谢紊乱，可以发生电解质平衡失调，特别是血钙降低，常低于2.25 mmol/L，如低于1.75 mmol/L提示预后不良。血钙降低是由于大量钙沉积于脂肪坏死区，被脂肪酸结合形成灶钙所致，同时也由于胰高糖素分泌增加刺激降钙素分泌，抑制肾小管对钙的重吸收。

（9）胸膜炎和肺炎：是腹腔内炎性渗出物透过横膈微孔进入胸腔所致。

（10）皮下瘀斑：在重症急性胰腺炎中，由于血性渗出物透过腹膜后渗于皮下，可在肋腹部形成蓝绿-棕色斑，称为Grey-Turner征；如果在脐周出现蓝色斑，称为Cullen征。

2.并发症

（1）局部并发症：有急性液体积聚、胰腺假性囊肿、胰漏、胰腺脓肿及胰腺坏死等。是由于胰酶的激活与释放、细胞因子、低蛋白血症等的作用使血管通透性增加，液体渗出，导致液体积聚，形成囊肿，由于肠腔细菌移位，使胰腺及胰周继发细菌感染而形成脓肿。此时高热不退、持续腹痛，检查局部有包块，全身有感染中毒症状。囊肿可累及周围组织，引起相应的压迫症状。

（2）系统性并发症：①肺间质水肿和ARDS，磷脂酶A_2（PLA_2）由循环抵达肺，破坏Ⅱ型上皮细胞，使表面张力活性物质不能产生；同时巨噬细胞发生空泡化，失去吞噬和消化蛋白酶的清除能力；中性粒细胞受趋化在肺内积聚，释出破坏肺组织的弹力蛋白酶和氧自由基；PAF受PLA_2激活，损伤内皮细胞，增加血管通透性，导致肺间质水肿及ARDS。②DIC，由于大量腹腔渗液、低蛋白血症、低血容量性休克，导致微循环淤滞，凝血-纤溶系统失平衡，可有*D*-二聚体、纤维蛋白降解产物变化。③胰性脑病，主要由PLA_2引起脑灰、白质脱髓鞘作用所致，PAF引起脑血管通的透性增加，血管内渗透压低，容易发生弥漫性脑水肿。④急性肾衰竭，认为发病与胰腺释放出血管活性多肽有关。胰蛋白酶激活激肽释放酶-激肽系统。该物质具有强烈的肾毒性，可导致肾血管收缩，肾小球通透性增加；胰蛋白酶可显著地激活肾素-血管紧张素系统，对肾内血管强烈作用造成肾血管阻力增高；另外休克、感染、电解质紊乱、DIC均可诱发急性肾衰竭。⑤心律失常、心功能不全，由于有效血容量减少、心肌抑制因子、胰蛋白酶、弹力蛋白酶及PLA_2等的释放，患者可发生心肌缺血和损害，临床上表现为心律失常和急性心力衰竭。⑥消化道出血，上消化道出血常由于胃黏膜糜烂或应激性溃疡，或因脾静脉阻塞引起食管静脉破裂；下消化道出血常由于结肠本身或支配结肠血管受累所致。还可源于各种胰漏。

（二）实验室检查

1.血液检查

血液检查包括：①白细胞计数，发病早期白细胞计数就已升高，轻型一般达$(10\sim20)\times10^9$/L，并发胆道感染时白细胞升高更明显；②HCT，急性胰腺炎时由于大量液体丢失，HCT升高，可>50%；③3P试验，病程中出现血小板减少和3P试验阳性时，提示有凝血机制障碍；④血糖，疾病早期常出现暂时性血糖升高，可能与胰岛素释放减少和胰高血糖素释放增加有关；⑤血钙，重型患者血钙降低，低血钙与病情呈正相关，血钙<1.75 mmol/L时提示病情严重；⑥血脂，主要是血清甘油三酯，其升高可能是疾病的原因，也可能是病变的后果；⑦CRP，CRP在发病48小时后

显著升高，且与病变严重程度有关，也具有预测、判断急性坏死型胰腺炎的价值；⑧血清正铁血红蛋白(MHA)，在急性水肿性胰腺炎时为阴性，出血坏死性胰腺炎时为阳性，对于估计有无出血及预后有参考价值；⑨细胞因子，白细胞介素-6、TNF-α 等参与介导急性胰腺炎局部和全身的病理损害，IL-6 在反映胰腺炎严重程度方面，比 CRP 更早 24～36 小时。急性胰腺炎患者症状开始 24～36 小时＞140 U/L，作为重症病例的判断界值，其敏感性为 90%，特异性为 83%。

2.酶类测定

酶类测定包括：①淀粉酶，目前仍是用于诊断急性胰腺炎的基本项目，血清淀粉酶常于起病后 2～6 小时开始上升，12～24 小时达高峰。病情严重程度与淀粉酶升高并不一致，重症急性胰腺炎，由于腺泡广泛破坏，血清淀粉酶可正常或低于正常。②血清脂肪酶，对急性胰腺炎诊断特异性强，正常值 2～7.5 U/mL(改良浊度测定法)，该酶在病程中升高较晚，且维持时间较长，达 7～10 天，故对起病后就诊较晚的急性胰腺炎有诊断价值。③胰蛋白酶，该酶也仅存在于胰。正常人血清放免法测定值为 400 μg/L。急性胰腺炎时可高至 10～40 倍。④血清 PLA_2，正常值 5.5 μg/L，重型患者可升至 42.6 μg/L，敏感性达 90.9%。⑤多形核细胞弹力蛋白酶，当该酶超过 400 μg/L 时，能够在急性胰腺炎发病后的 1～2 天时区分重型或轻型。对重型的阳性或阴性预示率均为 80%。

(三)影像基础

影像学检查在急性胰腺炎的诊断上起很大的作用，有助于对本病的确诊和对其严重程度的判断。

1.X 线检查

腹部平片在急性胰腺炎时可显示哨兵袢(邻近胰腺的小肠扩张)、结肠截断征、腹膜前方的脂肪线消失、累及全部小肠的肠梗阻，还可观察有无游离气体以判断是否有胃肠穿孔。胸片若有间质性绒毛样浸润性肺水肿而不伴有心脏扩大时，应视为要发生 ARDS 的征兆。

2.超声检查

对假性囊肿可显示出液性暗区，出血性坏死型胰腺炎时，肿大的胰腺内可出现斑片状坏死灶。

3.经内镜逆行胰胆管造影

可了解胆道系统有无异常，如结石、狭窄等。同时亦可了解胰管情况，但经内镜逆行胰胆管造影作为侵入性检查不可能用于常规诊断。

4.CT 检查

薄层动态 CT 增强扫描是目前最为理想的无创性影像学检查方法。目前对用 CT 进行胰腺炎分级意见不一。佩雷(Perez)将 CT 变化分为 6 级：①正常；②局限或弥漫的胰腺增大，包括轮廓不规则，非出血性腺体增强及腺体内少量液体积聚；③内在胰腺异常现象模糊及发现炎性改变的条纹样密度；④单个胰外液体积聚；⑤两个或更多的胰外液体积聚；⑥胰腺及其邻近部位气体积聚或胰外液体大量累及腹膜后间隙。动态的增强 CT 成为临床诊断胰腺有无坏死或坏死程度的金标准。

5.MRI 检查

MRI 检查无创伤性，无 X 线辐射，软组织分辨率高，可做任意切面的成像。急性胰腺炎时胰腺明显肿大，边缘模糊不清，由于炎症和水肿的改变，在 T_1 加权像上表现为低信号，T_2 加权像上出现高信号。但 MRI 所获得的影像并不比 CT 更清晰。

四、诊断及病程分期

重症急性胰腺炎指急性胰腺炎伴有脏器功能障碍，或出现坏死、脓肿或假性囊肿等局部并发症者或两者兼有。腹部体征包括明显的压痛、反跳痛、肌紧张、腹胀、肠鸣音减弱或消失、可以有腹部包块、偶见腰肋部皮下瘀斑征（Grey-Turner 征）和脐周皮下瘀斑征（Cullen 征）。可以并发一个或多个脏器功能障碍，也可伴有严重的代谢紊乱，包括低钙血症，血钙低于 1.87 mmol/L（7.5 mg/dL）。增强 CT 为诊断胰腺坏死的最有效方法。B 超及腹腔穿刺对诊断有一定的帮助。重症急性胰腺炎的 APARCHEⅡ评分在 8 分或 8 分以上。Balthazar CT 分级在Ⅱ级或Ⅱ级以上。重症急性胰腺炎无脏器功能障碍者为Ⅰ级，伴有脏器功能障碍者为Ⅱ级。

病程可分为三期，但不是所有患者都有三期病程，有的只有第一期，有的有两期，有的有三期。

（一）急性反应期

自发病至 2 周左右，常可以有休克、呼吸衰竭、肾衰竭、脑病等主要并发症。

（二）全身感染期

2 周～2 个月，以全身细菌感染、深部真菌感染（后期）或双重感染为其主要临床表现。

（三）残余感染期

时间为 3 个月以后，主要临床表现为全身营养不良，存在后腹膜或腹腔内残腔，常常引流不畅，窦道经久不愈，伴有消化道瘘。

五、鉴别诊断

（一）穿透性或穿孔性消化性溃疡

消化性溃疡尤其是后壁溃疡如发生穿透或穿孔，临床上可与胰腺炎时表现类似。上消化道 X 线造影和胃镜检查对于诊断消化性溃疡有价值，但不一定能排除胰腺炎。腹部平片或腹部透视如显示腹腔内游离气体，则可诊断为内腔穿孔，但约 2/3 的穿孔性消化性溃疡患者腹腔内可无游离气体。典型的胰腺炎时，疼痛往往逐渐加剧，以仰卧位为甚，坐位和前倾位可减轻，并向左腰背部放射。由于胰腺位于胃之后，炎症处于深部，通常只引起轻度肌紧张，不致达到板硬的程度。

（二）胆石症

胆石症与急性胰腺炎都有腹痛、背部痛、发热、黄疸及高淀粉酶血症的特点，胆总管结石主要临床表现是上腹部或右上腹阵发性剧烈绞痛，阻塞性黄疸，寒战与发热，称为 Charcot 三联征。镇静剂、麻醉剂、镇痛剂常有效，而重症急性胰腺炎的疼痛多位于上腹部，疼痛较急性胆囊炎或胆石症更为剧烈，且向左腰部放射，疼痛一般不能被镇痛解痉剂所缓解。重症急性胰腺炎的血、尿淀粉酶常升高，而急性胆囊炎、胆石症患者的血、尿淀粉酶多正常。B 超、CT 检查可发现结石及胆道系统扩张，高度提示胆石的诊断，X 线检查对胆石症诊断意义也很大，含钙质的胆石在 X 线平片上呈不透 X 线的阴影，胆道造影可发现胆囊与胆总管内透 X 线的结石影像。不过本病也可诱发 AP。

（三）急性胆囊炎

急性胆囊炎多见于女性，发病年龄以 20～40 岁最多。急性胆囊炎疼痛一般位于右上腹部胆囊区，程度较剧烈而持久，常有间歇性加剧，可向右肩放射，墨菲征是一个有重要诊断意义的体征。胆囊平片可发现结石，B 超可发现胀大和充满积液的胆囊和结石征象。急性胆囊炎尤其是胆囊炎穿孔引起胆汁性腹膜炎与急性胰腺炎特别是坏死性胰腺炎更易混淆，一般言之，SAP 的疼痛较之胆囊炎激烈，疼痛较持久，不易为解痉、止痛药所缓解。

（四）急性肠梗阻

急性机械性肠梗阻腹痛为急性发作，呈阵发性、波浪式绞痛，多位于脐周或下腹部；绞痛时伴有肠蠕动增加，可见膨胀的肠轮廓和肠型；X 线腹部透视可见梗阻以上的肠管扩张，其中充以液体及气体，形成液气平面。急性胰腺炎时发生的胰腺、腹腔的炎症和缺血是引起肠梗阻的主要原因，有时也可以看到上腹部有少数肠袢因肠麻痹而充气现象，故仅凭 X 线检查并不能作出鉴别。唯急性肠梗阻的腹痛阵发性加剧更为明显，而急性胰腺炎引致的肠梗阻常随胰腺炎病情的好转而消失，当然也随着胰腺炎病情的加重而加重。腹部穿刺均为血性渗出液，而后者其淀粉酶可明显增高。

（五）心绞痛和心肌梗死

少数急性心肌梗死患者可仅表现为上腹部的急性疼痛，伴恶心、呕吐，甚至可有腹肌紧张，上腹压痛，类似外科急腹症，有时可被误诊为急性胰腺炎。因此，临床上遇到 40 岁以上的患者，罹患病因未明的急性腹痛，尤其是有高血压、动脉粥样硬化，或过去有心绞痛发作史者，要警惕急性心肌梗死的可能性。

（六）异位妊娠破裂

异位妊娠破裂发病年龄多在 26～35 岁妇女，大多可追问到停经史；大多有不规则阴道流血，量少；腹痛急性发作，大多位于全下腹，其次为右下腹与左下腹；腹部检查有明显压痛，腹肌紧张不一定存在；阴道检查发现宫颈疼痛明显，后穹隆饱满膨出及触痛明显；腹腔穿刺或后穹隆穿刺可抽到不凝固之血液；妊娠试验及 B 超检查有助于确诊。

（七）急性胃肠炎

急性胃炎一般起病较急，在进食污染食物后数小时至 24 小时发病，散发性急性胃肠炎患者如就诊时未发生腹泻，而以剧烈的腹痛为主诉，可能误诊为 AP。但急性胃炎一般有水样泻，呕吐之后腹痛往往减轻，病情常于短期内好转。

六、病情判断

由于重症急性胰腺炎病情变化迅速，预后凶险，单凭临床经验难以正确估计，因此严重度的评估具有十分重要的临床意义。

（一）Ranson 评分标准

该评分标准与病死率有明显关系，3 分以下为 0.9%，3～4 分为 16%，5～6 分为 40%，6 分以上为 100%。该标准为临床重症急性胰腺炎的判断提供了方便，是目前使用最广泛的标准。

（二）Glasgow 评分标准

虽然 Ranson 分级指标有助于对 AP 的预后作出评估，但对 AP 病情的严重程度判定还不够准确，主要适用于酒精中毒所致的急性胰腺炎，对胆道疾病所致的 AP 并不完全适用。因此，Imric 建议修正上述标准，提出改良的 Glasgow 分级标准（以入院 48 小时的结果为依据）。

（三）APACHEⅡ评分标准

由于上述两种评分是根据入院 24 小时或 48 小时内的病情，不能动态估计严重度，而且评分未包括患者以往的身体状况，因此又产生了 APACHE 评分系统来评估 AP 的严重程度。

(四)局部评分系统

全身评分系统是针对疾病严重度,不具备对急性胰腺炎的特异性,因而人们又从胰腺病变的局部来研究对急性胰腺炎严重程度的估计。马洪(Mc Mahon)根据腹水量和颜色评价急性胰腺炎的严重程度。凡符合下列 3 个标准中任何一项即为重症胰腺炎:①腹水可容易抽出 10 mL,5 年后学者将液体量改为 20 mL;②腹水为深紫红色,不论其量的多少;③用 1 L 生理盐水灌注腹腔后,仍能抽吸到较深颜色的液体。该判断标准的缺点是只能在入院时采用,不能动态观察病情,对颜色的判断有主观性,目前已很少应用。多年以前,CT 技术就已相当成熟,因其检查准确可靠、无创伤,可动态观察,成为临床诊断胰腺有无坏死和坏死程度的金标准。Balthazar 的 CT 评分系统包括了胰腺和胰外病变,定量较为准确,简单、实用,最有代表性。

根据胰腺炎的分级和胰腺坏死范围的两方面积分评定胰腺炎的严重程度:Ⅰ级,0～3 分;Ⅱ级,4～6 分;Ⅲ级,7～10 分。并发症的发生率和病死率随评分的累计而明显增加:＜2 分无死亡,7～10 分的病死率为 17%,大于 7 分可以做手术治疗;A、B 级无并发症,C、D、E 级脓肿发生率 34.6%,D 级病死率 8.3%,E 级病死率 17.4%。我国对急性胰腺炎的临床诊断及分级标准的第二次方案中将 Balthazar CT 评分在Ⅱ级或Ⅱ级以上者定为重症胰腺炎。

七、治疗

(一)监护

对于所有急性胰腺炎患者都应加强护理与观察。重型患者应住入监护病房。心电监护;血气分析;血清电解质测定;中心静脉压测定;动态观察腹部体征和肠鸣音改变。

(二)抑制或减少胰液分泌

其包括:①禁食及胃肠减压;②抑制胃酸分泌,H_2受体拮抗剂和质子泵抑制剂既可减少胃酸分泌,减少对胰酶分泌的刺激,又可防止应激性胃黏膜病变的发生;③生长抑素及其衍生物、生长激素,生长抑素及其类似物(奥曲肽)可以通过直接抑制胰腺外分泌而发挥作用,主张在 SAP 治疗中应用。联合应用生长激素＋生长抑素可以在多个环节阻断炎性介质的释放,减少肠道细菌和毒素移位,阻断炎性细胞因子链启动后产生的瀑布反应;④缩胆囊素;⑤胰酶抑制剂,抑肽酶、加贝酯等可有抑制胰蛋白酶、糜蛋白酶、弹性酶、脂肪酶的作用;⑥前列腺素族,前列腺素族(PG,包括 PGE_1、PGE_2 及 PGI_2)能抑制多种外源性及内源性刺激引起的胰液分泌;⑦氧自由基清除剂。

(三)血管活性物质的应用

由于微循环障碍在 SAP 发病中起着重要作用,推荐应用改善胰腺和其他器官微循环的药物,如前列腺素 E_1 制剂、血小板活化因子拮抗剂、丹参制剂等。

(四)抗生素的应用

胰腺感染的致病菌主要为革兰氏阴性菌和厌氧菌等肠道常驻菌。抗生素的应用应遵循:抗菌谱为革兰氏阴性菌和厌氧菌为主、脂溶性强、有效通过血-胰屏障三大原则。推荐使用喹诺酮类药物联和甲硝唑,疗效不佳时改用其他广谱抗生素,要注意真菌感染的诊断,临床上无法用细菌感染来解释的发热等表现时,应考虑到真菌感染的可能,可经验性应用抗真菌药,同时进行血液或体液真菌培养。也可经供应胰腺血管内注入抗生素。

(五)腹腔灌洗

对于 SAP 可采取腹腔灌洗疗法,目的在于清除腹腔内的渗出液、各种活性酶、血管活性物质和细菌及其毒素。

(六)血液滤过

72 小时短时血滤可使促炎因子下降,患者 SIRS 表现缓解。

(七)营养支持

SAP 患者常先施行肠外营养,待病情趋向缓解,则考虑实施肠内营养,肠内营养的实施是指将螺旋型鼻空肠管放置 Treitz 韧带远端,输注要素营养物质并观察患者反应,如能耐受则逐渐加大剂量,应注意补充谷氨酰胺制剂。对于高脂血症患者,应减少脂肪类物质的补充。进行肠内营养时,应注意患者的腹痛、肠麻痹、腹部压痛等胰腺炎症状和体征是否加重。

(八)预防和治疗肠道衰竭

对于 SAP 患者,应密切观察腹部体征及排便情况,检测肠鸣音的变化,及早给予促肠道动力药,包括生大黄、硫酸镁、乳果糖等;给予微生态制剂调节肠道菌群;应用谷氨酰胺制剂提高肠道免疫功能;同时可应用中药如皮硝外敷腹部。病情允许下尽快饮食或实施肠内营养对预防肠道衰竭具有重要意义。

(九)中医中药

单味中药,如生大黄 50 g 胃管内注入或直肠内滴注,每天 2 次,复方制剂如清胰汤、柴芍承气汤等。中药制剂通过降低血管通透性、抑制巨噬细胞和中性粒细胞活性、清除内毒素达到治疗功效。

(十)内镜治疗

在有条件的单位,对于怀疑或已经证实的胆源性 SAP,应尽早(48 小时内)行鼻胆管引流术或内镜下括约肌切开术(EST)。目前认为,只要操作得当,急性胆源性胰腺炎(ABP)发作时行经内镜逆行胰胆管造影、EPT 术是安全的,不会增加并发症及死亡风险。

(十一)并发症的处理

急性呼吸窘迫综合征是 SAP 的严重并发症,处理包括机械通气和大剂量、短程糖皮质激素的应用,如甲泼尼龙。必要时行气管镜下肺泡灌洗术;急性肾衰竭主要是支持治疗,稳定血流动力学检测,静脉补液,必要时使用血管活性药物。SAP 胰液积聚者部分会发展为胰腺假性囊肿,对于胰腺假性囊肿应密切观察,部分会自行吸收,若假性囊肿直径>6 cm,且有压迫现象和临床表现,可行穿刺引流或外科手术引流。胰腺脓肿是外科干预的绝对指征。

(十二)手术治疗

坏死胰腺组织继发感染者在严密观察下可考虑外科手术,对于重症病例,主张在重症监护和强化保守治疗的基础上,经过 72 小时,病情仍未稳定或进一步恶化者可进行手术治疗。

(张宗玉)

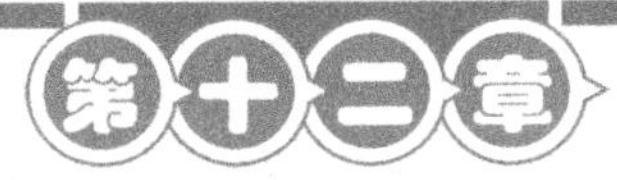

内分泌科急危重症

第一节　低血糖危象

低血糖危象是由多种原因引起的糖代谢紊乱，致血糖水平降低的一种反应。因血糖下降速度过快、血糖水平过低或个体对低血糖的耐受性较差，患者可突然出现神经系统和心血管系统异常，严重者可造成死亡。

一、病因与发病机制

(一)病因

凡有食物摄入不足，肝糖原贮存减少，糖原异生障碍或胰岛素分泌过多，拮抗胰岛素的激素分泌相对或绝对减少等原发病者。遇有延长进食时间、饮酒、剧烈运动、寒冷、月经来潮、发热等促发因素，均可导致低血糖危象的发生。

产生低血糖危象的原因很多，最常见的是功能性胰岛β细胞瘤分泌过多的胰岛素。少数是由于非胰腺的中胚叶肿瘤(如某些纤维瘤、纤维肉瘤、平滑肌瘤等，约80%发生于腹腔内)产生有胰岛素活性的物质如胰岛素生长因子(IGF-Ⅰ、Ⅱ)过多。也有因应用岛素或口服降糖药物过量或酒精中毒引起。

(二)发病机制

正常人血浆葡萄糖维持在一个较恒定的水平，24 小时内波动范围很少超过 2.8 mmol/L (50 mg/dL)。这种葡萄糖内环境的稳定是通过多种激素及酶来维持的。血液循环中的葡萄糖是细胞、特别是脑细胞能量的主要来源，而脑细胞贮存葡萄糖较少，主要依靠血中葡萄糖随时供给。中枢神经系统每分钟大约需要葡萄糖 100 mg，即每小时 6 mg 或每天 144 g，超过了肝脏可动员的糖原贮存量。如果血中完全没有葡萄糖时，脑内贮备的葡萄糖只需 10～15 分钟即被消耗完。当低血糖症状反复发作并历时较久时，可使脑细胞变性、脑组织充血、坏死。大脑皮质、中脑、延脑活动受抑制，皮层下中枢包括基底节、下丘脑及自主神经中枢相继受累而发生躁动不安、神志不清、痉挛及舞蹈样动作，患者有心动过速、脉搏细弱、瞳孔散大、呼吸浅快、血压下降，甚至发生强直性惊厥，最后进入昏迷。

二、诊断

(一)临床表现

临床症状与血糖下降速度、持续时间长短、个体反应性及基础疾病有关。通常血糖下降越明显、持续时间越久、下降速度越快、器质性疾病越严重,临床症状越明显。

(1)交感神经兴奋及肾上腺素分泌增多的症状:在低血糖发生早期或血糖下降速度较快时,可出现面色苍白、腹痛、晕厥、震颤等交感神经兴奋症状群。

(2)中枢神经系统症状群:轻者仅有烦躁不安、焦虑,重者出现语无伦次,视力障碍,精神失常,定向力丧失,痉挛、癫痫样小发作,偶可偏瘫。如低血糖严重而持久时则进入昏迷,各种反射均消失,最后死亡。新生儿及婴儿低血糖表现以惊厥为重。上述两组症状可先后发生,也可同时出现,但往往以某一组症状较为突出。也可以第一组症状不明显,而很快出现第二组症状发生昏迷。

(二)辅助检查

(1)血糖危象发作时血糖 2.8～1.12 mmol/L(50～20 mg/dL),甚至更低,个别情况下可测不出。

(2)血浆胰岛素:血浆胰岛素水平高低与血糖水平有关。正常人空腹血浆胰岛素值不超过 24 mU/L,当空腹血糖低于 2.8 mmol/L(50 mg/dL)时血浆胰岛素值常低于 10 mU/L,空腹血糖低于 2.2 mmol/L(40 mg/dL)时,空腹血浆胰岛素值常低于 5 mU/L(5 μU/mL)。血浆胰岛素与血糖比值[血胰岛素(mU/L)/血糖(mg/dL)]正常人小于 0.3,比值大于 0.3 疑高胰岛素血症,比值大于 0.4 提示胰岛 β-细胞瘤。而在胰岛 β-细胞瘤、异位胰岛素分泌瘤患者,血浆胰岛素水平高,即在低血糖危象发作时其胰岛素水平也不降低。有人提出[血浆胰岛素(μU/mL)×100]/血浆葡萄糖(mg/dL)－30]的比值,正常情况下小于 50;如果大于 50 为可疑;如比值大于 150,则对胰岛 β 细胞瘤有诊断意义。

(3)口服葡萄糖耐量试验:将该试验延长至 4～5 小时,有可能出现低血糖,对诊断有意义。

(4)激发试验:胰岛素释放试验中胰岛素高峰超过 150 μU/mL;胰高血糖素试验血浆胰岛素水平超过 260 μU/mL;亮氨酸试验血浆胰岛素水平上升超过 40 μU/mL,对低血糖诊断有意义。但上述这些激发试验均有假阳性和假阴性出现,仅能作为辅助诊断。

三、急救措施

一经确诊低血糖危象,应立即静脉给予葡萄糖,以尽量减少低血糖对神经系统的损害。其具体措施如下。

(1)患者意识尚清楚者,可口服糖水或含糖饮料,如严重而持久的意识丧失或有抽搐者,应立即静脉注射 50%葡萄糖 60～100 mL,若仍未改善,可重复注射。然后给 10%葡萄糖 500～1 000 mL,持续静脉滴注,直到患者清醒为止。若心肺肝肾功能减退者,可鼻饲糖水。

(2)严重低血糖危象发作,若无肝脏疾病可给予 0.1%肾上腺素 0.5 mL 皮下注射,以促进糖原分解,减少肌肉利用葡萄糖,提高血糖浓度。也可给予胰高血糖素 1～2 mg 肌内注射,以加强糖原分解,刺激肾上腺素分泌。如因肾上腺皮质功能低下引起的低血糖危象,经上述处理仍不清醒者,可给予氢化可的松 100～300 mg 静脉滴注,抑制胰岛素分泌,增加糖原异生。如因垂体危象、甲状腺危象、肾上腺危象所致低血糖危象,除补充葡萄糖外,还应给予相应激素的替代治疗。

(3)针对病因治疗,如行肿瘤切除手术,不能手术者行药物或放疗等。

(李 伟)

第二节 糖尿病非酮症高渗性昏迷

糖尿病非酮症高渗性昏迷(HNDC)是糖尿病的严重急性并发症。特点是血糖极高,没有明显的酮症酸中毒,因高血糖引起血浆高渗性脱水和进行性意识障碍的临床综合征。

一、病因及发病机制

常见诱发因素有大量口服或静脉输注糖液,使用糖皮质激素、利尿剂(如呋塞米、噻嗪类、山梨醇)、免疫抑制剂、氯丙嗪、苯妥英钠、普萘洛尔等药物,急性感染、手术,以及脑血管意外、急性心肌梗死、心力衰竭等应激状态,腹膜透析和血液透析等。详细的发病机制还有待于进一步阐明。可能由于本病患者体内仍有一定数量的胰岛素,虽然由于各种不同原因而使其生物效应不足,但其数量足以抑制脂肪细胞脂肪分解,而不能抑制肝糖原分解和糖原异生,肝脏产生葡萄糖增加释入血流,同时葡萄糖因胰岛素不足不能透过细胞膜而为脂肪、肌肉摄取与利用,导致血糖上升。脂肪分解受抑制,游离脂肪酸增加不多,使肝脏没有足够的底物形成较多的酮体。加以本病患者抗胰岛素激素(如生长激素、糖皮质激素等)水平虽然升高,但其出现时间较酮症酸中毒患者为迟,且其上升程度不足以引起生酮作用。血糖升高,大量尿糖从肾排出,引起高渗性利尿,从而导致脱水和血容量减少。

二、临床表现

(一)前驱期表现

HNDC 起病多隐蔽,在出现神经系统症状和进入昏迷前常有一段过程,即前驱期,表现为糖尿病症状如口渴、多尿和倦怠、无力等症状的加重,反应迟钝,表情淡漠,引起这些症状的基本原因是由于渗透性利尿失水。这一期可由几天到数周不等,发展比糖尿病酮症酸中毒慢,如能对 HNDC 提高警惕,在前驱期及时发现并诊断,则对患者的治疗和预后大有好处,但可惜往往由于前驱期症状不明显,一则易被患者本人和医师所忽视,再者常易被其他并发症症状所掩盖和混淆,而使诊断困难和延误。

(二)典型期的临床表现

如前驱期得不到及时治疗,则病情继续发展,由于严重的失水引起血浆高渗和血容量减少,患者主要表现为严重的脱水和神经系统两组症状和体征,我们观察的全部患者都有明显的脱水表现,外观患者的唇舌干裂、眼窝塌陷、皮肤失去弹性,由于血容量不足,大部分患者有血压减低、心跳加速,少数患者呈休克状态,有的由于严重脱水而无尿,神经系统方则表现为不同程度的意识障碍,从意识模糊、嗜睡直至昏迷,可以有一过性偏瘫。病理反射和癫痫样发作,出现神经系统症状常是促使患者前来就诊的原因,因此常误诊为一般的脑血管意外而导致误诊、误治,后果严重。与酮症酸中毒不一样,HNDC 没有典型的酸中毒呼吸,如患者出现中枢性过度换气现象时,则应考虑是否合并有败血症和脑血管意外。

三、实验室及其他检查

(1)血常规。由于脱水血液浓缩,血红蛋白增高,白细胞计数多$>10\times10^9/L$。

(2)血糖极高>33.3 mmol/L(多数>44.4 mmol/L)。

(3)血电解质改变不明显。

(4)尿糖强阳性,尿酮体阴性或弱阳性。

(5)血浆渗透压增高血浆渗透压可按下面公式计算:

$$\text{血浆渗透压(mOsm/L)}=2(Na^{+}+K^{+})+\frac{\text{血糖(mg/dL)}}{18}+\frac{\text{BUN(mg/dL)}}{2.8}$$

正常范围 280~300 mOsm/L,HNDC 多>340 mOms/L。

其他血肌酐和尿素氮多增高,原因可由于肾脏本身因素,但大部分患者是由于高度脱水肾前因素所致,因而血肌酐和尿素氮一般随急性期补液治疗后而下降,如仍不下降或特别高者预后不良。

四、诊断

HNDC 的死亡率极高,能否及时诊断直接关系到患者的治疗和预后。从上述 HNDC 的临床表现看,对本症的诊断并不困难,关键是所有的临床医师要提高对本症的警惕和认识,特别是对中、老年患者有以下临床症状者,无论有无糖尿病历史,均提示有 HNDC 的可能,应立即做实验室检查:①进行性意识障碍和明显脱水表现者。②中枢神经系统症状和体征,如癫痫样抽搐和病理反射征阳性者。③合并感染、心肌梗死、手术等应激情况下出现多尿者。④大量摄糖,静脉输糖或应用激素、苯妥英钠、普萘洛尔等可致血糖增高的药物时出现多尿和意识改变者。⑤水入量不足、失水和用利尿药、脱水治疗与透析治疗等。

实验室检查和诊断指标:对上述可疑 HNDC 者应立即取血查血糖、血电解质(钠、钾、氯)、尿素氮和肌酐、CO_2CP,有条件做血酮和血气分析,查尿糖和酮体,做心电图。HNDC 实验室诊断指标:①血糖>33.3 mmol/L。②有效血浆渗透压>320 mOsm/L,有效血浆渗透压指不计算血尿素氮提供的渗透压。③尿糖强阳性,尿酮体阴性或弱阳性。

五、鉴别诊断

首先,需与非糖尿病脑血管意外患者相鉴别,这种患者血糖多不高,或有轻度应激性血糖增高,但不可能>33.3 mmol/L。需与其他原因的糖尿病性昏迷相鉴别。

六、危重指标

所有的 HNDC 患者均为危重患者,但有下列表现者大多预后不良。①昏迷持续 48 小时尚未恢复者。②高血浆渗透压于 48 小时内未能纠正者。③昏迷伴癫痫样抽搐和病理反射征阳性者。④血肌酐和尿素氮增高而持续不降低者。⑤患者合并有革兰氏阴性细菌性感染者。

七、治疗

尽快补液以恢复血容量,纠正脱水及高渗状态,降低血糖,纠正代谢紊乱,积极查询并清除诱因,治疗各种并发症,降低死亡率。

(一)补液

迅速补液,扩充血容量,纠正血浆高渗状态,是本症治疗中的关键。

1.补液的种类和浓度

具体用法可按以下3种情况。①有低血容量休克者,应先静脉滴注等渗盐水,以较快地提高血容量,升高血压,但因其含钠高,有时可造成血钠及血浆渗透压进一步升高而加重昏迷,故应在血容量恢复,血压回升至正常且稳定而血浆渗透压仍高时,改用低张液(4.5 g/L 氯化钠或 6 g/L 氯化钠)。②血压正常,血钠>150 mmol/L,应首先静脉滴注 4.5~6 g/L 氯化钠溶液,使血浆渗透压迅速下降。因其含钠量低,输入后可有1/3进入细胞内,大量使用易发生溶血或导致继发性脑水肿及低血容量休克危险,故当血浆渗透压降至 330 mmol/L 以下,血钠在 140~150 mmol/L 时,应改输等渗氯化钠溶液。若血糖降至 13.8~16.5 mmol/时,改用 50 g/L 有萄糖液或葡萄糖盐水。③休克患者或收缩压持续>10.7 kPa(80 mmHg)者,除补等渗液外,应间断输血浆或全血。

2.补液量估计

补液总量可按体重的10%估算。

3.补液速度

一般按先快后慢的原则,头4小时补总量的1/3,1.5~2 L,头8、12小时补总量的1/2加尿量,其余在24~48小时补足。但在估计输液量及速度时,应根据病情随时调整仔细观察并记录尿量、血压和脉率,应注意监测中心静脉压和心电图等。

4.鼻饲管内补给部分液体

可减少静脉补液量,减轻心肺负荷,对部分无胃肠道症状患者可试用,但不能以此代替输液,以防失去抢救良机。

(二)胰岛素治疗

本症患者一般对胰岛素较敏感,有的患者尚能分泌一定量的胰岛素,故患者对胰岛素的需要量比酮症酸中毒者少。目前多采用小剂量静脉滴注,一般 5~6 U/h 与补液同时进行,大多数患者在4~8小时后血糖降至 14 mmol/L 左右时,改用 50 g/L 葡萄糖液或葡萄糖盐水静脉注射,病情稳定后改为皮下注射胰岛素。应1~2小时监测血糖1次,对胰岛素却有抵抗者,在治疗4小时内血糖下降不到30%者应加大剂量。

(三)补钾

尿量充分,宜早期补钾。用量根据尿量、血钾值、心电监护灵活掌握。

(四)补充碱剂

无需补充碱剂。

(五)治疗各种诱因与并发症

1.控制感染

感染是本症最常见的诱因,也是引起患者后期死亡的主要因素,必须积极控制各种感染并发症。强调诊断一经确立,即应选用强有力抗生素。

2.维持重要脏器功能

合并心脏疾病患者,如心力衰竭,应控制输液量及速度,避免引起低血钾和高血钾;保持血渗透压,血糖下降速度,以免引起脑水肿;加强支持疗法等。

(杨建海)

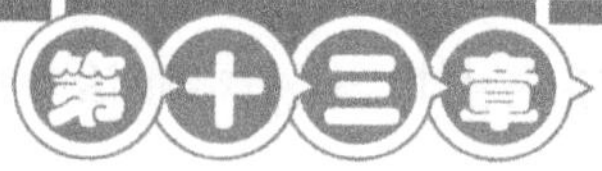

血液科急危重症

第一节 溶血危象

溶血性贫血的患儿，由于某些诱因加重红细胞破坏，突然出现一系列明显而严重的大量急性溶血发作的表现，如寒战、高热、烦躁不安，较大儿童能诉腰痛、四肢疼痛、腹痛、少尿或尿闭，血红蛋白大幅度下降、贫血、黄疸骤然加重，肝脾较前明显肿大等称为溶血危象。

一、病因

(一)急性感染

急性感染是最常见的原因，与病原菌毒素对红细胞的直接作用，以及感染时脾脏反应性增加，加强了对循环血液中红细胞的清除，使短时间内大量红细胞在脾脏内破坏。感染时白细胞大量被激活，吞噬入侵的微生物，产生大量具有细胞毒性的氧自由基，这种氧自由基，一方面能杀死入侵的微生物，另一方面也杀死组织细胞，而引起血管内溶血。

(二)蚕豆与药物

在红细胞 G-6-PD 缺陷患儿中，除急性感染可诱发急性溶血外，蚕豆与有氧化作用的药物亦可诱发，前者称蚕豆病，后者称药物性溶血性贫血，G-6-PD 缺陷是发病的内在因素，感染、蚕豆与药物是外在因素，内外因素必须相互作用始能发病。

二、临床表现

(一)症状

起病急骤，患儿突然贫血加重、面色苍白、全身乏力、心悸、气短，随后黄疸深，同时伴寒战、发热、烦躁不安。较大儿童能诉四肢、腰背、腹部及肝脾区疼痛，脾脏明显增大，肝不大或轻度肿大，急性血管内溶血者出现棕红色或酱油色尿，持续 7～14 天后会自然缓解，急性肾衰竭及休克等危重表现，在小儿不多见。溶血危象可反复发作，特别是在新生儿或婴儿。

(二)实验室检查

血红蛋白急剧下降，或原有贫血突然加重。外周血中出现幼稚红细胞，可见豪-周(Howell-Jolly)小体、卡波(Cabot)环、嗜碱性红细胞、多染性或点采红细胞；白细胞数可显著增高，血小板正常。网织红细胞增加更为显著，可达 60%。血清间接胆红素突然或较前明显增高。血管内溶血者,尿液可呈棕红色或酱油色,尿隐血试验和 Rous 试验阳性。骨髓红细胞系增生极度活跃,中、晚幼红细胞显著增高,粒红比例倒置。溶血性疾病有关的实验室检查以确定原发病的诊断。

三、治疗

(一)输血

输血量一般每次 10 mL/kg,但对自身免疫性溶血性贫血所致的溶血危象,输血应采取慎重态度,必要时可输入红细胞悬液或洗涤红细胞 5 mL/(kg·d)。G-6-PD 缺陷的患儿,供血者宜先作 G-6-PD 筛选检查,并应尽量避免采用亲属血,以免输入 G-6-PD 缺陷者的血液,导致再次溶血。

(二)肾上腺皮质激素

有减轻溶血和抑制抗体产生的作用,除治疗自身免疫性溶血而发生的溶血危象外,对疾病本身的治疗亦是首选药物。发病急而症状严重的可给予氢化可的松 10 mg/(kg·d),一般患儿可用泼尼松,剂量为 2～2.5 mg/(kg·d),大剂量泼尼松于出现治疗反应后逐渐减量,于 4 周内停药。

(三)其他

肾上腺皮质激素连用 3 周无效者,应减量并逐渐停药改用其他疗法,如脾切除术或免疫抑制剂如硫唑嘌呤 1.25～2.5 mg/(kg·d),达那唑 15～20 mg/(kg·d)等、对 G-6-PD 缺陷者的应用目前尚有争论,大多认为对控制溶血无明显效果。输液、补碱、纠酸,补钾应特别慎重,以防止高血钾症。去除诱因,南蚕豆或药物引起者,需及时停食蚕豆或停药。伴感染者应用抗生素。

(蔚福建)

第二节　暴发性紫癜

暴发性紫癜(purpura fulminans,PF)综合征又名坏疽性紫癜、坏死性紫癜、出血性紫癜,是儿科危重症,病死率目前仍高达 40%,主要为广泛血管内血栓形成,临床表现酷似弥散性血管内凝血(DIC)。

一、临床表现

为突然迅速进展的对称性皮肤紫癜,累及全身皮肤,下肢密集,与其他暴发性皮肤损伤不同的是皮疹可在几小时内由瘀点迅速增大融合为直径为数厘米的瘀斑,基底肿胀坚硬与周围组织分界清楚,颜色由鲜红渐变为暗紫色,坏死后成为黑色焦痂,浆液坏死区发生水疱或血疱,可融合成大疱,发疹的肢体可出现明显肿胀疼痛,主要死亡原因为器官功能衰竭、DIC、肾出血。本病病因不明,可发生于以下三种情况:急性感染引起的急性感染性暴发性紫癜,遗传性或获得性蛋白 C 缺陷或其他凝血障碍所致的凝血障碍性暴发性紫癜,以及原因不明的特发性暴发性紫癜。

二、治疗

目前治疗主张置重症监护室进行综合治疗,包括抗生素、类固醇激素、液体复苏、儿茶酚胺等的治疗，以及低血钙、低血糖的防治，至于抗凝血酶、蛋白C、组织纤溶酶原活性因子、血管扩张药的治疗尚有争议。

(一)抗感染治疗

暴发性紫癜的主要病因为细菌感染，脑膜炎球菌败血症最为常见，肺炎球菌、A组溶血性链球菌、流感嗜血杆菌、肺炎克雷伯杆菌、金黄色葡萄球菌也可引起，有学者主张在无病原学证据之前，对有感染征象且伴有皮肤瘀斑的患儿，首选第三代头孢菌素或联合使用能覆盖上述主要病原菌的抗生素治疗早期PF，一旦病原菌明确后再重新调整抗生素，研究报道，早期有效使用抗生素可以使PF总体死亡率从70%降至40%。值得注意的是，水痘-带状疱疹病毒、EB病毒等病毒感染也可并发暴发性紫癜，对于病毒感染患儿，早期抗病毒治疗有助于疾病康复。

(二)蛋白C或活化蛋白C替代治疗

蛋白C是一种具有抗凝活性的维生素K依赖蛋白酶，近来发现蛋白C(proteinC)基因突变，导致血浆蛋白C缺陷或其活性下降，易于发生微血管内血栓形成，与严重感染合并暴发性紫癜密切相关，是患者发生PF的根本原因，因此，提出在抗感染和抗休克的同时，使用外源性蛋白C或活化蛋白C(APC)替代治疗，有助于凝血失衡纠正，可以减轻PF的组织损伤。临床使用重组人活化蛋白C具有抗凝、抗炎活性，研究发现中心静脉持续给药每小时24 μg/kg，持续96小时，可使蛋白C活性增加，凝血功能改善，使用安全，并且发现血小板小于30×10^{9}/L并非绝对禁忌。Fourrier等通过对15例脑膜炎球菌并暴发性紫癜患者研究发现所有患者血浆蛋白C水平明显降低，给予蛋白C替代治疗获得了较好疗效，并且发现蛋白C替代治疗时最小负荷剂量为250 IU/kg，每天维持剂量分别为200 IU/kg，没有发现任何不良反应。至于蛋白C治疗的最佳时期、最佳给药剂量仍需进一步研究。此外，单纯同源蛋白C缺陷，新鲜冷冻血浆可以有效替代。

(三)抗凝血酶Ⅲ(AT-Ⅲ)

PF时抗凝血酶Ⅲ减少，予抗凝血酶Ⅲ替代治疗，可促其恢复正常，改善DIC，且可促进脑膜炎球菌PF血浆蛋白C水平升高。另有研究发现，所有脑膜炎球菌并暴发性紫癜患者抗凝血酶水平明显降低，给予抗凝血酶替代治疗获得了较好疗效，并且发现AT替代治疗时最小负荷剂量为150 IU/kg，每天维持剂量分别为150 IU/kg，安全有效。

(四)重组组织纤溶酶原活性因子(rt-PA)

PF时，纤溶酶原活性抑制因子浓度增加，纤维蛋白沉积，血管内血栓形成，多器官功能衰竭，rt-PA有助于溶解血栓、改善外周灌注，半衰期5分钟，剂量为每小时0.25～0.5 mg/kg，重复使用，对脑膜炎球菌PF治疗有助。但Zenz等通过对62例需要截肢或伴有顽固性休克的PF患儿使用rt-PA研究发现，其中5例患儿并发颅内出血，因缺乏对照，使用rt-PA是否引起出血尚不能确定。

(五)肝素

对处于高凝状态的患儿，肝素与抗凝血酶Ⅲ结合抑制血栓形成，减轻皮肤坏死，早期可持续滴注肝素100～200 U/(kg·d)或低分子肝素75 U/(kg·d)，同时输注新鲜冷冻血浆和抗凝血酶Ⅲ，使用时须注意肝素耐受、停药后反复、血小板减少和出血等现象。但也有学者认为其并无肯定疗效。

(六)外科治疗

部分PF患儿经内科抢救存活后，虽然生命体征基本稳定，但约90%患儿全层皮肤软组织坏死，有时可深达肌肉、骨骼，愈后残留瘢痕，需要外科进一步处理，包括筋膜切开术、截肢术、皮肤移植术。外科治疗分为二期，一期清创、植皮、截肢，二期松解肌肉挛缩、治疗残肢溃疡，及时外科清创、截肢对降低死亡率起关键作用。PF 时肢体肿胀，可引起筋膜腔综合征，并发横纹肌溶解使器官功能恶化，故所有患者都要监测筋膜腔压力，当筋膜腔压力大于 4.0 kPa(30 mmHg)时，立即实行筋膜腔切开术。尽早实施筋膜切开术，可能减轻软组织坏死的深度，减少截肢。此外，对有遗传性 PC 基因突变的患儿，在手术、外伤、感染时可及时给予 PC 或 APC 制剂，以预防 PF 的发生。

总之，目前暴发性紫癜的治疗是包括原发病在内的一系列综合治疗，其中支持治疗、有效的血液成分(包括新鲜冷冻血浆及凝血因子)、抗感染仍是主要的治疗手段，蛋白 C、抗凝血酶Ⅲ缺陷时给予蛋白 C、抗凝血酶Ⅲ替代治疗。鉴于血栓和出血这一矛盾，抗凝剂的使用仍有争议，且剂量必须个体化。容量负荷过重时可考虑采用血浆去除术，难治病例可试用甲泼尼龙冲击或免疫抑制剂环磷酰胺治疗。随着继发感染的控制、支持治疗，以及其他治疗方法的应用，原发性 PF 死亡率明显降低；感染合并暴发性紫癜，液体复苏、抗生素及血管活性药应用非常重要，纠正酸碱失衡、电解质紊乱，早期给氧、机械通气有助于疾病康复。

（王玮琦）

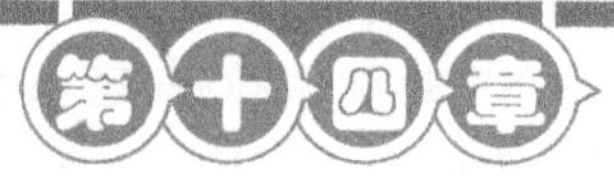

儿科急危重症

第一节　急性细菌性脑膜炎

急性细菌性脑膜炎又称化脓性脑膜炎，是由各种化脓性细菌引起的脑膜炎症，部分患者病变累及脑实质。本病是小儿，尤其是婴幼儿时期常见的中枢神经系统感染性疾病。临床上以急性发热、惊厥、意识障碍、颅内压增高和脑膜刺激征及脑脊液脓性改变为特征。随着脑膜炎球菌及流感嗜血杆菌疫苗、肺炎球菌疫苗的接种和对本病诊断治疗水平不断提高，本病发病率和病死率明显下降。

一、病因与发病机制

许多化脓性细菌都能引起本病，但2/3以上的患儿是由脑膜炎球菌、肺炎链球菌和流感嗜血杆菌引起的。新生儿、2个月以下婴幼儿及原发性或继发性免疫缺陷病患者，易发生肠道革兰氏阴性杆菌和金黄色葡萄球菌脑膜炎，前者以大肠埃希菌最为多见，其次如变形杆菌、铜绿假单胞菌或产气杆菌等。与国外不同，我国较少发生B组β溶血性链球菌颅内感染。由脑膜炎球菌引起的脑膜炎呈流行性。

致病菌可通过多种途径侵入脑膜：①血源感染，最常见的途径是通过血流，即菌血症抵达脑膜微血管。当小儿免疫防御功能降低时，细菌通过血-脑屏障到达脑膜。致病菌大多由上呼吸道入侵血流，新生儿的皮肤、胃肠道黏膜或脐部也常是感染的侵入门户。②邻近组织器官感染，如中耳炎、乳突炎等扩散波及脑膜。③与颅腔存在直接通道，如颅骨骨折、神经外科手术、皮肤窦道或脑脊膜膨出，细菌可因此直接进入蛛网膜下腔。

二、病理生理

在细菌毒素和多种炎症相关细胞因子作用下，形成以软脑膜、蛛网膜和表层脑组织为主的炎症反应，表现为广泛性血管充血、大量中性粒细胞浸润和纤维蛋白渗出，伴有弥漫性血管源性和细胞毒性脑水肿。在早期或轻型病例，炎症渗出物主要在大脑顶部表面，逐渐蔓延至大脑基底部和脊髓表面。严重者可有血管壁坏死和灶性出血，或发生闭塞性小血管炎而致灶性脑梗死。感染进一步扩大，可累及脑室系统和脑实质，形成脑室管膜炎、脑膜脑炎；炎性渗出物可造成马氏孔、路氏孔或大脑导水管阻塞，引起阻塞性脑积水；蛛网膜颗粒因炎症阻塞或粘连而影响脑脊液回吸收,可形成交通性脑积水。炎症损伤可引起脑水肿、颅内压增高,血管炎性渗出、血管闭塞,可进一步引起脑神经受损,如视神经、听神经、面神经、动眼神经等,出现失明、耳聋、面瘫、复视等。部分病例可有抗利尿激素异常分泌,或并发脑脓肿、硬膜下积液,严重时发生脑疝。

三、临床表现

90%的化脓性脑膜炎患儿为5岁以下儿童,1岁以下是患病高峰年龄,流感嗜血杆菌引起的化脓性脑膜炎多集中在2个月至2岁的儿童。一年四季均有化脓性脑膜炎发生,但肺炎链球菌多见于冬、春季,而脑膜炎球菌和流感嗜血杆菌引起的化脓性脑膜炎分别多发病于春、秋季。本病大多急性起病,部分患儿病前有数天上呼吸道、胃肠道、泌尿道或皮肤感染病史。脑膜炎球菌和流感嗜血杆菌引起的细菌性脑膜炎有时伴有关节痛。

典型临床表现可简单概括为三方面:①感染中毒及急性脑功能障碍症状包括发热、烦躁不安和进行性加重的意识障碍。随病情加重,患儿逐渐从精神萎靡、嗜睡、昏睡、昏迷到深度昏迷。约30%的患儿有反复的全身或局限性惊厥发作。脑膜炎球菌感染常有瘀点、瘀斑和休克。②颅内压增高表现为头痛、呕吐,婴儿则有前囟饱满与张力增高、头围增大等。合并脑疝时,则有呼吸不规则、突然意识障碍加重及瞳孔不等大等体征。③脑膜刺激征以颈项强直最常见,其他如Kernig征和Brudzinski征阳性。

年龄小于3个月的婴幼儿和新生儿细菌性脑膜炎表现多不典型,主要差异在:①体温可高可低或不发热,甚至体温不升;②颅内压增高表现可不明显,幼婴不会诉头痛,可能仅有吐奶、尖叫或颅缝分离;③惊厥可不典型,如仅见面部、肢体局灶或多灶性抽动、局部或全身性肌阵挛,或呈眨眼、呼吸不规则、屏气等各种不显性发作;④脑膜刺激征不明显,与婴儿肌肉不发达、肌力弱和反应低下有关。

四、辅助检查

(一)脑脊液检查

脑脊液检查是确诊本病的重要依据,参见表14-1。典型病例表现为压力增高,外观浑浊似米汤样。白细胞总数显著增多,≥1 000×10^6/L,但有20%的病例可能在250×10^6/L以下,分类以中性粒细胞为主。糖含量常明显降低,蛋白显著增高。

表14-1 颅内常见感染性疾病的脑脊液改变特点

	压力(kPa)	外观	潘氏试验	白细胞(×10^6/L)	蛋白(g/L)	糖(mmol/L)	氯化物(mmol/L)	查找病原
正常	0.69~1.96	清亮透明	—	0~10	0.2~0.4	2.8~4.5	117~127	
化脓性脑膜炎	不同程度增高	米汤样浑浊	+~+++	数百至数千,多核细胞为主	明显增高	明显降低	多数降低	涂片或培养可发现致病菌
结核性脑膜炎	增高	微浊,毛玻璃样	+~+++	数十至数百,淋巴细胞为主	增高	降低	降低	涂片或培养可发现抗酸杆菌

续表

	压力(kPa)	外观	潘氏试验	白细胞($\times 10^6$/L)	蛋白(g/L)	糖(mmol/L)	氯化物(mmol/L)	查找病原
病毒性脑膜脑炎	正常或轻度增高	清亮	－～＋	正常至数百,淋巴细胞为主	正常或轻度增高	正常	正常	特异性抗体阳性,病毒分离可阳性
隐球菌性脑膜炎	增高或明显增高	微浊	＋～＋＋＋	数十至数百,淋巴细胞为主	增高	降低	多数降低	涂片墨汁染色可发现隐球菌

注:正常新生儿脑脊液压力 0.29～0.78 kPa,蛋白质 0.2～1.2 g/L;婴儿脑脊液细胞数(0～20)$\times 10^6$/L,糖 3.9～5.0 mmol/L。

确认致病菌对明确诊断和指导治疗均有重要意义,涂片革兰氏染色检查致病菌简便易行,检出阳性率甚至较细菌培养高。在提高培养阳性率方面应注意:尽可能在抗生素使用之前采集脑脊液标本;留取的脑脊液标本应尽快送检;同时进行脑脊液需氧菌和厌氧菌的培养。细菌培养阳性者应做药物敏感试验。以乳胶颗粒凝集试验为基础的多种免疫学方法可检测出脑脊液中致病菌的特异性抗原,对涂片和培养未能检测到致病菌的患者诊断有参考价值。

(二)其他

1.血培养

对所有疑似细菌性脑膜炎的病例均应做血培养,以帮助寻找致病菌。

2.皮肤瘀点、瘀斑涂片

这是发现脑膜炎双球菌重要而简便的方法。

3.外周血常规

白细胞总数大多明显增高,以中性粒细胞为主。但在感染严重或不规则治疗者,有可能出现白细胞总数减少。

4.血清降钙素原

血清降钙素原可能是鉴别无菌性脑膜炎和细菌性脑膜炎特异和敏感的检测指标之一,血清降钙素原超过 0.5 ng/mL 提示细菌感染。

5.神经影像学

头颅 MRI 较 CT 更能清晰地反映脑实质病变,在病程中重复检查能发现并发症并指导干预措施的实施。增强扫描虽不是常规检查,但能显示脑膜强化等炎症改变。

五、并发症和后遗症

(一)硬脑膜下积液

30%～60%的化脓性脑膜炎并发硬脑膜下积液,若加上无症状者,其发生率可高达 80%。本症主要发生在 1 岁以下婴儿。凡经细菌性脑膜炎有效治疗 48～72 小时后脑脊液有好转,但体温不退或体温下降后再升高;或一般症状好转后又出现意识障碍、惊厥、前囟隆起或颅压增高等症状,首先应怀疑本症的可能性。头颅透光检查和 CT 扫描可协助诊断,但最后确诊仍有赖硬膜下穿刺放出积液,同时也达到治疗目的。积液应送常规和细菌学检查,与硬膜下积脓鉴别。正常婴儿硬脑膜下积液量不超过 2 mL,蛋白定量小于 0.4 g/L。

发生硬脑膜下积液的机制尚不完全明确，推测原因：①脑膜炎症时，血管通透性增加，血浆成分渗出，进入硬膜下腔；②脑膜及脑的表层小静脉，尤其穿过硬膜下腔的桥静脉发生炎性栓塞，导致渗出和出血，局部渗透压增高，水分进入硬膜下腔形成硬膜下积液。

（二）脑室管膜炎

主要发生在治疗被延误的婴儿。患儿在有效抗生素治疗下发热不退、惊厥、意识障碍不改善、进行性加重的颈项强直甚至角弓反张，脑脊液持续异常且CT显示脑室扩大时，需考虑本症，确诊依赖侧脑室穿刺，取脑室内脑脊液显示异常。治疗大多困难，病死率和致残率高。

（三）抗利尿激素异常分泌综合征

炎症刺激神经垂体导致抗利尿激素过量分泌，引起低钠血症和血浆低渗透压，可能加剧脑水肿，致惊厥和意识障碍加重，或低钠血症直接引起惊厥发作。

（四）脑积水

分为阻塞性和交通性脑积水。发生脑积水后，患儿出现烦躁不安、嗜睡、呕吐、惊厥发作，头颅进行性增大，颅缝分离，前囟扩大饱满、头颅破壶音和头皮静脉扩张。至疾病晚期，持续的颅内高压使大脑皮质退行性萎缩，患儿出现进行性智力减退和其他神经功能倒退。

（五）各种神经功能障碍

由于炎症波及耳蜗迷路，10%～30%的患儿并发神经性耳聋。其他如智力低下、脑性瘫痪、癫痫、视力障碍和行为异常等。下丘脑和垂体病变可继发中枢性尿崩症。

六、诊断与鉴别诊断

（一）诊断

早期诊断是保证患儿获得早期治疗的前提。凡急性发热起病，并伴有头痛呕吐、反复惊厥、意识障碍或颅内压增高表现的婴幼儿，均应注意本病的可能性，应进一步依靠脑脊液检查确立诊断。然而，对有明显颅压增高者，应先适当降低颅内压后再行腰椎穿刺，以防腰椎穿刺后发生脑疝。

婴幼儿患者和经不规则治疗者临床表现常不典型，后者的脑脊液改变也可不明显，病原学检查往往阴性，诊断时应仔细询问病史和详细进行体格检查，结合脑脊液中病原的特异性免疫学检查及治疗后病情转变，综合分析后确立诊断。

（二）鉴别诊断

除化脓性细菌外，结核分枝杆菌、病毒、真菌等都可引起脑膜炎，并出现与细菌性脑膜炎相似的临床表现而需注意鉴别。脑脊液检查，尤其是病原学检查是鉴别诊断的关键。

1.结核性脑膜炎

需与不规则治疗的细菌性脑膜炎鉴别。结核性脑膜炎呈亚急性起病，不规则发热1～2周后才出现脑膜刺激征、惊厥或意识障碍等表现，或于昏迷前先有脑神经或肢体麻痹。有结核接触史、PPD阳性或肺部等其他部位结核病灶者支持结核性脑膜炎的诊断。脑脊液外观呈毛玻璃样，白细胞数多低于500×10^6/L，分类以淋巴细胞为主，蛋白明显增高，糖、氯化物明显降低，薄膜涂片抗酸染色和结核分枝杆菌培养可帮助确立诊断。

2.病毒性脑膜炎

临床表现与细菌性脑膜炎相似，感染、中毒及神经系统症状均较细菌性脑膜炎轻，病程自限，大多数不超过2周。脑脊液较清亮，白细胞数为零至数百$\times10^6$/L，分类以淋巴细胞为主，糖含量正常，蛋白轻度增高。脑脊液中特异性抗体和病毒分离有助诊断。

3.隐球菌性脑膜炎

临床和脑脊液改变与结核性脑膜炎相似，但病情进展可能更缓慢，头痛等颅压增高表现更持续和严重。诊断有赖于脑脊液涂片墨汁染色和培养找到致病真菌。

此外，还需注意与脑脓肿、热性惊厥、颅内出血、肿瘤性脑膜炎鉴别。复发的细菌性脑膜炎应注意与 Mollaret 脑膜炎鉴别。

七、治疗

（一）抗生素治疗

1.用药原则

细菌性脑膜炎预后严重，应力求用药 24 小时内杀灭脑脊液中的致病菌，故应选择对病原菌敏感且能较高浓度透过血-脑屏障的药物。急性期要静脉用药，做到用药早、剂量足和疗程长。

2.病原菌明确前的抗生素选择

其包括诊断初步确立但致病菌尚未明确或院外不规范治疗者。应选用对肺炎链球菌、脑膜炎球菌和流感嗜血杆菌三种常见致病菌皆有效的抗生素。目前主要选择能快速在患者脑脊液中达到有效灭菌浓度的第三代头孢菌素，包括头孢噻肟 200 mg/(kg·d)，或头孢曲松 100 mg/(kg·d)，疗效不理想时可联合使用万古霉素 60 mg/(kg·d)。对 β 内酰胺类药物过敏的患儿可改用氯霉素 100 mg/(kg·d)。

3.病原菌明确后的抗生素选择

(1)肺炎链球菌：由于目前半数以上的肺炎球菌对青霉素耐药，故应继续按上述病原菌未明确方案选药。仅当药物敏感试验提示致病菌对青霉素敏感，可改用青霉素 20 万～60 万 U/(kg·d)。

(2)脑膜炎球菌：与肺炎链球菌不同，目前该菌大多数对青霉素依然敏感，故首先选用，剂量同前。少数耐青霉素者需选用上述第三代头孢菌素。

(3)流感嗜血杆菌：对敏感菌株可换用氨苄西林 200 mg/(kg·d)。耐药者使用上述第三代头孢菌素联合美罗培南 120 mg/(kg·d)，或选用氯霉素。

(4)其他：致病菌为金黄色葡萄球菌者应参照药物敏感试验选用萘夫西林 200 mg/(kg·d)、万古霉素或利福平 10～20 mg/(kg·d)等。革兰氏阴性杆菌者除上述第三代头孢菌素外，可加用氨苄西林或美罗培南。

4.抗生素疗程

对肺炎链球菌和流感嗜血杆菌脑膜炎，其抗生素疗程应是静脉滴注有效抗生素 10～14 天，脑膜炎球菌者 7 天，金黄色葡萄球菌和革兰氏阴性杆菌脑膜炎者应 21 天以上。若有并发症或经过不规则治疗的患者，还应适当延长疗程。停药指征：临床症状消失，体温正常至少 1 周，脑脊液常规生化检查 2 次正常，细菌培养阴性。

（二）肾上腺皮质激素的应用

细菌释放大量内毒素，可能促进细胞因子介导的炎症反应，加重脑水肿和中性粒细胞浸润，使病情加重。抗生素迅速杀死致病菌后，内毒素释放尤为严重，此时使用肾上腺皮质激素不仅可抑制多种炎症因子的产生，还可降低血管通透性，减轻脑水肿和颅内高压。常用地塞米松 0.6 mg/(kg·d)，分 4 次静脉注射。一般连续用 2～3 天，过长使用并无益处。皮质激素有稳定血-脑屏障的作用，因而减少了脑脊液中抗生素的浓度，必须强调在首剂抗生素应用之前或同时使用地塞米松。新生儿细菌性脑膜炎不推荐应用皮质激素。

(三)并发症的治疗

1.硬膜下积液

少量积液无须处理。如积液量较大引起颅压增高时,应行硬膜下穿刺放出积液,放液量每次、每侧不超过 15 mL。有的患儿需反复多次穿刺,大多数患儿积液逐渐减少而治愈。个别迁延不愈者需外科手术引流。

2.脑室管膜炎

进行侧脑室穿刺引流以缓解症状。同时,针对病原菌结合用药安全性,选择合适的抗生素脑室内注入。

3.脑积水

主要依赖手术治疗,包括正中孔粘连松解、导水管扩张和脑脊液分流术。

(四)对症和支持治疗

(1)急性期严密监测生命体征,定期观察患儿意识、瞳孔和呼吸节律改变,并及时处理颅内高压(应用甘露醇 0.25～1 g/kg 和地塞米松),预防脑疝发生。

(2)及时控制惊厥发作,并防止再发。

(3)监测并维持体内水、电解质、血浆渗透压和酸碱平衡。对有抗利尿激素异常分泌综合征表现者,积极控制脑膜炎的同时,适当限制液体入量,对低钠血症症状严重者酌情补充钠盐。

八、预后

合理的抗生素治疗和支持治疗降低了本病的死亡率,本病婴幼儿死亡率为 10%。死亡率与病原菌(肺炎球菌脑膜炎死亡率最高)、患儿年龄(＜6 个月)、脑脊液中细菌量、治疗前惊厥持续时间(＞4 天)相关。10%～20%的幸存者遗留各种神经系统严重后遗症,常见的神经系统后遗症包括听力丧失、智力倒退、反复惊厥、语言能力延迟、视力障碍、行为异常。

(齐登宏)

第二节 心律失常

一、窦性心动过速

(一)临床要点

窦性心动过速指窦房结发出激动的频率超过正常心率范围的上限。其原因有生理性,如哭闹、运动、情绪紧张等;病理性主要有发热、贫血、甲状腺功能亢进、心肌炎、风湿热、心力衰竭等。一般无临床症状,年长儿有时可诉心悸。

(二)心电图特征

窦性心律,心率超过该年龄正常心率范围。婴儿心率每分钟大于 140 次,1～6 岁心率每分钟大于120 次,6 岁以上心率每分钟大于 100 次。

(三)治疗

心律失常主要针对病因。有症状者可用β受体阻滞剂或镇静剂。

二、窦性心动过缓

(一)临床要点

窦性心动过缓指窦房结发出激动的频率低于正常心率。多由于迷走神经张力过高、颅内压增高、甲状腺功能减退、β受体阻滞剂作用所致,少数为窦房结本身的病变。一般无症状,心率显著缓慢时可有头晕、胸闷,甚至昏厥。

(二)心电图特征

窦性心律,心率低于该年龄正常心率范围;1岁以内(婴儿)心率每分钟小于100次,1～4岁每分钟小于80次,3～8岁每分钟小于70次,8岁以上每分钟小于60次。

(三)治疗

主要针对病因。心率明显缓慢或有症状者,可口服阿托品,剂量每次0.01～0.02 mg/kg,每天3～4次。

三、期前收缩

按其期前收缩起源部位的不同分为房性、房室交界区性及室性期前收缩。期前收缩既可见于明确病因,如各种感染、器质性心脏病、缺氧、药物作用及自主神经功能不稳定等,也可见于健康小儿。

(一)临床特点

多数小儿无症状,少数有心悸、胸闷、心前区不适。心脏听诊可听到心跳提早搏动之后有较长的间歇,脉搏短绌。期前收缩于运动后增多,提示同时有器质性心脏病。

(二)心电图特征

1.房性期前收缩

(1)提前出现的房性P波(P' 波),P' 波形态与窦性P波略有不同。P'R>0.10秒。

(2)P' 波后有QRS波,一般形态正常,P' 引起QRS波有时增宽变形,似右束支传导阻滞图形称房性期前收缩伴室内差异性传导。

(3)P' 波后无QRS波时称房性期前收缩未下传,P' 波可出现在前一个窦性T波中,T波形态轻度异常。

(4)期前收缩后代偿间歇多为不完全性。

2.房室交界区性期前收缩

(1)提前出现的QRS波,形态正常。

(2)在QRS波之前、中或后有逆行P' 波,但P'R<0.10秒,QRS波之后则RP'<0.20秒。

(3)代偿间期往往为不完全性。

3.室性期前收缩

(1)提前出现的宽大畸形QRS-T波群,期前收缩前无P' 波;T波与QRS主波方向相反。

(2)代偿间歇常为完全性。

(3)同一导联出现两种或两种以上形态的期前收缩,而配对间期固定者称多形性期前收缩。

(4)若同一导联出现两种或两种以上形态的期前收缩,且配对间期也不相等者称多源性期前收缩。

室性期前收缩有以下情况应视为器质性期前收缩：①先天性或后天性心脏病基础上出现期前收缩或心功能不全出现期前收缩。②室性期前收缩、房性期前收缩或房室交界性期前收缩同时存在。③心电图同时有 QT 间期延长或 RONT 现象(提前的 QRS 波落在 T 波上)。④有症状的多源、频发期前收缩，特别是心肌炎、心肌病等患者。对判断器质性室性期前收缩有困难时，应进行 24 小时动态心电图检测。

(三)治疗

治疗包括病因治疗和应用抗心律失常药。

1.房性期前收缩

大多数偶发、无症状者属良性，不需要药物治疗。如频发者可给予普罗帕酮或β受体阻滞剂。1 岁以内的婴儿频发房性期前收缩，易发生心房扑动和室上性心动过速，可用地高辛，无效时可加用普萘洛尔。

2.房室交界区性期前收缩

不需特殊治疗。

3.室性期前收缩

未发现器质性心脏病又无症状者不需要用抗心律失常药。有器质性期前收缩应予治疗。可选用美西律口服，每天 2～5 mg/kg，每 8 小时一次。普罗帕酮每次 5～7 mg/kg，每 6～8 小时一次口服。胺碘酮每天 5～10 mg/kg，分 3 次，口服 1～2 周后逐渐减量至原来的 1/3，每天 1 次，服 5 天，停 2 天。普萘洛尔每天1～3 mg/kg，分 3 次。洋地黄中毒和心脏手术后发生的室性期前收缩，选用苯妥英钠每次2～4 mg/kg，缓慢静脉注射，可于 15～20 分钟后重复一次，总量为 15 mg/kg。肥厚性心肌病的室性期前收缩，用钙通道阻滞剂维拉帕米，每天1～3 mg/kg，分 3 次口服。

四、阵发性室上性心动过速

阵发性室上性心动过速，其发生机制多数为折返激动，其次为心房或房室结自律性增高。室上性心动过速多见于无器质性心脏病者，可因呼吸道感染、疲劳、情绪激动等诱发。室上性心动过速也可发生于某些器质性心脏病、心肌炎、洋地黄中毒、电解质紊乱、心导管检查及心脏手术后。预激综合征的患儿50%～90%可发生阵发性室上性心动过速。

(一)临床要点

1.症状

阵发性室上性心动过速突然发生突然停止，婴儿常烦躁不安、拒食、呕吐、面色灰白、呼吸急速，肺部有啰音，心率每分钟 200～300 次，一次发作数秒或数小时，如发作时间为 24 小时以上可导致心力衰竭或休克，易误诊为重症肺炎。儿童常诉心悸、头晕、疲乏、烦躁，伴有恶心、呕吐、腹痛，少数可有短暂昏厥，但较少发生心力衰竭和休克。

2.心电图特征

(1)心室率快而匀齐，婴儿常为每分钟 230～300 次，儿童常为每分钟 160～200 次，R-R 间期绝对匀齐。

(2)P' 波可与 QRS 波重叠，若见到 P' 波形态异常，为逆行 P' 波。

(3)QRS 波群绝大多数形态正常，少数合并室内差异传导或逆向型房室折返心动过速时

QRS 波增宽。

(4)可有继发 ST-T 改变。

(二)治疗

治疗包括终止发作和预防复发。

1.终止发作

(1)用兴奋迷走神经的方法:小婴儿用冰水毛巾敷面部,每次 10～15 秒。儿童可深吸气屏住呼吸;刺激咽后壁,使作呕;或压迫一侧颈动脉窦。

(2)抗心律失常药:①普罗帕酮对折返性心动过速和自律性增高均有效,剂量为1～2 mg/kg 加入 10%葡萄糖溶液 10 mL 中缓慢静脉注射。首剂未转复者,隔 10 分钟可重复,不可超过 3 次。有心力衰竭或传导阻滞者忌用。②维拉帕米为钙通道阻滞剂,通过延长房室结不应期而阻断折返。若年龄>1 岁,未并发心力衰竭者可选用。剂量为 0.1～0.2 mg/kg,每次量不超过 5 mg,加入葡萄糖溶液中缓慢静脉注射。未转复者隔 15～20 分钟可重复一次,有心力衰竭、低血压、房室传导阻滞者忌用。③三磷酸腺苷(ATP),婴儿每次 3～5 mg,儿童每次 7～15 mg,加入 10%葡萄糖 1～5 mL 中于 2 秒内快速静脉推注。有时此药伴严重不良反应,如心脏停搏。④地高辛,有心力衰竭者宜选用,用量与治疗急性心力衰竭相同。⑤普萘洛尔剂量为 0.1 mg/kg 加 10%葡萄糖溶液稀释,缓慢静脉注射。

(3)同步直流电击复律。

(4)射频消融术:对上述药物治疗难奏效或频繁复发者可用射频消融术治疗。

2.预防复发

在终止发作后继续口服药物,常用药物有地高辛、普萘洛尔、普罗帕酮、胺碘酮等,口服维持量6～12 个月。

五、阵发性室性心动过速

阵发性室性心动过速(ventricular tachycardia,VT)是一种严重的快速心律失常,可导致血流动力学障碍。根据波形特征,分单形和多形性室性心动过速。每次发作时间 30 秒内自行终止为非持续性室性心动过速;大于 30 秒或患者发生昏厥者为持续性室性心动过速。

(一)临床意义

室性心动过速急性多见于缺氧、酸中毒、感染、药物、高(低)血钾,慢性多见于有器质性心脏病者,如心肌炎、心肌病、二尖瓣脱垂、原发心脏肿瘤、Q-T 间期延长、心导管检查及心脏手术后、冠状动脉起源异常、右心室发育不全。少数小儿原因不明。特发性室性心动过速无器质性心脏病的临床证据,用射频消融治疗有效。

(二)诊断

1.临床表现

临床表现有突发、突止的特点,症状常有发作性头晕、心悸、疲乏、心前区疼痛,严重者可昏厥、抽搐或猝死。婴儿易出现心力衰竭或休克。

2.心电图特征

(1)连续 3 次或 3 次以上的期前 QRS 波群,时限增宽,形态畸形,心室率每分钟 150～250 次,R-R 间期可略有不齐。

(2)房室分离,可见窦性 P' 波与 QRS 波各自独立,无固定时间关系,呈干扰性房室脱节,心室率快于心房率。

(3)常出现心室夺获及室性融合波。

3.治疗

治疗包括终止室性心动过速发作，预防室性心动过速复发。

(1)消除病因：如药物不良反应、电解质紊乱等。

(2)危重患儿首选同步直流电击复律，用量为 2～5 ws/kg，婴儿每次＜50 ws，儿童每次＜100 ws，无效者隔 20～30 分钟重复一次。洋地黄中毒者忌电击治疗。

(3)抗心律失常药物：①利多卡因为首选，剂量 1 mg/kg，稀释后缓慢静脉注射。无效者隔 5～10 分钟可重复一次，总量 3～5 mg/kg。室性心动过速纠正后每分钟 20～30 μg/kg 静脉滴注维持。②普罗帕酮：1～2 mg/kg，稀释后缓慢静脉注射。无效可重复 1～3 次。③苯妥英钠 2～4 mg/kg 加生理盐水稀释后缓慢静脉注射，无效可重复 1～3 次，总量为15 mg/kg。其对洋地黄中毒及心脏手术者效果较好。④胺碘酮，对上述药物无效的顽固性室性心动过速可采用胺碘酮，每次 1 mg/kg，静脉注射10 分钟，无效隔 5～10 分钟重复同样剂量，总量 24 小时＜10 mg/kg。或用负荷量 2.5～5 mg/mg，静脉注射 30～60 分钟，可重复 1 次，总量 24 小时≤10 mg/kg。

(4)射频消融术：对顽固病例并被证实为折返激动所致，尤其是特发性室性心动过速可用射频消融治疗。

(5)预防复发：对有复发倾向者可口服普罗帕酮、普萘洛尔、胺碘酮等有效药物。

六、房室传导阻滞

房室传导阻滞(atrial-ventricular block，AVB)是小儿较常见的缓慢性心律失常，按房室传导阻滞的程度可分为一、二、三度房室传导阻滞。病因有急性感染、心肌炎、心肌病、电解质紊乱、洋地黄或其他药物中毒及心脏手术等。少数为先天性房室结发育畸形或胎儿期房室结病变所致，称先天性完全性房室传导阻滞。一度和二度Ⅰ型可为迷走神经张力增高所致。

(一)一度房室传导阻滞

1.临床要点

一度房室传导阻滞临床一般无症状，听诊第一心音低钝。有时健康小儿亦可出现一度房室传导阻滞。

2.心电图特征

PR 间期超过正常最高值，即 1 岁内 PR＞0.14 秒，学龄前 PR＞0.16 秒，学龄期 PR＞0.18 秒，青春期PR＞0.20秒。其正常值与心率有关。

3.治疗

针对病因治疗，不需要用抗心律失常药。随着病因的消除，一度房室传导阻滞可消失。

(二)二度房室传导阻滞

1.临床要点

二度房室传导阻滞的临床症状视传导阻滞的严重程度及心室率的快慢而定，可无症状或有心悸、头晕等。

2.心电图特征

二度房室传导阻滞分为Ⅰ型(莫氏Ⅰ型)和Ⅱ型(莫氏Ⅱ型)。

(1)二度Ⅰ型：①PR 间期随每次心搏逐次延长，直至 P' 波后脱落一个 QRS 波群(心室漏搏)。周而复始,呈规律性改变。②PR 间期逐次延长的同时,R-R 间期逐次缩短,继以一个较长的 R-R 间期。③伴有心室漏搏的长 R-R 间期小于任何 2 个 R-R 间期之和。

(2)二度Ⅱ型:①PR 间期正常或稍延长,但固定不变。②P' 波按规律出现,QRS 波呈周期性脱落,伴有心室漏搏的长 R-R 为短 R-R 间隔的倍数。③房室间传导比例多为 2∶1 或 3∶1 下传。

3.治疗

主要针对病因治疗,二度Ⅰ型是暂时的,多可恢复,而二度Ⅱ型可逐渐演变为三度房室传导阻滞。

(三)三度(完全性)房室传导阻滞

1.临床特征

三度(完全性)房室传导阻滞除有原发病、病毒性心肌炎、先天性心脏病等的表现外,婴儿心率每分钟<80 次,儿童每分钟<60 次。当心室率每分钟<40 次时有疲乏、无力、眩晕,严重者可发生阿-斯综合征或心力衰竭。

2.心电图特征

(1)P 波与 QRS 波无固定关系,心室率慢于心房率。

(2)QRS 波群形态与阻滞部位有关。若起搏点在房室束分支以上,QRS 波群不宽。若起搏点在希氏束以下,QRS 波群增宽。

3.治疗

(1)无症状先天性者不需治疗。

(2)病因治疗:如心肌炎或手术暂时损伤者,用肾上腺皮质激素治疗。

(3)提高心率:阿托品每次 0.01~0.03 mg/kg,每天 3~4 次,口服或皮下注射。异丙基肾上腺素加入 5%葡萄糖溶液按每分钟 0.1~0.25 μg/kg,静脉滴注,或用 5~10 mg 舌下含服。

(4)放置人工起搏器的适应证:①阿-斯综合征或伴心力衰竭。②心室率持续显著缓慢,新生儿每分钟<55 次,婴儿每分钟<50 次,儿童每分钟<45 次。③室性心动过速心律失常,阻滞部位在希氏束以下。④对运动耐受量低的患儿。

(齐登宏)

第三节 心肌梗死

心肌梗死(myocardial infarction,MI)由斯特耐克(Stryker)首先描述。近年来,小儿 MI 实际发病率及检出率均较前显著增加,已成为小儿猝死的重要病种之一。从出生后第一天至青少年期,健康儿或有基础疾病者,均可发生 MI。有资料表明,未经手术的先天性心脏病患儿尸解证实近 75%有 MI 的证据,无先天性心脏病小儿尸解发现冠状动脉病变为主要死因者占总数的 2%以上。

一、病因

病因与年龄相关。

(一)新生儿期

先天性心脏病,特别是冠状动脉起源异常是此期致 MI 最重要的因素。冠状动脉起源异常发生率 1%～2%,多数患儿无临床表现。有学者分析 7 857 例重要冠状动脉异常(ACAS)死亡小儿后指出,最常见的 ACAS 为冠状动脉异位起源于主动脉(43%)与冠状动脉左前降支发自肺主动脉(ALCAPA,Bland-White-Garland 综合征)(40%),ALCAPA 小儿常在出生后第 1 年内发生充血性心力衰竭,多于出生后 14 年内死亡。ACAS 死亡病例中 45%为猝死,部分存活至青少年期者遗留陈旧性 MI,全部病例均有前外侧壁近端的铊-201(^{201}Tl)灌注异常。右冠状动脉异常以先天性瘘管多见。

次常见原因有肺动脉闭锁而室间隔完整者、永存动脉干、大动脉转位及修复后等;少见原因如心内膜弹力纤维增生症、冠状动脉中层钙质沉着。日本全国 105 755 例川崎病患儿中 1%～2%猝死,猝死主要原因为 MI,尸检证明为冠状动脉血栓性脉管炎和动脉瘤破裂,年龄≤30 天龄者 6 例,最小发病日龄为 20 天。

(二)一岁至青春期前

川崎病很可能是此期 MI 的最重要病因,亚裔小儿更易罹患。发病的第 7 天起即可检出冠状动脉异常扩张,其中的 15%～25%患儿发展为冠状动脉瘤,近 70%小儿的动脉瘤在 1～2 年消退。MI 发生率为 1.9%,通常发生于患病后第一年(72.8%),其中 39.5%发生在患病后 3 个月内。63%于休息或睡眠时发病,14%于玩耍、活动、走路时发病。22%的患者在第一次 MI 期间死亡。发病 10 天内大剂量免疫球蛋白联合阿司匹林治疗较单用阿司匹林使冠状动脉病变发生率由 20%降至 4%,10%的个体对该方案无效应。日本全国范围的调查发现,本病复发率约 3%,12.2%的复发者伴心脏并发症,以男性、首次发病有心脏并发症者为主,但复发者无一例为 MI。

其他非外科病因常见有心肌病、心肌炎(含风湿性心肌炎)、胶原血管性疾病(特别是系统性红斑狼疮、高安病、结节性动脉炎);次常见者包括肾病综合征、隐伏的恶性肿瘤(尤其是淋巴瘤纵隔放疗后)、败血症、William 综合征(主动脉瓣上狭窄)、感染性心内膜炎、同型半胱氨酸血症,以及甲型血友病以凝血酶原复合物浓缩剂或Ⅷ因子抑制物旁路活性(FEIBA)治疗者、特发性心内膜下 MI。某些非常罕见的病因有遗传性疾病如早老症、弹性纤维假黄瘤、黏多糖病、Fabry 病、尿黑尿酸症、Hurler 综合征、糖原累积病Ⅱ型及冠状动脉肌纤维发育不良、主动脉瓣乳头肌弹性纤维瘤继发 MI、衣原体肺炎、幽门螺杆菌感染,有报道一名 11 岁西班牙裔男童因痉挛性喉炎(croup)吸入消旋肾上腺素后 20 分钟发生 MI。

部分手术或创伤后导致 MI 的原因包括在体外循环时冠状动脉灌注不良、心脏移植并发症如排异、钝性胸部创伤。曾报告一接受骨髓移植的 7 岁小儿发生曲菌性全心炎,其冠状动脉见曲菌栓塞而继发急性大面积 MI。

(三)青少年

MI 的病因除下列三点外与儿童类似:①川崎病在该年龄组发病较少;②应考虑有无吸食可卡因或嗅吸胶水的可能;③冠状动脉粥样硬化是否致小儿 MI 仍有争议,但已知纯合子型家族性高胆固醇血症(发病率为 1/100 万)、家族性混合性高脂血症、低脂蛋白血症、高载脂 B 脂蛋白血症者,其冠状动脉病变早发,并在 20 岁前即可发生 MI。对青少年(平均 16 岁)杂合子型高胆固醇血症(发病率 1/500)患者以^{201}Tl 扫描提示 22%的病例伴 MI。某些烟雾病患儿也可发生 MI。

二、临床表现

常见症状：哭闹、难以哺喂、呼吸困难、呕吐、绞痛、易激惹、休克等。4 岁以下患儿 17%、而 4 岁以上 83%主诉有胸痛、胸部压榨感。研究发现小儿胸痛部位及放射较疼痛性质对心绞痛诊断有帮助，因为小儿往往将疼痛描述为锐痛，且对此复述时有出入。疼痛放射至左肩者则更可能是心源性。摩擦音、颈静脉扩张被认为是有高度特异性的体征，而发绀、大汗、灌注不良、心动过速、啰音、焦虑等提示 MI 的敏感程度尚难确定。MI 小儿常伴发心律失常，可有上腹痛、腹部压痛、昏厥及易疲劳等不同的表现形式。由于移植后的心脏已失去神经支配，故缺血不表现为胸痛，而是咳嗽、充血性心力衰竭、心律失常或猝死。

三、辅助检查

（一）心电图（ECG）检查

小儿 MI 的 ECG 表现与成人并无大异，但正常变异时的 T 波改变、先天性心脏病者的 ECG 可类似于 MI。小儿 MI 的 ECG 诊断指标：①除 aVR 外任一导联，尤其是 Ⅰ、aVL、V_5、V_6 导联，ST 段改变>2 mV，ST 在任一导联抬高，其对应导联 ST 段压低；②异常 Q 波；③异常 T 波倒置；④室性心律失常，特别是室性心动过速；⑤QTc>0.48 秒；⑥心肌肥厚可能提示先天性心脏病，且是 MI 的一个危险因子。

川崎病小儿 MI 的 Q 波振幅和持续时间（≥0.04 秒）对诊断特异性为 97%～100%，Q 波振幅单项指标有 86%的特异性，Q 波间期因 MI 发生部位不同其灵敏度及特异性有差异，如下壁者较低，前壁则可高达 88%。但要与非缺血的病理状态时的 Q 波改变相鉴别，如“容量负荷过重”所致左心室肥厚者的 V_5～V_6 导联、所致右心室肥厚者的 V_1～V_2 导联均可有宽大 Q 波。婴幼儿Ⅰ、aVL 或 V_5～V_7 任一导联出现宽大 Q 波均提示左冠状动脉的起源异常，其他 Q 波>0.12 秒者尚须考虑心肌炎、心肌纤维化、肥厚型心肌病、Duchenne 肌营养不良性心肌病、心内膜弹力纤维增生症，尤其是特发性主动脉下闭锁等。

ST 段除 avR 导联抬高>2 mV 应考虑急性 MI，小儿急性 MI，ST 段与 T 波前肢形成弓背向上抬高 ST 段压低通常特异性较低，但出现与对应导联呈近乎 180°相反方向“镜像”关系时对确定梗死部位有重要意义，强烈提示 MI。后壁心梗可无 ST 段抬高，而仅有 V_{4R}～V_2导联的 ST 段压低。

Ⅱ、Ⅲ、aVF 倒置对下壁心梗诊断有很高的特异性和敏感性，如在同时见深的 Q 波，伴或不伴 T 波倒置，亦能提示 MI。

小儿 MI 室性心律失常较之成人并发症的发生更为常见，以室性心动过速、心室颤动为主，死亡率为 80%。

应用信号平均心电图后电位技术评价小儿心肌缺血及 MI，应用 VCM-3000 系统，用一频带为 40～300 Hz 的滤波器，将 200 次电位叠加、平均与记录，检查经^{201}Tl 心脏扫描证实的有无心肌缺血及 MI 的滤波后 QRS 间期（f-QRSd，ms）、滤波后均方根电压（RMS，μV）和 QRS 终末 40 μV以下低振幅的间期（LAS，ms），按体表面积（BSA，m^2）分成 4 组。发现当 BSA<0.3 m^2 时如 f-QRSd>95 毫秒，RMS<30 μV，LAS>25 毫秒；当 BSA 0.3～0.5 m^2 时f-QRSd>110 毫秒，RMS<251 μV，LAS>30 毫秒；当 BSA 0.5～1.2 m^2时 f-QRSd>115 毫秒，RMS<20 μV，LAS >30 毫秒；当 BSA≥1.2 m^2 时 f-QRSd>125 毫秒，RMS<20 μV，LAs>30 毫秒时，均可认为是

阳性后电位。其阳性率在无冠脉损害组为0，缺血组为56.3%，陈旧性MI组为69.2%，特异性及灵敏度远高于以成人标准用于小儿者，且重复性为100%。对难以行心血管造影检查的婴幼儿患者不失为替代方法之一。

(二)实验室检查

1.心肌酶谱(CK-MB、SGOT、LDH)

CK-MB在评估MI有一定参考价值。有报道CK-MM3/MM1异构体在MI胸痛发作时即升高，2～6小时达峰值，且易于检测。

2.心肌钙蛋白Ⅰ及T

均有显著升高，前者更特异、更灵敏(两者均近乎100%)、窗口期更长。

(三)器械检查

(1)^{201}Tl闪烁照相或^{201}Tl单光子发射体层成像(SPECT)即使在小婴儿亦能提示心脏某部位的灌注或摄取缺欠、心肌坏死，且可鉴别充血性心肌病的病因。若由AL-CAPA所致者，则有灌注异常；若为其他因素所致，则灌注正常或造影剂不规则广泛分布。宫川等提出双嘧达莫-^{201}Tl SPECT对川崎病心脏并发症(含MI)的诊断与长期随访安全、有效。

(2)电影磁共振通过快速连续放映，可了解心脏及瓣膜的活动情况。MRI亦可作出MI诊断。

(3)二维/三维心脏超声：借以了解心室壁的运动情况及是否存在室壁瘤、二尖瓣反流。仔细观察也可发现冠状动脉的异常和乳头肌梗死。

(4)心血管造影能提示冠状动脉有无栓塞、闭锁、扩张及冠状动脉瘤和心脏的情况，儿科尤其是婴幼儿应用有一定局限性。

四、诊断与鉴别诊断

目前尚无小儿MI统一的诊断标准，根据文献，宜从以下诸方面考虑本病的诊断。①病史：有无提示MI的基础疾病，如既往有心力衰竭样表现，既往如有胸部创伤及创伤后ECG表现，免疫紊乱及是否服用肾上腺皮质激素或免疫抑制剂，是否接受过雄激素治疗，有无相关手术史(如房室分流术后引流管闭塞致颅内压增高)，有无毒蜘蛛(如黑寡妇蜘蛛或棕色寡妇蜘蛛)叮咬史；②家族史：有无心血管病危险因素(脂蛋白异常、高血压、肥胖、Ⅰ级亲属心绞痛、MI病史等)；③症状、体征；④相关检查：ECG、心肌酶谱、心肌钙蛋白、心脏超声、^{201}Tl及心血管造影。

符合1～3者可拟诊，结合4中至少2项以上阳性可确诊，注意排除假性MI。

屡有报告病毒性心肌炎临床、ECG、甚至^{201}Tl结果与MI近似而误诊为MI。但前者胸痛较轻，心血管造影无异常。其他假性MI有肥厚性心肌病、Duchenne型肌营养不良等。

五、治疗

对小儿治疗的研究不多，故治疗多模仿成人，包括静脉补液及多巴酚丁胺、保证心排血量、给氧、纠正电解质紊乱、缓解疼痛、溶栓(华法林、链激酶)。及时处理呼吸衰竭、心律失常、心源性休克、充血性心力衰竭等并发症。有人对15例川崎病并发巨大冠状动脉血管瘤患儿，以尿激酶8 000～10 000 U/kg行冠脉内插管溶栓治疗，10分钟给药完毕，结果3例完全、5例部分溶栓，最快者给药完毕即部分溶栓。15例中4例再栓，随访2～8年(平均3.3年)无一例再发MI及死亡。禁食以保护缺血肠管。治疗中，尚应探寻小儿的病因以便针对性治疗。

六、预后

小儿 MI 后康复的概率大于成人，预后与心肌损伤及治疗措施、治疗效果有关。小儿 MI 尚难确定与基础心脏疾病类型的关系。约翰斯路德(Johnsrude)对 96 例心脏病伴发 MI 的存活者，平均随访4.9 年，无一例表现严重的复发性室性心律失常及猝死。

再梗死的死亡率很高，加藤对 152 例 MI 存活者观察，24 例再发 MI，再发死亡 15 例(死亡率 62.5%)，再发后存活的 9 例中又有 6 例第三次发 MI，仅 1 例幸存(死亡率 83.3%)。提示预防再梗死是 MI 后长期存活的关键。治疗与小儿 MI 相关的基础疾病可能更有效地预防 MI。

(齐登宏)

第四节 心力衰竭

心力衰竭是由多种病因导致的综合征。正常心脏不断收缩和舒张以维持血液循环的动态平衡，由于某些因素破坏了这种平衡，同时心脏负荷过重，超越了心脏代偿功能时，出现体循环、肺循环淤血，心排血量降低，则产生一系列临床症状和体征，称为心力衰竭。是儿科的急症之一，如不及时诊断和处理，可危及患儿的生命。

一、病因

引起心力衰竭的原因很多，分类如下。

(一)心源性

各种先天性心脏病及后天的风湿性心脏病、心肌炎、心肌病、心包炎及各种心律失常等。

(二)肺源性

重症肺炎、毛细支气管炎、喘息性支气管炎、哮喘、支气管扩张等。

(三)肾源性

急性肾炎、慢性肾炎与肾血管畸形等所致的高血压。

(四)其他

大量输血、输液、电解质紊乱、维生素 B_1 缺乏症、严重贫血、甲状腺功能亢进、缺氧等皆可引起心力衰竭。

二、病理生理

(一)心肌收缩力减低

在心肌有病变、缺血、肥厚、炎症等时，使心肌收缩力减低，则心室排血量减少。

(二)心前负荷过重

心前负荷过重又称容量负荷，是指心肌收缩前所承受的负荷，与心室开始收缩前的血容量有关。如房间隔缺损、动脉导管未闭等。

(三)心后负荷过重

心后负荷过重亦称压力负荷或阻力负荷，是指心室收缩时所遇到的阻力。如肺动脉瓣狭窄、主动脉缩窄、梗阻型心肌病、高血压、肺动脉高压等。

(四)心律失常

如心率加快如甲状腺功能亢进;过慢、节律不齐等。

三、临床表现

由于发生心力衰竭的部位不同,临床表现亦有差别,为便于叙述,常分为左心衰竭、右心衰竭。临床上婴幼儿全心衰竭多见,年长儿可左心、右心单独发生,但左心衰竭终将导致右心衰竭。

(一)左心衰竭

以肺循环淤血为主而产生肺水肿。

1.咳嗽

先干咳后有泡沫样痰,年长儿可有血痰。

2.呼吸困难

表现为呼吸急促、短而快,每分钟可达 60 次,平卧时加重,直抱或俯肩上则好转。年长儿可有端坐呼吸及心源性喘息。

3.发绀

为肺水肿、氧交换量降低所致,有些先天性心脏病为右向左分流,属于中心性发绀。

4.体征

有哮鸣音,晚期可有各种湿啰音,以肺底明显。

5.其他

面色苍白、四肢发凉、血压下降等。

(二)右心衰竭

以体循环淤血为主的表现。

1.肝大

短期内较前增大 1.5 cm 以上,边缘钝,常有触痛。

2.颈静脉曲张

婴幼儿颈短,皮下脂肪丰满,多不易见到,年长儿较易发现。

3.水肿

婴幼儿血管床容量大而分布均匀,皮下脂肪丰满,皮肤弹性好,常不易见到指凹性水肿。有时可见到面部、手背、足背部水肿。婴幼儿以体重迅速增加、尿量减少作为水肿的指标。年长儿可有下肢及骶尾部水肿,重症可有胸腔积液、腹水及心包积液。

4.发绀

因血流淤滞于末梢,组织摄氧量增加,还原血红蛋白增加所致,属周围性发绀。唇、指、趾、鼻尖等处明显。

(三)心脏体征

心界大、心率快、有奔马律、心音低钝及其他原发病的相应杂音或脉搏细弱、血压下降等。

(四)新生儿及小婴儿心力衰竭特点

起病急、病情重、进展快,左、右心同时衰竭。有烦躁不安、面色苍白、面色发灰或发绀、呻吟、拒乳、多汗、呼吸急促、喘息、心率快、奔马律及肝大等。

四、辅助检查

(一)胸部 X 线检查

心影扩大,搏动弱,肺纹理增多及肺淤血。

(二)心电图检查

可提示心房、心室有肥大劳损、心律的变化及洋地黄作用等。

(三)超声心动图检查

可见心室及心房的扩大,心室收缩时间延长,射血分数降低,另外对心力衰竭的病因也有帮助。

五、诊断标准

(一)具备以下 4 项可考虑心力衰竭

(1)呼吸急促:婴儿>60 次/分,幼儿>50 次/分,儿童>40 次/分。

(2)心动过速:婴儿>180 次/分,幼儿>160 次/分,儿童>120 次/分。

(3)心扩大(体检,X 线或超声心动图)。

(4)烦躁、喂哺困难、体重增加、尿少、水肿、发绀、呛咳、阵发性呼吸困难(2 项以上)。

(二)确诊心力衰竭

具备以上 4 项加以下 1 项或具备以上 2 项加以下 2 项,即可确诊心力衰竭。

(1)肝大:婴幼儿肋下≥3 cm,儿童>1 cm;进行性肝大或伴有触痛者更有意义。

(2)肺水肿。

(3)奔马律。

六、治疗

(一)一般治疗

1.休息

卧床休息可减轻心脏负担和减少心肌耗氧量,年长儿可取半卧位,小婴儿可抱起,使下肢下垂,减少静脉回流。

2.镇静

对烦躁和哭闹的患儿,可适当应用巴比妥类、氯丙嗪、地西泮等镇静剂。

3.吸氧

有气急和发绀者应给予吸氧,采用 40%~50%氧气湿化后经鼻导管或面罩吸入。

4.饮食

应限制盐量,一般每天饮食中的钠量应减至 0.5~1.0 g。给予容易消化及富于营养的食物,宜少量多餐。

5.限制液体入量

每天总液量不应超过 60 mL/kg,以 10%葡萄糖溶液为主,电解质入量应根据生理需要及血液电解质浓度而定。有酸中毒者,碱性药一般用常规计算量的一半。

(二)洋地黄类药物

洋地黄通过抑制心力衰竭心肌细胞膜 Na^+-K^+-ATP 酶的活性,使心肌细胞内钠水平增高,促进Na^+/Ca^{2+}交换,使细胞内 Ca^{2+} 水平增高,发挥正性肌力作用。使心排血量增加,心室舒张末期压力下降，尿量增加，从而改善心排血量不足和静脉瘀血，同时副交感传入神经、Na^{+}-K^{+}-ATP酶受抑制，使中枢神经下达的兴奋性减弱，使心率减慢。

1.剂型选择及用法

小儿时期常见急性心力衰竭，应选用快速洋地黄制剂，使迅速洋地黄化。首选地高辛，急救用毛花苷C静脉注射，但毒毛花苷K更方便，适用于基层，用法简单，一次静脉注射即可达全效量。小儿常用剂量及用法(表14-2)。

表14-2　洋地黄药物的临床应用

洋地黄类制剂	给药方法	洋地黄化总量(mg/kg)	每天维持剂量	显效时间(分)	效力最大时间	中毒作用消失时间	药力完全消失时间
地高辛	口服	<2岁0.05～0.06；>2岁0.03～0.05(总量不超过1.5 mg)	1/5化量	120	4～8小时	1～2天	4～7天
	静脉	口服量1/2～2/3		10	1～2小时		
毛花苷C	静脉	<2岁0.03～0.04；>2岁0.02～0.03	1/4化量	10～30	1～2小时	1天	2～4天
毒毛花苷K	静脉	0.007～0.01					

用药的基本原则是首先达到洋地黄化量，然后根据病情需要继续用维持量。小儿心力衰竭大多急而重，故一般采用快速饱和量法，即首次给洋地黄化量的1/2，余量分成两次，每隔4～6小时一次，多数患儿可于8～12小时达到洋地黄化。通常从首次给药24小时后(或洋地黄化后12小时)给维持量，维持量为饱和量的1/5～1/4。对轻度或慢性心力衰竭患儿，也可开始就采用地高辛每天维持量法，经5～7天以后缓慢洋地黄化。

2.心力衰竭获得基本控制的临床表现

(1)心率、呼吸减慢。

(2)肝脏缩小，边缘变锐。

(3)尿量增加，水肿消退或体重减轻。

(4)食欲、精神好转。

3.使用洋地黄的注意事项

(1)了解患儿在2～3周洋地黄使用情况、所有剂型、用量及用法等，以防药物过量中毒。

(2)各种病因引起的心肌炎患儿对洋地黄耐受性差，一般按常规剂量减去1/3，且饱和时间不宜过快。

(3)未成熟儿及<2周的新生儿，因肝肾功能发育尚未完全，洋地黄剂量应减小，可按婴儿量的1/3～1/2计算。

(4)钙剂对洋地黄有协同作用，故在用药过程中不应与钙剂同时应用。

(5)低血钾可促使洋地黄中毒，应予注意。

4.洋地黄的毒性反应

(1)心律失常：心率过缓、节律不齐、传导阻滞、二联律等。

(2)胃肠道反应：恶心、呕吐及腹泻。

(3)神经系统症状：嗜睡、头晕、色视等。发现洋地黄中毒时应立即停用洋地黄及利尿剂，同时补充钾盐，小剂量的钾盐能控制洋地黄引起的多种快速型心律失常。但肾功能不全及传导阻滞禁用静脉补钾。

(三)利尿剂

钠、水潴留为心力衰竭的一个重要病理生理改变,故合理应用利尿剂为治疗心力衰竭的一项重要措施。在应用一般治疗及洋地黄类药后心力衰竭仍未控制时,或对严重水肿、急性肺水肿的病例,应在使用洋地黄类药物的同时兼用快速利尿剂如呋塞米或依他尼酸,其作用快而强,可排除较多的 Na^+,而 K^+ 的损失相对较少。

(四)血管扩张剂

其机制是扩张小动脉,使外周阻力下降,以减轻心脏后负荷,增加心排血量;同时扩张小静脉使回心血量减少,以减轻心脏的前负荷,从而达到改善心功能,治疗心力衰竭的目的。目前较常用的有酚妥拉明、哌唑嗪、硝普钠、卡托普利等。与正性心肌收缩力作用药物配伍如多巴胺、间羟胺等能提高疗效。目前认为血管扩张药物无正性心肌收缩力作用,所以单用血管扩张药物不能代替洋地黄类药物对心力衰竭的治疗。

(五)β受体激动剂

此类药物通过作用于β交感神经受体而产生强烈正性肌力作用,使心肌收缩力加强,心排血量增加。多用于紧急情况,尤其是心力衰竭伴有低血压时。常用药物有多巴胺,每分钟5～10 μg/kg。必要时剂量可适量增加,一般不超过每分钟 30 μg/kg。

(六)其他

能量合剂及极化液、激素、大剂量维生素 C 等,可改善心肌代谢,可作为辅助治疗。近年应用辅酶 Q_{10} 治疗充血性心力衰竭有一定效果。

(七)病因治疗

心力衰竭为急症,首先是治疗,同时要查出心力衰竭的原因和诱因,如治疗肺炎、风湿热、心肌炎等。有些先天性心脏病心力衰竭好转后应做外科手术解除病因,否则难以避免心力衰竭再发。

(齐登宏)

第五节 急性上呼吸道梗阻

呼吸道梗阻包括发生于呼吸道任何部位的正常气流被阻断。阻断的部位如果位于呼吸道隆突以上,往往会迅速引起窒息,危及生命。阻断的部位如果位于呼吸道隆突以下,影响支气管或小气道的气流,但不致立刻危及生命。急性上呼吸道梗阻不仅包括上呼吸道,也包括隆突以上所有气道的梗阻。上呼吸道梗阻危及患儿的情况取决于多方面的因素,包括梗阻的部位、梗阻的程度、梗阻发展的速度,以及患儿心脏和肺的功能状态。

一、病因

(一)引起急性上呼吸道梗阻病因的解剖分布

1.鼻咽和口咽

严重的面部创伤、骨折,咽部异物,扁桃体周围脓肿,咽旁脓肿,腭垂肿胀伴血管神经性水肿,黏膜天疱疮。

2.咽后壁软组织

咽后壁脓肿，咽后壁出血，颈椎损伤后水肿，烫伤和化学性损伤。

3.颈部软组织

创伤及医源性血肿，颌下蜂窝织炎。

4.会厌

急性会厌炎，外伤性会厌肿胀，过敏性会厌肿胀。

5.声门

创伤性声门损伤(常为医源性)，手术引起的声带麻痹。

6.喉

急性喉炎，血管神经性水肿，喉痉挛，异物，手足抽搐伴发的喉痉挛、喉软化症，外伤、骨折、水肿、局部血肿，白喉的膜性渗出，传染性单核细胞增多症的膜性渗出，喉脓肿，软骨炎。

7.声门下区和气管

喉气管炎，喉气管软化，异物，插管、器械、手术引起的医源性水肿，膜性喉气管炎。

8.食管

食管异物，呕吐物急性吸入。

(二)引起急性上呼吸道梗阻病因的年龄分布

1.新生儿及小婴儿

其包括喉软化、声门下狭窄、声带麻痹、气管软化、血管畸形、血管瘤等。

2.新生儿～1岁

其包括先天性畸形(同上)、喉气管炎、咽后壁脓肿、异物等。

3.1～2岁

其包括如喉气管炎、异物、会厌炎等。

4.3～6岁

有肿大的扁桃体及腺样体、鼻充血、会厌炎和异物等。

二、临床表现

气道部分梗阻时可听到喘鸣音，可见到呼吸困难，呼吸费力，辅助呼吸肌参加呼吸活动。肋间隙、锁骨上窝、胸骨上窝凹陷。严重病例呼吸极度困难，头向后仰、发绀并窒息，如瞪眼、口唇凸出和流涎。患儿欲咳嗽，但咳不出。辅助呼吸肌剧烈运动，呈矛盾呼吸运动，吸气时胸壁下陷，而腹部却隆起，呼气时则相反。虽然拼命用力呼吸，但仍无气流，旋即呼吸停止，继而出现心律失常，最终发生致命的室性心律失常，可因低氧和迷走神经反射引起心跳停止而迅速死亡。

三、鉴别诊断

临床上常以喘鸣音作为鉴别诊断的依据。喘鸣是由鼻和气管之间的上呼吸道因部分梗阻而部分中断了气体的通道，由一股或多股湍流的气体所产生。喘鸣的重要意义在于反映部分性的气道梗阻。儿童患者的气道并非一固定的管道，而为一相当软的管道，其管腔的横截面积随压力的不同而发生变化。在正常呼吸时其变化较小，当有阻塞性病变时则表现得相当重要。正常呼吸时，作用于气道的压力变化在胸腔内外是完全相反的。吸气时，在胸腔内作用于气道壁的外周压力降低,因此,胸内气道趋于增宽;呼气时,外周压力升高使胸内气道变窄。胸外气道在吸气时,其周围软组织的压力保持近于不变,而胸腔内压力降低,使气道变窄;呼气时,胸腔内压力升高使胸外气道变宽。部分梗阻如果发生在气道内径能发生变化的部位,当气道变为最小时,梗阻将是最严重的。气道内径变小会使气流变慢并分裂,从而产生喘鸣。因此,胸外气道梗阻会产生吸气性喘鸣,胸内气道梗阻会产生呼气性喘鸣。较大的病变会产生吸气性和呼气性双相气流梗阻,从而引起双相(往返)喘鸣,双相喘鸣比单相喘鸣有更紧急的临床严重性。

喉是一固定性结构,其内径不随呼吸发生明显变化,婴儿喉腔最窄部位在声带处,横截面积为 14～15 mm^2。该部黏膜水肿仅 1 mm 时,可使气道面积减少 65%。喉部病变多产生双相喘鸣。

不同病变引起的喘鸣的呼吸时相有以下 3 种病变。

(一)倾向于产生吸气性喘鸣的病变

先天性声带麻痹,喉软化,插管后喘鸣,急性喉炎,小颌、巨舌,甲状舌骨囊肿,声门上及声门蹼,声门下血管瘤,喉气管炎,会厌炎,咽后壁脓肿,白喉。

(二)常产生双期喘鸣的病变

先天性声门下狭窄,气管狭窄,血管环、血管悬带,声门下血管瘤,声门下蹼。

(三)倾向产生呼气性喘鸣的病变

气管软化,气管异物,纵隔肿瘤。

喘鸣的听觉特征可能对诊断有帮助,如喉软化症的喘鸣为高调、鸡鸣样、吸气性。声门梗阻亦产生高调喘鸣;而声门上病变通常产生低调、浑厚的喘鸣。粗糙的鼾声是咽部梗阻的表现。

发音的特征对上呼吸道梗阻的病因也可能提供诊断线索。如声音嘶哑,常见于急性喉炎、喉气管炎、白喉和喉乳头状瘤病;声音低沉或无声,常见于喉蹼、会厌炎和喉部异物。

咳嗽的声音也有一定诊断意义。犬吠样咳嗽高度提示声门下腔病变,"钢管乐样"咳嗽常提示气管内异物。

由于上呼吸道与食管相毗邻,因此,上呼吸道梗阻也可引起进食困难。在婴儿鼻咽梗阻时,由于鼻呼吸障碍,其所引起的进食困难常伴有窒息和吸入性呼吸困难;口咽梗阻,特别是舌根部病变及声门上喉部病变,均影响吞咽;咽后壁脓肿及声门上腔炎症,如会厌炎,不仅极不愿吞咽而且引起流涎。

X 线诊断:上呼吸道的梗阻在 X 线下有些疾病有特异性改变,有些则不具有特异性改变。在胸片上,上呼吸道梗阻的其他表现:①肺充气量趋于正常或减少,这与其他原因引起的呼吸困难所见的肺过度膨胀相反;②气道可见狭窄的部分;③若下咽腔包括在 X 线片内,则可见扩张。

四、治疗

(一)恢复气道通畅

急性上呼吸道梗阻患儿应立即设法使其气道通畅,尽量使患儿头向后仰。让患儿仰卧,抢救人员将一手置于患儿颈部,将颈部抬高,另一手置于额部,并向下压,使头和颈部呈过度伸展状态,此时舌可自咽后部推向前,使气道梗阻缓解。若气道仍未能恢复通畅,抢救者可改变手法,将一手指置于患儿下颌之后,然后尽力把下颌骨推向前;同时使头向后仰,用拇指使患儿下唇回缩,以便恢复通过口、鼻呼吸。若气道恢复通畅后,患儿仍无呼吸,应即刻进行人工机械通气。

(二)迅速寻找并取出异物

如果气道已经通畅,患儿仍无自主呼吸,通过人工机械通气肺仍不能扩张,应立即用手指清除咽喉部的分泌物或异物。患儿宜侧卧,医师用拇指和示指使患儿张口,用另一只手清除患儿口、咽部的分泌物或异物,以排出堵塞物。亦可用一长塑料钳,自口腔置入,深入患儿咽后部,探取异物,切勿使软组织损伤。亦可通过突然增加胸膜腔内压的方法,以形成足够的呼出气压力和流量,使气管内异物排出。具体做法是用力拍其肩胛间区或自患儿后方将手置于患儿的腹部,两手交叉,向上腹部施加压力。较安全的方法是手臂围绕于胸廓中部,婴儿围绕于下胸廓,用力向内挤压或用力拍击中背部,亦可得到类似结果。因为大部分吸入异物位于咽部稍下方的狭窄处,不易进一步深入,患儿因无足够的潮气量而无法将阻塞的异物排出。但此时患儿肺内尚有足够的残气量,故对胸或腹部迅速加压,排出的气量足以将异物排出。如有条件可在气管镜下取异物。

(三)气管插管、气管切开或环甲膜穿刺通气

来不及用上述方法或用上述方法失败的病例,以及其他情况紧急窒息时,如手足搐搦症喉痉挛、咽后壁脓肿、甲状舌骨囊肿等,可先作气管插管,必要时可作气管切开。来不及作气管切开时,可先用血浆针头作环甲膜穿刺,或连接高频通气,以缓解患儿缺氧。然后再作气管插管或作气管切开,并置入套管。

(四)病因治疗

引起上呼吸道梗阻的病因除了异物按上述方法抢救外,由其他病因所引起者,应分别按照病因进行处理。

(齐登宏)

第六节 急性支气管炎

急性支气管炎为儿科常见病,常继发于上呼吸道感染之后,也为肺炎的早期表现。气管常同时受累,故诊断应为急性气管、支气管炎,是某些急性传染病如麻疹、百日咳、白喉等的常见并发症。

一、病因

病原体多为病毒、细菌,临床多见为细菌和病毒混合感染。凡能引起上呼吸道感染的病原体均可引起支气管炎。

二、临床表现

起病可急可缓。发病早期常有上呼吸道症状,最常见的症状是发热、咳嗽。体温多波动在38.5 ℃左右,可持续3～5天。咳嗽初为干咳,以后随分泌物增多而出现咳痰,初期为白色黏痰,随着病情进展渐转成脓痰。婴幼儿晨起时或兴奋时咳嗽加剧,偶有百日咳样阵咳。全身症状表现为精神不振、食欲低下、呼吸急促、呕吐、腹泻等,年长儿全身症状较轻,但可诉有头痛、乏力、咽部不适、胸痛等。体征可有咽部充血,肺部听诊早期为呼吸音粗糙,随病情进展可闻及散在干啰音及粗湿啰音，但啰音的部位多不固定，随着咳嗽及体位改变啰音可减少或消失。

婴幼儿时期有一种特殊类型的支气管炎称为哮喘性支气管炎，是指婴幼儿时期有哮喘表现的支气管炎。多发生在2岁以下，体质虚胖及有湿疹或过敏史的小儿。患儿除有急性支气管炎临床表现外，往往伴有哮喘症状及体征，如呼气性呼吸困难、三凹征阳性、口唇发绀、双肺可闻哮鸣音及少量湿啰音，以哮鸣音为主，肺部叩诊呈鼓音。本病有反复发作倾向，每次发作症状、体征类同，但一般随年龄增长而发作减少，仅有少数至年长后发展为支气管哮喘。

三、辅助检查

胸部X线片显示正常，或者肺纹理增强，肺门阴影增深。病毒感染者周围血白细胞总数正常或偏低，细菌感染或混合感染者周围血白细胞总数及中性粒细胞均可增高。

四、诊断和鉴别诊断

根据临床症状与体征主要为发热、咳嗽及肺部不固定的干、湿啰音，诊断不难。婴幼儿急性支气管炎病情较重时与肺炎早期不易鉴别，应按肺炎处理。哮喘性支气管炎应与支气管哮喘鉴别，后者多见于年长儿，起病急骤，反复发作，用皮质激素等气雾剂可迅速缓解或用肾上腺素皮下注射有效。

五、治疗

（一）一般治疗

同上呼吸道感染，需经常改变体位，使呼吸道分泌物易于排出。

（二）控制感染

对考虑为细菌感染或混合感染者可使用抗生素，首选青霉素类抗生素，如青霉素、氨苄西林、阿莫西林（羟氨苄青霉素），病原菌明确为百日咳杆菌或肺炎支原体、衣原体者选用大环内酯类，如红霉素、罗红霉素、阿奇霉素等。

（三）对症治疗

对频繁干咳者可给镇咳药，而呼吸道分泌物多者一般尽量不用镇咳剂或镇静剂，以免抑制咳嗽反射，影响黏痰咳出。常用止咳祛痰药有复方甘草合剂、急支糖浆、川贝枇杷露。对痰液黏稠者可行超声雾化吸入（布地奈德混悬液、乙酰半胱氨酸溶液等），亦可用10%氯化铵，每次0.1～0.2 mL/kg口服。对哮喘性支气管炎，可口服氨茶碱，每次2～4 mg/kg，每6小时1次，伴有烦躁不安者可与异丙嗪合用，每次1 mg/kg，每6小时1次；哮喘严重者可口服泼尼松，或用氢化可的松（或地塞米松）加入10%葡萄糖溶液中静脉滴注，疗程1～3天。

六、预防

对反复发作者可用气管炎疫苗，在发作间歇期开始注射，每周1次，每次0.1 mL，若无不良反应，以后每次递增0.1 mL至每次0.5 mL为最大量，10次为1个疗程。效果显著者可再用几个疗程。

（齐登宏）

第七节 呼吸衰竭

由于直接或间接原因导致的呼吸功能异常，使肺脏不能满足机体代谢的气体交换需要，造成动脉血氧下降和(或)二氧化碳潴留称为呼吸衰竭。呼吸衰竭有着明确的病理生理含义，单靠临床难以确诊，要根据血气分析做诊断。正常人动脉氧分压(PaO_2)为11.3～14.0 kPa(85～105 mmHg)，二氧化碳分压($PaCO_2$)为4.7～6.0 kPa(35～45 mmHg)，pH 7.35～7.45。若PaO_2低于10.6 kPa(80 mmHg)，$PaCO_2$高于6.0 kPa(45 mmHg)，可认为呼吸功能不全。如PaO_2低于8.0 kPa(60 mmHg)，$PaCO_2$高于6.7 kPa(50 mmHg)，即可诊断呼吸衰竭。应指出这是成人和儿童的标准，婴幼儿PaO_2及$PaCO_2$均较年长儿低，诊断标准也应有所不同。在婴幼儿大致可以PaO_2＜6.7 kPa(50 mmHg)，$PaCO_2$＞6.0 kPa(45 mmHg)作为诊断呼吸衰竭的标准。在不同类型呼吸衰竭和不同具体情况也不能一概套用上述标准。如低氧血症型呼吸衰竭$PaCO_2$可不增高，呼吸衰竭患儿吸氧后PaO_2可不减低。

小儿呼吸衰竭主要发生在婴幼儿，尤其是新生儿时期。它是新生儿和婴幼儿第一位死亡原因。由于对小儿呼吸生理了解的深入和医疗技术的进步，小儿呼吸衰竭的治疗效果已较过去明显提高，本节重点介绍新生儿和婴幼儿呼吸衰竭有关问题。

一、病因

呼吸衰竭的病因可分三大类，即呼吸道梗阻、肺实质性病变和呼吸泵异常。

(一)呼吸道梗阻

上呼吸道梗阻在婴幼儿多见。喉是上呼吸道的狭部，是发生梗阻的主要部位，可因感染、神经体液因素(喉痉挛)、异物、先天因素(喉软骨软化)引起。下呼吸道梗阻包括哮喘、毛细支气管炎等引起的梗阻。重症肺部感染时的分泌物、病毒性肺炎的坏死物，均可阻塞细支气管，造成下呼吸道梗阻。

(二)肺实质疾病

1.一般肺实质疾病

一般肺实质疾病包括各种肺部感染，如肺炎、毛细支气管炎、间质性肺疾病、肺水肿等。

2.新生儿呼吸窘迫综合征(RDS)

主要由于早产儿肺发育不成熟，肺表面活性物质缺乏引起广泛肺不张所致。

3.急性呼吸窘迫综合征(ARDS)

常在严重感染、外伤、大手术或其他严重疾病时出现，以严重肺损伤为特征。两肺间质和肺泡弥散的浸润和水肿为其病理特点。

(三)呼吸泵异常

呼吸泵异常包括从呼吸中枢、脊髓到呼吸肌和胸廓各部位的病变，共同特点是引起通气不足。各种原因引起的脑水肿和颅内高压均可影响呼吸中枢。神经系统的病变可以是软性麻痹，如急性感染性多发性神经根炎，也可以是强直性痉挛，如破伤风。呼吸泵异常还可导致排痰无力，造成呼吸道梗阻、肺不张和感染，使原有的呼吸衰竭加重。胸部手术后引起的呼吸衰竭也常属此类。

二、类型

（一）低氧血症型呼吸衰竭

低氧血症型呼吸衰竭又称Ⅰ型呼吸衰竭或换气障碍型呼吸衰竭。主要由肺实质病变引起。血气主要改变是动脉氧分压下降，这类患儿在疾病早期常伴有过度通气，故动脉 $PaCO_2$ 常降低或正常。若合并呼吸道梗阻因素，或疾病后期，$PaCO_2$ 也可增高。由于肺部病变，肺顺应性都下降，换气功能障碍是主要的病理生理改变，通气/血流比例失调是引起血氧下降的主要原因，也大多有不同程度的肺内分流增加。

（二）通气功能衰竭

通气功能衰竭又称Ⅱ型呼吸衰竭。动脉血气改变特点是 $PaCO_2$ 增高，同时 PaO_2 下降，可由肺内原因（呼吸道梗阻，生理无效腔增大）或肺外原因（呼吸中枢、呼吸肌或胸廓异常）引起。基本病理生理改变是肺泡通气量不足。这类患儿若无肺内病变，则主要问题是二氧化碳潴留及呼吸性酸中毒。单纯通气不足所致的低氧血症不会很重，而且治疗较易。因通气不足致动脉氧分压低到危险程度以前，$PaCO_2$ 的增高已足以致命。

三、临床表现

（一）呼吸的表现

因肺部疾病所致呼吸衰竭，常有不同程度呼吸困难、三凹征、鼻翼翕动等。呼吸次数多增快，到晚期可减慢。中枢性呼吸衰竭主要为呼吸节律的改变，严重者可有呼吸暂停。应特别指出，呼吸衰竭患儿呼吸方面表现可不明显，而类似呼吸困难的表现也可由非呼吸方面的原因引起，如严重代谢性酸中毒。单从临床表现难以对呼吸衰竭做出准确诊断。

（二）缺氧与二氧化碳潴留的影响

早期缺氧的重要表现是心率增快，缺氧开始时血压可升高，继则下降。此外，尚可有面色发青或苍白。急性严重缺氧开始时烦躁不安，进一步发展可出现神志不清、惊厥。当 $PaCO_2$ 在 5.3 kPa（40 mmHg）以下时，脑、心、肾等重要器官供氧不足，严重威胁生命。

二氧化碳潴留的常见症状有出汗、烦躁不安、意识障碍等。由于体表毛细血管扩张，可有皮肤潮红、嘴唇暗红，眼结膜充血。早期或轻症心率快，血压升高，严重时血压下降，年长儿可伴有肌肉震颤等，但小婴儿并不多见。二氧化碳潴留的确切诊断要靠血液气体检查。以上临床表现仅供参考，并不经常可见。一般认为 $PaCO_2$ 升高到 10.6 kPa（80 mmHg）左右，临床可有嗜睡或谵妄，重者出现昏迷，其影响意识的程度与 $PaCO_2$ 升高的速度有关。若 $PaCO_2$ 在数天内逐渐增加，则机体有一定的代偿和适应，血 pH 可只稍低或在正常范围，对患儿影响较小。若通气量锐减，$PaCO_2$ 突然增高，则血 pH 可明显下降，当 pH 降至7.20以下时，严重影响循环功能及细胞代谢，危险性极大。二氧化碳潴留的严重后果与动脉 pH 的下降有重要关系。缺氧和二氧化碳潴留往往同时存在，临床所见常是二者综合的影响。

（三）呼吸衰竭时其他系统的变化

1.神经系统

烦躁不安是缺氧的早期表现，年长儿可有头痛。动脉 pH 下降，二氧化碳潴留和低氧血症严重者均可影响意识，甚至昏迷、抽搐，症状轻重与呼吸衰竭发生速度有关。因肺部疾病引起的呼吸衰竭可导致脑水肿,发生中枢性呼吸衰竭。

2.循环系统

早期缺氧心率加快,血压也可升高,严重者血压下降,也可有心律不齐。北医大报告,婴幼儿肺炎极期肺动脉压增高可能与缺氧所致血浆内皮素增加有关。唇和甲床明显发绀是低氧血症的体征,但贫血时可不明显。

3.消化系统

严重呼吸衰竭可出现肠麻痹,个别病例可有消化道溃疡、出血,甚至因肝功能受损,谷丙转氨酶增高。

4.水和电解质平衡

呼吸衰竭时血钾多偏高,血钠改变不大,部分病例可有低钠血症。呼吸衰竭时有些病例有水潴留倾向,有时发生水肿,呼吸衰竭持续数天者,为代偿呼吸性酸中毒,血浆氯多降低。长时间重度缺氧可影响肾功能,严重者少尿或无尿,甚至造成急性肾衰竭。

四、诊断

虽然血气分析是诊断呼吸衰竭的主要手段,但对患儿病情的全面诊断和评价不能只靠血气,还要根据病史、临床表现和其他检查手段作出全面的诊断分析。

(一)病史

在有众多仪器检查手段的当前,仍应详细了解病史,对呼吸衰竭诊断的重要性在于它仍是其他诊断手段所不能代替的,不但有助于我们了解病情发生的基础,还便于有针对性地治疗。以下是需要注意询问了解的内容。

(1)目前患何种疾病,有无感染或大手术,这都是容易发生 ARDS 的高危因素;有无肺、心、神经系统疾病,这些疾病有可能导致呼吸衰竭;有无代谢疾病,尿毒症或糖尿病酸中毒的呼吸表现可酷似呼吸衰竭,要注意鉴别。

(2)有无突然导致呼吸困难的意外情况,如呕吐误吸或异物吸入,这在婴幼儿尤易发生,是否误服了可抑制呼吸的药物。

(3)有无外伤史,颅脑外伤、胸部外伤均可影响呼吸,有无溺水或呼吸道烧伤。

(4)患儿曾接受何种治疗处理,是否用过抑制呼吸的药物,是否进行了气管插管或气管切开,有无因此导致气胸。

(5)有无发生呼吸困难的既往史,有无哮喘或呼吸道过敏史。

(6)新生儿要注意围产期病史,如母亲用药情况,分娩是否顺利,有无早产,是否有宫内窒息,有无引起呼吸窘迫的先天畸形(如横膈疝、食管闭锁)。

(二)可疑呼吸衰竭的临床表现

呼吸困难和气短的感觉、鼻翼翕动,呼吸费力和吸气时胸骨上、下与肋间凹陷都反映呼吸阻力增大,患儿在竭力维持通气量,但并不都表明已发生呼吸衰竭,而呼吸衰竭患儿也不一定都有上述表现。呼吸衰竭时呼吸频率改变不一,严重者减慢,但在肺炎和 ARDS 早期,可以呼吸增快。胸部起伏情况对判断通气量有参考价值,呼吸衰竭时呼吸多较浅,呼吸音减弱,有经验者从呼吸音大致能粗略估计进气量的多少。

(三)血气分析

婴幼儿时期 PaO_2、$PaCO_2$ 和剩余碱(BE)的数值均较儿童低,不同年龄患儿呼吸衰竭的诊断应根据该年龄组血气正常值判断；忽略婴幼儿与儿童的不同，应用同一标准诊断呼吸衰竭是不妥当的。

通常 $PaCO_2$ 反映通气功能，PaO_2 反映换气功能，若 PaO_2 下降而 $PaCO_2$ 不增高表示为单纯换气障碍；$PaCO_2$ 增高表示通气不足，同时可伴有一定程度 PaO_2 下降，但是否合并有换气障碍，应计算肺泡动脉氧分压差。比较简便的方法是计算 PaO_2 与 $PaCO_2$ 之和，此值小于 14.6 kPa（110 mmHg，包括吸氧患儿），提示换气功能障碍。

对于通气不足引起的呼吸衰竭，要根据病史和临床区别为中枢性还是外周性。中枢性通气不足常表现呼吸节律改变，或呼吸减弱；外周通气不足，常有呼吸道阻塞，气体分布不均匀或呼吸幅度受限制等因素，大多有呼吸困难。对于换气障碍引起的呼吸衰竭，可根据吸入不同浓度氧后血氧分压的改变，判断换气障碍的性质和程度。吸入低浓度（30%）氧时，因弥散功能障碍引起的 PaO_2 下降可明显改善；因通气/血流比例失调引起者可有一定程度改善；因病理的肺内分流增加引起者，吸氧后 PaO_2 升高不明显。根据吸入高浓度（60%以上）氧后动脉 PaO_2 的改变，可从有关的图中查知肺内分流量的大小。

（四）对呼吸衰竭患儿病情的全面评价

除肺功能外，要结合循环情况和血红蛋白数值对氧运输做出评价。患儿是否缺氧不能只看 PaO_2，而要看组织氧供应能否满足代谢需要，组织缺氧时乳酸堆积。根据北京儿童医院对肺炎患儿乳酸测定结果，Ⅱ型呼吸衰竭乳酸增高者在婴幼儿占 54.2%，新生儿占 64.2%。临床诊断可参考剩余碱（BE）的改变判断有无组织缺氧。

要在病情演变过程中根据动态观察作出诊断。对呼吸性酸中毒患儿要注意代偿情况，未代偿者血液 pH 下降，对患儿影响大。代偿能力受肾功能、循环情况和液体平衡各方面影响。急性呼吸衰竭的代偿需 5～7 天。因此，若患儿发病已数天，要注意患儿既往呼吸和血气改变，才能对目前病情做出准确判断。如发病 2 天未代偿的急性呼吸衰竭与发病 8 天已代偿的呼吸衰竭合并代谢性酸中毒可有同样的血气改变（$PaCO_2$ 增高，BE 正常）。

五、呼吸衰竭病程及预后

急性呼吸衰竭的病程视原发病而定，严重者可于数小时内导致死亡，亦可持续数天到数周，演变成慢性呼吸衰竭。原发病能治愈或自行恢复，现代呼吸衰竭抢救技术能使大多数患儿获救，关键在于防止抢救过程中的一系列并发症和医源性损伤，尤其是呼吸道感染。患儿年龄可影响病程，婴儿呼吸衰竭常在短时间内即可恢复或导致死亡，年长儿通常不致发展到呼吸衰竭地步，一旦发生，则治疗较难且所需时间常比婴儿长。开始抢救的时间对病程长短也有重要影响，并直接影响预后。错过时机的过晚抢救会造成被动局面，大大延长治疗时间，甚至造成脑、肾、心等重要生命器官的不可逆损害。

呼吸衰竭的预后与血气和酸碱平衡的改变有密切关系。有研究曾对 28 例血氧分压 $<$4.8 kPa(36 mmHg)和 202 例 pH$<$7.2 的危重患儿进行分析。结果表明：危重低氧血症多见于新生儿（52.6%）和婴儿（44.9%），1 岁以上小儿仅占 2.5%。危重低氧血症的病死率高达 41%，危重低氧血症发生后 24 小时内死亡的病例占死亡总人数的 53%，可见其严重威胁患儿生命。

危重酸中毒的总病死率为 51%，其中单纯呼吸性酸中毒为 32%，危重呼吸衰竭患儿常有混合性酸中毒，其病死率高达 84%，危重酸中毒的严重性还表现在从发病到死亡的时间上，血液

pH 越低，病死率越高，存活时间也越短。如以死亡患儿测定 pH 后平均存活时间计，pH 7.100～7.199患儿平均为 31.7 小时，pH 7.000～7.099 者 21.4 小时，pH 6.900～6.999 者 18.5 小时，pH 在6.900以下仅 11.2 小时。虽然危重酸中毒有很高的病死率，但 pH 在 7.100 以下的71 例患儿中仍有 21 例存活，其关键在于能否得到及时合理治疗。

六、治疗

呼吸衰竭治疗的目的在于改善呼吸功能，维持血液气体正常或近于正常，争取时间度过危机，更好地对原发病进行治疗。近代呼吸衰竭的治疗是建立在对病理生理规律深刻了解的基础上，并利用一系列精密的监测和治疗器械，需要的专业知识涉及呼吸生理、麻醉科、耳鼻喉科、胸内科各方面，其发展日趋专业化，治疗效果也较过去有明显提高。处理急性呼吸衰竭，首先要对病情做出准确判断，根据原发病的病史及体检分析引起呼吸衰竭的原因及程度，对病情做出初步估计，看其主要是通气还是换气障碍(二者处理原则不同)，然后决定治疗步骤和方法。要对早期呼吸衰竭进行积极处理，这样常可预防发生严重呼吸衰竭，减少并发症。严重濒危者则需进行紧急抢救，不要因等待检查结果而耽误时间。呼吸衰竭的治疗只是原发病综合治疗中的一部分，因此要强调同时进行针对原发病的治疗，有时原发病虽无特效疗法，但可自行恢复，则呼吸衰竭的治疗对患儿预后起决定性作用。

改善血气的对症治疗有重要作用，呼吸功能障碍不同，侧重点亦不同。呼吸道梗阻患者重点在改善通气，帮助 CO_2 排出；ARDS 患者重点在换气功能，须提高血氧水平；而对肺炎患儿则要兼顾两方面，根据不同病例特点区别对待。

要重视一般内科治疗，包括呼吸管理，应用得当可使多数早期呼吸功能不全患儿，不致发展到呼吸衰竭。一旦发生呼吸衰竭，须应用呼吸急救技术时，要尽量从各方面减少对患儿的损伤，尽可能选用无创方法，充分发挥患儿自身恢复的能力。通过气管插管应用呼吸机是现代呼吸急救的重要手段，但可带来一系列不良影响。应用呼吸机时为减少肺损伤，近年特别强调“肺保护通气”，值得重视。不同病情患儿选用不同治疗呼吸衰竭的新方法，可解决一些过去不能解决的问题，减少或避免对患儿应用损伤更大的治疗，但临床上多数严重呼吸衰竭患儿，还是主要靠常规呼吸机治疗。

七、一般内科治疗

(一)呼吸管理

1.保持呼吸道通畅

呼吸道通畅对改善通气功能有重要作用。由积痰引起的呼吸道梗阻常是造成或加重呼吸衰竭的重要原因，因此在采用其他治疗方法前首先要清除呼吸道分泌物及其他可能引起呼吸道梗阻的因素，以保持呼吸道通畅。口、鼻、咽部的黏痰可用吸痰管吸出，气管深部黏痰常需配合湿化吸入，翻身拍背，甚至气管插管吸痰。昏迷患儿头部应尽量后仰，以免舌根后倒，阻碍呼吸。容易呕吐的患儿应侧卧，以免发生误吸和窒息。昏迷患儿为使舌根向前，唇齿张开，可用口咽通气道保持呼吸道通畅。要选择合适大小的通气道，以防管道太长堵塞会厌部，还要防止因管道刺激引起呕吐误吸。

2.给氧

(1)给氧对新生儿的作用:给氧可提高动脉氧分压,减少缺氧对机体的不良影响。

此外,给氧对新生儿尚有下列作用:①吸入高浓度氧可使动脉导管关闭。②低氧血症时肺血管收缩导致肺动脉高压,给氧后肺动脉压下降,可减轻右心负担。③早产儿周期性呼吸和呼吸暂停可因给氧而减少或消失。④有利于肺表面活性物质的合成。⑤防止核黄疸。⑥防止体温不升。新生儿在32~34 ℃环境下氧消耗量最小,低于此温度,为了维持体温,氧消耗量增加,若同时氧供应不足,则氧消耗量难以增加,不能产生足够热量维持体温,因而体温下降,给氧后可避免发生此种改变。

(2)给氧的指征与方法:严重呼吸窘迫患儿决定给氧多无困难,中等严重程度患儿是否需要给氧最好进行血氧分压测定。发绀和呼吸困难都是给氧的临床指征。心率快和烦躁不安是早期缺氧的重要表现,在排除缺氧以外的其他原因后,可作为给氧的指征。由于医用氧含水分很少,不论任何方法给氧,都需对吸入氧进行充分湿化。

常用给氧方法:①鼻导管给氧。氧流量儿童1~2 L/min,婴幼儿0.5~1.0 L/min,新生儿0.3~0.5 L/min,吸入氧浓度30%~40%。②开式口罩给氧。氧流量儿童为3.5 L/min,婴幼儿为2~4 L/min,新生儿为1~2 L/min,氧浓度为45%~60%。③氧气头罩。氧浓度可根据需要调节,通常为3~6 L/min,氧浓度为40%~50%。

(3)持续气道正压给氧:经鼻持续气道正压(CPAP)是最开始用于新生儿的一种给氧方法,其特点是设备简单,操作容易,通常对患儿无损伤,效果明显优于普通给氧方法。最初CPAP通过气管插管进行,由于新生儿安静时用鼻呼吸,这是在新生儿可用经鼻CPAP的基础。

经验表明,婴幼儿用经鼻CPAP也可取得良好效果。近年来国外在CPAP仪器的改进和临床应用方面都有不少新进展。国内许多单位正规应用CPAP都取得满意效果,但还不够普遍,远未发挥CPAP应有的作用。①基本原理和作用:CAPA的主要作用为当肺实变、肺不张、肺泡内液体聚集时,肺泡不能进行气体交换,形成肺内分流。进行CPAP时,由于持续气流产生的气道正压,可使病变肺泡保持开放,使减少的功能残气增加,其增加量可达正常值的1/3~2/3,并减少肺泡内液体渗出,从而使肺内分流得到改善,血氧上升。CPAP对血气的影响为CPAP的作用与单纯提高吸入氧浓度的普通给氧方法有本质的不同,它是通过改善换气功能而提高血氧的,而不必使用过高的吸入氧浓度。CPAP时PaO_2的增高与CPAP的压力值并非直线关系,而是与肺泡开放压有关,当CPAP压力增加到一定程度,大量肺泡开放时,PaO_2可有明显升高。应用CPAP对$PaCO_2$影响与肺部病变性质和压力大小有关,有些气道梗阻患儿由于应用CPAP后气道扩张,$PaCO_2$可下降;若气道梗阻严重或CPAP压力过高,可影响呼气,使$PaCO_2$增高。CPAP对肺功能影响。应用CPAP时由于肺泡扩张,可使肺顺应性增加,呼吸省力,减少呼吸功,由于鼻塞增加气道阻力,也可使呼吸功增加。在正常新生儿0.1~0.5 kPa(1~5 cmH_2O)的CPAP可使声门上吸气和呼气阻力均减低,这是CPAP用于治疗上呼吸道梗阻所致呼吸暂停的基础。近年研究还表明,CPAP有稳定胸壁活动、减少早产儿常见的胸腹呼吸活动不协调的作用,这有利于小婴儿呼吸衰竭的恢复。早期应用CPAP的作用。CPAP早期应用,可及时稳定病情,避免气管插管带来不良影响,还可减少高浓度氧吸入的肺损伤,并减少呼吸机的应用,使感染、气胸等合并症减少。CPAP还可作为撤离呼吸机时向自主呼吸过度的手段,使患儿较早脱离呼吸机。②应用CPAP的适应证:新生儿及婴幼儿肺部疾病、肺炎、肺不张、胎粪吸入综合征、肺水肿等所致低氧血症用普通给氧效果不好者,是应用CPAP最主要的适应证。新生儿呼吸窘迫综合征(RDS)是应用 CPAP 最合适的适应证。由于 CPAP 的应用,使 RDS 病死率有较明显下降,但在危重 RDS 患儿效果仍不理想,而需应用呼吸机。之后肺表面活性物质气管内滴入是治疗 RDS 的一大进步,肺表面活性物质与经鼻 CPAP 联合早期应用,为在基层医院治疗中等病情的 RDS 提供了有效的新疗法。③仪器装置和用法:用简单的自制装置进行 CPAP 氧疗,虽然也可起一定作用,但效果较差。为取得良好效果,要应用专业的 CPAP 装置。CPAP 氧疗器包括适用于新生儿到儿童的不同型号鼻塞、呼气阀、连接管道、水柱压差计、加温湿化器和支架等部分,应用时需要电源和瓶装氧气,该装置的主要不足是目前缺乏氧浓度控制。鼻塞由硅胶制成,外形乳头样,应用时选择适合鼻孔大小鼻塞,保证鼻孔密封不漏气。加温湿化器可向患儿提供温暖潮湿的吸入气,水柱压差计有利于监测气道压力,同时在压力过高时使气体逸出,起到安全阀作用。CPAP 的应用方法简易,但要在理解基本原理和仪器性能基础上再应用,以免发生误差。应用前将管道连接妥当,清除患儿鼻孔分泌物,开启氧气3~4 L/min,将鼻塞置于鼻孔内。开始时压力可保持在 0.3~0.4 kPa(3~4 cmH_2O),最大可达0.8 kPa(8 cmH_2O)。原则上用能保持血氧分压至 8.0 kPa(60 mmHg)以上的最低压力。压力大小由氧流量(最大可为 8~10 L/min)和呼气阀开口控制,也与患儿口腔和鼻塞密闭程度有关。④不良影响与并发症:正确应用 CPAP 对患儿大都没有不良影响,发生不良影响主要与持续气道正压有关,压力过大可导致气压伤、气胸,但在经鼻 CPAP 时,由于口腔经常开放,压力不至过高,故很少造成气压伤。由于大量气体进入胃内,在胃肠动力功能不良的小婴儿,易有腹胀(可通过胃管排气),在先天性胃壁肌层不全患儿,曾有胃穿孔的个例报告。由于长期应用鼻塞,可造成鼻前庭溃疡。国外报告在病情危重的早产儿可损伤鼻翼和鼻小柱,严重者坏死,形成狭窄,日后需整形手术。鼻损伤发生率不高,其发生与鼻塞应用时间长短和护理有密切关系。CPAP 可增加气道阻力,从而增加呼吸功,使患儿呼吸费力,可成为导致治疗失败的原因。

(4)氧中毒:长期应用氧气治疗,要注意氧中毒。新生儿尤其是早产儿对高浓度氧特别敏感,吸入氧浓度>60%、超过 24 小时肺内即有渗出、充血、水肿等改变,更长时间吸入高浓度氧,用呼吸机进行正压呼吸的患儿,肺部含气量逐渐减少,可出现增生性改变,严重者表现为广泛的间质性纤维化和肺组织破坏,即所谓“支气管肺结构不良”,肺氧中毒直接受吸入氧浓度影响,而与动脉氧分压无直接关系。新生儿,特别是早产儿长时间吸入高浓度氧,导致高于正常的动脉氧分压,主要影响视网膜血管,开始为血管收缩,继则血管内皮损害,引起堵塞,日后发生增生性变化,血管进入玻璃体,引起出血、纤维化,即晶体后纤维增生症,约 30%可致盲。早产儿视网膜病与用氧时间长短和出生体重密切相关,吸入氧浓度也是一个重要因素。在婴儿应用 CPAP 时氧浓度不应超过 60%,过高的吸入氧浓度不宜超过 24 小时。

3.雾化与湿化吸入

呼吸道干燥时,气管黏膜纤毛清除功能减弱。通过向呼吸道输送适当水分,保持呼吸道正常生理功能,已成为呼吸衰竭综合治疗中必不可少的内容。湿化的方式有加温和雾化两种。加温湿化是利用电热棒将水加热到 60 ℃左右,使吸入气接近体温并含有将近饱和水蒸气的温热、潮湿气体。此法比较适合于生理要求,对患儿不良反应少。应用时要注意水温不可过高,以防呼吸道烧伤。雾化的方法是将水变为直径 1~10 μm 大小的雾粒,以利进入呼吸道深部。通常应用的是以高压气体为动力的喷射式雾化器,可在给氧同时应用。雾化器内还可加入药物,最常用的是支气管扩张剂,进行呼吸道局部治疗。但同时可能增加将感染带入呼吸道深部的机会,故必须注意雾化液的无菌和雾化器的消毒。以对呼吸道局部进行药物治疗为目的之雾化吸入只需短时间间断应用，以湿化呼吸道为目的时持续应用加湿器较好。超声雾化器雾量大，有较好的促进排痰作用，由于治疗时水雾的刺激，发生咳喘机会较多，不宜长时间应用，每次应用0.5小时，每天数次即可。为了有效地引流黏痰，湿化吸入必须与翻身、叩背、鼓励咳嗽或吸痰密切配合，才能充分发挥作用。

胸部物理治疗包括体位引流、勤翻身、叩击胸背、吸痰等内容。翻身、叩背对防止肺不张，促进肺循环，改善肺功能有重要作用，方法简单而有效，但常被忽视。重症患儿活动少，尤应注意进行，通常3～4小时即应进行一次。湿化呼吸道只有与胸部物理治疗密切配合，才能确实起到保证呼吸道通畅的作用。

（二）控制感染

呼吸道感染常是引起呼吸衰竭的原发病或诱因，也是呼吸衰竭治疗过程中的重要并发症，其治疗成败是决定患儿预后的重要因素。应用呼吸机的患儿，呼吸道感染的病原以革兰氏阴性杆菌多见。抗生素治疗目前仍是控制呼吸道感染的主要手段。除抗生素治疗外，要采用各种方法增加机体免疫力。近年静脉输注丙种球蛋白取得较好效果。营养支持对机体战胜感染和组织修复都有极重要的作用。此外，还要尽量减少患儿重复受感染的机会，吸痰时工作人员的无菌操作和呼吸机管道的消毒（最好每天进行）必须认真做好，并在条件许可时尽早拔除气管插管。

（三）营养支持

营养支持对呼吸衰竭患儿的预后起重要作用。合理的营养支持有利于肺组织的修复，可增强机体免疫能力，减少呼吸肌疲劳。合理的营养成分还可减少排出CO_2的呼吸负担。首先要争取经口进食保证充足的营养，这对保持消化道正常功能有重要作用。呼吸衰竭患儿可因呼吸困难、腹胀、呕吐、消化功能减弱等原因，减少或不能经口进食，对此需通过静脉补充部分或全部营养。可通过外周静脉输入，必要时可经锁骨下静脉向中央静脉输入。

（四）药物治疗

1.呼吸兴奋剂

呼吸兴奋剂的主要作用是兴奋呼吸中枢，增加通气量，对呼吸中枢抑制引起的呼吸衰竭有一定效果，对呼吸道阻塞，肺实质病变或神经、肌肉病变引起的呼吸衰竭效果不大。在重症或晚期呼吸衰竭，呼吸兴奋剂是在没有进行机械呼吸条件时起辅助作用，因其疗效不确实，在急性呼吸衰竭的现代治疗中已不占重要地位。常用的呼吸兴奋剂有尼可刹米（可拉明）和山梗菜碱（洛贝林），二甲弗林也有较好兴奋呼吸中枢的效果，可以皮下、肌内或静脉注射，应用时若无效则应停止，不可无限制地加大剂量。多沙普仑为较新的呼吸兴奋剂，大剂量时直接兴奋延髓呼吸中枢与血管运动中枢，安全范围广，不良反应少，可取代尼可刹米。用于镇静，催眠药中毒，0.5～1.5 mg/kg，静脉滴注，不宜用于新生儿。

2.纠正酸中毒药物的应用

呼吸性酸中毒的纠正，主要应从改善通气功能入手，但当合并代谢性酸中毒，血液pH低于7.2时，应适当应用碱性液纠正酸中毒，常用5%碳酸氢钠溶液，用量为每次2～5 mL/kg，必要时可重复1次，通常稀释为1.4%等渗溶液静脉滴注，只在少数情况下才直接应用。需注意碳酸氢钠只在有相当的通气功能时才能发挥其纠正酸中毒的作用，否则输入碳酸氢钠将使$PaCO_2$更高。使用碱性液纠正代谢性酸中毒时计算药物剂量的公式为：所需碱性液（mmol）＝0.3×BE（mmol）×体重（kg）。5%碳酸氢钠溶液1.68 mL＝1 mmol，要密切结合临床病情掌握用量，而不能完全照公式计算。最好在开始只用计划总量的1/2左右，在治疗过程中再根据血液酸碱平衡检查结果随时调整，以免治疗过度。

(五)呼吸肌疲劳的防治

目前儿科临床确诊呼吸肌疲劳还不易做到，难以进行针对性的特异治疗，但要在呼吸衰竭治疗的全程中把减少呼吸肌疲劳的发生和增强呼吸肌的能力作为一项重要工作，为此需注意以下几项。

(1)补充足够营养，以利呼吸肌组织的恢复和能源供应。

(2)注意呼吸肌的休息，也要适当锻炼。应用呼吸机也要尽可能发挥自主呼吸的作用。

(3)改善肺的力学特性(减少气道阻力，增加肺顺应性)，减少呼吸功，减轻呼吸肌的负担。

(4)改善循环，让呼吸肌能有充足血液供应能源和养料。

(5)增加呼吸肌收缩能力，目前尚无理想药物能有效治疗呼吸肌疲劳，现有药物效果都不确切。氨茶碱和咖啡因类药物作用于骨骼肌细胞，抑制磷酸二酯酶，从而改变 cAMP 代谢，可使膈肌收缩力加强，预防和治疗膈肌疲劳。

八、呼吸急救技术

当呼吸衰竭时，若一般内科处理难以维持呼吸道通畅时，就要建立人工呼吸道，这是保证正常气体交换的基本措施。根据病情和需要时间的长短，可有不同选择。共同的适应证：①解除上呼吸道梗阻；②引流下呼吸道分泌物；③咽麻痹或深昏迷时防止误吸；④应用呼吸机。常用的人工呼吸道是气管插管或气管切开；应用人工呼吸道时气管直接与外界交通，对患儿不良影响包括吸入气失去上呼吸道的生理保护作用，易于造成下呼吸道感染，不能有效咳嗽，不能讲话。

(一)气管插管

气管插管操作简单，便于急救时应用，对患儿创伤较气管切开小。但因对咽喉刺激强，清醒患儿不易接受，且吸痰和管理不如气管切开方便。插管后要尽量避免碰导管，减少对咽喉的刺激。导管管腔易被分泌物堵塞，须注意定时吸痰，保护管腔和呼吸道的通畅。要将气管插管和牙垫固定好，保持插管的正确位置，防止其滑入一侧总支气管(插管常滑入右侧总支气管，使左侧呼吸音减弱或消失)或自气管脱出。气管插管可经口或经鼻进行。经口插管操作较简单，但插管较易活动，进食不便。经鼻插管容易固定，脱管机会少，便于口腔护理，但是插管操作和吸痰不如经口插管方便，插管可压迫鼻腔造成损伤，并将鼻部感染带入下呼吸道。决定插管留置时间主要应考虑的是喉损伤，影响因素包括患者一般状况，插管操作是否轻柔，插管的活动及插管质量。应用刺激性小的聚氯乙烯插管可留置 1 周左右或更长时间。婴儿喉部软骨细胞成分多而间质少，较柔软，而年长儿则纤维性间质多，喉软骨较硬，故婴儿耐受气管插管时间较长。近年医师对新生儿和婴幼儿呼吸衰竭抢救都是进行气管插管，不做气管切开。年长儿呼吸衰竭的抢救，也可用气管插管代替气管切开，但长时间插管发生永久性喉损伤的严重性不容忽视。对于插管时间，由于病情不同，以及呼吸管理技术水平的差异，很难做出统一的、可允许的插管时限，在年长儿以不超过 1 周为宜。

凡呼吸衰竭病情危重、内科保守治疗无效需进行呼吸机治疗者，气管插管是建立人工呼吸道的首选方法。气管插管材料常用聚氯乙烯(一次性制品)，硅橡胶管则可重复应用，过去的橡胶制品因刺激性大已不再使用。各年龄选用气管插管大小见表 14-3。实际上每个患儿用的号码可略有差别，总的原则是不要管径过大，以免压迫声门，但又不要太细，以防漏气太多。带气囊的气管插管多用于成人，小儿很少应用。经鼻气管插管比经口者略长，其长度大致可按耳屏到鼻孔的

2倍计算。为保证气管插管发挥作用和治疗成功，根据多年经验，必须认真、细致地做好日常护理工作，包括呼吸道湿化，吸痰操作轻柔，注意无菌，防止脱管、堵管、插管滑入右侧和喉损伤。

表 14-3 不同年龄患儿气管插管的内径及长度

年龄	气管插管内径(mm)	最短长度(mm)
新生儿	3.0	110
6个月	3.5	120
1岁半	4.0	130
3岁	4.5	140
5岁	5.0	150
6岁	5.5	160
8岁	6.0	180
12岁	6.5	200
16岁	7.0	210

注：法制号=3.14(Ⅱ)×气管内径。

(二)气管切开

由于成功应用气管插管，气管切开在呼吸急救中的应用较过去减少。与气管插管比较，切开可减少呼吸道解剖无效腔，便于吸痰，可长时间应用，不妨碍经口进食，但是手术创伤较大，肺部感染和气管损伤等并发症机会增多，更不能多次使用。气管切开适应证随年龄和病种不同而异。小婴儿气管切开并发症较多且易使病程拖延，目前已很少应用。在儿童可望1～2周病情有明显好转者，也大多用气管插管。若病情虽有好转，仍需继续用呼吸机治疗时，则应考虑气管切开。病情难以在短时间恢复的神经肌肉系统疾病患儿由于气管切开对保持呼吸道通畅和患儿安全有重要作用，切开不宜过迟，以免贻误治疗时机。严重呼吸衰竭患儿最好在气管插管和加压给氧下进行手术，气管切开后即应用呼吸机辅助呼吸，以确保安全。

目前国内大医院较多应用塑料气管切开套管，进口的塑料套管与套囊合而为一，没有内管，质地较柔软，对患儿较舒适，但要防止痰痂堵管。婴儿应用也有不带套囊的塑料套管，包括内、外管的银制套管已很少用。在年长儿机械通气应用时要外加套囊充气，以防漏气。气管切开的并发症较气管插管明显为多，包括感染、出血、气胸等，气管黏膜可因套管长期压迫而水肿、缺血、坏死。

九、呼吸衰竭治疗新进展

(一)肺表面活性物质(PS)治疗

1.成分、作用、制剂

PS是一个极为复杂的系统，它是肺脏本身维持其正常功能而产生的代谢产物，主要成分是饱和卵磷脂，还有少量蛋白，其主要作用是降低肺泡气液界面表面张力，但其作用远不止于此，其他方面的作用还包括防止肺水肿、保持气道通畅和防御感染等。

PS的应用可以从力学结构改善肺功能，使因PS缺乏而萎陷的肺容易扩张，这比现有的方法用呼吸机使肺在正压下吹张更接近生理要求，从而减少或缩短呼吸机应用时间及并发症。肺表面活性物质治疗还可阻断因其缺乏引起的恶性循环，提供体内合成的原料，为PS缺乏引起的呼吸衰竭提供了全新的治疗途径。

2.临床应用

RDS早期气管内滴入已成为西方先进国家治疗常规，它能改善氧合，缩短应用呼吸机时间，减少并发症，降低病死率。注入的PS能被肺组织吸收再利用，通常只需给药1～2次，最多3次。给药后由于肺泡扩张，换气功能改善，血氧分压迅速升高，肺的静态顺应性也有所改善，$PaCO_2$下降，胸部X线片肺充气改善是普遍现象；应用呼吸机所需通气压力和吸入氧浓度也因肺部情况好转而下降，使肺损伤机会减少。

由于气道持续正压(CPAP)对RDS肯定的治疗作用，且所需设备简单，已有多篇报告肯定了PS和CPAP联合应用的治疗效果，它可成为减少或不用呼吸机治疗RDS的新方法，这对体重较大、中等病情早期患儿更适用。有对照的研究表明，PS＋CPAP与PS＋IMV的治疗方法比较，气胸和颅内出血在前者均较少，需治疗时间也较短。

PS在其他疾病所致呼吸衰竭患儿的应用效果不如RDS。肺表面活性物质减少在ARDS或其他肺损伤时的改变是继发的，肺Ⅱ型细胞受损害影响PS的合成与分泌，肺内渗出成分(血浆蛋白、纤维蛋白原等)和炎性产物对PS的抑制也是一个重要原因。

(二)吸入NO

1.临床应用

通常与呼吸机联合应用，目前的趋势是应用偏低的浓度，治疗反应与吸入浓度是否平行，文献报告结果不一，重要的是根据具体患者的反应调整浓度。

在呼吸衰竭患儿吸入NO改善氧合的效果与患儿肺部情况和呼吸机的应用方法有关。通常在早期应用或致病因素较单一者，效果较好。ARDS致病因素复杂，低氧血症不是影响预后的唯一因素，其应用效果较差。但吸入NO是否有良好反应可作为判断患儿预后的参考指标。肺的通气情况影响治疗效果。在有病变的肺，用高频通气或肺表面活性剂使肺泡扩张，有利于NO的进入，能达到较好治疗效果。在有肺病变时，吸入NO可有改善通气作用。因NO使肺血管扩张，可改善有通气、无血流肺泡的呼吸功能，使无效腔减少。

2.吸入NO的不良影响

吸入NO的浓度必须严格控制，因为浓度过高会对患儿造成危害。

(1)高铁血红蛋白增加：NO吸入后，进入体循环与血红蛋白结合而失活，不再有扩张血管作用，同时形成没有携氧能力的高铁血红蛋白。因此，在NO吸入时要注意监测高铁血红蛋白的变化。临床应用的NO浓度更低，高铁血红蛋白的生成通常不会超过1%。

(2)对肺的毒性：NO与O_2结合生成NO_2红色气体，对肺有明显刺激，可产生肺水肿。NO_2生成速度与吸入NO浓度、氧浓度及氧与NO接触时间有关，也受呼吸机类型的影响。

(3)其他毒副作用：进入体循环的NO与血红蛋白结合产生高铁血红蛋白，或NO与氧结合产生NO_2，对肺有损伤作用，由于应用技术的改进，目前已大都不成问题，但吸入NO可延长出血时间。新生儿肺动脉高压(PPHN)吸入一定浓度的NO 15分钟，出血时间延长1倍(血小板计数与血小板聚集正常)，停用NO后可于短时间内恢复。长时间吸入NO产生脂类过氧化反应及NO浓度过高对肺表面活性物质失活的影响值得重视。

十、并发症及其防治

呼吸衰竭的并发症包括呼吸衰竭时对机体各系统正常功能的影响及各种治疗措施(主要是呼吸机治疗)带来的危害，以下为常见并发症：①呼吸道感染；②肺不张；③呼吸肌与肺损伤；④气管插管及气管切开的并发症；⑤肺水肿与水潴留；⑥循环系统并发症；⑦肾脏和酸碱平衡。

十一、婴幼儿呼吸衰竭

本部分介绍发病最多、有代表性的是重症婴幼儿肺炎呼吸衰竭。肺炎是婴幼儿时期重要的常见病，也是住院患儿最重要的死因，主要死于感染不能控制而导致的呼吸衰竭及其并发症。对婴幼儿肺炎呼吸衰竭病理生理的深入认识和以此为基础的合理治疗，是儿科日常急救中的一项重要工作。

（一）通气功能障碍

肺炎患儿呼吸改变的特点首先是潮气量小，呼吸增快、表浅（与肺顺应性下降有关）。病情发展较重时，潮气量进一步减小。因用力加快呼吸，每分通气量虽高于正常，由于生理无效腔增大，实际肺泡通气量却无增加，仅保持在正常水平或略低；动脉血氧饱和度下降，二氧化碳分压稍有增高。病情危重时，患儿极度衰竭，无力呼吸，呼吸次数反减少，潮气量尚不及正常的 1/2，生理无效腔更加增大，通气效果更加低下，结果肺泡通气量大幅度下降（仅为正常的 1/4）以致严重缺氧，二氧化碳的排出也严重受阻，动脉血二氧化碳分压明显增高，呈非代偿性呼吸性酸中毒，pH 降到危及生命的水平，平均在 7.2 以下。缺氧与呼吸性酸中毒是重症肺炎的主要死因。在危重肺炎的抢救中，关键是改善通气功能，纠正缺氧和呼吸性酸中毒。

（二）动脉血气检查

婴幼儿肺炎急性期动脉血氧下降程度依肺炎种类而不同，以毛细支气管炎最轻，有广泛实变的肺炎最重，4 个月以下小婴儿肺炎由于代偿能力弱、气道狭窄等因素，PaO_2 下降较明显。换气功能障碍是引起 PaO_2 下降最重要的原因，肺内分流引起的缺氧最严重，合并先天性心脏病则 PaO_2 下降更低。肺炎患儿动脉 $PaCO_2$ 改变与 PaO_2 并不都一致，$PaCO_2$ 增加可有肺和中枢两方面原因。

（三）顺应性与肺表面活性物质

肺炎时肺顺应性大多有不同程度下降，病情越重，下降越明显，其原因是多方面的，炎症渗出、水肿、组织破坏均可使弹性阻力增加。另外，炎症破坏肺Ⅱ型细胞，使肺表面活性物质减少和其功能在炎性渗出物中的失活，均可使肺泡气液界面的表面张力增加，降低肺顺应性。我们观察到肺病变的轻重与顺应性及气管吸出物磷脂的改变是一致的，肺病变越重，饱和卵磷脂（肺表面活性物质主要成分）越低，顺应性也越差。顺应性下降是产生肺不张，引起换气障碍和血氧下降，以及肺扩张困难，通气量不足的一个基本原因。肺顺应性明显下降的肺炎患儿提示肺病变严重预后不良。上述改变为这类患儿用肺表面活性物质治疗提供了依据。

（四）两种不同类型的呼吸衰竭

1.呼吸道梗阻为主

这类患儿肺部病变并不一定严重，由于分泌物堵塞和炎症水肿造成细支气管广泛阻塞，呼吸费力导致呼吸肌疲劳，通气量不能满足机体需要。缺氧的同时都合并有较重的呼吸性酸中毒，引起脑水肿，较早就出现中枢性呼吸衰竭，主要表现为呼吸节律的改变或暂停，这种类型多见于小婴儿。

2.肺部广泛病变为主

此类患儿虽然也可能合并严重的呼吸道梗阻，但缺氧比二氧化碳潴留更为突出。因这类患儿肺内病变广泛、严重，一旦应用呼吸机，常需要较长时间维持。

以上是较典型的情况，临床常见的是混合型，难以确切区分，但不论何种类型，若得不到及时治疗，不能维持足够通气量将是最终导致死亡的共同原因。

(五)治疗的相关问题

1.针对病情特点的治疗原则

近年来重症肺炎患儿的呼吸衰竭，因广泛严重病变引起者已较少见，而主要是呼吸道梗阻、呼吸肌疲劳引起的通气功能障碍，如果及时恰当处理，大多能经一般内科保守治疗解决，少数需做气管插管进行机械呼吸。对后者应掌握"早插快拔"的原则，即气管插管时机的选择不要过于保守(要根据临床全面情况综合判断，而不能只靠血气分析)，这样可及时纠正呼吸功能障碍，保存患儿体力，避免严重病情对患儿的进一步危害。由于通气和氧合有了保证，病情会很快好转，而病情改善后又要尽早拔管，这样可最大限度地减少并发症。

2.应用呼吸机特点

由于重症肺炎患儿肺顺应性差，气道阻力大，应用呼吸机的通气压力偏高，通常在 2.0～2.5 kPa(20～25 cmH_2O)，不宜超过 3.0 kPa(30 cmH_2O)。为避免肺损伤，潮气量不应过大，为避免气体分布不均匀，机械呼吸频率不宜太快，一般在 25～30 次/分。为发挥自主呼吸能力，开始即可应用间歇强制通气(IMV 或 SIMV)，并加用适当的 PEEP，吸入氧的浓度要根据血氧分压调节，以在30%～60%为好。由于呼吸机的应用保证了必要的通气量，不需再用呼吸兴奋剂，如患儿烦躁，自主呼吸与机械呼吸不协调，可适当应用镇静剂(地西泮、水合氯醛)，很少需用肌肉松弛剂。

3.肺水肿

肺炎患儿多数有肺水肿，轻者仅见于间质，难以临床诊断，重者液体渗出至肺泡。肺水肿与炎症和缺氧引起的肺毛细血管渗透性改变有关。肺水肿还可发生于输液过多、气胸复张后或支气管梗阻解除后；胸腔积液短时间大量引流也可发生严重肺水肿。应用快速利尿剂(速尿 1 mg/kg，肌内注射或静脉注射)可明显减轻症状。严重肺水肿应及时应用呼吸机进行间歇正压呼吸并加用 PEEP，以利肺泡内水分回吸收。为防止肺水肿，液体摄入量应偏少，尤其静脉入量不宜多，婴幼儿通常以每天总入量在 60～80 mL/kg 为好。

4.难治的肺炎

目前难治的肺炎主要是那些有严重并发症的肺炎，其治疗重点应针对病情有所不同。合并先天性心脏病的患儿由于肺血多，伴肺动脉高压，心功能差，感染反复不愈，应积极改善心功能，对肺动脉高压可应用酚妥拉明，必要时试用吸入 NO，其根本问题的解决在于手术矫正畸形。合并营养不良的患儿，由于呼吸肌力弱，呼吸肌疲劳更易发生，同时免疫能力低下，影响机体战胜感染，应特别注意营养支持和增强免疫力。严重感染合并脓气胸者在成功的胸腔引流情况下，必要时仍可应用呼吸机，但压力宜偏低或应用高频通气，以利气胸愈合。强有力的抗生素和一般支持疗法必不可少。病变广泛严重，低氧血症难以纠正的可试用肺表面活性物质，也可试用吸入 NO，但这方面尚缺乏足够经验。

(齐登宏)

第八节　严重急性呼吸综合征

严重急性呼吸综合征(SARS)是变异的冠状病毒引起的，以突发高热、咳嗽、呼吸困难为主要症状的综合征。SARS 最初在中国广东省暴发流行开始，当地称为“传染性非典型肺炎”，之后在中国内地达到流行高峰，全国累计病例数达 5 327 例，死亡 343 例。此次流行中国报道儿童的 SARS 病例不足 80 例，以广东、北京地区为主。

一、流行病学

(一)传染源

(1)SARS 的最初传染源仍未被确定。已知中国广东省珠江三角洲是最初病例的发生地区。

(2)SARS 流行期间的传染源是 SARS 患者。目前尚未发现普遍存在 SARS 隐性感染或健康的 SARS 病毒携带者。处于潜伏期的病例似乎无传染性。

(3)SARS 病例在发病后 7～10 天，病毒负荷量最大、传染性最强。曾有 1 例患者传播给百余人发病的报道，被称为超级传播者。而病程早、晚期传染性弱，恢复期患者多没有传染性。

(二)传播途径

(1)主要通过近距离呼吸道飞沫及密切接触传播。特别是给危重患者行气管插管、气管切开等操作的医护人员，直接暴露于患者大量呼吸道飞沫环境下极易获得感染，曾有医护人员聚集被感染 SARS 的现象。

(2)其他可能传播方式：SARS 患者的粪便、尿液、血液中曾检出病毒，因此其他传播方式，如粪口传播等尚不能排除。如中国香港淘大花园的暴发流行，出现 1 例伴有腹泻的 SARS 患者，4 周内，在该住宅区的328 人发生 SARS，而且大部分病例都有腹泻症状，最终经当地排除建筑物内食物或饮用水的污染，而很可能系粪便排水管道系统地面下水口“U”形聚水器干涸而不能起到隔气作用，导致污水气化而发生病毒传播。

(三)易患人群

凡未患 SARS 的个体均为易感者，但以青壮年为主。临床和血清学调查显示，健康人或其他疾病患者的血清中均无 SARS 病毒抗体，说明既往在人类中并未发生过 SARS。但流行期间，的确可使大部分人受染而产生抗体，具有一定免疫力从而减弱流行趋势。

二、病原学

经世界卫生组织确认冠状病毒的一个变种是引起 SARS 的病原体。变种的冠状病毒与流感病毒有亲缘关系，但它非常独特，以前从未在人类身上发现，科学家将其命名为“SARS 病毒”。

冠状病毒感染在世界各地极为普遍。到目前为止，大约有 15 种不同冠状病毒株被发现，能够感染多种哺乳动物和鸟类，有些可使人发病。冠状病毒引起的人类疾病主要是呼吸系统感染。该病毒对温度很敏感，在 33 ℃时生长良好，但 35 ℃就使之受到抑制。由于这个特性，冬季和早春是该病毒疾病的流行季节。冠状病毒是成人普通感冒的主要病原之一，儿童感染率较高，主要是上呼吸道感染，一般很少波及下呼吸道。另外，还可引起婴儿和新生儿急性肠胃炎，主要症状是水样大便、发热、呕吐，每天可排便十余次，严重者甚至出现血水样便，极少数情况下也引起神经系统综合征。

在 SARS 开始流行、病原学上不清楚期间，曾有衣原体、人类偏肺病毒、副黏病毒和鼻病毒可能是其致病微生物的报道，但最终均肯定地被排除，而且在 SARS 发病中无协同作用，但衣原体可能与多种细菌一样是 SARS 病程后期发生合并感染的病原。

三、发病机制

由于SARS临床和尸体病理解剖的研究病例数有限，目前对其发布机制并未完全了解。但是集中的SARS病例临床表现和实验室检查及尸体解剖结果已经显示了其主要的病理生理机制。

(一)肺组织的病理

可见下列三种炎症性变化。

1.重症肺炎样改变

肉眼显示广泛实变，镜下为肺泡细胞变性、坏死、灶性出血，肺泡腔内可见脱落的肺泡细胞，泡内含病毒包涵体。

2.急性呼吸窘迫综合征样改变

肺泡毛细血管明显扩张，肺泡内较多渗出的蛋白和透明膜、炎性细胞，包括单核细胞、淋巴细胞和浆细胞。

3.肺纤维化样改变

脱落的肺泡细胞增生形成多核或合体细胞，肺泡周围血管机化性变化形成机化性肺炎。

上述肺组织的广泛渗出、实变、严重水肿和坏死、增生可以是病毒感染引起的直接损害，也可以是病毒感染后期合并继发感染所致的损害。其病理生理机制有全身或脏器局部炎症反应综合征、感染免疫性血管炎、弥散性血管内凝血和感染所致的嗜血细胞反应。

(二)病毒感染直接引起免疫抑制

下列表现提示SARS病毒可直接对机体免疫系统造成损害：周围血常规白细胞减少，尤其是淋巴细胞显著减少。$CD4^{+}$和$CD8^{+}$ T淋巴细胞显著减低，提示该病毒可能直接感染、破坏这些细胞，使机体免疫功能受抑制。脾脏和淋巴结中所见的病理改变支持此点推测，也可解释为何SARS患者早期的特异性IgM抗体出现迟，且阳性率低。

四、临床表现

根据有限的病例资料得出，SARS的潜伏期2～14天，中位数7天。起病急，以高热为首发症状，70%～80%患儿体温在38.5 ℃以上，偶有畏寒，可伴有头痛、关节酸痛、乏力，有明显的呼吸道症状包括咳嗽、少痰或干咳，也可伴有血丝痰。重症病例发生呼吸衰竭、ARDS、休克和多脏器功能衰竭。也有SARS病例并发脑炎的症状和体征。

一项研究显示，儿童病例也有近100%发热，体温多达38.5 ℃，偶有寒战，个别病例低热，可伴有头痛、关节痛、乏力、腹泻等。重症病例有呼吸急促及发绀，少数有肺部湿性啰音或肺部实变体征。根据广州、北京等文献报道，儿童病例的临床表现比成人轻，几乎没有发生严重呼吸困难，恢复比较顺利。在流行病学统计资料中有1例儿童SARS死亡，但未见相关的临床资料。

五、辅助检查

(一)血常规

显示外周白细胞总数正常或减低，淋巴细胞绝对值计数降低。

(二)胸部X线

大多数病例在发病1周左右可见肺部斑片状或絮状浸润阴影，多为双侧。胸部CT成像可见肺部有累及数个肺小叶的“棉花团”影和磨玻璃样改变，恢复期可留有条索状阴影或肺纹理增粗。

（三）免疫学检查

早期即显示 $CD3^+$、$CD4^+$ 和 $CD8^+$ T 淋巴细胞减少。有资料显示，一组 SARS 患者的上述 T 淋巴细胞降低的幅度较一组 HIV 感染的水平还低，提示 SARS 病毒感染直接引起免疫细胞抑制。

（四）特异性病原学实验室检查

特异性病原学实验室检查包括病毒分离、鼻咽分泌物的实时动态聚合酶链反应（RT-PCR）、特异性抗体检测、免疫组化法抗原检测法等实验室检查。但上述技术尚缺乏多家实验室标准化后，因此对其特异性、敏感性等准确度尚有待评估。

六、诊断

对于一种新出现的、已造成流行的疾病给予统一的诊断标准是完全必要的，尽管这种诊断主要是经验性的。而经验性的诊断主要依据是临床表现和流行病学资料，并尽力排除类似表现的其他疾病。

（一）诊断依据

1.流行病学史

与发病者有密切接触史或来自发病区域者；属于群体发病之一；有明确的传染他人的证据者。

2.症状与体征

起病急，发热为首发症状，体温高于 38 ℃；有咳嗽、呼吸急促、肌肉酸痛，肺部可闻及干、湿啰音等。

3.辅助检查

外周血白细胞计数不高或降低，淋巴细胞计数下降，C 反应蛋白不增高。胸部 X 线片可见单侧或双侧斑片样阴影。

（二）世界卫生组织（WHO）的诊断标准

1.疑似病例

（1）发热（体温 38 ℃以上）。

（2）咳嗽或呼吸困难。

（3）症状发生前 10 天有以下一种或多种暴露史：①与可疑或临床诊断 SARS 病例密切接触史；②近期到 SARS 局部传播地区旅游史；③近期在 SARS 局部传播的地区居住史。

2.临床诊断病例

（1）可疑病例：有与肺炎或呼吸窘迫综合征的胸部 X 线变化类似的改变。

（2）可疑病例：存在一种或多种实验室检测阳性结果。

（3）可疑病例：尸检结果与呼吸窘迫综合征的病理改变一致，但无明确病因。

七、鉴别诊断

与其他病毒性肺炎、支原体、衣原体、细菌性或真菌性肺炎，肺结核、流行性出血热、肺嗜酸性粒细胞浸润性肺炎等进行鉴别。

八、治疗

(一)一般治疗

环境通风、休息、多饮水,加强营养。

(二)高热

物理降温或给予布洛芬等解热药,禁用阿司匹林。

(三)抗病毒治疗

可用利巴韦林 10～15 mg/(kg·d),静脉或口服 7～10 天。

(四)免疫调节剂

丙种球蛋白 400 mg/(kg·d),静脉给药 3～5 天。

(五)激素

首先需严格排除激素的禁忌证,严格掌握应用指征、时机和剂量、疗程,但尚存在意见分歧。重症病例可用甲泼尼龙 2 mg/(kg·d),2～3 天后逐渐减停。

(六)抗生素

抗生素的作用是治疗继发的细菌感染或防止免疫功能下降者继发感染。

(七)重症病例治疗

按危重监护专业常规对 ARDS、感染性休克和多脏器功能障碍进行给氧、心肺支持和脏器功能支持治疗。

九、儿童病例治疗

全国报告儿童 SARS 病例近 80 例,相对低于成人,临床表现均较轻,均给予综合治疗。包括隔离、环境通风、休息、加强营养、低流量吸氧、清热解毒中药及预防性抗生素等治疗。相关报道的 10 例 SARS 患儿均以利巴韦林 20 mg/kg、口服泼尼松或静脉滴注甲泼尼龙 10～20 mg/kg 治疗,抗病毒治疗 1～2 周,激素使用 2～4 周后减量停药,其中 4 例给氧、2 例行辅助呼吸机治疗,均康复。SARS 流行病学资料有1 例小儿死亡病例,但未见相关报道,亦未见后遗症报道。

(齐登宏)

第九节　急性阑尾炎

发病率虽较成人低,但仍是小儿外科急腹症中最常见的疾病。新生儿罕见,5 岁以后随年龄增长为发病高峰。小儿急性阑尾炎病情发展快,症状不典型,容易误诊和发生穿孔,文献报高达 40%,因而早期诊断和治疗极为重要。

一、病因

(一)解剖因素

小儿阑尾的生长比系膜快,容易扭曲,呈盲管状,容易因引流不畅而发生炎症。肠内容物、异物、小的肠石等进入阑尾腔后易发生梗阻。阑尾动脉是终末血管,腔内压力高血运易受阻碍,坏死穿孔率较高。小儿大网膜发育差，穿孔后不易包裹局限，易形成弥漫性腹膜炎。

（二）细菌侵袭

阑尾黏膜损伤、破溃时，肠道细菌可直接侵犯而产生炎症，也可因上呼吸道感染等其他部位的多血流进入阑尾。阑尾黏膜下淋巴组织丰富，血液中的细菌未被滤过而停留在阑尾壁内淋巴组织导致炎症。儿童的急性阑尾炎多由金黄色葡萄球菌、大肠埃希菌及链球菌感染引起。近来晚期穿孔者病例报告感染较多，最常见的是脆弱类杆菌。

（三）免疫因素

临床发现化脓性阑尾炎发作前有病毒感染的病史，有人认为这是病毒感染抑制机体免疫功能，内细菌过度繁殖而发生炎症。

（四）神经反射

因精神紧张、生活环境的改变等因素，使受神经支配的阑尾肌肉和血管发生反射性痉挛，导致环障碍并加重阑尾腔梗阻，引起阑尾急性炎症。

二、病理

根据阑尾炎症病理发展过程，可分为 4 种类型。

（一）卡他性阑尾炎

病变主要在黏膜。阑尾表面充血、水肿，可有少量纤维素渗出物。黏膜充血、水肿，黏膜下层有多核细胞及嗜酸性粒细胞浸润，且有淋巴滤泡增生。

（二）化脓性阑尾炎

病变累及浆肌层，阑尾红肿明显。黏膜及浆肌层均有炎性浸润、破坏，黏膜面溃疡明显，阑尾腔内可积液或积脓，张力增高后可并发穿孔。婴幼儿的阑尾化脓性病变不重，而阑尾周围可出现较多脓性分泌。

（三）坏疽性阑尾炎

阑尾壁全层广泛坏死呈暗紫或黑色。阑尾硬肿，浸润广泛。由于炎性渗出及脓性物刺激，阑尾粘连。阑尾系膜明显水肿，可有血管栓塞。常可穿孔而导致腹膜炎

（四）梗阻性阑尾炎

阑尾仅有轻度充血，但腔内有蛔虫、蛲虫、肠石、异物而形成梗阻。组织切片仅见嗜酸性粒细胞浸润及淋巴滤泡增生。小儿阑尾炎的浆膜外反应较成人早，渗出液较多。年龄越小，反应越早。因而，婴幼儿阑尾炎虽未穿孔，腹腔内也可见有一定量的渗出液。

三、临床表现

（一）全身反应

1.精神异常

病变初期多表现为烦躁和哭闹，继而由于炎症和疼痛的刺激引起大脑皮质的抑制可出现精神不振、无力、活动减少、嗜睡等。

2.发热

婴幼儿一般均有发热，体温可高至 39℃～40℃，少数营养差并发阑尾穿孔腹膜炎的患儿可能出现体温下降，提示病情危重。

(二)腹部及消化道症状

1.腹痛

较大儿童的典型病例,可与成人一样诉说有转移性右下腹痛的病史。初期上腹部有轻度疼痛,逐渐阵发性加重,数小时后炎症累及阑尾壁浆膜时,疼痛由上腹部、脐周转入右下腹阑尾部位。年龄越小,症状越不典型。婴幼儿仅表现为阵发性哭闹、呻吟、拒食或静卧不动,触摸腹部时哭闹明显,易被误诊。

2.恶心、呕吐

早期呕吐多是胃肠反射性反应,呕吐物多为食物。较晚期患儿出现呕吐是腹膜炎所致,呕吐物可含胆汁、胃肠液,呕吐量多。婴幼儿阑尾炎时,呕吐往往出现于腹痛前。

3.腹泻、便秘

小儿阑尾炎常发生稀便或腹泻,这可能与盆腔阑尾炎或盆腔内积脓刺激肠道及直肠,或合并肠炎等因素有关。个别患儿可因发热、呕吐及体液丢失而出现便秘。

(三)体征

1.固定的体位

由于盲肠转动或下垂可加剧疼痛,因此患儿选择某一疼痛最轻的体位很少改变,如侧屈髋位。

2.腹部体征

(1)腹部压痛:小儿由于盲肠移动性较大,阑尾位置不固定,有时压痛可在右中腹、脐部附近、下腹中部,穿孔腹膜炎时全腹压痛。

(2)反跳痛:炎症刺激腹膜后可出现反跳痛。

(3)腹肌紧张:阑尾炎症弥漫形成周围炎及腹膜炎时,腹肌反射性收缩引起肌紧张。婴幼儿腹肌发育不完善肌紧张不如年长儿明显。阑尾穿孔腹膜炎可出现全腹肌紧张。小儿不合作,哭闹可干扰腹肌紧张的检查,因此需分散小儿注意力,反复检查,必要时可使用适量镇静剂,待小儿安静后进行检查,以确定腹肌紧张程度。

(4)皮肤过敏:有些阑尾炎早期患儿合并阑尾腔梗阻,右下腹皮肤可出现感觉过敏,蛲虫性阑尾炎患儿更明显,这是内脏、躯干神经相互反射的表现。

(5)多数患儿可有腹胀,听诊肠鸣音减弱,年龄越小越明显。

(6)阑尾周围出现脓肿时右下腹可扪及包块,较大包块可触及波动感。

3.其他体征

(1)直肠指诊:可有右前方触痛,甚至可触及肿胀的条索状阑尾。

(2)腰大肌试验:患儿左侧卧位,右髋过伸,腰大肌受到刺激疼痛,盲肠后位阑尾更明显。

(3)闭孔肌试验:患儿仰卧,屈曲并内旋右髋关节后出现右下腹疼痛,是由于较长阑尾尖端刺激闭孔内肌所引起的疼痛。

(4)Rovsing 征:在小儿诊断上帮助不大。

(四)实验室及其他检查

1.血常规

白细胞数往往 $10\times10^9/L$,中性粒细胞可高达 80%。

2.尿常规

一般无特殊,但有时阑尾炎刺激输尿管或膀胱后尿常规可见少量红细胞和白细胞。

3.X 线检查

有利于排除肠穿孔、肠梗阻。

4.B 超

可发现肿大变形的阑尾及阑尾脓肿。

5.血清 C 反应蛋白(CRP)

CRP 有助于坏疽和穿孔性阑尾炎的诊断。

四、诊断

根据典型的转移性右下腹痛史及压痛、反跳痛、腹肌紧张体征，结合实验室检查白细胞升高等情况，一般可以做出诊断。婴幼儿或临床表现体征不典型者需反复、耐心、多次检查，有时需根据动态观察结果才能诊断。在检查时需注意以下几方面。

(1)能说话的患儿要在家属的配合下尽量争取合作，正面回答医师的询问，了解发病的时间，疼痛的性质。检查时注意手和听诊器都不要太凉。观察患儿的精神状态，如精神愉快，嬉笑自然，活动多而灵巧，触诊腹部时压痛位置不固定或不能肯定有肌紧张时不急于手术。

(2)采用对比检查腹部的方法：①检查者两手分别按压左、右下腹，并交替加重用力，观察患儿哭闹反应，如下重压哭闹明显加剧，则以同样方法按压右上或右下腹进行对比。②患儿母亲握住患儿一手(一般握住右手)，允许另一手自由活动，同上述方法交替按压左、右下腹，如患儿用自由手抵抗检查右侧按压说明右侧有压痛。③检查者一手重压右下腹痛点，患儿全力抵抗右侧按压之手，检查者另一手乘机按压全腹其他各处，如患儿均置之不理，则可知除右下腹外他处无压痛。为了明确压痛紧张的固定性，检查至少反复 3 次，第一次常选择在就诊时，第二次在血常规检查后，第三次在初步处理后(处方或收入院)。3 次检查中最好有一次检查是在安静或安睡时，必要时可在使用镇静剂后进行检查。睡眠后皮肤痛觉过敏消失，对深压痛与肿块检查较重要。小儿骨盆小，直肠触诊与检查下腹比成人便利，可了解阑尾肿胀浸润的程度与范围。

(3)诊断仍困难时，可考虑腹腔穿刺检查 X 线检查。右下腹抽出液为血性、脓臭性或涂片有大量的细菌者为坏疽性阑尾炎。脓稀、无臭，有脓球而无细菌者无须急诊手术。穿刺未得渗液时，可注入50 mL生理盐水再吸出检查。X 线检查对鉴别诊断肠梗阻、坏死性肠炎、胃肠穿孔有帮助。

五、鉴别诊断

(一)肠痉挛症性腹痛

病因不明，好发于学龄儿，常突然发生腹痛，呈剧烈绞痛，持续时间不长，多为 10～20 分钟，很少超过2 小时。体检腹软，偶有压痛但不固定，也无发热或白细胞数升高。此症发生率比阑尾炎高，不需手术，无须特殊治疗，一般均可自愈，但可反复发作。

(二)肠系膜淋巴结炎

多与上呼吸道感染同时存在，腹痛较阑尾炎轻，多无阵发性加重，病程发展较慢，压痛不固定，主要在脐周，无明显腹肌紧张，反复腹部检查可确诊。本症不需手术，因此对鉴别困难体征较轻的患者，可暂用抗生素观察治疗数小时。

(三)急性胃肠炎

常有不洁生凉饮食史，腹痛呈阵发性、痉挛性，多位于脐周、上腹或下腹，无固定压痛点及腹肌紧张，有腹泻。

(四)梅克尔憩室炎

症状体征与阑尾炎相似，如病情允许，可作放射性核素扫描，如显示有异位黏膜的美克耳憩室影可确诊。鉴别确有困难需手术时应作探查切口，术中如发现阑尾正常，应常规探查末端回肠100 cm范围，找到憩室后予以切除。

六、治疗

(一)治疗原则

阑尾炎诊断明确，尽可能早期手术。但就诊3天以上症状无恶化、家属拒绝手术或其他特殊原因时，可用药物治疗。

阑尾脓肿以药物治疗为主。在药物治疗中需密切观察发热、疼痛、压痛范围等是否趋向好转。病情加重应手术引流，并发肠梗阻者引流脓肿后可得到缓解。

患儿观察3天以上症状稳定好转，显示腹膜炎已局限，双合诊又能摸到浸润块，应避免手术，以免感染扩散。待自然吸收或脓肿形成后再酌情引流或延期进行阑尾切除术。

(二)抗生素治疗

常选针对球菌和革兰氏阳性杆菌及厌氧菌的药物。临床上目前小儿多用青霉素及氨苄西林、头孢类和甲硝唑静脉注射。如有药物敏感试验结果则根据药敏情况选用抗生素。

(三)手术方法

1.尽量选麦氏切口

切除阑尾后应清除腹腔脓液，阑尾病变不明显者需探查回肠末端100 cm(防止梅克尔憩室炎被遗漏)及盆腔器官。

2.放置腹腔引流

适应证：①阑尾穿孔，腹腔积脓、坏疽性阑尾炎。②阑尾残端处理不满意而影响愈合者。③切除阑尾或分离阑尾粘连后渗血不止可放置香烟引流或纱布条引流。④已局限的阑尾脓肿。

(四)腹腔镜阑尾切除

小儿腹腔镜阑尾切除术在国内、国外均有大宗病例报告，目前大多医院腹腔镜阑尾已成常规手术。腹腔镜阑尾切除具有创伤小、患儿痛苦少、术后肠功能恢复快、住院时间短、腹部创口瘢痕小等优点。小儿腹腔镜多选用穿刺Trocar，直径5～10 mm，手术操作时气腹内压保持在1.1～1.3 kPa(8～10 mmHg)，手术时间在30分钟左右。

(齐登宏)

第十节　急性胰腺炎

小儿急性胰腺炎比较少见，发病与胰液外溢入胰腺间质及其周围组织有关。

现多认为与病毒感染、药物、胰分泌管阻塞、某些全身性疾病或暴饮暴食有关。至少半数以上是由腮腺炎病毒或上腹部钝伤引起，仍有30%病例找不到病因。

一、诊断

(一)病史

病前有饱餐等诱因,继发于身体其他部位的细菌或病毒感染:如急性流行性腮腺炎、肺炎、细菌性痢疾、扁桃体炎等。

(二)临床表现

多发生在4岁以上小儿,主要表现为上腹疼痛、恶心、呕吐及腹压痛。呕吐物为食物与胃、十二指肠分泌液。严重病例除急性重病容外,可有脱水及早期出现休克症状,并因肠麻痹而致腹胀。由于胰腺头部水肿压迫胆总管末端可出现黄疸,但在小儿则罕见。

轻度水肿型病例有上腹压痛(剑突下或略偏左侧),可能为腹部唯一体征。严重病例除腹胀外,腹部有压痛及肌紧张而以剑突下部为最明显。个别病儿的脐部或腰部皮肤呈发绀色,为皮下脂肪被外溢胰液分解,毛细血管出血所致。

(三)辅助检查

1.淀粉酶测定

常为主要诊断依据,若用苏氏(Somogyi)比色法测定,正常儿均在64 U以下,而急性胰腺炎患儿则高达500 U。血清淀粉酶值在发病3小时后即可增高,并逐渐上升,24～28小时达高峰以后又渐下降。尿淀粉酶也同样变化,但发病后升高较慢,病变缓解后下降的时间比血清淀粉酶迟缓,且受肾功能及尿浓度的影响,故不如血清淀粉酶准确。其他有关急腹症如肠穿孔、肠梗阻、肠坏死时,淀粉酶也可升高,很少超过500 U。

2.血清脂肪酶测定

在发病24小时后始升高,持续高值时间较长,可作为晚期患者的诊断方法。正常值为0.5～1 U。

3.腹腔穿刺

严重病例有腹膜炎者,难与其他原因所致腹膜炎相鉴别,如胰腺遭到严重破坏,则血清淀粉酶反而不增高,更造成诊断上的困难。此时如腹腔渗液多,可行腹腔穿刺。根据腹腔渗液的性质(血性、混有脂肪坏死)及淀粉酶测定有助于诊断。

4.B超检查

对水肿型胰腺炎及后期并发胰腺囊肿者的确诊有价值,前者显示胰腺明显增大,后者显示囊性肿物与胰腺相连。

(四)诊断标准

(1)急性腹痛发作伴有上腹部压痛或腹膜刺激征。

(2)血、尿或腹水中胰酶升高。

(3)影像学检查、手术或活检见到胰腺炎症、坏死、出血等间接或直接的改变。具有含第1项在内的2项以上标准并排除其他急腹症者即可诊断。

二、治疗

(一)一般治疗

轻者进低脂、低蛋白流食;较重者应禁食,以减少胰腺分泌。严重者则须胃肠减压,减少胃酸避免促进胰腺分泌。禁食和胃肠减压时,应输入营养物质(如合成营养液)并根据胃肠减压及出液量补充水、电解质等，以维持水和电解质平衡。

(二)非手术治疗

1.抑制胰腺外分泌

(1)禁食和胃肠减压：可以减少胰液分泌，还可减轻呕吐和肠胀气。

(2)应用抗胆碱能药物：山莨菪碱、阿托品等，可减少胃酸和胰液分泌。

(3)应用 H_2 受体拮抗剂：此类药有西咪替丁、雷尼替丁、奥美拉唑等，可减少胃酸分泌，间接抑制胰腺分泌，同时防止应激性胃黏膜病变的发生。

(4)应用生长抑素：为治疗急性出血坏死型胰腺炎效果较好的药物。

(5)缩胆囊素受体拮抗药：丙谷胺可明显减轻急性胰腺炎的病理改变及改善症状。

2.镇痛解痉

阿托品每次 0.01～0.02 mg/kg，最大不超过 0.4 mg，必要时 4～6 小时重复 1 次。

3.控制胰腺感染

急性胰腺炎多数由胆管疾病引起，故多数应用抗生素。选用抗生素时，既要考虑菌种的敏感性，又要求该药对胰腺有较好的渗透性。首选药如西拉司丁(泰能)、环丙沙星、氧氟沙星，厌氧菌感染可用甲硝唑。

4.维持水电解质平衡及抗休克

脱水严重或出现休克的患儿，应首先恢复血容量，可输注 2∶1 溶液、血浆或全血等，按 10～20 mL/kg，于 30～60 分钟内输入，8～10 小时纠正其累积损失量。应用多巴胺、多巴酚丁胺、山莨菪碱等抗休克治疗。有尿后补钾，并注意热量、维生素供给，同时要防治低钙血症、高糖血症等。

5.其他治疗

(1)应用抑制胰酶活性的药物：较重型的急性胰腺炎，在发病早期大量静脉给药。

(2)应用肾上腺糖皮质激素：可引起胰腺炎一般不主张用，仅适用于合并呼吸窘迫综合征和出血坏死胰腺炎伴有休克者。

(3)腹膜灌洗：清除或减少大量有害的血管活性因子。

(三)手术治疗

只有在以下情况时考虑手术：①诊断为急性胰腺炎，经过内科治疗 24～48 小时，症状及体征进一步恶化，出现并发症者。②胆源性急性胰腺炎处于急性状态，需要外科手术解除梗阻者。③疑有出血性坏死性胰腺炎，经短时间治疗不缓解。④胰腺假性囊肿形成，尤其较巨大者，病情缓解后，可行引流手术。⑤不能排除其他急腹症者。

(齐登宏)

第十一节 急性坏死性肠炎

急性坏死性肠炎是以小肠为主的急性炎症，因常有广泛性出血，又称急性出血性肠炎。临床上发病突然，以腹痛、腹泻、便血、呕吐、发热、迅速出现感染性休克为特征，如不及时抢救，易致死亡。本病多见于 3～9 岁小儿，以农村小儿为常见。全年均可发病，夏秋季较多见，呈散发性发病，亦可在同一季节和地区发生多例。新生儿期发病称新生儿坏死性小肠结肠炎。

一、病因

尚未完全明确，有人认为是由C型产气荚膜梭状芽孢杆菌及其所产生的β肠毒素（可致组织坏死）所引起的。此菌可产生耐热芽孢，在污染的食物中繁殖并产生肠毒素，摄入后可致病。蛋白质营养不良者，蛋白酶（特别是胰蛋白酶）分泌减少，长期食用含有蛋白酶抑制物的食物（如花生、大豆、蚕豆、甘薯或桑椹等）可使胰蛋白酶活性降低；肠道蛔虫能分泌胰蛋白酶抑制物，可能是本病的一个诱发因素。这些因素使胰蛋白酶破坏肠毒素能力减弱，更易于发病。新生儿坏死性小肠结肠炎则与产气荚膜杆菌、大肠埃希菌、表皮葡萄球菌和轮状病毒感染有关，多见于有窒息史的早产儿。红细胞增多症、高渗牛乳、喂食过多过快也与发病有关。

二、病理

从食管到结肠均可受累，但多见于空肠和回肠。病变呈散在灶性或节段性，可发生在一段或两段以上，长度从数厘米甚至全部小肠。受累肠管扩张，呈暗红色或紫红色，与正常肠段分界清楚，肠管多积气，有血性内容物，肠壁增厚，较硬，黏膜皱襞肿胀，黏膜表面有散在的坏死灶，脱落后形成浅表溃疡。可有肠壁囊样积气，肠腔内有脓性或血性渗出液。镜下见充血、水肿、出血、坏死、小动脉壁纤维素样坏死、血流停滞、血栓形成和炎症细胞浸润。肌层平滑肌变性、断裂，肌间神经节细胞退变甚至消失。浆膜层可有纤维素性渗出。多数病例仅累及黏膜和黏膜下层，病变轻者可只充血、水肿和小灶性坏死出血，严重者可达肌层和浆膜层，引起肠壁全层坏死，甚至发生肠穿孔及腹膜炎。病变恢复后，不遗留慢性病变，但由于腹腔内的纤维素性渗出，可发生腹腔内粘连。

三、临床表现

起病急骤，主要表现为腹痛、呕吐、腹胀、腹泻、便血和毒血症等。病情轻重不一，严重者常出现中毒性休克。常以腹痛开始，病情逐渐加重，呈持续性钝痛伴不同程度阵发性加剧，早期上腹部及脐周疼痛明显，后期常涉及各腹，早期腹痛部位常与病变部位和范围相符，发病不久即开始腹泻、便血，次数不一，每天2～3次至数十次。初为黄色稀便，少量黏液，无脓，无里急后重。以后排血便，呈暗红色糊状，或呈赤豆汤样血水便，有时可见灰白色坏死物质，有特殊腥味，血量多少不一。腹痛同时伴有恶心、呕吐，开始吐出胃内容物及黄绿色胆汁，以后可呈咖啡样物或吐小蛔虫。由于大量的液体和血液渗入肠腔及腹腔，即使在肠梗阻时无粪便排出，也可导致脱水、血容量减少、电解质紊乱和酸中毒等。发病早期即有不同程度毒血症症状，如寒战、高热、疲倦、嗜睡、面色发灰、食欲缺乏等。重者病情发展迅速，常于起病后1～3天病情突然恶化，出现严重中毒症状和休克。可伴发弥散性血管内凝血和败血症，少数病例可在血便出现前即发生中毒性休克。

早期或轻症患儿腹部体征表现为腹部稍胀，柔软，可有轻度压痛，但无固定压痛点，以后腹胀加重，可出现固定压痛，早期由于炎症刺激引起肠痉挛，肠鸣音亢进。晚期肠壁肌层坏死出血，肠管运动功能障碍引起肠麻痹、肠鸣音逐渐减弱或消失，以后者多见，当肠管坏死累及浆膜或肠穿孔时，出现局限性或弥漫性腹膜炎症状，如明显腹胀，腹肌紧张，压痛和反跳痛等。有肠穿孔者肝浊音界消失。但休克病儿反应迟钝，虽有腹膜炎而腹肌紧张和压痛可不明显，应仔细观察。

婴幼儿症状多不典型，易被误诊。病初烦躁、呕吐、腹胀、蛋花样腹泻，伴有明显中毒症状，并易发生广泛性肠坏死、腹膜炎和中毒性休克。

新生儿坏死性小肠结肠炎特点：发病多在出生后 2 周内，以 2～10 天为高峰；临床以腹胀、呕吐、腹泻、血便为主；呕吐物带胆汁或呈咖啡色，粪便一天数次或十余次，稀薄或带血，隐血试验阳性；重者腹胀显著，可看到肠型，可发生肠穿孔和腹膜炎，并常见精神萎靡、体温不稳定、面色苍白或青紫、黄疸。有休克、代谢性酸中毒、DIC 等感染中毒表现时，可出现呼吸暂停。

本病一般病程 7～14 天，若能及时诊治，治愈后可恢复正常。危重者起病急、发展快，迅速出现中毒性休克，应密切观察，及时抢救。

四、实验室检查

(一)血常规

白细胞计数增多，中性粒细胞计数增多，核左移，可见中毒性颗粒。血小板常减少，可有失血性贫血，重症更明显。血培养可有非特异性细菌生长，如葡萄球菌、肠球菌、产碱杆菌等。

(二)大便

隐血试验强阳性。镜检有大量红细胞和少量白细胞。革兰氏染色可见较多阳性粗短杆菌，厌氧菌培养多数分离出产气荚膜芽孢梭菌，偶尔还可培养出大肠埃希菌、志贺菌、沙门菌、铜绿假单胞菌等。大便胰蛋白酶活性显著降低。

五、X 线检查

常见动力性肠梗阻征象，可见小肠呈局限性扩张充气，肠间隙增宽，黏膜皱襞变粗。或见病变肠管僵直，抑或有张力的胀气肠袢，部分病例出现机械性肠梗阻表现，直立位有散在短小液平面，结肠呈无气状态，亦有呈麻痹型胀气表现者。有时可见到由大段肠管坏死所造成的一堆致密影，有些病例可见肠壁积气，尤以新生儿和小婴儿多见。肠穿孔后可出现气腹。一般忌做钡餐或钡剂灌肠检查，以免肠穿孔；因本病易发生休克，检查时应避免过多搬动，一般采取仰卧位，可以侧卧位水平投照代替直立位。

六、诊断

无特殊诊断方法，主要依靠病史、典型临床表现和 X 线检查。若起病急，突发腹痛、腹泻、便血、呕吐及有中毒症状者应考虑本病。结合血、粪便化验检查和 X 线特征性改变即可诊断。对于不典型的病例，应严密观察病情变化以明确诊断。并应注意和中毒性细菌性痢疾，腹型过敏性紫癜及急性肠套叠相鉴别。中毒性细菌性痢疾早期可出现高热、惊厥甚至休克，腹痛多不重，腹胀较轻，有里急后重，大便为脓血便，血量不多，主要是黏液和脓，且常在中毒症状之后出现；腹型过敏性紫癜虽有腹痛和血便，但无发热和全身中毒症状，血便无特殊腐败的腥臭味；肠套叠常见于婴儿，右侧腹部或脐上多能触及腊肠样肿块，腹部 X 线检查提示肠梗阻征象，一般无发热和感染中毒症状。

新生儿坏死性小肠结肠炎的诊断常根据病史特点、诱发因素、临床表现和 X 线检查等，不难诊断。

七、治疗

本病轻重不一，病情变化快，应采取综合治疗措施。原则是抢救休克，改善中毒症状，控制感染，增强机体抵抗力，减轻消化道负担，并促进其正常功能恢复。

（一）禁食

为重要的治疗措施。疑诊本病即应禁食，确诊后继续禁食。以利胃肠休息，待大便隐血阴性，腹胀好转和腹痛减轻后，逐渐恢复饮食，从流质、半流质、少渣饮食逐渐恢复到正常饮食；恢复饮食宜慎重，过早过急可使病情恶化或延长病程，但也不宜过晚，以免营养不良，不利于疾病的恢复。在腹胀和便血期间同时应采取胃肠减压。

（二）维持水和电解质平衡及补充营养

由于吐泻、进食少，易发生脱水、酸中毒和电解质紊乱，故要及时纠正。因禁食时间较长，应精确计算液体出入量及能量需要，可少量多次输血，必要时给予肠道外静脉营养。

（三）抗休克

本病易发生休克，是死亡的主要原因，早期发现和及时处理是治疗的重要环节。休克多属失血和中毒的混合型。应迅速补充血容量，改善微循环，包括补液、右旋糖酐。应用调整血管紧张度的药物如异丙肾上腺素、多巴胺等，必要时输血和血浆。肾上腺皮质激素可减轻中毒症状，抑制变态反应，但使用过久（超过 1 周）可促进肠坏死，有发生肠穿孔的危险，并可掩盖症状的出现，在中毒性休克时可早期短程使用，一般不超过 5 天。

中毒性休克患儿肠管病变多严重而广泛，经抢救效果不明显或不稳定者多主张早期手术，以减少产生毒素的来源。

（四）抗生素

控制肠内细菌感染对于减轻肠道损害和休克是有利的。选用对肠道细菌有效的抗生素如氨苄西林、卡那霉素或头孢菌素类等静脉滴注。

（五）胰蛋白酶

每次 0.1 mg/kg，每天 3 次，以破坏产气荚膜杆菌的毒素。

（六）对症治疗

腹痛剧烈而腹胀不明显时，可肌内注射山莨菪碱，按每次 0.3～0.5 mg/kg，每天 2～3 次，腹胀严重者应早做胃肠减压。出血者可静脉滴注维生素 C，或服云南白药每次 0.3～0.9 g，每天 3 次。高热时可用物理降温或解热药物。

（七）手术治疗

如果肠梗阻症状明显，疑有腹膜炎、肠穿孔、肠坏死者，应考虑手术治疗。

（齐登宏）

第十二节 肠 梗 阻

肠梗阻指肠内容物的正常运行受阻，通过肠道发生障碍，为小儿外科常见的急腹症。由于它变化快，需要早期作出诊断、处理。诊治的延误可使病情发展加重，甚至出现肠坏死、腹膜炎，甚至中毒性休克、死亡等严重情况。

一、病因

(一)机械性肠梗阻

机械性肠梗阻是肠管内或肠管外器质性病变引起的肠管堵塞,梗阻原因包括先天性畸形及后天性因素。梗阻类型分为肠腔内梗阻及肠腔外梗阻。

1.肠腔内梗阻

多由先天性肠闭锁及肠狭窄、先天性肛门闭锁等先天性疾病引起。也可由肠套叠、蛔虫性肠梗阻、肠管内异物及粪石、肠壁肿瘤等后天性疾病造成。

2.肠腔外梗阻

引起肠腔外梗阻的先天性疾病包括先天性肠旋转不良、嵌顿性腹股沟斜疝、腹内疝、先天性纤维索条、梅克尔憩室索条、胎粪性腹膜炎后遗粘连等。后天性疾病包括手术后粘连、腹膜炎后粘连、结核性粘连、胃肠道外肿瘤压迫、肠扭转等。

(二)动力性肠梗阻

为胃肠道蠕动功能不全致使肠内容物传递运转作用低下或丧失,多因中毒、休克、缺氧及肠壁神经病变造成,常见于重症肺炎、肠道感染、腹膜炎及败血症的过程中。梗阻类型分为麻痹性肠梗阻及痉挛性肠梗阻,前者发生在腹腔手术后、腹部创伤或急性腹膜炎患儿,后者可见于先天性巨结肠患儿。

二、病理

肠梗阻发生后,肠腔内因积聚大量气体和液体而致使肠膨胀,引起肠腔内压增高,肠壁变薄,肠壁血液循环受到严重障碍。梗阻持久时,肠壁张力持续升高,导致肠坏死、肠穿孔。

三、临床表现

各种类型肠梗阻虽有不同的病因,但共同的特点是肠管的通畅性受阻,肠内容物不能正常通过,因此,有程度不同的临床表现。

(一)症状

1.腹痛

机械性肠梗阻呈阵发性剧烈绞痛,腹痛部位多在脐周,发作时年长儿自觉有肠蠕动感,且有肠鸣,有时见到隆起的肠型。婴儿表现为哭闹不安、手足舞动、表情痛苦。绞窄性肠梗阻由于有肠管缺血和肠系膜箝闭,腹痛往往是持续性伴有阵发性加重,疼痛较剧烈。绞窄性肠梗阻也常伴有休克及腹膜炎症状。麻痹性肠梗阻的腹胀明显,腹痛不明显,阵发性绞痛尤为少见。

2.腹胀

腹胀发生于腹痛之后。高位小肠梗阻常表现上腹部饱满;低位梗阻的腹胀较高位梗阻明显,表现为全腹膨胀;闭袢式肠梗阻出现局限性腹胀;麻痹性肠梗阻呈全腹膨胀。

3.呕吐

高位梗阻的呕吐出现较早且频繁,呕吐物为食物或胃液,其后为十二指肠液和胆汁;低位梗阻呕吐出现迟,初为胃内容物,静止期较长,后期的呕吐物为积蓄在肠内并经发酵、腐败呈粪样带臭味的肠内容物;绞窄性肠梗阻呕吐物呈血性或咖啡样;麻痹性肠梗阻呕吐次数少,呈溢出性。低位小肠梗阻的呕吐出现较晚。

4.排便排气停止

排便排气停止是完全性肠梗阻的表现，梗阻早期，梗阻部位以下肠内积存的气体或粪便可以排出。绞窄性肠梗阻可排出血性黏液样便。

(二)体征

1.全身情况

单纯梗阻的早期，患者除阵发性腹痛发作时出现痛苦表情外，生命体征等无明显变化。待发作时间较长，呕吐频繁，腹胀明显后，可出现脱水现象，患者虚弱甚至休克。当有绞窄性梗阻时可较早地出现休克。

2.腹部检查

可观察到腹部有不同程度的膨胀，在腹壁较薄的患者，尚可见到肠型及肠蠕动波。单纯性肠梗阻的腹部虽胀气，但腹壁柔软，按之有如充气的球囊，有时在梗阻的部位可有轻度压痛，特别是腹壁切口部粘连引起的梗阻，压痛点较为明显。当梗阻上部肠管内积存的气体与液体较多时，稍加振动可听到振水声。腹部叩诊多呈鼓音。肠鸣音亢进时，可有气过水声及高声调的金属声。

绞窄性肠梗阻或单纯性肠梗阻的晚期，肠壁已有坏死、穿孔，腹腔内已有感染、炎症时，则体征表现为腹膜炎的体征，腹部膨胀、腹部压痛、肌紧张及反跳痛，有时可叩出移动性浊音，腹壁有压痛，肠鸣音微弱或消失。

直肠指检可见直肠空虚无粪便，且有裹手感，提示完全性肠梗阻；指套上染有血迹，提示肠管有血运障碍。

四、诊断

(一)病史及临床表现

典型的肠梗阻有阵发性腹部绞痛、腹胀、呕吐、排便排气停止等自觉症状，腹部检查呈现腹胀、肠型、压痛、肠鸣音亢进等征象。在粘连性肠梗阻，多数患者都有腹部手术史，或者曾有过腹痛史。

(二)X线检查

1.X线检查

典型的完全性肠梗阻X线表现是肠袢胀气，腹立位片出现多个肠袢内有呈阶梯状气液面，出现排列成阶梯状的液平面，气液平面是因肠腔内既有胀气又有液体积留形成，只有在患者直立位或侧卧位时才能显示，平卧位时不显示这一现象。如腹腔内已有较多渗液，直立位时尚能显示下腹、盆腔部的密度增高。空肠黏膜的环状皱襞在肠腔充气时呈“鱼骨刺”样，而结肠、直肠内无气。

不完全性肠梗阻X线征象为不连续的轻、中度肠曲充气，结肠、直肠内有气。绞窄性肠梗阻X线可见单独胀大的肠袢不随时间改变位置，或有假肿瘤征、咖啡豆状阴影。麻痹性肠梗阻X线征象是小肠和结肠全部充气扩张。

2.消化道造影检查

钡灌肠检查用于鉴别肠梗阻的程度。结肠扩张为麻痹性肠梗阻或不全性肠梗阻，结肠干瘪细小可确定为完全性肠梗阻，但在临床上较少应用。钡灌肠还可用于疑有结肠梗阻的患者，它可显示结肠梗阻的部位与性质。

钡餐造影检查，即口服钡剂或水溶性造影剂，观察造影剂下行过程，可明确梗阻部位、性质、程度。若钡剂下行受阻或显示肠腔狭窄则明确肠梗阻的诊断。但因造影剂可加重梗阻故宜慎用。梗阻明显时禁用。

(三)化验检查

肠梗阻早期化验指标变化不明显。晚期由于失水和血液浓缩，白细胞计数、血红蛋白含量、血细胞比容都可增高，血电解质与酸碱平衡发生紊乱。高位梗阻时，可出现低钾、低氯、代谢性碱中毒。低位梗阻时，则可有电解质普遍降低与代谢性酸中毒。绞窄性梗阻或腹膜炎时，血常规、血液生化测定指标改变明显。

(四)腹腔穿刺

可了解有无腹膜炎及肠壁血供障碍。腹腔液浑浊脓性表明有腹膜炎，血性腹腔液说明已有绞窄性肠梗阻。当肠管有明显胀气或肠管与腹膜粘连时，不宜进行腹腔穿刺。

五、治疗

急性肠梗阻的治疗包括非手术治疗和手术治疗，治疗方法的选择根据梗阻的原因、性质、部位及全身情况和病情严重程度而定。不论采用何种治疗均首先纠正梗阻带来的水、电解质与酸碱紊乱，改善患者的全身情况。

(一)非手术治疗

1.胃肠减压

胃肠减压为治疗肠梗阻的主要措施之一，目的是减轻胃肠道的积留的气体、液体，减轻肠腔膨胀，有利于肠壁血液循环的恢复，减少肠壁水肿，使某些原有部分梗阻的肠袢因肠壁肿胀而致的完全性梗阻得以缓解，也可使某些扭曲的肠袢得以复位。胃肠减压还可减轻腹压，改善因膈肌抬高而导致的呼吸与循环障碍。

2.纠正水、电解质与酸碱失衡

血液生化检查结果尚未获得前，可先给予平衡盐液(乳酸钠林格液)。待有测定结果后，再添加电解质与纠正酸碱紊乱，在无心、肺、肾功能障碍的情况下，最初输入液体的速度可稍快一些，但需作尿量监测，必要时作中心静脉压(CVP)监测，以防液体过多或不足。在单纯性肠梗阻的晚期或是绞窄性肠梗阻，常有大量血浆和血液渗出至肠腔或腹腔，需要补充血浆和全血。

3.抗感染

肠梗阻后，肠壁循环有障碍，肠黏膜屏障功能受损而有肠道细菌易位，或是肠腔内细菌直接穿透肠壁至腹腔内产生感染。肠腔内细菌亦可迅速繁殖。同时，膈肌升高引起肺部气体交换与分泌物的排出受限，易发生肺部感染。因而，肠梗阻患者应给予抗菌药物以预防或治疗腹部或肺部感染，常用的有以杀灭肠道细菌与肺部细菌的广谱头孢菌素或氨基糖苷类抗生素，以及抗厌氧菌的甲硝唑等。

4.其他治疗

腹胀后影响肺的功能，患者宜吸氧。回盲部肠套叠可试用钡剂灌肠或充气灌肠复位。

采用非手术方法治疗肠梗阻时，应严密观察患者病情的变化，绞窄性肠梗阻或已出现腹膜炎症状的肠梗阻，经过短暂的非手术治疗，实际上是术前准备，纠正患者的生理失衡状况后即进行手术治疗。单纯性肠梗阻经过非手术治疗 24～48 小时，梗阻的症状未能缓解或在观察治疗过程中症状加重或出现腹膜炎症状时，应及时改为手术治疗。但是在手术后发生的炎症性肠梗阻除有绞窄发生，应继续治疗等待炎症的消退。

(二)手术治疗

手术的目的是解除梗阻、去除病因,手术的方式可根据患者的情况与梗阻的部位、病因加以选择。

1.单纯解除梗阻的手术

这类手术包括粘连性肠梗阻的粘连分解,去除肠扭转,切断粘连束带;肠内堵塞的切开肠腔,去除粪石、蛔虫团等;肠扭转、肠套叠的肠袢复位术等。

2.肠切除肠吻合术

肠梗阻是由肠肿瘤所致,切除肿瘤是解除梗阻的首选方法。在其他非肿瘤性病变,因肠梗阻时间较长,或有绞窄引起肠坏死,或是分离肠粘连时造成较大范围的肠损伤,则需考虑将有病变的肠段切除吻合。在绞窄性肠梗阻,如腹股沟疝、肠扭转,绞窄解除后,血运有所恢复,但肠袢的活力如何判断,方法如下:①肠管的颜色转为正常,肠壁保持弹性并且蠕动活跃,肠系膜边缘动脉搏动可见说明肠管有生机;②应用超声多普勒沿肠管对肠系膜缘探查是否有动脉波动;③从周围静脉注入荧光素,然后以紫外线照射疑有循环障碍的肠管部,如有荧光出现,表示肠管有生机;④肠管已明显坏死,切除缘必须有活跃的动脉出血。

肠管的生机不易判断且是较长的一段,可在纠正血容量不足与供氧的同时,在肠系膜血管根部注射 1%普鲁卡因或酚妥拉明以缓解血管痉挛,将肠管标志后放回腹腔,观察 15~30 分钟后,如无生机可重复一次,当确认无生机后始可考虑切除。经处理后肠管的血运恢复,也显示有生机,则可保留,必要时在24 小时后应再次剖腹观察,如发现有局灶性坏死应再行切除。为此,第一次手术关腹时,可采用全层简单缝合的方法。

3.肠短路吻合

当梗阻的部位切除有困难,如肿瘤向周围组织广泛侵犯,或是粘连广泛难以剥离,但肠管无坏死现象,为解除梗阻,可分离梗阻部远近端肠管作短路吻合,旷置梗阻部,但应注意旷置的肠管尤其是梗阻部的近端肠管不宜过长,以免引起盲袢综合征。

4.肠造口术或肠外置术

肠梗阻部位的病变复杂或患者的情况差,不允许行复杂的手术,可在膨胀的肠管上,亦即在梗阻部的近端肠管作肠造口术以减压、解除因肠管高度膨胀而带来的生理紊乱。小肠可采用插管造口的方法,可先在膨胀的肠管上切一小口,放入吸引管进行减压,但应注意避免肠内容物污染腹腔及腹壁切口。有时当有梗阻病变的肠袢已游离或是肠袢已有坏死,但患者的情况差不能耐受切除吻合术,可将该段肠袢外置,关腹。待患者情况复苏后再在腹腔外切除坏死或病变的肠袢,远、近两切除端固定在腹壁上,近端插管减压、引流,以后再行二期手术,重建肠管的连续性。

六、预后

预后与早期诊断、早期治疗密切相关。一般单纯性肠梗阻患儿在矫正脱水酸中毒后,手术治疗效果良好。但绞窄性肠梗阻则取决于手术治疗的时机,若抢救不及时,可危及生命,切除坏死肠管过多,后遗短肠综合征,影响患儿的生长发育,预后较差。

(齐登宏)

第十三节 肠套叠

肠套叠是肠管的一部分连同相应的肠系膜套入邻近肠腔内的一种特殊类型的肠梗阻，本病是婴儿时期的一种特有疾病，是最常见的婴幼儿急腹症，居婴幼儿肠梗阻原因的首位。根据病因不同，分为原发性肠套叠与继发性肠套叠；根据年龄的不同，分为婴儿肠套叠与儿童肠套叠。

急性肠套叠随着年龄的增长发病率逐渐降低。常见于2岁以下婴幼儿，4～10个月为发病年龄高峰。男孩发病比女孩多2～3倍，健康肥胖儿多见。发病季节与胃肠道病毒感染流行相一致，以春末夏初最为集中。

一、病因

肠套叠分为原发性与继发性两类。肠套叠的病因尚未完全明确，其发病机制公认为肠套叠起点的存在和肠蠕动的紊乱。

(一)原发性肠套叠

原发性肠套叠是指非肠管器质性病变引起的肠套叠。约95%的小儿肠套叠属于原发性。

1.套叠起点

关于原发性肠套叠起点的产生，尚无统一学说，可能与下列因素有关。

(1)回盲部解剖因素学说：婴幼儿肠套叠主要发生在回盲部，婴幼儿期回盲部较游动，回盲瓣呈唇样突入肠腔，加上该区淋巴组织丰富，受炎症或食物刺激后易引起回盲瓣充血、水肿、肥厚，肠蠕动易将肿大回盲瓣向前推移，牵拉肠管形成套叠。

(2)病毒感染学说：小儿受到腺病毒和轮状病毒感染后，可引起末段回肠的集合淋巴结增生，局部肠壁增厚，甚至形成肿物向肠腔突起，构成套叠起点，加之肠道受病毒感染，蠕动增强，导致发病。春末夏初是腺病毒感染的高发季节，因此肠套叠在此时期发病较多，目前已分离出腺病毒非流行性Ⅰ、Ⅱ和Ⅴ血清型。

2.肠蠕动紊乱

(1)饮食改变因素：婴幼儿期为肠蠕动节律处于较大变化时期，当增添辅食或食物的性质、温度发生变化时，婴幼儿肠道不能立即适应食物改变的刺激，易引起肠功能紊乱而诱发肠套叠，婴儿出生后4～10个月，正是添加辅食时期，故此年龄段是发病高峰期。

(2)肠痉挛因素：由于食物、肠炎、腹泻、细菌等因素刺激肠道产生痉挛，使肠蠕动功能节律紊乱或逆蠕动而引起肠套叠，若小儿属于痉挛体质，则更易发生肠套叠。

(3)免疫反应不平衡因素：原发性肠套叠多发生于1岁以内，恰为机体免疫功能不完善时期，肠壁局部免疫功能易被破坏。加之蠕动紊乱而诱发肠套叠。

(二)继发性肠套叠

继发性肠套叠指肠管器质性病变引起的肠套叠。5%左右的病例属继发型，多数是儿童。器质性病变以梅克尔憩室最为多见，其次有息肉、血管瘤、腺肌瘤、腹型紫癜形成的肠壁血肿、异位胰腺、淋巴瘤、肠囊肿、阑尾内翻等。肠壁上的病变成为套叠起点被肠蠕动推动，牵引肠壁而发生肠套叠。

二、病理

(一)肠套叠的病理解剖结构

肠套叠由鞘部、套入部组成。外层肠管为鞘部,进入肠管为套入部,套入部最远点为头部,肠管从外面卷入处为颈部。一个肠套叠由三层肠壁组成称为单套,由五层肠壁组成则为复套,即单套再套入相邻的远端肠管内。肠套叠一般是近端肠管套入远端肠管内,与肠蠕动方向一致,称之为顺行性肠套叠。一般肠套叠为顺行性肠梗阻。若远端套入近端,称为逆性肠套叠,较为罕见。

(二)肠套叠的类型

一般按套入部的最近端和鞘部最远端的肠管名称分类,将肠套叠分为以下六型。

1.回结型

以回肠末端为出发点,回肠通过回盲瓣内翻套入结肠中,盲肠与阑尾不套入鞘内,此型最多,约占 30%。

2.回盲型

以回盲瓣为出发点,盲肠、阑尾随之套入鞘内,此型占 50%～60%。

3.回回结型

即复套,回肠套入回肠后再套入结肠,占 10%左右。

4.小肠型

即小肠套入小肠,比较少见,此型占 5%～10%,包括空空型、回回型、空回型。

5.结肠型

结肠套入结肠,极少见。

6.多发型

在肠管不同区域内有分开的 2 个、3 个或更多的肠套叠。

(三)肠套叠的病理改变

肠套叠的基本病理变化是肠腔梗阻、肌肉痉挛和血液循环障碍。肠套叠发生后,套入部随着肠蠕动不断向前推进,该段肠管相应所附的肠系膜也被牵入鞘内,颈部束紧不能自动退出。鞘部肠管持续痉挛紧缩,致使套入部的肠系膜血管被鞘部嵌压而发生血液循环障碍。初期静脉回流受阻,组织瘀血水肿,套入部肠壁静脉曲张破裂出血,与肠黏液混合成果酱样胶胨状物排出。肠壁水肿继续加重,动脉受压,套入部供血停止而发生坏死,套入部的坏死呈淤血性坏死,为静脉性坏死。而鞘部肠壁则因高度扩张与长期痉挛可发生缺血性坏死,呈局灶性灰白色点状坏死,为动脉性坏死。鞘部灶性动脉性坏死容易被忽略,灌肠复位时极易穿孔,手术复位时也不易被发现,比套入部静脉性坏死更具危险性。

三、临床表现

小儿肠套叠的临床症状随年龄而有所不同。可分为婴儿肠套叠和儿童肠套叠两类。

(一)婴儿肠套叠

1.腹痛(哭闹)

腹痛为肠套叠出现最早且最主要的症状,而哭闹则为婴儿腹痛特有的表现,以突发、剧烈、节律性的哭闹为特征。原本很健康的婴儿忽然哭闹不安、面色苍白、紧握双拳、屈膝缩腹、手足乱动、拒食拒奶,发作持续 3～5 分钟而后自行缓解,间隔 10～20 分钟,重新发作。这种阵发性哭闹是由于肠蠕动将套入肠段向前推进，肠系膜被牵拉，肠套鞘部产生强烈收缩而引起的剧烈腹痛，当蠕动波过后，患儿即转为安静。随着缓解期逐渐缩短，患儿渐渐精神萎靡，嗜睡，随后进入休克状态，而哭闹、腹痛反不明显。

2.呕吐

肠套叠早期症状之一，腹痛发作后不久就发生呕吐，初为乳汁、乳块或食物残渣，以后带有胆汁，晚期则吐粪便样液体。早期呕吐因肠系膜被强烈牵拉，导致神经反射性呕吐，晚期则由肠梗阻引起。

3.便血

便血为肠套叠特征性表现，便血多发生于疾病开始的8～12小时，典型的血便是红果酱样黏液血便，也可有鲜血便或脓血便，几小时后又可以重复排出几次。纵使家长忽视了婴儿的哭闹和呕吐，但在发生血便时一定会来医院求治。一部分患儿来院就诊时尚未便血，肛门指检时可发现指套上染有果酱色黏液。出血是由于肠套叠时，肠系膜被牵入嵌闭于套入部的肠壁间，发生血液循环障碍而引起黏膜渗血，与肠黏液、粪便混合形成暗红色胶胨样液体。

4.腹部肿物

腹部触及肿物是有意义的诊断。肿物多位于右上腹或中上腹，实性、光滑、稍可移动，并有压痛。随病情进展，肿物变长，沿结肠框分布，呈腊肠状。多数患儿由于回肠末端及盲肠套入结肠内，右下腹比较松软而有空虚感。严重者套入部达直肠，肛门指诊可触及子宫颈样物，偶见肿物从肛门脱出。一旦肠管有坏死倾向，腹胀加重，腹肌紧张，肿物常触诊不清。

5.全身情况

病程早期，患儿一般情况良好，体温正常，仅表现为面色苍白、精神欠佳。晚期精神萎靡、表情呆钝、嗜睡、脱水、发热，甚至有休克、腹膜炎征象。

(二)儿童肠套叠

多为继发性，病程较缓慢，呈亚急性不全性肠梗阻。可有反复发作的病史，发生肠套叠后也可自行复位。主要表现为腹痛，偶有呕吐，少有血便，腹壁薄者可触及腹部肿物。

四、诊断与鉴别诊断

(一)诊断

1.临床诊断

典型肠套叠的四联征为阵发性腹痛、呕吐、血便和腹部肿块。当患儿出现几个小时以上的无原因剧烈哭闹，时哭时停，伴有呕吐，随即排出血便，诊断并不困难。不典型肠套叠包括无痛性频繁呕吐型、无痛性便血型、精神萎靡尚未便血的休克型，这些类型的肠套叠是以单一症状为主征，缺乏典型的临床表现，很容易漏诊、误诊。依据患儿的年龄、性别、发病季节应考虑肠套叠的可能。此时应在镇静状态下仔细检查腹部是否触及肿块，施行肛门指检观察指套上有无血染，以协助诊断。

2.X线检查

肠套叠时，腹平片可无异常征象，也可呈现肠扩张，结肠内均匀致密的肿物阴影，腹立位片见小肠扩张，有张力性气液面，显示肠梗阻征象。腹平片诊断肠套叠虽无特异性征象，但可提示肠梗阻的诊断。

钡灌肠检查是在X线透视下，由肛门缓缓注入25%硫酸钡生理盐水溶液，水平压力为5.9～

8.8 kPa(60～90 cmH_2O),透视下可见到钡剂在结肠的套入部受阻,呈杯状或钳状阴影。

空气灌肠是在X线透视下,经肛门注气,压力为8.0 kPa(60 mmHg),套叠顶端致密的软组织肿块呈半圆形,向充气的结肠内突出,气柱前端形成杯口影、钳状阴影或球形阴影。

B超检查对肠套叠具有较高的确诊率。超声扫描显示肠套叠的横截面呈“同心圆”征或“靶环”征,纵断面呈“套筒”征或“假肾”征。

(二)鉴别诊断

鉴别诊断应以发病年龄为主要思考线索,以主要症状为鉴别要点,与具有腹痛、便血、腹块的婴幼儿其他疾病相鉴别。

1.细菌性痢疾

肠套叠血便不典型且伴有腹泻者可被误诊为细菌性痢疾。菌痢多见于夏季,起病急骤,体温升高较快,在早期即可达39 ℃,大便次数频繁,含有大量黏液及脓血,粪便检查见到脓细胞及红细胞,细菌培养阳性即可确诊。

2.过敏性紫癜

腹型紫癜患儿有阵发性腹痛和呕吐,有腹泻和便血,粪便为暗红色,由于肠管有水肿、出血而增厚,有时在右下腹部能触及肿块,易与肠套叠相混淆。过敏性紫癜的特点为双下肢有出血性皮疹,膝关节和踝关节肿痛,部分病例还有血尿,这些临床表现有助于与肠套叠相鉴别。需注意的是,此病由于肠功能紊乱和肠壁血肿而诱发肠套叠。故当腹部症状加重、腹部体征明显时,需做腹部B超检查或低压灌肠协助诊断。

3.梅克尔憩室

梅克尔憩室合并消化道出血时,应与肠套叠相鉴别。梅克尔憩室出血起病急骤,无前驱症状,出血量大,为暗红色或鲜红色血便,少有腹痛、呕吐等症状,腹部触诊无腹块、无压痛。腹部^{99m}Tc扫描可明确诊断。需注意的是梅克尔憩室内翻可继发肠套叠,患儿可出现肠套叠的相应症状及体征。

4.蛔虫肠梗阻

此病多来自农村地区的儿童,近年来发病率明显下降。蛔虫团块堵塞肠腔,可出现腹痛、呕吐,晚期肠坏死则表现为全身中毒症状、便血,与肠套叠极其相似。但蛔虫肠梗阻很少发生在婴儿,早期没有便血,腹内肿块多位于脐下,肿块粗而长,X线平片可见蛔虫影。

5.肠梗阻肠坏死

婴幼儿其他原因引起的肠梗阻,晚期出现肠血运障碍导致肠坏死,可出现腹痛、呕吐、便血、休克等症状,可与肠套叠相混淆。此类患儿缺乏典型的阵发性哭闹史,血便出现晚且伴随休克及全身中毒症状,腹部检查出现腹膜刺激征,腹腔穿刺为血性液体,腹部B超检查未发现肠套叠影像,可作为鉴别点。

6.直肠脱垂

少数晚期肠套叠,其套入部可以通过全部结肠而由肛门脱出,不要误认为是直肠脱垂。直肠脱垂时,可以清楚地看到肠黏膜一直延续到肛门周围的皮肤,而肠套叠时,在肛门口与脱出的肠管之间有一条沟,可以通过此沟将手指伸入直肠内,而且直肠脱垂并无急腹症症状。

五、治疗

肠套叠治疗分为非手术治疗和手术治疗。小儿肠套叠多为原发,以非手术治疗为主。

(一)非手术治疗

半个世纪以来,非手术治疗儿童肠套叠已成为公认的首选方法,其中气灌肠整复肠套叠是我国最成功且应用最广泛的治疗方法。目前在我国,不论是在城市中心儿科还是在县医院儿科气灌肠复位率达90%。

1.适应证

(1)病程不超过48小时,便血不超过24小时。

(2)全身状况好,无明显脱水、酸中毒及休克表现,无高热及呼吸困难者。

(3)腹不胀,无压痛及肌紧张等腹膜刺激征象。

2.禁忌证

(1)病程超过48小时,便血超过24小时。

(2)全身情况不良,有高热、脱水、精神萎靡及休克等中毒症状者。

(3)腹胀明显,腹部有明显压痛、肌紧张,疑有腹膜炎或肠坏死者。

(4)立位X线平片显示完全性肠梗阻者。

(5)试用空气灌肠时逐渐加压至8.0 kPa(60 mmHg)、10.7 kPa(80 mmHg)、13.3 kPa(100 mmHg),而肠套叠阴影仍不移动,形态不变者。

3.治疗方法

(1)气体灌肠复位法:采用空气或氧气均可,观察方法有透视及非透视下进行两种,将气囊肛管置入直肠内,采用自动控制压力仪,肛门注气后即见套叠影逆行推进,直至完全消失,大量气体进入回肠,提示复位成功。①气灌肠前准备:解痉镇静,肌内注射阿托品、苯巴比妥钠,必要时在麻醉状态下进行;脱水明显者,应予以输液纠正,改善全身情况;麻醉下灌肠复位,保证禁食6小时,禁水4小时,必要时插胃管吸出胃内容物;X线透视室内应备有吸引器、氧气、注射器等抢救设施。②气体灌肠压力:诊断性气体灌肠压力为6.7～8.0 kPa(50～60 mmHg);复位治疗压力为12.0～13.3 kPa(90～100 mmHg),不超过16.0 kPa(120 mmHg)。③气体灌肠复位征象:X线透视下见肿块逐渐变小消失,气体突然进入回肠,继之中腹部小肠迅速充气;拔出气囊肛管,大量气体和暗红色黏液血便排出;患儿安然入睡,不再哭闹,腹胀减轻,肿块消失;碳剂试验,口服1 g活性炭。约6小时后由肛门排出黑色炭末。④气体灌肠终止指征:注气后见肿物巨大,套入部呈分叶状,提示复套存在,复位可能性较小;注气过程中见鞘部扩张而套入部退缩不明显或见套入部退而复进,表示套叠颈部过紧,复位困难;注气后肿物渐次后退,通过回盲瓣后,肿物消失,但小肠迟迟不进气,提示仍存在小肠套叠,复位困难;复位过程中,肿物消失,但荧光屏上突然有闪光改变,旋即见膈下游离气体,表明发生肠穿孔,即刻停止注气。

(2)钡剂灌肠复位法:在欧美国家较为流行。钡剂浓度为20%～25%,钡柱高度不超过患儿水平体位90 cm,维持液体静压在5分钟之内,套叠影逆行推进,变小,渐至消失,钡剂进入回肠,提示复位成功。

(3)B超监视下水压灌肠复位法:采用生理盐水或水溶性造影剂为介质灌肠。复位压力为6.7～12.0 kPa(50～90 mmHg),注水量在300～700 mL。在B超荧光屏上可见“同心圆”或“靶环”状块影向回盲部收缩,逐渐变小,最后通过回盲瓣突然消失,液体急速进入回肠。满意的复位是见套入部消失,液体逆流进入小肠。

(二)手术疗法

1.手术指征

(1)有灌肠禁忌证者。

(2)灌肠复位失败者。

(3)肠套叠复发达 3 次,疑有器质性病变者。

(4)疑为小肠套叠者。

2.手术方式

(1)手法复位术:取右下腹或右上腹横切口,在套叠远端肠段用挤压手法使其整复,切忌强行牵拉套叠近端肠段。复位成功后务必详细检查是否存在病理性肠套叠起点,必要时一并处理。对于原发复发性肠套叠手术的患儿,手法复位后如未发现病理起点,存在游动盲肠者可行盲肠右下腹膜外埋藏固定法,以减少复发。如阑尾有损伤,呈现水肿和淤血时,可将其切除。

(2)肠切除肠吻合术:术中见鞘部已有白色斑块状动脉性坏死或套入部静脉性坏死,争取做肠切除一期吻合术。必要时亦可延迟 24～48 小时再进行吻合。

(3)肠外置或肠造口术:适应于患儿存在休克且病情危重时,或肠套叠手法复位后局部血液供给情况判断有困难时。可将肠袢两断端或可疑肠袢外置于腹壁外,切口全层贯穿缝合,表面覆盖油纱保护,24～48 小时后,待休克纠正,病情平稳后,再行二期肠吻合术。观察可疑肠袢循环恢复情况决定还纳入腹,抑或肠切除肠吻合。如肠切除后患儿全身或局部循环不满意,无法行肠吻合时,可行肠造口术。

六、预后

小儿原发性肠套叠如能早期就诊、早期诊断、早期治疗,预后良好。绝大多数病例可采用灌肠复位,复位成功率达 90%。小儿原发性肠套叠复位后极少复发。随着我国人民生活水平提高,医疗条件改善,科普宣传的普及,家长及儿科工作者更加关注小儿肠套叠,晚期肠套叠患儿已少见,已罕见死亡,目前肠套叠的病死率仅为 1%。

(齐登宏)

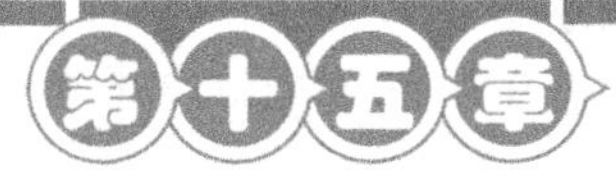

其他急危重症

第一节　休　　克

休克是指机体由于受到内在的或外来的强烈致病因素打击或两者共同作用，如心脏泵衰竭、感染、出血、创伤、过敏、中毒、烧伤等致病因素，而引起有效循环容量不足，组织器官微循环灌注急剧减少为基本病因的急性循环功能衰竭综合征。休克发病急骤，发展迅速，若未能及时诊治，则可发展至不可逆阶段而引起死亡。

一、休克的分类

根据引发休克的病因不同，可将休克分为心源性休克、感染性休克、失血失液性休克、过敏性休克、烧伤性休克、神经源性休克等。按照血流动力学变化分为低血容量性休克、心源性、分布性和梗阻性休克四类。

二、临床表现

低血压、心动过速、脉搏细弱、意识改变、皮肤湿冷、少尿或无尿等。

(一)低血容量性休克临床表现

精神状态改变，收缩压血压下降[＜12.0 kPa(90 mmHg)或较基础血压下降大于5.3 kPa(40 mmHg)]或脉压减少＜2.7 kPa(20 mmHg)、心跳呼吸频率增快、皮肤湿冷、尿少(＜0.5 mL/(kg・h))、中心静脉压＜0.7 kPa(5 mmHg)或肺动脉嵌顿压(PAWP)＜1.1 kPa(8 mmHg)等。

(二)心源性休克临床表现

心脏泵衰竭所致的心排血量锐减、靶器官低灌注状态，呈现低血压，收缩压＜10.7 kPa(80 mmHg)或脉压减少[＜2.7 kPa(20 mmHg)]持续30分钟以上，心排血量指数明显降低＜2.0 L/(min・m^2)或PAWP＞2.4 kPa(18 mmHg)，患者有胸痛、心率增快、呼吸困难、意识改变、皮肤苍白湿冷、尿少＜20 mL/h等表现。最常见病因为急性心肌梗死。

分布性休克包括感染性休克、中毒性、神经源性、过敏性、内分泌性以及全身炎症反应引起的休克。感染性休克最常见。感染性休克临床表现为：发热或体温不升、心动过速、过度通气、意识障碍、存在感染病灶等。过敏性休克临床表现为喉头水肿、气管痉挛、气急、胸闷、呼吸困难、发绀、出汗、心悸、面色苍白、低血压、四肢厥冷等,其中喉头水肿和低血压是致死的主要原因。

(三)梗阻性休克常见的临床表现

颈静脉怒张、心音低钝、奇脉、低血压。肺栓塞者还有晕厥及低氧血症;心脏压塞可有端坐呼吸,颈静脉怒张等。

三、辅助检查

实验室检查:血常规、电解质、肾功能、肝功能、血气分析、血培养及药物敏感试验、血型等检查;心电图、床旁彩色多普勒超声心动图、影像学等检查。

肺动脉漂浮导管或肺动脉嵌顿压监测、中心静脉压、CO 和 SV 等血流动力学监测。

四、分类

(一)心源性休克

1.诊断

心源性休克是各种原因所致的心脏泵功能衰竭导致心排血量骤减、靶器官低灌注状态,从而引发缺血、缺氧、代谢障碍及重要靶器官受损为主的病理生理过程。常见的病因有心肌梗死、心肌炎、心脏压塞、心肌病、心脏瓣膜病、严重的心律失常等,最常见的病因为急性心肌梗死,尤其是大面积的心肌梗死。表现为持续的低血压[收缩压<10.7 kPa(80 mmHg),或平均动脉压低于基线水平 4.0 kPa(30 mmHg)]、心脏指数严重降低[$<2.0\ L/(min \cdot m^2)$]。临床上出现心率增快、肢端湿冷、呼吸困难、意识障碍、尿少等。

2.治疗

尽早识别心源性休克,增加心排血量、减少重要脏器的损伤。

(1)基本治疗:①立即予以重症监护,监测心电、血压、血氧饱和度;②补充血容量,除外静脉压上升明显或明显肺水肿患者,应积极补液治疗。由于心脏泵功能衰竭,输液速度及输液量应依据血流动力学监测指标进行,所以应尽快建立中心静脉置管、漂浮导管置入等。依据患者中心静脉压、肺毛细血管契压等指标,予以适当的补充晶体液或胶体液。补液过程中应观察患者血压、循环状况、尿量等变化;③纠正酸中毒,维持水电解质平衡;④维持气道通畅及氧合、镇静、纠正心律失常。

(2)合理使用药物:①正性肌力药优先选用增加心肌收缩力而不会大量增加心肌耗氧量、维持血压而不会加快心率、致心律失常的药物。多巴酚丁胺增加心肌收缩力、心排血量,不明显增加心率、心肌耗氧。适用于心肌梗死、肺梗死所致心源性休克的患者。5~10 μg/(kg·min),根据血流动力学指标监测情况调整剂量;强心苷选用短效剂、小剂量给药,如毛花苷。适用于其他药物效果欠佳且合并快速心室率时使用。因为其不能增加心源性休克时心排血量,却可引起周围血管总阻力增加、减少每搏输出量、诱发心律失常等。建议在急性心肌梗死 24 小时内避免使用;磷酸二酯酶抑制剂常用药物为米力农,首剂为 25~75 μg/kg 静脉注射(15~20 分钟),继以 0.25~0.50 μg/(kg·min)静脉滴注。不建议长期维持,常见不良反应有低血压和心律失常;左西孟旦具有钙敏感蛋白的正性肌力和平滑肌 K^+ 通道开放引起的外周血管扩张作用。首剂 12 μg/kg静脉注射(>10 分钟),继之 0.1 μg/(kg·min)持续静脉滴注。注意监测血压和心电图;重组人脑钠肽(萘西立肽)主要作用是扩张静脉和动脉,从而降低前、后负荷。还具有排钠利尿、抑制 RAAS 和交感神经系统的作用。应用方法:先给予负荷剂量 1.5~2 μg/kg 缓慢静脉推注，继以 0.01 μg/(kg·min)持续静脉滴注，也可不用负荷剂量而直接静脉滴注。②血管活性药物：多巴胺、多巴酚丁胺具有正性肌力作用，小剂量(≤2.5 μg/(kg·min))可激活多巴胺受体，降低外周血管阻力，增加脑、冠脉、肾脏血流；中剂量(2.5～10 μg/(kg·min))增加心肌收缩力、心排血量；大剂量(>10 μg/(kg·min))具有收缩血管作用，血压增高。对于心源性休克患者建议使用中剂量，如血压升高不明显，可加入间羟胺协同升压；血管扩张剂适用于各种升压措施后血压升高仍不明显、心排血量低的患者，血管扩张剂应与正性肌力药联合使用。硝酸甘油、硝普钠，根据血流动力学指标调整剂量；利尿剂适用于控制肺淤血、肺水肿，同时有助于氧合，但需注意血压情况。

(3)建立有效的辅助循环：①主动脉球囊反搏(intra-aortic balloon pump，IABP)：是心源性休克患者机械支持的主要手段，具有降低收缩期压力，减少心脏做功；减少心肌耗氧量；增加舒张压，使冠脉血流量增多；保持平均动脉压的优点。避免用于主动脉关闭不全患者。②左心辅助装置：用机械装置部分、暂时代替心脏做功，增加组织灌注，恢复心功能。

(4)病因治疗：对于急性心肌梗死引发的心源性休克，应积极行急诊冠脉 PCI、抗血栓治疗；心律失常患者应及时抗心律失常治疗，尽早复律；心脏压塞时及时行心包穿刺术；对于急性心肌梗死并发室间隔穿孔所致心源性休克患者，应积极予以药物及 IABP 维持治疗，待病情稳定后再行手术治疗。如果暂时没有病因治疗的条件，应紧急维持生命功能的对症治疗。

(二)感染性休克

1.诊断

感染性休克是指各种病原微生物及其毒素或抗原抗体复合物激活机体潜在反应系统，分泌过量儿茶酚胺类物质，导致微血管痉挛、微循环障碍、代谢紊乱、重要脏器损伤等征象。临床表现为发热、低热、呼吸浅速、心动过速或心动过缓；感染病灶表现。脓毒症导致的休克定义为组织低灌注，即经初始液体复苏后仍持续低血压，或乳酸浓度≥4 mmol/L，是对感染性休克认识的深化，感染性休克的概念逐渐被脓毒症休克所取代。

2.治疗

早期、正确识别感染性休克，进行程序化和量化的复苏。

(1)初始复苏：确认严重脓毒症和感染性休克即启动，3 小时内完成测量血乳酸；应用抗生素前获得血培养标本，尽量提前广谱抗生素给药时间，急诊患者 3 小时内，非急诊患者 1 小时内；在低血压或乳酸>4 mmol/L 时至少输注 30 mL/kg 晶体溶液。对感染性休克者在 6 小时内启动和完成，对于低血压对初始复苏无反应者，应用血管活性药物维持 MAP≥8.7 kPa(65 mmHg)；在容量复苏后仍然持续动脉低血压，感染性休克或初始血乳酸>4 mmol/L 时复苏要达到 CVP ≥1.1 kPa(8 mmHg)，中心静脉血氧饱和度($ScvO_2$)≥70%。血培养及药物敏感试验结果出来后，建议使用敏感性抗生素抗感染治疗。

(2)液体复苏：对于严重全身感染的液体复苏，建议选择晶体液作为初始复苏液体。以输注晶体液≥1 000 mL 开始(最初 4～6 小时至少 30 mL/kg)，部分患者可能需要更快、更多的输液。清蛋白是感染性休克初始液体复苏可选择的液体治疗。目前羟乙基淀粉使用具有争议，暂不推荐使用。

(3)血管活性药物：建议首选去甲肾上腺素，适用于各种休克患者。2～10 mg 加入 5%葡萄糖或生理盐水 500 mL 中滴注，滴速 4～10 μg/min，根据血流动力学指标调整用量。

(4)激素治疗：对于感染性休克患者，如在液体复苏及血管活性药物使用后血流动力学仍不稳定患者，建议给予激素治疗，仅推荐使用氢化可的松，用量 200 mg/d，持续输注。

(5)血液制品：仅在血红蛋白浓度<70 g/L 时，才给予红细胞输注，目标是使血红蛋白浓度为 70～90 g/L。

(6)辅助治疗：对于有出血风险的患者建议使用 H_2 拮抗剂或质子泵抑制剂，予以辅助通气，维持水电解质及酸碱平衡，控制血糖及营养支持治疗，预防深静脉血栓形成，尽量避免使用神经肌肉阻滞剂。

(三)过敏性休克

1.诊断

过敏性休克是指变应原作用于过敏患者，出血以急性周围循环灌注不足为主的全身变态反应。临床表现有血压急剧下降、出大汗、呼吸困难、神志障碍、喉头水肿、支气管痉挛、肺水肿等。其中低血压及喉头水肿是致死的主要原因。病因多由药物及生物制品引起。过敏性休克不依赖实验室检查及特殊检查，而是根据患者的临床表现、明确药物史及接触史等立即做出诊断。

2.治疗

过敏性休克发生很快，必须立即做出诊断，及时救治。

(1)一般处理：立即脱离过敏物质，使患者采取平卧位，松解衣物，去除口腔、鼻腔分泌物，保持气道通畅。予以面罩或鼻导管吸氧，监测血压、呼吸、血氧饱和度，如有喉头水肿，立即予以气管切开。并立即开通至少两条静脉通道。

(2)药物治疗：①肾上腺素，成人立即肌内注射肾上腺素，0.1%肾上腺素 0.3～0.5 mL，必要时隔 15～20 分钟重复 1 次。是救治本病的首选药物；②地塞米松 5～10 mg 静脉注射或氢化可的松 300～500 mg 加入葡萄糖中静脉滴注。注意其对迟发相变态反应无明显治疗效果，但可以阻止迟发相变态反应的发生；③严重支气管痉挛呼吸困难的患者，可予以静脉注射氨茶碱，0.25 mg氨茶碱加入 25%葡萄糖 20～40 mL 缓慢推注；④补充血容量：除使用上述药物外，应积极补充血容量增加组织灌注，建议先选用平衡盐溶液，注意输液速度，避免肺水肿发生；⑤加入抗组胺药：25～50 mg 肌内注射。

(3)预防并发症及对症支持治疗，并杜绝过敏性休克的再次发生。

(四)低血容量性休克

治疗措施包括原发病治疗(止血)及纠正休克(补充血容量)两方面。明确出血部位、存在活动性出血的患者应尽快手术或介入止血，对原发病的有效治疗是抢救成功的基础。失血所致的低血容量性休克，应积极补充血容量，维持机体血流动力学稳定，纠正代谢紊乱，增加重要脏器灌注。积极治疗并发症。

目前补充血容量的液体种类很多，休克治疗的早期，输入何种液体当属次要，即使大量失血引起的休克也不一定需要全血补充，只要能维持血细胞比容大于 30%，大量输入晶体液、血浆代用品以维持适当的血液稀释，对改善组织灌注更有利。随着休克的逐渐控制，输入液体的种类即显得有所讲究，主要目的是防止水电解质和酸碱平衡紊乱，防止系统和脏器并发症，维持能量代谢、组织氧合和胶体渗透压。如何正确选择扩容剂，应遵循的原则是：时刻考虑使用液体的目的，“缺什么补什么”，按需补充。其次，还要同时兼顾晶体及胶体的需求及比例。

一般不常规使用血管活性药物。目前主要用于足够液体复苏后仍存在低血压者，以短期维持重要脏器灌注为目的，也可作为休克治疗的早期应急措施，不宜长久使用，用量也应尽量减小。常用的药物有多巴胺、多巴酚丁胺、去氧肾上腺素(新福林)、间羟胺(阿拉明)、去甲肾上腺素等。

五、注意事项

(1)对于休克患者，在积极抢救的同时，应密切监测血压、心率、血氧饱和度等生命体征，持续监测中心静脉压(CVP)、中心静脉氧饱和度监测($ScvO_2$)血乳酸水平来指导治疗。观察患者病情变化、尿量，防治并发症。

(2)对于感染性休克患者，尽快积极行液体复苏，并在进行早期复苏的6小时内完成，在开始的30分钟内至少输入1 000 mL晶体液或300～500 mL胶体液，使中心静脉压(CVP)维持在1.1～1.6 kPa(8～12 mmHg)，平均动脉压(MAP)≥8.7 kPa(65 mmHg)，尿量≥0.5 mL/(kg·h)，中心静脉血氧饱和度($ScvO_2$)≥70%。补液时先晶体液后胶体液，先快后慢。晶体液以平衡液为主，可提高功能性细胞外液容量，并有助于纠正酸中毒。输液早期阶段不应补充大量葡萄糖溶液，休克早期分泌儿茶酚胺会使肝糖原分解产生高血糖，高血糖会加重应激反应和代谢紊乱。由于晶体液维持血容量的时间较短，应适当补充胶体溶液。

(尤　雯)

第二节　急　腹　症

急腹症是指以急性腹痛为主要特征，常需要紧急处理和早期诊断的腹部疾病的总称。常见的急腹症包括急性阑尾炎、急性胰腺炎、溃疡病急性穿孔、急性肠梗阻、急性胆道化脓性感染及胆石症、泌尿系统结石及异位妊娠子宫破裂等。

一、临床表现

(一)症状

以急性"腹痛"为突出表现。常伴有腹胀、呕吐。严重时可出现面色苍白、烦躁、冷汗、脉搏细速等休克症状。合并感染时出现寒战、高热。

1.诱因

急性胰腺炎多发生在过度饮酒和暴食后，急性胆囊炎常发生在进食油腻食物后，肠扭转常有剧烈运动史。

2.部位

腹痛的部位与病变脏器的解剖位置相关，全腹痛见于脏器破裂穿孔，转移性腹痛见于急性阑尾炎；右上腹痛可见于十二指肠溃疡穿孔，急性化脓性胆囊炎，胆石症等；左上腹痛可见于急性胰腺炎、胃溃疡穿孔等；脐周痛可见于急性肠梗阻、急性阑尾炎早期、急性腹膜炎、输尿管结石等；右下腹痛可见于急性阑尾炎、卵巢囊肿扭转、宫外孕等。急性胆囊炎或胆石症患者剑突下或右上腹痛的同时可伴有右肩及右腰背部的放射痛；急性胰腺炎多伴有右侧腰背部疼痛；肾及输尿管结石可伴有同侧下腹部及腹股沟处的放射痛。转移性腹痛是急性阑尾炎的典型症状，急性阑尾炎最开始表现为脐周或上腹痛，当病情进一步发展，炎症波及内脏神经时，则表现为右下腹疼痛。

3.程度与起病缓急

急性消化道溃疡穿孔，起病急，一开始就表现为剧烈腹痛。急性阑尾炎、急性胆囊炎等炎症性疾病起病缓慢，以隐痛为初始表现，腹痛逐渐加重。

4.伴随症状

急腹症除了腹痛症状外，常伴随着腹胀、恶心呕吐、发热、排便异常等。急性胃肠炎、幽门梗阻及高位肠梗阻等病变位置较高，一般发生恶心呕吐较早较频繁；而低位肠梗阻等病变位置低，出现恶心呕吐的时间较晚，或无明显的呕吐。呕吐物的性质及气味有助于病变部位的鉴别，呕吐物为宿食常见于幽门梗阻，呕吐物为咖啡色液体提示消化道出血，呕吐物含有胆汁提示病变部位位于十二指肠乳头平面以下，呕吐物带有粪臭味提示低位小肠梗阻。

（二）体征

1.视诊

注意腹部的形态、皮肤、浅表静脉等，肠梗阻时可见腹部膨隆，而消化道溃疡穿孔时腹部凹陷，呈"舟状腹"。腹部局限隆起伴肠型见于肠扭转。肝硬化伴食管静脉曲张出血，可见腹壁浅表静脉，蜘蛛痣。

2.触诊

腹部的触诊应从腹痛最轻的部位开始检查，压痛最明显的部位常为病变部位。腹膜炎时可有压痛、反跳痛、肌紧张，肌紧张程度与腹腔炎症程度相关，"板状腹"常见于腹部空腔脏器穿孔，如十二指肠溃疡穿孔等；Murphy 征阳性提示急性胆囊炎。

3.叩诊

腹部的叩诊也应从腹痛最轻的部位开始，压痛明显的部位常为病变所在区域。叩诊时应注意音质和范围，肝脾等实质性器官和肿块叩诊为实音，肠胃等空腔脏器叩诊为鼓音，肝浊音界消失提示胃十二指肠穿孔，检查移动性浊音阳性提示有腹水。

4.听诊

腹部听诊，肠鸣音活跃提示肠道蠕动增强。机械性肠梗阻，肠鸣音活跃，音质高亢。而麻痹性肠梗阻、腹膜炎肠鸣音减弱或消失。幽门梗阻时在胃区可闻及振水音。

二、实验室和辅助检查

（一）血常规检查

白细胞计数有助于诊断是否有炎症及其严重程度，血红蛋白进行性下降提示可能有腹腔内活动性出血；尿常规检测出现大量红细胞提示泌尿系统损伤或结石；血尿淀粉酶、脂肪酶明显增高提示急性胰腺炎；血清胆红素显著升高，伴转氨酶升高，提示胆道结石梗阻性黄疸。

（二）X 线检查

腹部立位片发现膈下有游离气体，有助于诊断胃、十二指肠溃疡穿孔。急性肠梗阻其 X 线检查可表现为梗阻以上的肠管扩张、积气及多个气液平面。

（三）腹部超声检查

对消化系统实质性脏器、胆道、腹水等有较大诊断价值，容易受胃肠道积气的影响。

（四）CT 和 MRI

CT 是诊断急腹症最常用的辅助检查。腹腔 CT 平扫有助于确定有无胰腺炎、泌尿系统结石、胆道结石，增强 CT 有助于判断胰腺坏死程度。CT、MRI 对肝、胆、胰、脾、肾、腹部占位病变及血管疾病的诊断更有价值。

（五）内镜检查

对于消化道出血的患者，有助于确定病因，也可进行注射硬化剂、上止血夹等止血治疗。对于急性胆管炎患者，可通过十二指肠乳头安置鼻胆管引流管或支架，进行胆管减压，避免急诊手术风险。

（六）诊断性腹腔穿刺

体查叩诊发现移动性浊音或腹部影像检查发现腹水时，一般选择脐与髂前上棘连线中外1/3交点处行腹腔穿刺。如有食物残渣、胆汁、粪汁等胃肠内容物，提示消化道穿孔；淡红色血液，可能是绞窄性肠梗阻；如抽到腹水检查提示血、尿、腹水淀粉酶高提示出血坏死性胰腺炎。穿刺抽出血液，判断是否穿刺到血管，血液很快凝固，则提示穿刺到腹壁或内脏之血管，抽到不凝血液多为实质脏器破裂，如外伤性肝、脾破裂。

（七）腹腔灌洗

对严重腹胀、腹腔穿刺呈阴性，而又不能排除腹腔疾病者，可行腹腔灌洗。如灌洗红细胞$>100\times10^9/L$或白细胞$>0.5\times10^9/L$，肉眼见到血液、胆汁、胃肠内容物，或查到细菌则为阳性，提示腹腔有炎症、出血或空腔脏器穿孔。

三、诊断要点

根据病史，腹痛的性质、位置，腹部体查，相关实验室检查结果，及影像学检查作出诊断。常见的几种不同病因的急腹症。

（一）急性胰腺炎

常有饮酒及暴食史，左上腹持续性疼痛，程度剧烈，可向肩背部放射，常伴有恶心、呕吐、腹胀，血尿淀粉酶显著升高，上腹部增强 CT 有助于确定胰腺坏死程度。当腹痛症状持续不缓解，腹胀逐渐加重，实验室检查提示白细胞、C 反应蛋白、AST、ALT、血甘油三酯、血肌酐升高，而清蛋白降低，血钙<2 mmol/L 时提示重症急性胰腺炎。

（二）急性小肠梗阻

常有腹痛、呕吐、腹胀、肛门停止排气排便等，腹部可见胃肠型及蠕动波，腹部平片可见气液平面，肠腔扩张。低位小肠梗阻以腹胀为主，呕吐出现晚。而高位小肠梗阻呕吐明显，不伴明显腹胀。临床上以粘连性肠梗阻多见，多发生于既往有腹部手术史的患者，新生儿以肠道畸形多见，儿童以肠道蛔虫梗阻多见，2 岁以内的小儿多见肠套叠，老年人多见肠道粪便梗阻。

（三）胃十二指肠溃疡穿孔

既往有“消化道溃疡病史”，起病急，腹痛剧烈，腹痛可波及全腹部，但以穿孔部位疼痛最明显。体查时腹膜刺激征明显，可见“板状腹”，肝浊音界消失，腹部立位片可见膈下游离气体。

（四）急性胆囊炎

进食油腻食物后出现右上腹绞痛，向右肩部放射，Murphy 征阳性。腹部 B 超可见胆囊壁增厚、胆囊结石有助于诊断。

（五）急性阑尾炎

腹痛早期出现在上腹部和脐周，后出现转移至右下腹，阑尾化脓时有腹膜炎体征，阑尾破裂穿孔时，腹膜炎可扩大到全腹，但仍以右下腹压痛最重。

（六）实质性脏器破裂出血

常有车祸或钝器损伤史，出现血压下降、脉搏细速、出冷汗等失血性休克的表现。腹部B超、

CT 等助于诊断，其中肝脾破裂出血最为常见。

(七)异位妊娠

输卵管妊娠破裂出血最常见，有停经史，突发下腹部疼痛，反跳痛明显，合并内出血时，可出现血压下降、心率快，后穹隆穿刺抽到不凝血可确诊，血 HCG 阳性及盆腔 B 超可协助诊断。

(八)其他

其他少见的引起急腹症的疾病有胃癌或结直肠癌穿孔、小肠憩室穿孔、肠套叠、腹主动脉瘤破裂、肠系膜血管血栓形成、肠扭转、卵巢囊肿蒂扭转等。

四、鉴别要点

(一)心肌梗死

部分心肌梗死患者表现为上腹部疼痛，但患者多有心血管危险因素、心电图和心肌酶学检查可确诊。

(二)急性胃肠炎

多与进食不洁食物有关，表现为呕吐、腹痛、腹泻，但腹部明显无压痛、反跳痛和肌紧张。大便镜下可查见白细胞、脓细胞。

(三)糖尿病酮症酸中毒

患者可有明显腹痛、恶心呕吐，也可有腹部压痛和肌紧张。患者有糖尿病史，呼出气体有烂苹果味，实验室检查有血糖明显升高，血 β-羟丁酸升高，代谢性酸中毒。

五、治疗要点

积极寻找病因，针对病因治疗。并非所有的急腹症患者都需要急诊手术或紧急手术。对于病情较轻，全身情况好的患者，可以选择中西医结合非手术治疗。

(一)有两种情况可以暂时观察

(1)诊断不明确，一时难以和内科疾病引起的腹痛鉴别。

(2)病情变化不大，经过一段时间非手术治疗，病情稳定或好转，如胆道蛔虫病，急性单纯性胰腺炎，不完全性肠梗阻等。

(二)非手术治疗

1.一般处理

注意休息、禁食禁饮，禁用泻药或灌肠、补液、半卧位、胃肠减压，监测生命体征和腹部体征。

2.药物治疗

解痉、抗感染抗休克、抑酶等治疗，病因未明确时，禁用强镇痛药，以免掩盖病情。

(三)手术治疗

(1)对于诊断明确，需紧急处理的患者：完全性肠梗阻、急性化脓性胆囊炎、异位妊娠破裂、消化道溃疡穿孔、急性阑尾炎等。

(2)对于诊断不明确，有以下情况：腹痛及腹膜炎体征加重，腹腔内有活动性出血，脏器出现血运障碍或是非手术治疗病情进行性加重，需进行腹腔脏器手术探查。

(3)腹腔镜手术，相比于传统开腹手术，具有创伤小，患者恢复快等优势，已经广泛用于急腹症手术及腹腔探查。

(4)防止腹腔脏器继续被污染，引流腹腔。

六、注意要点

(1)急腹症经常合并体液丢失，严重时可出现休克，注意补充液体量，维持水电解质酸碱失衡，预防休克。

(2)血淀粉酶、脂肪酶主要用于诊断急性胰腺炎，两种酶超过正常值的 3 倍时，可诊断为急性胰腺炎，两种酶学升高程度与疾病严重程度无确切相关，部分患者两种胰酶不高。

(3)治疗急性胰腺炎，应注意液体复苏，补液不充分可进一步加重病情，发展成为重症急性胰腺炎。如果患者无心功能不全，可在最初的 48 小时内维持 200～250 mL/h 的补液速度，或是使尿量维持在大于 0.5 mL/(kg・h)。对于心功能不全患者可测定中心静脉压，根据中心静脉压指导补液，但应注意急性胰腺炎患者腹胀、肠麻痹等可使中心静脉压升高，应注意鉴别。另外，急性胰腺炎患者由于胰周大量渗出，体液丢失，血容量减少，组织缺氧加重，导致乳酸堆积，代谢性酸中毒，积极补充碳酸氢钠。还可根据病情补充清蛋白、血浆及血浆代替品等维持血浆胶体渗透压。

(4)急腹症时首先应该禁食，急性胰腺炎禁食可减少胰酶的分泌，消化道溃疡穿孔，禁食可减少食物残渣对腹腔的污染，同时也为急诊手术的常规术前准备。半卧位有助于毒素的吸收，积液的局限与引流。

(5)急性肠梗阻时，应注意鉴别单纯性肠梗阻和绞窄性肠梗阻，关系到患者的治疗方法与预后。当出现以下情况时，考虑绞窄性肠梗阻：①持续性腹痛并阵发性加剧，可伴有腰背部疼痛；②病情发展迅速，早期出现休克，抗休克治疗效果较差；③呕吐发生较早频繁，腹腔穿刺抽到血性液体；④出现压痛、反跳痛及腹肌紧张等腹膜炎体征，发热、脉率增快，血液炎性指标如白细胞计数明显升高；⑤腹胀不对称，腹部可见局部隆起或触及有明显压痛的肿块，腹部 X 线可见孤立肿大的肠袢。非手术治疗患者的症状体征无明显改善。

(6)急腹症患者，病因未明确时，禁用强镇痛药，以免掩盖病情。吗啡可以增加 Oddi 括约肌压力，阿托品等胆碱受体拮抗剂可诱发肠麻痹，对于急性胰腺炎、胆管结石等疾病，均不宜使用。对严重腹痛患者可使用布桂嗪 50～100 mg 肌内注射止痛。

(7)对急腹症患者，应注意追问既往病史，绝经前女性患者，还需询问月经史。异位妊娠患者有停经史。黄体破裂多发生在两次月经之间。既往胆囊结石，出现黄疸、腹痛，需考虑胆囊结石掉入胆管。急性胰腺炎患者既往常有胆石症病史。

(崔建胜)

参考文献

[1] 陈晓燕.急危重症护理[M].北京:北京师范大学出版社,2023.
[2] 李昊,潘晔.急危重症护理学[M].长沙:中南大学出版社,2023.
[3] 张楠楠.急危重症诊疗与麻醉支持[M].北京:科学技术文献出版社,2023.
[4] 张美齐,郭丰,段军.实用急危重症处理流程[M].杭州:浙江大学出版社,2023.
[5] 王晓云,宋丹,刘菊红,等.实用临床急危重症诊治与护理[M].青岛:中国海洋大学出版社,2023.
[6] 赵玲芳,张宏伟,夏瑞波.临床实用急危重症护理[M].汕头:汕头大学出版社,2023.
[7] 金静芬,桂莉.急危重症护理学实践与学习指导[M].北京:人民卫生出版社,2023.
[8] 熊旭东,封启明.实用危重症医学[M].上海:上海科学技术出版社,2023.
[9] 冯明臣.临床重症与危重症急救[M].上海:上海交通大学出版社,2023.
[10] 尤荣开,潘剑敏.慢性危重症治疗学[M].北京:中国科学技术出版社,2023.
[11] 陈耀武.现代急诊与危重症临床应对策略[M].长春:吉林科学技术出版社,2023.
[12] 鹿海旭,高秀珍,周亚.心血管疾病与危重症处理[M].上海:上海交通大学出版社,2023.
[13] 颜培娥.实用常见病危重症治疗[M].上海:上海科学普及出版社,2023.
[14] 马小芹,亢翠翠,韩宝金,等.重症医学与院前急救[M].上海:上海交通大学出版社,2023.
[15] 邢帅.临床急诊与重症医学[M].哈尔滨:黑龙江科学技术出版社,2023.
[16] 张文武.急诊内科学[M].北京:人民卫生出版社,2023.
[17] 钱义明.实用急救医学[M].上海:上海科学技术出版社,2023.
[18] 王福.实用急危重症诊疗要点[M].武汉:湖北科学技术出版社,2022.
[19] 赵锦彤.急危重症疾病综合治疗[M].武汉:湖北科学技术出版社,2022.
[20] 黄莉,李意霞,龚喜雪.急危重症护理[M].天津:天津科学技术出版社,2022.
[21] 赵秀芳.急危重症诊断与救治[M].长春:吉林科学技术出版社,2022.
[22] 任延波.新编急危重症临床诊疗指南[M].天津:天津科学技术出版社,2022.
[23] 冯婷婷,李俊娟,王美芳.现代急危重症诊疗学[M].汕头:汕头大学出版社,2022.
[24] 朱晓萍,曾莉.急危重症护理常规与技术规范[M].上海:同济大学出版社,2022.
[25] 王丽娟,刘成良,康庆鑫.临床急危重症识别与处理[M].郑州:郑州大学出版社,2022.
[26] 段霞,曾莉,姜金霞.临床急危重症护理理论与实践[M].北京:人民卫生出版社,2022.
[27] 褚忠霞,仉杰,姬生芹.儿科急危重症抢救与护理技能[M].成都:四川科学技术出版

社,2022.

[28] 苗军华,刘辉,牛永杰,等.临床急危重症疾病诊治与护理[M].青岛:中国海洋大学出版社,2022.

[29] 张伟,昌广平,鲁柏涛.新编急危重症诊疗精要[M].西安:西安交通大学出版社,2022.

[30] 贾娟,贾素芳,冯姗.实用急危重症诊治与护理[M].北京:中国纺织出版社,2022.

[31] 覃广乐,李昱,李翠萍,等.现代临床急危重症疾病诊治[M].北京:科学技术文献出版社,2022.

[32] 朱紫薇,李卓鹏,张迎军.临床常见急危重症诊治与护理[M].长沙:湖南科学技术出版社,2022.

[33] 余剑波,宋晓阳,王英伟.麻醉科常见急危重症抢救流程与解析[M].北京:科学出版社,2022.

[34] 张亚武,罗晓玲,居洁勤.临床常见急危重症规范化诊治与护理[M].上海:上海交通大学出版社,2022.

[35] 鹿庆波,薛飞,王永生,等.实用危重症监护技术[M].哈尔滨:黑龙江科学技术出版社,2022.

[36] 王盛飞.救治一体化体系在急危重症患者中的应用效果[J].中国社区医师,2023,39(34):28-30.

[37] 汤先萍,侯婷,刘晓兰,等.急危重症护理学融入“课程思政”元素的教学设计与探讨[J].中国当代医药,2023,30(12):152-155.

[38] 高彤,陈莹.急危重症患者采用急诊呼吸阶梯性治疗的临床疗效观察[J].中国实用医药,2023,18(20):174-177.

[39] 阿依加玛丽·麦麦提敏.院前急救和临床抢救在妇产科急危重症患者中的应用[J].妇儿健康导刊,2023,2(15):110-112.

[40] 张璐,李响,冯美卿,等.替加环素对脂多糖诱导的脓毒症的免疫调节作用[J].中国感染与化疗杂志,2023,23(2):149-155.